高等医药院校系列教材

重症监护学

主　编　谢培豪　徐　红

科学出版社

北　京

内 容 简 介

本书根据护理临床重症监护的需求，对多系统危重症疾病的基础理论和常见危重症患者的监护管理技能，以及各专科危重症监护技术和最新研究进展进行较全面与系统的阐述，突出其专科基础和核心技术的应用，旨在提供一本较为全面、务实，注重理论性与实践性，学科知识整合与前沿新进展的实用参考教材。

本书适合医学院校护理专业学生使用，亦可供 ICU 专业护士以及从事临床内科、儿科、老年病、肿瘤等专科危重症监护的护士参考使用。

图书在版编目（CIP）数据

重症监护学 / 谢培豪，徐红主编. —北京. 科学出版社，2018.8

ISBN 978-7-03-058833-3

Ⅰ.①重… Ⅱ.①谢… ②徐… Ⅲ.①险症–护理–医学院校–教材
Ⅳ.①R459.7

中国版本图书馆 CIP 数据核字（2018）第 212301 号

责任编辑：张天佐　胡治国 / 责任校对：郭瑞芝
责任印制：李　彤 / 封面设计：王　融

科学出版社出版
北京东黄城根北街 16 号
邮政编码：100717
http://www.sciencep.com

北京凌奇印刷有限责任公司 印刷
科学出版社发行 各地新华书店经销

*

2018 年 8 月第 一 版　　开本：787×1092　1/16
2021 年 7 月第二次印刷　　印张：23
字数：550 000
定价：**118.00 元**
（如有印装质量问题，我社负责调换）

《重症监护学》编委会

主　编　谢培豪　徐　红

副主编　迟秀文　曾　琨　郭　娟　林艺珍

编　者　（以姓氏笔画为序）

王　春（广州医科大学附属第一医院）

叶小龙（广州医科大学附属第一医院）

朱洁仪（东莞市中医院）

刘小娟（东莞市常平医院）

刘木满（广州医科大学附属第一医院）

李　颖（广东医科大学）

杨　艳（中南大学湘雅三医院）

吴丽娟（广东医科大学）

迟秀文（广东医科大学）

陈　慧（东莞市常平医院）

林　琳（广东医科大学）

林艺珍（广东医科大学附属医院）

林锦乐（深圳市宝安区人民医院）

钟光耀（东莞市常平医院）

徐　红（广东医科大学）

郭　娟（菏泽医学专科学校）

郭美英（中南大学湘雅三医院）

符景松（广东医科大学附属医院）

曾　琨（东莞市儿童医院）

曾海风（东莞市第五人民医院）

谢　霞（中南大学湘雅二医院）

谢培豪（广东医科大学）

詹景洲（汕头大学医学院第一附属医院）

前　　言

随着临床实践的普及，临床经验的积累，加上医学科技的不断进步，重症医学得到快速发展，并形成其独特的学术内涵与自身的特点，成为医疗系统中不可替代的专业学科。作为重症医学的重要组成部分——重症监护，也因此成为临床医疗护理工作的重中之重。重症监护集中了专业医护人员和高精尖医疗仪器设备，通过评估危重症患者的生命器官功能和急性疾病过程变化，决定是否需要进行气管插管和机械通气、追踪药物的作用，以及评估患者的营养与代谢状态等，并及时为他们提供系统、高效的生命支持，对挽救患者生命、促进患者康复和改善生活质量起着非常重要的作用。近20年来，重症监护技术和新的监测方法不断引入并应用于临床，不但更加准确地、更具临床操作性的有效提升危重症患者的抢救成功率，改善其预后，也有力地推动了护理技术的发展。

本书是在我校（广东医科大学）护理本科急危重症专业方向学生所使用（已使用7年）的自编教材的基础上修订而成。在修订过程中，编者们结合多年的教学体会并根据护理学生和现代临床医学的需求，紧扣培养护理人才"应用型、实践型、创新型"的目标，突出"医学的整体性、临床的贴合度"、"重能力、求创新"的整体思路，注重理论与实践密切结合，注重学科知识的整合与前沿新进展的拓展。编写上力求科学、系统、精练、实用；并通过引导案例、知识链接，开拓学生视野，增加其可读性，培养学生应用知识、分析问题、解决问题的能力。

本书共十七章，对临床重症监护进行了较全面与系统的阐述，涵盖多系统危重症疾病的基础理论及专科危重症监护各论，突出专科基础和核心技术的应用，以及常见危重症患者的监护管理技能，涉及如机械通气管理、血流动力学监测管理、胸部物理治疗及监护管理、胃肠内外营养等营养方式的监护管理、血液净化监护管理，以及内外妇儿危重症管理等多项危重症监护管理内容，并包含有专科监护的最新研究进展。本书既可供医学院校护理专业学生参考阅读或作为护理学研究生入学考试的复习资料，亦可作为ICU专业护士、临床内科、儿科、老年病、肿瘤等各专科从事危重症监护的护理人员继续教育及自学的教材及工作参考。

当然，由于编写者水平有限，肯定会有疏漏之处，恳请专家、同行及广大读者予以批评和指正。

谢培豪

2017年11月8日

目 录

第一章　重症护理概论

【目标要求】
　掌握：ICU 的组成、管理模式、建设标准、专业素质及必配设备。
　熟悉：ICU 的种类、设置和要求、选配设备。
　了解：ICU 的发展史。

　　重症监护（intensive care）是指对收治的各类危重病患者，运用各种先进的医疗技术，现代化的监护和抢救设备，对其实施集中的加强治疗和护理，以最大限度地确保患者的生存及随后的生命质量。重症医学（critical care medicine）是研究任何损伤或疾病导致机体向死亡发展过程的特点和规律性，并以此为依据对重症患者进行抢救、延续性生命支持、器官功能支持等治疗的学科。重症医学是现代医学发展的产物，作为一门发展迅速的新兴学科，它与传统学科不同，表现在涉及面广，如研究内容涉及器官与器官之间、器官与组织之间及组织与组织之间的相互关系；治疗上涉及中枢神经、呼吸、循环、消化、泌尿等多个系统功能支持，收治的病种涉及了各专科的危重患者，甚至包括脓毒症、传染性疾病（如 SARS）等，因此其组织结构和管理有其特殊性。重症监护病房（intensive care unit，ICU），是以重症医学系统理论与实践为基础，以重症监护为基本手段，由专门从事重症患者救治的专业化医护团队把来自临床各科的重症患者和手术后高危患者集中管理的医疗单元，并在人力、物力和技术上给予他们最佳保障，以期使他们得到良好的救治效果。

　　ICU 设有中心监护站，直接观察所有监护的病床。每个病床所占面积较大，一般床位间需用玻璃或布帘相隔。ICU 必须配有床边监护仪、中心监护仪、多功能呼吸治疗机、麻醉机、心电图机、除颤仪、起搏器、输液泵、微量注射器、气管插管及气管切开所需急救器材等设备。在我国香港和澳门的医院，ICU 又被称为深切治疗部。

一、发 展 历 史

　　1863 年，南丁格尔在 *Notes of Hospitals* 中写到：在一个常见的，即使是小的医院中，把患者安置在一间由手术室通出的小房间内，直至患者恢复或至少从手术的即时影响中解脱。这一表述被称为护理学和医院管理上的革命，也被传统观念认为是 ICU 的起源。1923 年 Walter Dandy 在美国约翰霍普金斯医院为脑外科患者开辟术后恢复室。19 世纪 50 年代，克里米亚战争期间，Florence Nightingale 把可望救治的重伤员安置在靠近护士站的地方；20 世纪 20 年代起，美国开始建立神经外科术后 ICU、外科烧伤患者 ICU，以及为治疗小儿麻痹症的 ICU；1952 年，丹麦哥本哈根发生脊髓灰质炎流行，有很多患者死于呼吸衰竭，死亡率达 87%；为了集中救治这些呼吸功能不全的患者，并充分利用有限呼吸机资源，院长 Lassen 和麻醉师 Ibsen 在当时的一个体育馆里集中了大部分呼吸衰竭患者，应用气管切开、铁肺呼吸机等治疗手段，由专门的护士照顾，医师查房，治疗师指导患者呼吸，通过这些措施使病死率下降至 40%以下，挽救了许多患者的生命。哥本哈根事件导致了重症医学的崛起。随后英、德等发达国家的多家医院也建立了 ICU。几年后，Frank 和 John 在美国建立了一个新型的心脏外科监护病房，其开展并应用了计算机监护系统，除了配备专门的系统工程师，护士队伍也得到了发展，她们对 ICU 内应用的特殊技术有了专门的经验，并在 ICU 各岗位上担任具体工作。

我国从 20 世纪 80 年代初期开始在北京、上海等大城市建立不同规模的 ICU，1980 年我国成立了全国危重患者医学会筹委会。1982 年，曾宪九教授在中国医学科学院北京协和医院建立了国内第一张具有现代意义的 ICU 病床。1984 年北京协和医院正式建立加强医疗科，就是现在的重症医学科，是我国第一家正式的 ICU。1986 年国家公布了《中华人民共和国急救医疗法》，随后 1990 年卫生部颁布了三级医院等级评审标准，正式把 ICU 的设立列为评审标准之一。这极大地推进了我国重症医学的发展，随后我国大中城市的各大医院相继建立了不同规模的 ICU。

二、基本概念

（一）重症监护病房

重症加强治疗病房是重症医学学科的临床基地，是为因各种原因导致一个或多个器官与系统功能障碍危及生命或具有潜在高危因素的患者，及时提供系统的、高质量的医学监护和救治技术，是医院集中监护和救治重症患者的专业科室。重症医学监护是随着医疗护理学科的发展、新型医疗设备的诞生和医院管理体制的改进而出现的一种集现代化医疗护理技术为一体的医疗组织管理形式。

（二）监护

监护是为了密切观察患者病情的动态变化，判断某项治疗的效果，决定对该患者采取连续、动态、定量的观察措施，以实现实时评价患者生命体征及器官功能，及时进行医疗干预的方法。

（三）危重患者

危重患者指一类生命体征不稳定，病情变化快，一个或多个器官功能受累，已经或潜在有生命危险的患者。这时患者体内任何重要器官功能的微小改变，即可导致机体器官系统的不可逆的功能损害甚至死亡。

（四）危重病医学

危重病医学是一门研究危重病症发生、发展规律及其诊治的科学，具有多学科交叉和渗透的特点。其是对由各种病因、创伤导致危及生命或处于危险状态，并且有一个或多个器官功能衰竭的患者，进行多学科和多功能医护监护的医学领域。

三、ICU 的种类

随着对疾病认知水平的不断提高，医学研究面临的主要矛盾不断转换，ICU 的发展模式也在探索中不断前行。目前 ICU 大致分为三种主要形式：综合性 ICU、专科 ICU 和部分综合 ICU。综合性 ICU 是医院集中管理治疗多器官、多系统功能受累的危重症患者，主要包括外科重症监护病房（SICU）、内科重症监护病房（MICU）、急症重症监护病房（EICU）等。专科 ICU 在性质、功能、配备等方面则具有明显的专科特点，收治患者多为本专业范围内的重症为主，是专科治疗的进一步深化，如烧伤重症监护病房（BICU）、呼吸重症监护病房（RICU）、肾病重症监护病房（UICU）、产科重症监护病房（OICU）、新生儿重症监护病房（NICU）、儿科重症监护病房（PICU）、麻醉重症监护病房（AICU）、移植重症监护病房（TICU）、神经外科重症监护病房（NSICU）等。随着专科发展逐渐细化、精准医疗的逐渐推广，在我国的大型三级甲等综合性医院甚至会对专科重症监护病房继续细分，如心血管重症监护病房分为冠心病重症监护病房（CCU）、心肺重症监护病房（CPICU）、心脏外科重症监护病房（CSICU）等，以开展更深层次的、更精准的监护治疗。部分综合ICU是专科ICU的拓展，即涵盖有其他部分专科，但又未达到综合ICU的综合程度。

每个医院ICU的设立与开展是由该医院的等级、患者来源、病情程度、业务水平等因素所决定。本章主要针对现行的综合性ICU相关内容进行介绍。

（一）综合性ICU的性质

综合性ICU为多学科相关性ICU，有别于单一的专科性ICU，是医院对病情涉及多器官、多系统功能受累，诊疗涉及多学科的急危重症患者集中管理的重要单位，也是重症医学的研究与教学中心。其体现了医院对疾病复杂、病情危急的重症患者的综合救治能力。

（二）综合性ICU的功能

1. 集中管理诊治患有严重心、肺和肾衰竭，多器官功能衰竭（MODS），脓毒血症，急性呼吸窘迫综合征（ARDS），创伤和其他各种严重疾病，已危及生命或有潜在生命危险的患者。

2. 应用各种先进的监护设备及技术，如中央心电监护系统、右心漂浮导管、PICCO、舌下微循环检测仪等，对危重患者进行严密、连续、动态、定量的观察。

3. 应用先进的医学诊断技术和生命支持疗法，例如，复苏除颤、心脏内外起搏、气管插管、机械通气、心导管技术、床旁血液透析（CRRT）、体外人工膜肺（ECMO）等。

4. ICU的医师和护士均需受过特殊的训练，熟练掌握严重疾病的紧急处理的特定技术。

5. ICU具有生命支持的环境，包括床旁监护、生命支持设备和多功能呼吸机等，组成了一个特殊的医疗功能单元。

（三）综合性ICU的任务

过去综合性ICU的患者主要是术后患者，占据了收治患者的60%左右，是麻醉手术后监护的延伸。随着重症医学的不断发展和完善，各种监护及医疗设备的不断创新和应用，综合性ICU的专业性和重要性也逐渐体现。在现代化医院中，其主要任务是集中治疗各种类型的危重患者，以挽救患者生命、提高危重症抢救成功率、减少伤残率、提高生命质量为目的。因为危重患者的个体差异性和病情复杂性，往往专科医生无法精通或完成整个疾病的治疗过程，所以必须多学科合作，集中多个相关临床科室的会诊意见，由具有重症医学、重症护理学专业知识且经验丰富的ICU医生和护士执行。这种多学科密切合作、共同管理与治疗的特点是所谓综合性的体现，极大提高了ICU诊疗救治水平。

目前中国的重症医学和并生的重症护理学是新兴的专业应用学科，因起步较晚相比国外发达地区还很落后，但近年来的迅速发展表现出了其巨大的潜力和独特的优势。中国拥有世界最多的人口，随着国家经济的不断增长、医疗保健的逐渐改善、人们需求的日益增高和社会高龄化，对重症医学及ICU和急危重症护理专业人才的需求会越来越大，ICU在现代化医院中的地位也越显重要。这对从事ICU工作的医生、护士提出了前所未有的要求，既是机遇更是挑战。因此，如何系统培训ICU专科医护人员熟练掌握相关知识和技术，如何科学有效进行ICU的管理更是急需面对和解决的问题。根据全球医学和中国医院的发展状况，中国医院综合性ICU

的规范化建设及采用封闭型管理模式将是中国各级医院的发展趋势，目前已在中国二级以上医院全面铺开。

四、ICU 的组成

ICU 一般由以下三个主体部分构成。

（一）训练有素的重症专职医师和护士

在 ICU 建立之初，由于缺乏对危重患者各个器官或系统的功能改变及相互影响的深刻认识，初期的 ICU 常附属于某个专科或专业，没有 ICU 专职医师。当出现危及患者生命的多种问题时，常由相关专科的医师和护士分别处置。不可否认，每一位参与治疗的临床专科医师和护士都有救治其专科患者的经验和能力，但面对多个脏器损害时，任何一个专科的专家都难免力不从心，而各科间的治疗意见相左的情况也时有发生，因此接受系统的、专门培训的有能力对多器官功能进行延续的支持性治疗的 ICU 专职医师（intensivist）和护士应运而生，他们具有对多个器官或系统功能进行紧急或延续性支持治疗的能力，能够随时应召并互相协调，这也是 ICU 能发挥其强大医疗效能的关键。

（二）先进的监测技术和监测系统

随着科学技术的进步，各种新型功能齐全的呼吸机相继推出，血流动力学和循环压力监测技术不断完善，并研制出如 Swan-Ganz 导管、PICCO 容量检测仪等适用于患者床边的监测设备，其他的传感器及电子技术也不断发展并应用于临床，这些设备具有动态、定量监测患者生理功能及捕捉瞬间变化的能力，并能够及时反馈于治疗，为及时救助患者提供及时、准确的支持。

（三）正确的学术思想和准确的高技术治疗措施

以人为本、人文关怀及微创（无创）、精准治疗等先进理念的不断涌现和深入，加上日新月异的高技术监测治疗手段，如 ECMO 生命支持在 ICU 治疗上的普及推广，使得对危重患者的急救及治疗成为可能，也因此赢得患者及其家属的理解及支持。

五、ICU 医疗管理模式

目前，中国医院 ICU 的管理模式有以下几种：一是由内科医师管理；二是由外科医师管理；三是由急诊科医师管理；四是由麻醉科医师管理；五是由多科医师协同管理。这几种管理模式与 ICU 的三种组织形式相对应：专科 ICU，一般由各临床二级学科组建的收治本科危重患者的 ICU（指上面提及的第一、二种模式，即内、外科医生管理模式）；部分综合 ICU，是在一级临床学科的基础上组建而成（指上面提及的第三、四种模式，即急诊科、麻醉科医生管理模式）；另一种是综合 ICU，收治全院危重患者（即第五种管理模式）。专科 ICU 和部分综合 ICU 的管理模式比较明确，产生归属争议的多为综合 ICU。

但无论采取哪种管理模式，其具体管理形式无非有以下三种。

（一）全开放式

即每位患者的 ICU 治疗均由原专科或各专业的医师各自负责，重大医疗决定、医嘱和医疗技术操作也由原专科的医师负责实施,医院整个医疗系统的医务人员都能够在不同程度上参与 ICU 的工作,但 ICU 以护理人员为主体,根据专科医师的要求开展工作。这种形式下的 ICU 医师多为兼职,无全职 ICU 医师;同时,又由于收住的每个患者都由各专业的主管医师负责管理,所以 ICU 科主任并不过问或很少过问每个患者的具体处理和治疗情况,这样就容易导致对所收治的患者缺乏控制;同时出现 ICU 科主任在 ICU 的具体事务,诸如监护情况、医疗质量、医护教学、设备采购等方面参与性不强,不利于 ICU 的发展及规范管理。

(二)半开放式

患者的医疗措施由 ICU 医师和原专科医师共同管理,但根据主体不同,往往可分为以 ICU 为主体的管理模式和以专科医师为主体的管理模式。谁是管理主体,谁就在医嘱、医疗操作和管理上占主导地位。该模式的优点是可发挥原专科医师的专业优势,同时又可以发挥 ICU 医师在危重病监测和治疗方面的专长,两者可以互补,使危重患者获得最佳的医疗服务。在这种模式下,所有危重患者要入住 ICU,须经 ICU 科主任或 ICU 值班人员同意。但患者的具体处理和治疗仍由相应专业的主管医师负责,ICU 科主任同样很少参与每一个患者的具体诊疗(除专科医生主动提出外)。该模式的不足在于有时会出现职责不清、难以管理的情况发生,也不利于形成强有力的医疗团队。

(三)封闭式

患者的医疗活动完全由 ICU 医师负责。专科问题由 ICU 医师邀请专科医师查房或会诊,进行协调解决。该模式的优点是危重患者的医疗责任明确,ICU 能够充分发挥其监测和治疗的优势及形成自己的团队。但是该模式对 ICU 医师的专业要求较高,而且还要求 ICU 医师具备较强的沟通和协调能力(特别是与专科医师之间)。封闭型危重患者的收住、转入或转出,必须经 ICU 主任或值班人员的同意。收住 ICU 后,在 ICU 科主任的指导下,由 ICU 医护人员直接进行全方位的诊治,并对患者的治疗和管理负完全责任。这种封闭式的 ICU 医疗管理模式是目前欧美及我国港澳地区最常采用的模式,中国也已将其纳入到二级以上综合性医院的等级评审标准中。

六、ICU 的设置及要求

ICU 是现代化医院内的一种特殊组织机构,是医院现代化的崭新标志,现已经成为衡量一个国家、一所现代化医院医疗急救水平的重要标准。不同规模、不同等级、不同性质的医院,可设置不同数量的 ICU 床位数。

由我国卫生部医管司指导、中国医院协会编写的等级医院评审标准中已做细致要求。以二级综合医院评审标准实施细则为例,要求重症医学床位占医院总床位的比例如下:C 级(合格)2%,B 级(良好)3%,A 级(优秀)5%,ICU 床位使用率达到 75%。监护是手段,治疗是目的。危重患者集中收住于 ICU 内,便于集中应用先进的医学诊断技术和生命支持疗法及一流的护理对患者进行监护和诊疗。由于对严重疾病的紧急处理需要有特定的医疗理念和技能,因此 ICU 的医护人员均须接受严格的特殊训练,才能充分发挥出 ICU 应有的作用,同时 ICU 要求具备生命支持的环境、地点和设备,以完成对危重患者救治的功能。

七、ICU 收治对象

ICU 病室收治什么样的病种、来源及其采取何种管理模式等,是危重病医学领域中一个尚有争议的问题，这也需要在临床实践中进一步探索和完善。现国内较常用的收治范围如下：①急性、可逆、已经危及生命的脏器功能不全，经过严密监测和加强治疗短期内可能得到康复的患者。②存在各种高危因素，具有潜在生命危险，经过严密的监护和有效治疗可能减少死亡风险的患者。③在慢性脏器功能不全的基础上，出现急性加重且危及生命，经过严密监测和治疗可能恢复到原来状态的患者。

具体疾病类型主要包括：

1. 各种复杂大型手术后的危重患者（尤其是术前有合并症如冠心病、呼吸功能不全、电解质紊乱，或术中经过不平稳、出血量大、有一过性缺血缺氧性损害或生理扰乱大者）。

2. 急性呼吸窘迫综合征（ARDS）等需行呼吸管理和（或）呼吸支持者。

3. 多器官功能不全综合征（MODS）患者。

4. 心肺脑复苏（CPCR）后的患者。

5. 心功能不全，或有严重心律紊乱者。

6. 急性心肌梗死。

7. 各种严重休克。

8. 严重复合伤、多发伤。

9. 急性药物、毒物中毒，虫蛇咬伤者。

10. 淹溺、中暑、电击伤者。

11. 严重水、电解质、酸碱平衡紊乱者。

12. 各种原因所致的急性肾小管坏死（ATN）患者。

13. 器官移植患者。

14. 其他经短期强化治疗可望恢复的各系统、器官功能减退的急性衰竭患者等。但精神病、急性传染病、脑死亡者、无急性症状的慢性疾病者，恶性肿瘤晚期患者，处于老龄自然死亡过程、无望或因某种原因放弃抢救者，不能从加强监测治疗中获得益处的患者等，则不属于 ICU 的收治范围。

八、ICU 建设标准

1. ICU 必须设置在方便患者转运、检查和治疗的区域，并充分考虑以下因素：接近主要服务对象的病区、手术室、影像学科、化验室和血库等，当在横向无法实现"接近"时，应该考虑楼上楼下的纵向"接近"，但必须确保交通便利和顺畅。

2. ICU 开放式病床每床的占地面积为 $15\sim18m^2$；每个 ICU 最少配备一个单间病房，面积为 $18\sim25m^2$。每个 ICU 中的正压和负压隔离病房的设立，可以根据患者专科来源和卫生行政部门的要求决定，通常配备负压隔离病房 $1\sim2$ 间。建议在人力资源充足的条件下，多设置单间或分隔式病房。

3. ICU 的基本辅助用房包括医师办公室、主任办公室、工作人员休息室、中央工作站、治疗室、配药室、仪器室、更衣室、清洁室、污废物处理室、值班室、盥洗室等。有条件的 ICU 可配置其他辅助用房，包括示教室、家属接待室、实验室、营养室等。辅助用房与病房的面积比应达到 $1.5:1$ 以上。

4. ICU 的整体布局应该使放置病床的医疗区域、医疗辅助用房区域、污物处理区域和医务人员生活辅助用房区域等有相对的独立性，以减少彼此之间的互相干扰，并有利于感染的有效控制。

5. ICU 应具备良好的通风、采光条件，有条件者最好装配气流方向为从上到下的空气净化系统，能独立控制室内的温度和湿度。医疗区域内的温度应维持在 24℃±1.5℃。每个单间的空气调节系统应该能够独立控制。安装足够的感应式洗手设施和手部消毒装置，达到单间每床 1 套，开放式病床至少每 2 床 1 套。

6. ICU 要有合理的包括人员流动和物流在内的医疗流向，最好通过不同的进出通道来实现，以最大限度地减少各种干扰和交叉感染的发生。

7. ICU 病房建筑装饰必须遵循不产尘、不积尘、耐腐蚀、防潮防霉、防静电、容易清洁和符合防火要求的总原则。

8. ICU 的设计要求应该满足提供医护人员便利的观察条件和在必要时尽快接触患者的通道。

9. 为不影响 ICU 的正常工作，除了患者床边的呼叫信号、监护仪器的报警声等声音外，必须杜绝或减少诸如电话铃声、打印机等仪器所发出的声音。根据国际噪声协会的建议，ICU 白天的噪声最好不要超过 45 分贝（A），傍晚 40 分贝（A），夜晚 20 分贝（A）。地面覆盖物、墙壁和天花板应该尽量采用高吸音的建筑材料。

10. ICU 应建立完善的通讯、网络、临床信息管理和广播系统。

九、ICU 护士的专业素质

（一）ICU 护理人员的配备

由于目前中国行政管理部门尚无 ICU 护士编制的具体规定，故 ICU 护士的配备一般是根据医院的规模、性质、任务等需要而定。但在医院等级评审的人力资源配置上有严格的标注。如二级综合性医院 ICU 护士人数与患者之比达到（2.5～3）：1。ICU 的护理操作和工作量比一般普通病房要繁重得多，为了保证每位患者 24 小时均有一名护士护理，而且能允许护士有法定的休息日、休假及病假、产假等，故从理论上说，每张床位要求配备 3～4 名护士。

另外，还要明确各级护理人员的工作职责。

（二）ICU 护士的素质要求

1. 经过严格的专业理论和技术培训并考核合格。

2. 掌握重症监护的专业技术　包括输液泵的临床应用和护理，外科各类导管的护理，给氧治疗，气道管理和人工呼吸机监护技术，循环系统血流动力学监测，心电监测及除颤技术，血液净化技术，水、电解质及酸碱平衡监测技术，胸部物理治疗技术，重症患者营养支持技术和危重症患者抢救配合技术等。

3. 具备以下其他能力　包括各系统疾病重症患者的护理，重症医学科的医院感染预防与控制，重症患者的疼痛管理和重症监护的心理护理等。

4. 要有较好的综合素质和身体素质　热爱本职工作，吃苦耐劳，有较好的以人为本思想和人文关怀意识，诚实可信，细心耐心，洞察力、应变能力和接受能力强，有较强的学习新知识和新技能的能力。

（三）ICU 护士的培训

我国危重护士培训工作起步较晚，但近年来逐步受到重视。除了在各高校护理专业开展《重症护理学》为必修科目外（有少部分高校还开设有护理学急危重症专业方向），各种针对在职护士的继续教育项目也十分丰富。随着护理学科的建设和发展，专科护士培训逐渐凸显出其重要性。《中国护理事业发展规化纲要（2005—2010）》中明确提出 5 年计划，分步骤在重症监护等重点临床领域开展危重症专科护士的培训。在这前提下，北京、上海、江苏、广州等许多地区陆续开展了本地区的危重症专科护士培训计划。现行培训模式一般由该地区的医疗实力雄厚、代表性强的大型三级甲等医院设立 ICU 专科护士培训基地，其他各级医院根据自身情况选派具有护理执业执照，并且有一定 ICU 专科护理经验的护士前往进修学习。培训内容大致包括：休克患者的观察及护理，有创压力监测，血流动力学监测，人工气道的应用及管理，机械通气的应用，心电图监护，心肺脑复苏及应急措施的训练，血液净化治疗及护理，DIC 患者的观察及护理，危重患者的营养支持及各种仪器的使用（包括心电监护仪，呼吸机，麻醉机，各种泵，除颤器，体温调节器等）等。经过一定时间的规范培训并考核通过后，由培训基地所在医院颁发本地区认证的专科护士证书。这一模式也是目前国外医疗发达地区的专科护士培训模式。同时，也存在一些医院根据自身的条件进行内部培训 ICU 护士的培训方式。随着我国重症护理学的学科发展越来越完善，专科护理要求越来越高，ICU 专科护士的培训及认证将会越来越具有科学性、规范性、权威性。

十、ICU 必配设备

1. 每个 ICU 床位配备有完善的功能设备带或功能架，提供电、氧气、压缩空气和负压吸引等功能支持，装配有电源插座 12 个以上，氧气接口 2 个以上，压缩空气接口 2 个和负压吸引接口 2 个以上。医疗用电和生活照明用电线路应分开，保证每个床位的电源是独立反馈电路供应，最好有备用的不间断电力系统（UPS）和漏电保护装置，以及每个电路插座都在主面板上有独立的电路短路器。

2. 应配备适合 ICU 使用的病床和防压疮床垫。

3. 每个 ICU 床位配备有床旁监护系统，进行心电图、血压、脉搏血氧饱和度、有创压力监测等基本生命体征监护。为便于安全转运患者，每个 ICU 单元至少还需配备便携式监护仪 1 台。

4. 三级医院的 ICU 应该每床配备 1 台呼吸机，二级医院的 ICU 可根据实际需要配备适当数量的呼吸机。每床配备简易呼吸器（复苏呼吸气囊）。为便于安全转运患者，每个 ICU 单元至少应有便携式呼吸机 1 台。

5. 每床均应配备有输液泵和微量注射泵，其中微量注射泵每床 2 套以上。另配备一定数量的肠内营养输注泵。

6. 其他设备：如心电图机、血气分析仪、除颤仪、血液净化仪、连续性血流动力学与氧代谢监测设备、心肺复苏抢救装备车（车上备有喉镜、气管导管、各种接头、急救药品及其他抢救用具等）、体外起搏器、纤维支气管镜、电子升降温设备等。

7. 医院或 ICU 还必须配备有足够的随时进行床旁 B 超、X 线、生化和细菌学等检查的相关设备。

十一、ICU 选配设备

除上述必配设备外，有条件者，视需要可选配以下设备：

1. 简易生化仪和乳酸分析仪。

2. 闭路电视探视系统，每床一个成像探头。

3. 脑电双频指数监护仪（BIS）。

4. 输液加温设备。

5. 胃黏膜二氧化碳张力与 pHi 测定仪。

6. 呼气末二氧化碳、代谢等监测设备。

7. 体外膜肺（ECMO）。

8. 床边脑电图和颅内压监测设备。

9. 主动脉内球囊反搏（IABP）和左心辅助循环装置。

10. 防止下肢 DVT 发生的反搏处理仪器。

11. 胸部震荡排痰装置。

危重病学经过半个多世纪几代人的努力，从简单的监测与护理发展成为目前较为系统化、专业性很强的重症医学，既是现代医学理念的进步，更得益于现代医学技术和现代医疗设备的快速发展。重症医学的贡献在于，在积极治疗原发病的基础上，通过先进的生命支持手段，使许多过去已无法救治的危重患者得以存活或延长其生存时间。因此，ICU 的建立和发展是现代医学进步的显著标志之一。

（徐　红　钟光耀）

第二章　危重症患者镇痛镇静的护理

【目标要求】
掌握：危重症患者镇痛与镇静的护理措施；谵妄患者的护理措施。
熟悉：危重症患者疼痛与镇静水平评估方法；谵妄分型及常用评估方法。
了解：危重症患者镇痛镇静的目的和意义。

疼痛是一种最常见的不舒适形式。国际疼痛学会将疼痛定义为与急性组织损伤或潜在组织损伤或类似损伤相关的不愉快感觉和情感体验，是继体温、血压、脉搏、呼吸四大生命体征之后的第五生命体征。作为患者疼痛主要评估者、镇痛措施直接实施者，医务人员对疼痛知识掌握程度、对疼痛观察评估能力及镇痛镇静技术水平直接影响着患者的镇痛效果。因此，重症监护室医务人员应具备疼痛管理的相关知识，以帮助患者减轻疼痛，提高舒适度及生活质量。

第一节　危重症患者镇痛镇静的目的和意义

有研究表明：50%的危重症患者承受着疼痛的折磨，70%以上的危重症患者存在焦虑和躁动。疼痛未得到及时、有效的处理会引发危重症患者机体活动障碍、睡眠障碍、焦虑抑郁等一系列问题，从而导致伤口愈合及机体康复延迟。除了疼痛刺激以外，其他外在因素也可构成不良刺激，例如，各种管道的刺激、监测设备的干扰等，从而加重危重症患者焦虑与烦躁情绪。因此，对危重症患者进行镇痛镇静治疗十分必要，其目的和意义在于：

1. 削除或减轻躯体疼痛及不适　ICU病人，身上管道多，加之各种外界环境的刺激，使之身体极其不适，及时有效的镇痛镇静有助于减轻不良刺激，消除或减轻危重症患者的疼痛及不适感。

2. 改善睡眠　诱导遗忘，以减少或消除危重症患者在治疗期间对病痛及处于陌生环境的回忆，从而改善他们的睡眠质量。

3. 减轻焦虑、躁动及谵妄　有案例表明，及时有效的镇静、镇痛，可以减轻机体的应激反应，缓解紧张情绪，患者一般状况得到改善，血压平稳、心律整齐，从而减轻焦虑、躁动，降低谵妄的发生率。从而保护他们的生命安全。

4. 降低新陈代谢率　长期精神紧张、疼痛、焦虑与恐惧所致的应激反应引起一系列神经、内分泌及免疫功能的改变，从而导致耗氧量增加，及时有效的镇痛镇静能减少危重症患者耗氧量和需氧量，使机体组织尽可能适应低氧状态，以减轻各器官代谢负担。

镇痛和镇静治疗并不等同。镇痛治疗是基础，镇静治疗是在祛除疼痛因素的基础上帮助病人克服焦虑，诱导睡眠和遗忘的进一步治疗措施。

第二节　危重症患者疼痛与镇静水平的评估及护理

对于危重症患者，镇静镇痛治疗更加强调"适度"，"过度"与"不足"都会给他们带来不同程度的伤害。因此，对危重症患者疼痛及镇静水平的正确评估是非常重要的。有效的疼痛和镇静水平评估是进行合理镇痛镇静治疗的基础和保障。

一、疼痛评估

引导案例 2-1

　　患者男，75 岁，因腹胀伴少尿 10 余天、头晕 4 天，于 2015 年 8 月 2 日 23 时 30 分由我院急诊 "120" 接回，以 "慢性肾功能不全" 收入 ICU 治疗。入院时脉搏 92 次/分，血压 150/84mmHg，SpO$_2$ 95%（呼吸机辅助呼吸下）；神清，倦怠。诊断：①右肾结石伴重度积液；②血尿原因待查：膀胱恶性肿瘤？2015 年 8 月 3 日晚，主诉下腹部疼痛，予曲马多、哌替啶对症止痛后缓解，并安静入睡。8 月 4 日早上 6 时许，主诉腹痛再次加重，予吗啡泵止痛。

问题：

　　1. 作为责任护士，应该从哪些方面评估患者的疼痛？

　　2. 如何评估患者疼痛的程度？

【评估内容】

　　除了解现病史外，还需要了解既往有无疼痛史，评估内容主要包括以下要点：

　　1. 疼痛部位　如是体表痛、胸痛、腹痛、腰痛、头痛等，是一侧痛还是两侧痛，疼痛部位与检查结果是否相符。

　　2. 疼痛时间　疼痛发生时间是早上、中午、下午，还是晚上；持续时间、间隔时间，以及服用止痛药物等是否对疼痛发作时段有影响。

　　3. 疼痛性质　如刺痛、烧灼痛、牵拉痛等，是一点痛还是多点疼痛，是否出现放射痛。

　　4. 疼痛的伴随症状　某些疼痛伴随症状可以提示疼痛脏器的病理改变，如胃痛伴随打嗝、嗳气提示胃炎发生等。

　　5. 诱发因素　如天气变化、饱餐、空腹、运动、焦虑等。

　　6. 患者的精神心理状况　了解疼痛史的同时，重视评估患者的精神心理状况，提高疼痛评估的准确度。

【评估方法】

　　疼痛是一种不舒适的主观感受，个体差异较大。因此，对疼痛的评估主要依靠危重症患者的主观描述。下面介绍几种常见的疼痛评估量表以供选择：

　　1. 数字评分法（numerical rating scale，NRS）　用数字代替文字来表示疼痛的程度，把一条直线平分成十段，按 0~10 分次序评估疼痛的程度。0 分表示无痛，10 分表示剧痛，中间次序表示疼痛的不同程度（图 2-1）。患者可以选择其中一个能代表自己疼痛感受的数字来表示疼痛的程度。NRS 具有很好的信效度和灵敏度，易于记录，但刻度较为抽象，医护人员向患者解释 NRS 的使用方法有些困难，故不适合文化程度低的危重症患者。

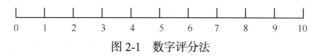

图 2-1　数字评分法

　　2. 文字描述评定法（verbal descriptor scale，VDS）　把一直线等分成 5 段，每个点均有相应描述疼痛程度的文字，其中一端表示无痛，另一端表示无法忍受的疼痛，中间依次为微痛、中度疼痛、重度疼痛、非常严重的疼痛（图 2-2）。请危重症患者按照自身疼痛的程度选择合适的描述文字。

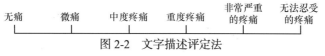

图 2-2　文字描述评定法

3. 视觉模拟评分法（visual analogue scale，VAS） 用一条直线表示，该直线不作任何划分，仅在两端分别注明不痛和剧痛，请患者根据自己对疼痛的实际感受在直线上标记疼痛的程度。这种评分法使用灵活方便，适合于任何年龄段的疼痛患者，且没有特定文化背景或性别要求。另外，患者有很大的选择空间，不需要选择特定的数字或文字。虽然 VAS 是一种简单有效的方法，但需要抽象思维，用笔标记时需要必要的感觉、运动和知觉能力，老年患者应答成功率较低。因此，VAS 不适用于文化程度较低或认知障碍患者（图 2-3）。

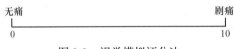

图 2-3 视觉模拟评分法

4. 面部表情图（face expressional，FES） 采用从微笑、悲伤至哭泣的 6 种面部表情来表达疼痛程度，具有较好的信效度，适用于 3 岁以上的儿童。面部表情图不要求读、写或表达能力，易于掌握，也适用于急性疼痛、老人、语言和表达能力受损患者的疼痛评估（图 2-4）。

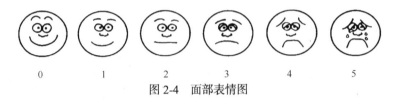

图 2-4 面部表情图

1）按 WHO 的疼痛分级标准进行评估，疼痛分为 4 级。

0 级：指无痛。

1 级（轻微疼痛）：平卧时无疼痛，翻身咳嗽时有轻度疼痛，但可以忍受，睡眠不受影响。

2 级（中度疼痛）：静卧时疼痛，翻身咳嗽时加剧，不能忍受，睡眠受干扰，要求使用镇痛药。

3 级（重度疼痛）：静卧时疼痛剧烈，不能忍受，睡眠严重受干扰，需要使用镇痛药。

2）Prince-Henry 评分法：主要适用于胸、腹部大手术后或气管插管患者，需要在术前训练患者用手势来表达疼痛程度。此法简单、可靠，临床使用方便，可分为 5 个等级，分别赋予 0～4 分的分值以评估疼痛程度，其评分方法为：

0 分：咳嗽时无疼痛。

1 分：咳嗽时有疼痛。

2 分：安静时无疼痛，但深呼吸时有疼痛。

3 分：静息状态即有疼痛，但较轻微，可忍受。

4 分：静息状态即有剧烈疼痛，并难以忍受。

疼痛体验是多方面、复杂、综合的主观感受，任何一个单维度的评估量表都不能综合测量疼痛体验的各方面。因此，医务人员还必须观察患者的表情、动作、睡眠等情况，如疼痛剧烈会使患者面部表情极度痛苦（如皱眉咧嘴或咬牙）、呻吟或呼叫、大汗淋漓、辗转难眠等，这些可作为评估疼痛程度的参考指标。在危重症监护的实际工作中，上述疼痛评估量表常置于患者床边，由床边监护护士对患者进行疼痛评估。对于语言表达能力和运动能力正常的危重症患者来说，接受上述疼痛评估是件容易的事情。但是对于气管插管、机械通气或阅读、运动能力严重受损患者来说，即使最简单的方法，也难于取得有效的评估结果。因此，对于危重症患者使用自测疼痛评估工具的建议如下：

（1）放大评估工具上的字体号。

（2）为疼痛强度等级标注描述性文字（例如，0=不痛、1～4=轻度痛、5～6=中度痛、7～10=很痛）。

（3）将工具展示给患者看，解释其用途，同时每次评估疼痛时都校正其用法。

（4）给需要的患者提供阅读用的眼镜和听力帮助。

（5）必要时以较慢速度不止一次提问。

（6）给予患者充足的时间接受并对指示做出反应。

（7）接受机械通气的患者如果可以自由运动手指，可用手指示 NRS 上的数字；如果不可以，可用眨眼的动作进行交流以评估疼痛程度。

案例分析 2-1

1. 疼痛评估内容：有无疼痛病史，疼痛部位，疼痛时间，疼痛性质，疼痛伴随症状和疼痛诱发因素，精神心理状况。

2. 常用疼痛评估方法有：数字评分法（NRS），文字描述评定（VDS），视觉模拟评分法（VAS）、面部表情图（FES）、WHO 疼痛分级、Prince-Henry 评分法。

二、镇静水平评估

引导案例 2-2

患者男，86 岁，因反复吸气性呼吸困难 4 天于 2015 年 12 月 21 日 17 时 30 分转入 ICU 继续治疗。转入时心率 140 次/分，血压 180/105mmHg，SpO_2 83%，神志烦躁，呼吸困难，肢体抽搐、僵硬，牙关紧闭，心悸，转入诊断：发作性气促、牙关紧闭。查因：破伤风？癫痫？转入后立即予经鼻气管插管，呼吸机辅助通气，持续予丙泊酚、咪达唑仑、地西泮镇静，刺激后仍有阵发性肌肉痉挛。

问题： 如何确定患者镇静水平？

"无评估，勿镇静"，说明评估在镇静治疗中的重要性。理想的镇静水平既能使患者安静入睡又能唤醒患者。重症监护室的医护人员应该熟练掌握常用的镇静水平评估方法，尽量避免镇静不足或过度镇静的现象。下面介绍常见的镇静水平评估方法。

【主观评估】

1. Ramsay 评分法 是临床上最常用的镇静水平评估工具，分为六级，分别反映三个层次的清醒状态和三个层次的睡眠状态。Ramsay 评分被誉为可靠的镇静水平评估工具，但缺乏特征性的指标来区分不同的镇静水平（表 2-1）。

表 2-1 Ramsay 评分法

分数	描述
1	患者焦虑，躁动不安
2	患者配合，有定向力、安静
3	患者对指令有反应
4	嗜睡，对轻扣眉间或大声听觉刺激反应敏捷
5	嗜睡，对轻扣眉间或大声听觉刺激反应迟钝
6	嗜睡，无任何反应

2. Riker 镇静、躁动评分法（sedation-agitation scale，SAS） 根据患者七种不同的行为对其镇静和躁动程度进行评分（表 2-2）。

表 2-2　Riker 镇静、躁动评分法

分值	定义	描述
7	危险躁动	拉拽气管内插管，试图拔除各种导管，翻越床栏，攻击医护人员，在床上辗转挣扎
6	非常躁动	需要保护性束缚并反复语言提示劝阻，咬气管插管
5	躁动	焦虑或身体躁动，经言语提示劝阻可安静
4	安静合作	安静，容易唤醒，服从指令
3	镇静	嗜睡，语言刺激或轻摇可唤醒并能服从简单指令，但又迅速入睡
2	非常镇静	对躯体刺激有反应，不能交流及服从指令，有自主运动
1	不能唤醒	对恶性刺激无或仅有轻微反应，不能交流及服从指令

3. 肌肉活动评分法（motor activity assessment scale，MAAS） 自 SAS 演化而来，依据七项指标描述患者对刺激的行为反应，能很好地评估危重症患者镇静水平，适用于外科危重症患者（表 2-3）。

表 2-3　肌肉活动评分法（MAAS）

分值	定义	描述
7	危险躁动	无外界刺激就有活动，不配合，拉址气管插管及各种导管，在床上翻来覆去，攻击医务人员，试图翻越床栏，不能按要求安静下来
6	躁动	无外界刺激就有活动，试图坐起或将肢体伸出床沿。不能始终服从指令（如能按要求躺下，但很快又坐起来或将肢体伸出床沿）
5	烦躁但能配合	无外界刺激就有活动，摆弄床单或插管，不能盖好被子，能服从指令
4	安静、配合	无外界刺激就有活动，有目的地整理床单或衣服，能服从指令
3	触摸、叫姓名有反应	可睁眼，抬眉，向刺激方向转头，触摸或大声叫名字时有肢体运动
2	仅对恶性刺激*有反应	可睁眼，抬眉，向刺激方向转头，恶性刺激时有肢体运动
1	无反应	恶性刺激*时无运动

*恶性刺激：指吸痰或用力按压眼眶、胸骨或甲床 5s

4. Richmond 躁动镇静评分法（Richmond agitation-sedation scale，RASS） 镇静状态描述具体，操作规范，可靠性、有效性较好，共分为 10 级（表 2-4）。

表 2-4　Richmond 躁动镇静评分法

分组	状态	临床症状
+4	攻击性	明显攻击性或暴力行为，对人员有直接危险
+3	非常躁动	拔、拽各种管道，或对人员有过激行为
+2	躁动	频繁的无目的动作和人机对抗
+1	不安	焦虑或紧张但无攻击性或表现精力过剩
0	警觉但安静	清醒自然状态
−1	嗜睡	不全警觉，但对呼唤持续清醒>10s，能凝视
−2	轻度镇静	对呼唤有短暂（<10s）清醒，伴眨眼
−3	中度镇静	对呼唤有一些活动（但无眨眼）
−4	深度镇静	对呼唤无反应但对躯体刺激有一些活动
−5	不易觉醒	对呼唤或躯体刺激无反应

RASS 的实施方法：

（1）观察患者是否警觉：是否符合患者持续躁动或兴奋（使用表 2-4 中描述的标准评分+1～+4）。

（2）如果患者不警觉，大声呼唤患者名字和命令患者睁眼看讲话者，必要时重复一次，促使患者继续看讲话者：①患者有睁眼和目光交流持续超过 10s（评分–1）；②患者有睁眼和目光交流持续不超过 10s（评分–2）；③患者对呼唤有一些活动，但没有睁眼和目光交流（评分–3）。

（3）如果患者对呼唤没有反应，就摇肩膀观察，如对摇肩膀等生理刺激仍无反应则按压胸骨：①患者对生理刺激有一些活动（评分–4）；②患者对呼唤或生理刺激无反应（评分–5）。

危重症患者理想的意识状态是既能安静入睡又可以被唤醒。所以在治疗开始时就应明确需要达到的镇静水平。护士应该定时、系统地进行评估和记录，并随时调整镇静药物以达到并维持所需镇静水平。

【客观评估】

1997 年美国 FDA 批准脑电双频指数（bispectral index，BIS）可作为镇静深度监测指标。BIS 是一种脑电信号分析方法，通过计算机技术将脑电信号的频率、波幅、频率与波幅之间的相位关系等指标转发为量化指标。BIS 是一个无单位数值，范围从 0～100，0 表示完全无脑电活动，100 表示清醒状态，65～85 表示睡眠状态，40～65 表示全麻状态，小于 40 表示大脑皮质处于抑制状态。BIS 主要用于评估镇静深度和意识状态，如指导危重症患者用药、控制镇静强度、避免镇静不足或过度、诊断脑死亡、评估神经系统疾病等。

客观评估是镇静水平评估的重要组成部分，但现有的评估方法尚待进一步验证临床可靠性。目前报道的方法有 BIS、心率变异系数等。

危重症患者的镇静时间较长，镇静强度要求尽可能保留自主呼吸、基本的生理防御反射和感觉运动功能；同时，由于危重症患者多器官功能障碍，往往被给予多种治疗手段和药物，医护人员必须考虑彼此间的相互影响。所以危重症患者镇静药物体内累积剂量大、药效动力学不稳定，需要经常判断镇静程度以随时调整药物种类与剂量。

案例分析 2-2

镇静水平评估方法包括主观评估法和客观评估法。主观评估法包括 Ramsay 评分法，Riker 意识、躁动评分法（SAS），肌肉活动评分法（MAAS）和 Richmond 躁动镇静评分法（RASS）。客观评估法包括脑电双频指数评分法（BIS）和心率变异系数评分法等。

三、危重症患者镇痛与镇静的护理

（一）准确评估疼痛程度

1. 患者主诉　疼痛是一种不愉快的主观感受。疼痛衡量主要通过医护人员与患者之间的沟通了解患者疼痛的部位、性质、程度等。

2. 选择合适的疼痛评估工具　每一种疼痛评估工具都有其适用范围，医护人员根据患者感觉、运动及认知功能来选择合适的评估工具。

3. 密切观察患者　医务人员还必须观察患者的表情、动作、睡眠等情况，综合评估患者疼痛的程度，避免出现过度夸大或缩小疼痛体验的现象。

（二）联合镇痛镇静

研究发现，合理联合应用镇痛镇静药物的效果比单一应用镇痛或镇静药物好。例如，机械通气患者联合应用咪达唑仑和芬太尼进行镇静、镇痛治疗，起效快、代谢快、不良反应少。

（三）程序化镇静治疗

程序化镇静（procedural sedation and analgesia，PSA）是以镇痛为基础，有镇静计划和目标，并根据镇静强度评分调节药物剂量的方法。PSA 是目前临床上平衡镇静不足与过度的理想化个体策略，是危重症患者镇静治疗安全性的重要保证。PSA 由医生制订方案、护士主导、医护共同协作完成，包括四个环节：镇静方案设计、镇痛镇静监测与评估、每日唤醒、镇静镇痛撤离。

然而 PSA 在医疗护理实践中并未得到有效、彻底的贯彻，原因主要有以下几点：一是医生的镇痛、镇静观念不足及顾虑过度，导致镇痛、镇静治疗未能有效贯彻；二是恰当的镇痛、镇静治疗方案及监护流程的缺乏制约了镇痛、镇静治疗的开展；三是对镇痛、镇静评估重视度不够，评估频次不确定；四是医护人员间缺乏有效沟通，存在差错隐患。

（四）掌握常用镇静、镇痛药物的作用及不良反应

阿片类药物是危重症患者最常用的镇痛药物，能够明显减轻痛苦，具有起效快、易调控、较少代谢产物蓄积及费用低廉的优点，代表药物有芬太尼、瑞芬太尼、舒芬太尼及吗啡。研究表明应用阿片类药物可明显抑制快眼睡眠，使患者丧失正常的昼夜节律从而导致睡眠紊乱。大剂量使用阿片类药物可导致呼吸抑制，增加肺部感染概率。苯二氮䓬类本身无镇痛作用，但与阿片类镇痛药有协同作用，可明显减少阿片类药物的用量，从而降低阿片类药物不良反应。

咪达唑仑（力月西）、丙泊酚及右美托咪定是临床上最常用的镇静药物，但各有优缺点。咪达唑仑具有良好的顺行性遗忘作用，对治疗中的不良记忆效果消除显著，但较长时间使用后有一定蓄积效应。丙泊酚代谢快，基本无药物蓄积效应，但对呼吸系统、循环系统有一定影响，价格也较为昂贵，长时间和大剂量使用还可能产生丙泊酚输注综合征，后果比较严重。咪达唑仑和丙泊酚发挥镇静作用时，患者镇静状态是一个非自然睡眠状态，会影响他们的认知功能，比较容易导致谵妄发生。右美托咪定具有两个优势：一是发挥镇静作用时，患者处于一种自然睡眠状态，容易被唤醒，能保持很好的时间、空间定向力，认知功能得到保护，镇静程度较易控制，谵妄发生率低；二是几乎不影响呼吸功能，即使用量高于正常剂量的 1.5 倍，也不会产生明显的呼吸抑制，但对循环系统影响较大。

因此，医护人员应充分掌握药物各自的特性，尽可能降低不良反应的发生。

（五）病情观察

镇静镇痛过程中，严密监测生命体征，及时并正确评估镇静镇痛效果。由于镇痛镇静期间可能出现呼吸抑制、血压下降等药物不良反应，要对危重症患者进行持续心电血氧监护，密切监测心率、血压、呼吸、血氧饱和度等变化。同时，根据患者所要达到的预期镇静目标定时进行镇静水平评估，及时调整用药剂量和给药速度。

（六）复发躁动的护理

为了避免患者躁动时发生自行拔管、坠床等不良事件，医务人员应做到以下几方面。

1. 妥善固定气管插管、静脉置管等各类管道，这些管道应保持足够长度且无张力，以防止患者躁动时脱出或被拔除。

2. 竖起床挡，适当约束患者四肢，同时密切观察肢体远端动脉搏动是否良好及末梢皮温、色泽等，以防肢体缺血缺氧导致坏死。

3. 将患者安置舒适体位，促进患者舒适，以减少躁动的发生。

（七）常见并发症处理

1. 呼吸系统 镇静过程中可出现不同程度的呼吸道纤毛运动减弱或消失，自洁功能降低，肺部分泌物不能排出，增加了呼吸道阻塞和肺部感染的概率。镇静不足时，患者在应激反应调节下可能出现呼吸浅促，潮气量减少，氧饱和度降低等；镇静过度时，患者可能表现为呼吸频率减慢、幅度减小、缺氧和（或）二氧化碳潴留等。医务人员要密切观察患者的呼吸频率、节律、幅度、血氧饱和度等，并定时做血气分析，了解有无缺氧和二氧化碳潴留情况。对未建立人工气道的患者，采取适当的湿化措施，定时翻身、叩背，鼓励患者咳嗽、咳痰；对建立人工气道的患者，加强气道湿化，防止痰液黏稠结痂阻塞气道。根据痰液的黏稠度、痰液量等决定吸痰频率，避免反复吸痰影响镇静效果。

2. 循环系统 低血压是镇静治疗过程中最常见的不良反应。镇静治疗期间应密切监测患者的心律、心率、血压、中心静脉压。药物注射速度和剂量是导致低血压的重要因素。当镇静过度时，应根据患者镇静效果和血流动力学变化调整给药速度，并适当进行液体复苏治疗，力求维持血流动力学平稳，必要时给予血管活性药物；当镇静不足时，患者可表现为血压高、心率快，此时不要盲目给予药物降压或减慢心率，要结合评估情况，适当镇静。

3. 肢体功能 长时间制动或者神经肌肉阻滞治疗可使患者关节和肌肉活动减少，增加深静脉血栓形成的危险。应经常帮助患者变化体位，局部按摩，肢体功能被动锻炼，并每日行肢体气压治疗。

4. 皮肤护理 镇静后，患者自主活动减少，容易发生压疮。预防措施如下：

（1）将患者置于气垫床，保持床单清洁、干燥、平整。

（2）定期进行床上擦浴，保持皮肤清洁、完整。

（3）定时给患者翻身，按摩受压部位，还可在骶尾、足跟等骨突处贴上压疮预防贴。

（4）抬、翻身时要轻、稳，避免拖拉患者损伤皮肤。

（八）做好基础护理

镇静后，患者生活自理能力基本丧失，要加强基础护理，如口腔护理、会阴护理、皮肤护理等。

（九）心理护理

使用机械通气的患者语言功能暂时丧失，无法正常沟通，医务人员应根据患者常见急需表达的问题，做成沟通小卡片，以方便随时交流沟通，了解患者身体状况及心理需求。另外，要针对患者的不同情况做好心理护理，如介绍有关康复的成功病例，消除患者的顾虑，鼓励其增强战胜疾病的信心，使之主动配合治疗及护理，争取早日脱机拔管。

第三节 谵妄的评估和治疗

引导案例 3-1

患者女，72岁，因突发脑梗死由神经内科转入ICU。转入第一天白天，患者神情淡漠，不愿与人交流，对刺激反应慢。晚上突发躁动不安，并试图拔除吸氧管，被护士及时发现。

但患者躁动更加剧烈并摔东西，打骂医务人员，给予镇静剂后入睡。

　　第二天早晨，患者不认识探视家属，出现幻听，自诉大脑内坐着一个人骂他，甚至要打他，并开始与之对骂，甚至出现对抗肢体动作。经家属、医务人员安抚，患者逐渐安静下来。中午 11 时 30 分，患者突然意识清醒，认出家属，能准确回答问题。

问题：

　　1. 患者出现了什么异常情况？

　　2. 如何护理患者？

谵妄（delirium）是一种急性起病、波动性的意识与认知功能障碍的脑综合征，以波动性意识障碍、注意力不集中、思维紊乱或者意识水平变化为特征。很多学者认为谵妄不等于意识障碍，只是意识障碍的一种表现。危重症患者，尤其老年危重症患者，谵妄发生率较高。危重症患者合并谵妄往往导致住院时间延长，死亡率升高。

【类型】

1. 活动过多型　也被称为活跃型，相对少见，但预后较好。其特征为兴奋、不安，通常会尝试拔除导管，情绪不稳定。

2. 活动过少型　又称为安静型，更为常见，从长远看对患者更加有害。其特点为退缩，情感贫乏，情感淡漠，昏睡及反应下降。

3. 混合型　多数患者同时具备 2 种表现或者经历 2 种状态。

【评估方法】

1. CAM-ICU 量表　适用于不能说话的危重症患者，是诊断谵妄的一种有效、快速的床边工具，在不同医院的执行方面具有高度的依从性和精确性（表 2-5）。

表 2-5　危重症患者意识模糊评估单（CAM-ICU）

特征 1：意识状态急性改变或波动	阳性标准	如阳性在这里打√
意识状态是否与其基线状况不同？	任何问题答案为"是"	□
或		
在过去的 24 小时内，患者的意识状态是否有任何波动？表现为镇静量表（如 RASS）、GCS 或既往谵妄评估得分的波动		
特征 2：注意力障碍		
数字法检查注意力（用图片法替代请参照培训手册）	错误数 ＞2	□
指导语：跟患者说"我要给您读 10 个数字，任何时候当您听到数字'8'，就捏一下我的手表示"，然后用正常的语调朗读下列数字，每个间隔 3s　6859838847		
当读到数字"8"患者没有捏手或读到其他数字时患者做出捏手动作均计为错误		
特征 3：意识水平改变		
如果 RASS 实际得分不是清醒且平静（0 分）为阳性	RASS 不为"0"	□
特征 4：思维混乱		
是非题（需更换另一套问题请参照培训手册）	错误总数 ＞1	□
1.石头是否能浮在水面上？		
2.海里是否有鱼？		
3.0.5kg 是否比 1kg 重？		
4.您是否能用榔头钉钉子？		
当患者回答错误时记录错误的个数		

续表

执行指令		
跟患者说"伸出这几根手指"（检查者在患者面前伸出 2 根手指），然后说		
"现在用另一只手伸出同样多的手指"（这次检查者不做示范）		
如果患者只有一只手能动，第二个指令改为要求患者"再增加一个手指"		
如果患者不能成功执行全部指令，记录 1 个错误		
CAM-ICU 总体评估 特征 1 加 2 和特征 3 或 4 阳性 = CAM-ICU 阳性	符合标准 →	CAM-ICU 阳性（谵妄存在）□
	不符合标准→	CAM-ICU 阴性（无谵妄）□

2. ICDSC 表 包含 8 个项目，每一项根据其存在与否评 1 分或者 0 分，然后计算总分，总分≥4 分提示存在谵妄（表2-6）。

表2-6　ICDSC 表

项目及评判标准
1. 意识变化水平（如果为 A 或者 B，该期间暂时终止评价）
A. 无反应，评分：0 分
B. 对于加强的和重复的刺激有反应，评分：0 分
C. 对于轻度或者中度刺激有反应，评分：1 分
D. 正常清醒，评分：0 分
E. 对正常刺激产生夸大的反应，评分：1 分
2. 注意力不集中（评分：0 分或者 1 分）
3. 定向力障碍（评分：0 分或者 1 分）
4. 幻觉-幻想性精神病状态（评分：0 分或者 1 分）
5. 精神运动型激越或者阻滞（评分：0 分或者 1 分）
6. 不恰当的言语和情绪（评分：0 分或者 1 分）
7. 睡眠-觉醒周期失调（评分：0 分或者 1 分）
8. 症状波动（评分：0 分或者 1 分）
总分（0～8 分）

3. NEECHAM 量表 是在 DSM.Ⅳ标准的基础上为筛查谵妄而开发的量表。早期评估筛查功能和对病情的评估分级是 NEECHAM 的两大优势，适用范围为非气管插管患者，分为 3 大类，包括 9 个项目。具体内容如下：

第 1 类：信息处理能力，包括注意力、记忆力、定向力。

第 2 类：行为，包括外表、动作、语言。

第 3 类：生理条件，包括生命体征、氧饱和度、大小便失禁。

NEECHAM 不但可以用于评估患者是否存在谵妄，还可以根据得分进行谵妄分级：没有谵妄、具有谵妄风险、早期或轻度谵妄、中或重度谵妄 4 个级别。NEECHAM 总分为 30 分，具体分级如下：①27～30 分表示没有谵妄；②25～26 分为具有谵妄风险；③20～24 分为早期或轻度谵妄；④小于 20 分为中或重度谵妄。

NEECHAM 评估方法复杂，时间长，对评估对象的选择具有局限性。

【处理措施】

谵妄的处理包括非药物治疗和药物治疗。

1. 非药物治疗 去除诱发或加重谵妄发生的因素，例如，制订非药物性睡眠计划，早期康复训练，及时去除导管，有计划地使用止痛剂，减少不必要的噪声和刺激等。

2. 药物治疗 非典型性抗精神病药物（如阿立哌唑、奥氮平、喹硫平及齐拉西酮）可能在治疗谵妄时发挥作用。

重症患者的早期谵妄诊断和早期干预治疗，有助于患者早日康复。

【护理措施】

1. 创造舒适的休息环境

（1）物理环境：如保持病区环境安静，空气流通，温湿度适宜，床铺整洁。

（2）社会环境：医务人员转变护理观念，改善服务态度，尽量满足患者合理要求；避免一切激惹因素，如禁止其他患者围观，医务人员操作温柔、集中进行，避免重物撞击等。

2. 安全护理

（1）创造一个安全的环境，以防患者跌倒或受到伤害，如移去一些患者会拿来伤害自己的物质或设备。

（2）若患者谵妄发生前是戴眼镜或助听器的，在谵妄时同样让他们戴上，以帮助他们能够看清或听清，给予安全感，消除内心恐惧。

（3）适当增加家属陪护，以稳定患者紧张、焦虑的情绪。

（4）尽量不要采取约束手段，因为约束会加重患者焦虑的情绪。研究证明祛除身体约束可以降低患者的激越行为。

（5）脑梗死老年患者躁狂时，医务人员一手握住患者的手，一手轻拍患者肩部，或轻柔按摩背部，并轻声与之交谈，可减轻症状，防止意外发生。

3. 加强基础护理

（1）做好口腔护理：每天保证一定量饮水，并经常给予温开水棉球做口腔护理，保持患者口腔的清洁、舒适，避免口腔感染。

（2）做好饮食护理：按时督促患者进食，特别是高热量、高蛋白、高维生素饮食，以保证营养供求平衡，对不能自行进食者，耐心予喂食。

（3）做好生活护理：部分患者会表现异常兴奋，常常大汗淋漓。此时，要及时为患者擦身，更换干净的衣裤与床上用品，保持床单位清洁、干燥、平整。加强晨晚间护理，每天开窗通风至少 2 次，减少空气中细菌密度，保持室内空气新鲜，预防呼吸道感染，但要注意保暖。

（4）保持呼吸道通畅：有痰液者，鼓励、引导患者排痰；痰液黏稠不易咳出者，遵医嘱用稀释痰液药物雾化吸入。

（5）做好压疮预防：勤翻身，勤擦洗，必要时建立翻身卡，定时按摩皮肤，促进血液循环。保持床铺清洁平整干燥，及时更换污染被褥。

（6）做好泌尿道感染的预防：鼓励患者多饮水，大小便失禁者及时擦洗，保持外阴清洁、干燥。对留置导尿者应注意：①避免导尿管受压、扭曲；②保持尿道口清洁，每天外阴护理至少 2 次，每日更换集尿袋；③集尿袋及引流位置应低于耻骨联合，防止逆行感染。

4. 心理护理及家属支持　识别并了解患者的焦虑状态，及时予以疏导。

（1）对发生谵妄且思维混乱的患者，反复给予讲解和一定的暗示，促进他们的认知功能恢复。

（2）对产生幻觉的患者，用亲切的语言耐心解释，否定他们的幻听、幻视，并反复讲解目前的真实情况。凭借医护人员及亲人的关心阻止幻觉的延伸。

（3）医务人员在患者情绪稳定的时候，呼唤其姓名，并告之所处环境、时间等信息，帮助他们恢复定向力。

（4）由于患者对熟悉的人或事物有较深的记忆，所以家属陪护对其记忆、思维等的恢复都有帮助。如果家属不理解、不支持患者，必须请他们暂时离开，并对其进行健康教育，使之明白患者谵妄时无法控制自己的行为，以转变家属的态度，争取家属的理解和支持。

案例分析 3-1

1. 本例患者的临床特点

（1）患者第 1 天晚上躁动不安，摔东西，打骂医务人员。

（2）患者第 2 天早晨不认识亲人，出现幻听，情绪亢奋。

（3）第 2 天中午突然意识清醒，认出亲人，并能准确回答问题。

根据以上特点，可初步诊断为"谵妄"。

2. 护理措施 创造舒适的休息环境；加强安全、基础护理；心理护理及家属支持。

（朱洁仪 郭 娟）

第三章　重症监护病房感染的监护

【目标要求】

掌握：重症监护病房感染的危险因素；VAP 和 CTBSI 的定义、危险因素及预防措施；标准预防的定义及预防原则；手卫生、无菌技术操作及操作原则。

熟悉：各种常见传播途径及隔离技术；消毒与灭菌的方法及相关要求。

各临床专业对重症感染的概念有不同的理解，在急诊医学和危重病急救医学范畴内，至今非但没有对重症感染的诊断标准达成共识，甚至对重症感染的概念也存在不同理解。从危重病急救医学的角度来讲，威胁生命的感染为重症感染。由致病生物在体内生长繁殖，引起某一器官或全身感染且因感染而致该器官或全身多脏器功能衰竭的感染为重症感染。

【常见病种】

1. 中枢神经系统感染如乙型脑炎、脑膜脑炎等。

2. 呼吸系统感染如肺脓肿、呼吸机相关性肺炎、大叶性肺炎等。

3. 心血管系统感染如感染性心内膜炎。

4. 消化系统感染主要有坏死性胰腺炎、弥漫性腹膜炎、急性胃肠炎合并休克。

5. 血液系统和全身性感染如败血症、脓毒血症、感染性休克。

6. 软组织感染或多发性脓肿（脑、肺、肝、胸腔、腹腔等多脏器）并发器官功能衰竭或微循环障碍时；而系统炎症反应综合征由致病微生物引起者，在出现多器官功能衰竭之前，一般无生命威胁，故不应归属重症感染范畴。

【常见致病菌】

分析近三年各大城市、全国及欧美国家致病微生物监测结果，引起重症感染的致病菌主要包括肺炎克雷伯菌、大肠埃希菌、鲍曼不动杆菌、变形杆菌、肺炎双球菌、表皮葡萄球菌、铜绿假单孢菌、金黄色葡萄球菌等，而病毒、真菌引起的重症感染发生率有增加趋势。真菌感染在 ICU 中越来越常见，而且系统性真菌感染病情较严重，主要指真菌性败血症与休克，局部真菌感染主要包括真菌性肠炎、真菌性脑膜脑炎、真菌性肺炎和真菌性浆膜炎等。其中念珠菌引起的占 70% 以上，隐球菌、曲霉菌和组织孢浆菌在不同报道中也占一定比例。白色念珠菌感染仍首选氟康唑，而热带念珠菌、克柔念珠菌、光滑念珠菌对氟康唑可天然耐药。曲霉菌对氟康唑往往不敏感，可选用伊曲康唑和氟立康唑。二性霉素 B 仍然是抗菌谱最广、疗效最好的抗真菌药物，但因其肝肾毒性太大而限制了在临床上的普及，二性霉素 B 脂质体的肝肾毒性降低，但价格昂贵。

【信号转导机制】

相关研究表明，重症感染对炎性细胞与免疫功能的调节跟细胞内多通路信号转导的活化有关，这些转导通路活化后即可引起细胞应激、代谢紊乱和凋亡等多种生物学效应，在感染病理生理调控过程中发挥着非常重要的作用。研究表明，从细胞膜至细胞核的信号转导通路包括蛋白激酶系列、核因子、转录激活因子、JAK 激酶和 G 蛋白位点等。重症感染信号转导机制是当前研究的热点课题。

【MODS/MOF】

重症感染时机体会产生一系列炎性细胞因子，其中包括促炎因子、肿瘤坏死因子、白细胞介素等和抗炎细胞因子、转化生长因子、白细胞介素 10 等，以上炎性细胞因子参与了全身系统炎症反应，影响着细胞正常代谢，或引起细胞急性损伤，最终发展为多器官功能衰竭。在这一病理过程中，致病微生物及其产生的内毒素对组织细胞也有直接的影响和损害作用。引起MODS/MOF 的致病因素还有很多，例如，心搏呼吸骤停、休克等虽然也可引起 MODS/MOF，但其病理机制主要为弥漫性缺血性损伤。所以治疗由重症感染引起的 MODS/MOF，应在治疗MODS/MOF 的同时，也要控制重症感染及如何解决炎性细胞因子的病理损害问题。

【细菌耐药性的监测与对策】

我国每年对细菌感染连续性进行监测，阶段性进行动态评价，且和国外定期进行交流。综合各方面资料显示，第二三代头孢类抗生素产生耐药性的机会较高，细菌产超广谱酶（ESBLs）是主要原因之一。在处理重症患者方面要综合考虑各方面影响因素，所采取相应措施中比较公认的对策包括：①重症感染患者的降阶梯选药原则；②非重症感染患者不用广谱抗生素；③尽早确定致病微生物和敏感药物；④注意去除感染灶（脓肿引流、导管、气管插管、尿管的更换）；⑤加强营养，补充蛋白质；⑥注意监测真菌感染和二重感染；⑦感染严重程度评价新指标的开展与普及，如降钙素原（PCT）监测，不仅可迅速鉴别是否由感染引起的发热，而且连续监测可评价感染严重程度的动态变化，还可作为重症感染的预警指标，多数国内医院已开展此项目。

知识链接　　　　　　　　　**抗生素降阶梯选药**

抗生素降阶梯选药原则是近年来提出的一种对于严重细菌感染的新的治疗策略。该策略包括两个阶段：第一阶段使用最广谱的抗菌药物，目的在于防止患者病情迅速恶化，避免产生细菌耐药性，防止器官功能障碍，挽救患者生命，并缩短其住院天数；第二阶段注重降级换用相对窄谱的抗菌方案，以减少耐药菌发生的可能，并优化治疗的成本效益比。开始抗感染治疗即选用广谱、强效的抗生素，或通过联合用药，以尽量覆盖可能导致感染的病菌。在用药48～72 小时，当病情得到控制、临床症状改善、体温下降，此时再根据微生物学检查和药敏的结果，调整抗生素的使用，使之更具有针对性。

第一节　重症患者感染的危险因素

重症监护病房在成功挽救许多危重患者生命的同时，也因收治患者病情危重、免疫功能低下及侵入性操作等原因，使医院获得性感染的发生率居高不下。WHO 的研究表明：医院感染发生率最高的是重症监护病房。因此加强重症监护病房感染的监测、预防、控制与管理是保障患者安全、提高治疗护理质量的重要一环。其危险因素有如下几方面。

1. 基础疾病严重　年龄＞70 岁、住院时间＞3 天、基础疾病多（如大手术后、慢性阻塞性肺疾病、糖尿病、冠心病、高血压、肝硬化）、营养不良、肥胖、抽烟酗酒等不良生活习惯。

2. 内源性感染　有少数细菌在正常情况下，寄生于人体内，不引起疾病。当机体免疫力减低时，或者由于外界因素的影响，如长期大量使用抗生素引起体内正常菌群失调，由此而造成的感染称之为内源性感染。引起重症感染的细菌主要包括肺炎克雷伯菌、金黄色葡萄球菌、肺炎双球菌、表皮葡萄球菌、大肠埃希菌、不动杆菌、变形杆菌、铜绿假单孢菌等，而病毒、真菌性重症感染的发生率有增加趋势。激素药物或免疫抑制剂的使用，以及肿瘤患者的放疗、化疗均可破坏人体正常的免疫细胞，导致患者自身免疫力下降，引发重症感染。

3. 侵入性操作　随着医学水平的快速发展，各种侵入性操作越来越广泛，侵入性操作引起的院内感染率急剧上升。如有创动脉监测、有创机械通气、深静脉置管、腰椎穿刺、气管插管、气管切开等。这些操作直接打破人体免疫屏障系统，使无菌体腔暴露于充满致病微生物环境中的危险性明显增加。ICU 院内感染中侵入性操作引起的相关感染占 30%～40%，其中呼吸道侵入性操作占 50%，留置导尿占 30%，动静脉插管占 14%，其他占 6%。

4. 细菌耐药性 细菌耐药性的发生是细菌适应环境改变的一种生存方式，虽然抗生素并不引起耐药性，但是抗生素的不合理使用会加剧这一过程。细菌所处的环境中存在抗生素时，将对细菌产生一种选择性的压力，只有那些产生耐药性基因的细菌能够生存。抗菌药物使用得越多，这种压力也就越大。因此监测了解院内感染常见菌的耐药情况，制订合理的抗生素使用原则，规范临床抗感染治疗，延缓细菌耐药性的发生以延长抗生素的使用寿命，已成为保护人类健康资源的当务之急。

5. 外源性感染 如 ICU 人力不足、环境拥挤、环境规划布局不合理可导致外源性感染，在调整干扰因子如重症患者的营养、呼吸机使用及住院时间后，护士与患者的比例是重症监护室院内感染独立危险因子。有研究显示：当护士与患者的比例是 1∶1 时，院内感染的相关风险是 3.95，当护患比例下降到 1∶1.2 或 1∶2 时，院内感染的相关风险分别升高为 16.6～61.5。由此可见人力配置不足可导致交叉感染或院内感染的发生。医护人员操作不规范，无菌意识薄弱，未严格执行手卫生也是发生院内感染的高危因素。研究发现 75% 新生儿监护室医护人员的手上发现革兰阴性杆菌，所以强调洗手的重要性及提供适当的洗手设备在重症监护室是非常重要的，美国疾病卫生总署认为，严格执行手卫生可降低医院 30% 的感染率。

由于 ICU 的特殊环境，患者病情危重，卧床时间长，患者大多数处于昏迷状态，丧失咳嗽能力，清理呼吸道困难，这些都为细菌的滋生繁殖提供了有利环境。为了防止医院感染的发生，医务人员应加强病室环境监测，严格遵守无菌原则，合理使用抗生素，以降低医院感染的发生，降低患者的住院费用，对提高临床救治的成功率有着重要意义。

第二节　重症患者常见感染的预防与控制

院内感染指在医院内获得的感染，包括在住院期间发生的感染和在医院内获得出院后发生的感染，但是不包括入院前已经开始或者入院前处于潜伏期的感染。医院工作人员在医院内获得的感染也算是院内感染。

【医院感染分类】

1. 内源性感染（自身感染）　指免疫功能低下患者由自身正常菌群引起的感染。即患者在发生医院感染之前已是病原携带者，当机体抵抗力降低时引起自身感染。

2. 外源性感染　指由环境或他人带来的外袭菌群引起的感染。包括：

（1）交叉感染：在医院内或他人处（患者、带菌者、工作人员、探视者、陪护者）获得而引起的直接感染。

（2）环境感染：由污染的环境（空气、水、医疗用具及其他物品）造成的感染。如由于手术室空气污染造成患者术后切口感染，注射器灭菌不严格引起的乙型肝炎流行等。

由于现代医学的发展，抗生素的广泛应用，以及各种有创医疗护理操作的普及，结合 ICU 患者自身疾病的特点，近年来较常见的重症感染大概有以下 5 类：呼吸机相关性肺炎、血管导管相关性感染、泌尿系统感染、手术切口感染、深部真菌感染。

【常见医院感染】

1. 肺部感染　常发生在一些慢性的、严重影响患者防御机制的疾病，如行气管切开术、安置气管导管，或癌、白血病、慢性阻塞性肺炎患者中。判断肺部感染主要依据临床表现和 X 线透视，其发生率在医院感染中占 23.3%～42%。肺部感染对危重患者、免疫抑制状态患者的威胁性大，病死率可达 30%～50%。

2. 血管导管相关性感染　中心静脉导管是抢救危重患者的必需通道,广泛用于输液、输血、药物治疗、肠道外营养、中心静脉压监测、血液透析和心血管疾病的介入诊治。但随之而来的中心静脉导管相关性感染不容忽视。在美国,每年 5 万～10 万患者发生 CVC 相关感染,且导管相关性感染是院内感染败血症的常见原因,占 50%～70%。

3. 尿路感染　患者在入院时没有尿路感染的症状,而在其住院 24 小时后出现症状(发热、尿液絮状物等),尿培养有细菌生长,或虽无症状,但尿标本中的白细胞在 10 个/ml 以上,细菌菌落多于 10^5 cfu/ml,都可判为尿路感染。我国统计,尿路感染的发生率在医院感染中占 20.8%～31.7%。66%～86%尿路感染的发生与导尿管的使用不当有关。

4. 手术切口感染　伤口感染包括外科手术及外伤性事件中的伤口感染,判断伤口感染主要看伤口及附近组织有无炎性反应或出现脓液,确诊金标准是细菌培养。据统计伤口感染发生率在医院感染中约占 25%。

5. 侵袭性真菌感染　ICU 病房,由于患者病情危重,机体抵抗力差,以及长期应用激素、抗生素、免疫抑制剂等,使得存在于口咽部、胃肠道、皮肤表面的真菌由共栖变成侵入菌,导致呼吸道、泌尿道、血管内导管等部位的感染。深部真菌感染直接影响着重症患者病情的预后,往往预示着机体抵抗力已经十分衰弱,由此 ICU 医师特别重视对真菌感染的预防。

一、呼吸机相关性肺炎

引导案例 3-1

　　患者男,46 岁,因车祸 2 小时送入院。入院时神志昏迷,格拉斯哥昏迷评分 $E_1V_1M_3$,左侧瞳孔 3.0mm,右侧瞳孔 6.0mm,均无对光反射,血压 76/45mmHg,心率 115 次/分,全身多处擦伤,右侧多根肋骨骨折。诊断为:重型颅脑损伤,脑疝形成,右侧肋骨骨折。于急诊紧急送手术室行"开颅血肿清除术+右侧颞骨去骨瓣减压术"。术后因血压、心律不稳定,带气管插管转入 ICU 继续治疗,持续呼吸机辅助呼吸。3 天后患者体温 38.5℃,气道内咳出黄色脓痰,双侧肺部听诊可闻及湿啰音,床边胸片提示双侧肺部均有浸润阴影。
问题:
　　1. 患者为什么术后会出现上述的肺部炎症症状?
　　2. 采取哪些措施可以减少呼吸机相关性肺炎的发生率?

【概述】

　　呼吸机相关性肺炎(ventilator associated pneumonia,VAP)是指机械通气(MV)48 小时后至拔管后 48 小时内出现的肺炎,是医院获得性肺炎(hospital-acquired pneumonia,HAP)的重要类型,其中 MV≤4 天内发生的肺炎为早发性 VAP,≥5 天者为晚发性 VAP。VAP 是机械通气过程中常见而又严重的并发症之一,患者一旦发生 VAP,则易造成脱机困难,从而延长住院时间,增加住院费用,严重者甚至威胁患者生命,导致死亡。国内文献报道,VAP 的患病率为 43.1%,病死率为 51.6%。鉴于 VAP 的致病菌、临床诊断与治疗不同于一般的肺炎,加上其病死率高,近年来国内外对 VAP 的研究受到广泛的重视。

　　VAP 的病原学具有地方性和流行病的某些特点,其病原谱依地区不同而有一定差别,且与基础疾病、前期抗生素治疗、传播途径、病原菌的来源等因素有密切关系。病原体中以细菌最为多见,占 90%以上,其中革兰阴性杆菌占 50%～70%,包括铜绿假单胞菌、变形杆菌属、不动杆菌属。革兰阳性球菌占 15%～30%,主要为金黄色葡萄球菌。在早发的 VAP 中主要是非多重耐药菌,如肺炎链球菌、流感嗜血杆菌和敏感的肠道革兰阴性杆菌(如大肠杆菌、肺炎克雷伯杆菌、变形杆菌和黏质沙雷杆菌)。迟发性 VAP 为多重耐药菌,如产 ESBL 的肺炎克雷伯杆菌和鲍曼不动杆菌、耐药肠道细菌属、嗜麦芽窄食单胞菌、MRSA 等。

【危险因素】

1. 患者年龄大、基础疾病多、抵抗力低下、住院时间长。

2. 免疫抑制剂、激素等的应用，使机体免疫系统缺陷。

3. 气管插管等侵入性操作的施行使支气管纤毛防御机制受损，导致上呼吸道的病原菌易向下呼吸道蔓延。

4. 广谱抗生素的广泛应用筛选了一批超级细菌，造成菌群失调。

5. 长期卧床，意识丧失，有痰不易咳出。

6. 长期使用 H 受体阻断剂和质子泵抑制剂，胃酸缺乏利于细菌在消化道增殖，胃内容物反流引起消化道细菌易位。

7. 医务工作者未严格执行手卫生。

8. 机械通气时间长，呼吸机管道冷凝水反流误吸。

其中，机械通气时间长是医院获得性肺炎发生的主要危险因素，连续机械通气者发生医院内肺炎的危险性比未用机械通气者高 6～12 倍。近来的研究还将低血压作为判断 VAP 预后的一个独立危险因素。

【诊断依据】

1. 临床诊断 排除肺结核、肺部肿瘤、肺不张等肺部疾病。

（1）使用呼吸机 48 小时后发病。

（2）与机械通气前胸片比较出现肺内浸润阴影或显示新的炎性病变。

（3）肺部实变体征和（或）肺部听诊可闻及湿啰音，并具有下列条件之一者：①血液白细胞＞$10.0×10^9$/L 或＜$4×10^9$/L，伴或不伴核转移；②发热，体温＞37.5℃，呼吸道出现大量脓性分泌物；③起病后从支气管分泌物中分离到新的病原菌。

2. 病原学诊断

（1）气管内抽吸物培养：以无菌吸痰管经气管导管吸取分泌物行细菌定量培养，如分离细菌浓度≥10cfu/ml，则可诊断，其敏感度为 93%，特异度为 80%。

（2）经气管镜保护性毛刷：刷取分泌物定量培养，以≥10cfu/ml 为诊断标准，是 VAP 最可靠的诊断方法。在未用抗生素时，其特异度为 90%，但敏感度仅为 40%～60%，这与其取材区域大小有关，如已使用抗生素，其敏感性则更低。

（3）经气管镜支气管肺泡灌洗：本法可克服气管镜保护性毛刷取样范围小的缺点，以分离细菌≥10cfu/ml 为阳性，其敏感度和特异度为 50%～90%，其阴性培养结果对确认无菌肺组织的敏感度为 63%、特异度为 96%，故在排除 VAP 时有重要作用。

（4）阳性脓液或血培养结果：非支气管镜下气管镜支气管肺泡灌洗和气管镜保护性毛刷具有与气管镜同样的效果，而且费用低廉、操作简单。此四项中满足任何一项即可。

【预防措施】

1. 与器械相关的预防措施

（1）呼吸机的清洁与消毒应严格遵照卫生行政管理部门对医疗机构的消毒管理规定和呼吸机的说明书规范进行，所有的一次性部件使用后应按照卫生部门相关规定丢弃并保证环境安全。

（2）机械通气患者无须定期更换呼吸回路，当管路破损或污染时应立即更换。

（3）建议机械通气患者采用人工鼻，或含加热导丝的呼吸回路作为湿化装置。

（4）建议人工鼻 5～7 天更换一次，当人工鼻被痰液污染或者气道阻力增加，应及时更换。

（5）使用细菌过滤器未能明显降低 VAP 的发生率，故一般不建议使用细菌过滤器。

（6）建议使用密闭式吸痰管，除非破损或污染，机械通气患者的密闭式吸痰管无须每日更换。

（7）严格管理纤维支气管镜的消毒、灭菌和维护。

2. 与操作相关的预防措施

（1）经鼻气管插管易引起鼻窦炎、上颌窦炎等上呼吸道炎症；研究表明，选择经口途径气管插管能明显降低 VAP 的发生率。

（2）上气道分泌物可聚集于气管球囊上方、声门下方，造成局部细菌繁殖，分泌物可顺气道进入肺部，导致 VAP。因此建立人工气道患者应行声门下分泌物引流。带有声门下吸引功能的气管插管已广泛应用于临床。

（3）对于机械通气的患者，除非禁忌证，抬高床头使患者保持半坐卧位，可以明显降低 VAP发病率。

（4）若患者胃肠道功能允许，尽早给予肠内营养能有效预防胃溃疡，定期检查胃内容物残留情况，防止反流。经鼻肠管营养与经鼻胃管营养相比，前者可以降低 VAP 发病率。

（5）维持气管内导管气囊的压力在 $25\sim30cmH_2O$，既能确保其功效也能减轻气道损伤。

（6）提高医务人员手卫生的依从性，能有效控制外源性感染，防止致病微生物通过医护人员的手及环境感染患者。

（7）口腔护理宜选用氯己定溶液，既能有效抑制口腔致病菌，又不易引起细菌耐药。

3. 药物预防

（1）机械通气患者不常规使用雾化吸入抗菌药物预防 VAP。

（2）选择性消化道去污染（SDD）能有效降低 VAP。SDD 是通过清除患者消化道内可能引起继发感染的潜在病原体，主要包括革兰阴性杆菌、甲氧西林敏感的金黄色葡萄球菌及酵母菌等，达到预防严重呼吸道感染或血流感染的目的。

（3）使用硫糖铝等胃黏膜保护剂可有效预防应激性胃溃疡，防止胃内容物反流引起的肺炎。

4. 集束化护理方案

（1）避免镇静过度，每日试停镇静进行拔管评估。

（2）体位管理，无禁忌患者应抬高床头 30°。

（3）有静脉血栓高风险者，使用双下肢弹力袜，预防深静脉血栓发生。

（4）适当应用预防消化性溃疡药物（图 3-1）。

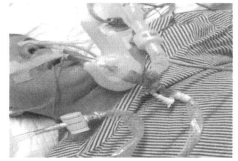

图 3-1　气管插管患者持续呼吸机治疗，人工鼻及密闭式吸痰管

案例分析 3-1

1. 患者呼吸机相关性肺炎的原因　患者基础疾病严重、抵抗力低下。气管插管等侵入性操作的施行使支气管纤毛防御机制受损，导致上呼吸道的病原菌易向下呼吸道蔓延。意识丧失，有痰不易咳出。

2. 护理措施　采取与器械、操作相关的预防措施，根据医嘱应用相关药物，并应用集束化护理方案。

二、导管相关性血流感染

引导案例 3-2

患者女，55 岁，因口干恶心伴肢体乏力 3 天，意识昏迷 6 小时送入院。全身湿冷，血糖为 33.9mmol/L，血酮为 5.2mmol/L，血压 76/45mmHg，，心率 140 次/分。既往有糖尿病病史，近期未规律注射胰岛素，诊断为：2 型糖尿病，糖尿病酮症酸中毒，高渗性昏迷。因病情危重，送入 ICU 继续治疗。紧急床边留置右锁骨下深静脉导管，加速补液利尿，胰岛素持续静脉泵注控制血糖。4 小时后患者神志好转，血糖 17.2mmol/L。3 天后患者体温 38.7℃，深静脉导管穿刺点可见少许脓液渗出。遂拔出深静脉导管，并剪下导管近心端处 5cm 及外周血标本两份送检验室培养。

问题：

1. 血管导管相关性感染的诊断依据是什么？
2. 留置深静脉导管前应如何评估患者，选择合适的置管部位？

【概述】

导管相关血流感染（catheter related blood stream infection，CRBSI）是指带有血管内导管或者拔除血管内导管 48 小时内的患者出现菌血症或真菌血症，并伴有发热（＞38℃）、寒战或低血压等感染表现，除血管导管外没有其他明确的感染源。实验室微生物学检查显示：外周静脉血培养细菌或真菌阳性；或者从导管段和外周血培养出相同种类、相同药敏结果的致病菌。

随着医疗技术的发展，血管介入性导管技术广泛应用于临床，为患者进行输液、营养支持、血透及血流动力学监测等，但与之相关的各种并发症也随之而来，最常见的是导管相关性血流感染，已成为导致原发性菌血症的主要原因之一。它发病率高，是临床上比较棘手的问题。对患者来说，增加了患者的痛苦、延长了住院时间、增加了住院费用，死亡率明显增加。对医院来说，增加了医护人员的工作量、降低了病床的周转率，有可能使医院面临医疗纠纷。因此，早期诊断 CRBSI，了解高危因素，并采取有效的治疗及预防措施是非常必要的。

【高危因素】

1. 导管类型　导管材料可以影响血栓的形成和微生物的附着，应用聚氯乙烯导管时，其血栓性静脉炎发生率为 70%，而柔软的硅胶和聚氨酯导管更少形成血栓，抗菌导管的使用，使 CRBSI 的发生率也有所下降。与单腔导管相比，双腔和三腔导管更易引起导管相关性感染。

2. 年龄与疾病　年龄可能是预测引起 CRBSI 的重要因素，年龄越大，导管相关性血流感染的发生率越高，已有多项研究结果与此相符，患者的年龄、病情及宿主免疫功能与导管相关性血流感染密切相关。

3. 穿刺部位　皮肤上的细菌密度是导管相关性血流感染的主要危险因素，成人股静脉和颈内静脉置管细菌定植的发生率较高，CRBSI 发生率亦较经锁骨下静脉为高。原因是下肢静脉血流相对缓慢，长期卧床易形成静脉血栓；股静脉靠近会阴部，皮肤易污染，细菌容易入侵定植。颈部被毛发覆盖，细菌密度也较高，故锁骨下静脉置管比颈内静脉及股静脉置管更为理想。

4. 抗菌药物使用　近年来广谱抗菌药物，尤其是第三代头孢菌素大量不合理使用，不仅导致耐药菌株的增多，而且也是目前医院感染中导管相关性血流感染发生率明显上升的一个重要原因。

5. 置管时间与无菌技术　CRBSI 的发生率与导管留置时间呈正相关。随着置管时间延长，导管相关性血流感染发生率明显升高，置管 3 天，CRBSI 发生率为 2.5%，一周以上为 22.0%。另外，若医护人员在穿刺操作或置管护理过程中无菌观念欠缺、操作欠规范，以及对手卫生重视不够，也可使病原菌通过接触传播而致感染。

6. 感染菌株的流行动态变迁　20 世纪 60 年代以来，人们都认为引起 CRBSI 的细菌源于导管穿刺部位的皮肤，并对此深信不疑。然而近年有研究表明，平均留置 3 周的导管污染主要来源于接头和导管腔内（70%），而来源于皮肤、血液污染和血液播散的仅占的 30%。引起 CRBSI 的主要病原菌是凝固酶阴性的葡萄球菌、金黄色葡萄球菌和念珠菌，较少见的还有铜绿假单胞菌、肠道杆菌、肠球菌、不动杆菌和嗜麦芽黄单胞菌，后两者可能与液体污染有关。有研究表明，凝固酶阴性葡萄球菌的流行率逐年呈显著下降趋势，而鲍曼不动杆菌流行性有明显的上升，且多为多重耐药菌株，逐渐成为血流感染最主要的致病菌，应引起临床医护人员的重视，对此类感染患者应采取接触隔离，避免暴发性动态变迁。

【诊断依据】

1. 临床诊断标准（符合下列情况之一）

（1）静脉穿刺部位有脓液或渗出物排出或有弥漫性红斑。

（2）沿导管的皮下走行部位出现疼痛性红斑（除外理化因素所致）。

（3）经血管介入性操作，发热≥38℃，寒战或低血压，无其他原因可解释。

2. 实验室诊断标准

（1）保留导管的情况：一般情况取两份血，一套来自外周静脉，另一套来自导管内，两份血源的采血时间接近且同时送检（表3-1）。

表 3-1　保留导管时培养结果的分析判断

导管	外周静脉	条件	结果判断
+	+	导管较外周报告阳性时间快 120 分钟；细菌	CRBSI
+	+	浓度较外周高 5 倍	CRBSI
−	+		培养为金黄色葡萄球菌或念珠菌属，并缺乏其他感染证据则提示可能为 CRBSI 导管定植菌或污染菌
+	−		非 CRBSI

（2）不保留导管的情况：从独立的外周静脉采两套血，同时在无菌状态下取出导管，剪下导管尖端5cm或近心端，一并送细菌室培养（表3-2）。

表 3-2　不保留导管时培养结果分析判断

导管尖端	外周静脉 1	外周静脉 2	结果判断
+	+	+/−	CRBSI
−	+	+/−	培养为金黄色葡萄球菌或念珠菌属，并缺乏其他感染证据则提示为 CRBSI 导管定植菌或污染菌
+	−	−	非 CRBSI
−	−	−	

【预防措施】

1. 减少中心静脉导管的数目和留置时间　随着导管留置时间的延长，导管护理操作增加，导管相关血流感染的风险也随之增加，尤其是超过一定的时间段，如导管留置28天，则导管相关感染的可能超过24%，所以当血管内导管不再为医疗所必需时，立即将其拔除，恢复人体正常的生理屏障。

2. 留置中心静脉导管时强调严格无菌技术　对医务人员进行培训时应当强调无菌操作原则的重要性。操作者必须进行手卫生。放置中心静脉导管时要使用无菌手套、隔离衣、帽子、口罩等。留置导管时应当使用大的无菌隔离铺巾，并对无菌技术的实施进行监督。

3. 消毒皮肤　血管内导管置管和局部换药时的皮肤消毒，宜选择 2%氯己定或 1%～2%碘酊。氯己定以其抗菌谱广、对皮肤刺激小而被推荐，但不宜用于小于 2 个月的婴儿。消毒液涂于术野，应待其挥发后再行操作。

4. 穿刺部位的选择　如果拟留置导管的时间短于 5～7 天，颈内静脉因其发生机械操作并发症率最低而适宜选择。但是应用超过 5～7 天的导管，考虑选择锁骨下静脉，其具有相对低的感染率。需要长时间留置并主要用于静脉营养时应考虑选择 PICC，因其感染率相对较低。

5. 导管的选择　导管材料和涂层能够影响导管感染率。

（1）材料：聚氨酯、特氟龙和硅胶材料制成的导管能够减少细菌附着，因此推荐使用这些材料制作的导管。

（2）涂层：肝素钠结合的导管能降低导管相关性血栓的发生，从而减少感染的风险。

（3）氯己定/磺胺嘧啶银浸润导管能够明显降低导管定植和导管相关性菌血症。

（4）米诺环素/利福平浸润导管能够降低导管感染率，且不会造成抗生素耐药的增加。两种导管都具有很好的成本效益比。

（5）导管腔的数目：多腔导管使感染率增加。如有可能，推荐使用管腔较少的导管。

6. 中心静脉导管的更换　常规通过重新穿刺或经导丝更换中心静脉导管不能减少导管感染率。至于紧急导管置管，若无严格无菌操作，导管留置不宜超过 48 小时。

7. 经皮穿刺中心静脉导管（PICC）　通过手臂外周静脉（贵要静脉为宜）穿刺，最终将导管放置到中心静脉。PICC 穿刺风险小，导管感染率低。因此，当无须中心静脉导管监测时，这种导管可以用于输注药物或肠内营养。

8. 敷料的选择　穿刺术野的覆盖保护一般使用透明、半透性聚安酯敷贴或纱布等材料。应根据临床情况和各种敷料不同的优缺点进行选择。例如，透明的、半透性聚安酯敷贴便于发现导管穿刺点的炎性变化，可进行淋浴而不易受潮，减少了更换频率；但是敷贴局部仍然可能较为潮湿，增加了定植和感染的机会，因此，对高热、出汗较多的患者或导管置管处血液渗出较多者，宜首选纱布。

9. 敷料的护理　随时观察穿刺点有无红肿、渗血、渗液，并及时处理。透明贴膜 1 周更换 1 次，出现潮湿、血迹或松脱时及时更换；无菌纱布 1 天更换 1 次，有污染随时更换；观察导管有无移位，定期测量体外导管的长度并记录，切忌将脱出的导管回送（图 3-2～图 3-3）。

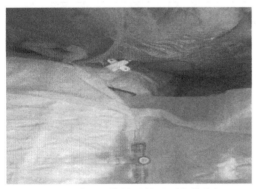 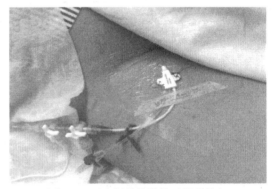

图 3-2　单腔深静脉导管（颈内静脉）　　　图 3-3　双腔深静脉导管（股静脉）

案例分析 3-2

1. 血管导管相关性感染的诊断依据：静脉穿刺部位有脓液；经血管介入性操作，发热，体温高于 38℃，寒战或低血压，无其他原因可解释；从独立的外周静脉采两套血，同时在无菌状态下取出导管，剪下导管尖端 5cm 或近心端，一并送细菌室培养。

2. 首选锁骨下静脉置管，其次颈内静脉，患者置管困难或做 CRRT 等情况下用股静脉。

三、泌尿系统感染

引导案例3-3

　　患者男，89岁，因反复咳痰，发热3天，呼吸费力1天入院。入院时神志模糊，大汗淋漓，血氧饱和度67%，心率134次/分，血压71/33mmHg，动脉血氧分压52mmHg，二氧化碳分压78mmHg。诊断为：Ⅱ型呼吸衰竭，重症肺炎，慢性阻塞性肺疾病急性发作。于急诊紧急行气管插管术后，送入ICU继续治疗。因患者意识昏迷，小便失禁，予床边留置尿管，监测每小时尿量。5天后，患者尿管内出现白色絮状物，体温、白细胞计数均正常。留取尿标本送检验室定量培养。拔除尿管4天后，尿液性状恢复正常。

问题：

　　1. 患者的尿液为何会出现白色絮状物？

　　2. 为何拔除尿管后患者尿液会自主恢复正常？

【概述】

　　泌尿系统感染又称尿路感染（urinary tract infection，UTI），是尿路上皮对细菌侵入导致的炎症反应，通常伴随有菌尿和脓尿。ICU获得性泌尿系统感染在我国仅次于获得性肺部感染，位居第二位，而在国外，ICU获得性泌尿感染居第一位。其感染的发生与插管的方法、尿管保留时间、导尿的无菌技术、患者易感性和自身菌群的感染有关。尿路感染可分为上尿路感染和下尿路感染，前者为肾盂肾炎，后者主要为膀胱炎。约30%以上的膀胱炎为自限性，可在7～10天内自愈。

【高危因素】

　　1. 与插管方法、导尿留置时间过长、反复导尿、未使用留置尿袋等有关。留置导尿时间越长，其感染率越高。因为留置尿管为细菌侵入泌尿系统提供了一个持续的通道。

　　2. 生殖道、外科手术的感染可经血液传播。

　　3. 器械消毒不严，污染的皮肤黏膜消毒剂。

　　4. 通过护士的手传播。

　　5. 留置尿袋中有细菌的定植。

　　6. 未用抗生素。

　　7. 女性患者的解剖特点，其感染发生率是男性患者的2倍。

　　8. 尿道周围致病性的寄生菌群。

　　9. 自身疾病如糖尿病等。

　　10. 频繁地膀胱冲洗导致交叉感染的危险性增加。

【诊断依据】

　　1. 正规清洁中段尿细菌定量培养，菌落数≥10^5cfu/ml。

　　2. 清洁离心中段尿沉渣白细胞数>10个/HP，有尿路感染症状。具备上1、2两项可以确诊。如无2项，则应再作尿菌计数复查，如仍≥10^5cfu/ml，且两次的细菌相同者，可以确诊。

　　3. 作膀胱穿刺尿培养，细菌阳性（不论菌数多少），亦可确诊。

　　4. 作尿菌培养计数有困难者，可用治疗前清晨清洁中段尿（尿停留于膀胱4～6小时或以上）正规方法的离心尿沉渣革兰染色找细菌，如细菌>1/油镜视野，结合临床尿感症状，亦可确诊。

　　5. 尿细菌数在10^4～10^5cfu/ml者，应复查，如仍为10^4～10^5cfu/ml，需结合临床表现来诊断或作膀胱穿刺尿培养来确诊。

【预防措施】

1. 手卫生 护理导管部位或操作导尿管器具前后均应严格执行手卫生。

2. 评价留置导尿管保留必要性 对于留置导尿管超过 48 小时的患者，从第 3 天开始，每天评价留置导尿管的必要性，确定是否可以拔除导尿管。

（1）只有在充分考虑不同处理方法的情况下，才考虑使用留置导尿管。

（2）每天考虑患者继续留置导尿的临床需要，并尽可能拔除导尿管。

（3）记录导尿管插入和护理情况。

3. 密闭式无菌引流系统

（1）维持持续的密闭无菌引流系统。

（2）不要分离导尿管和引流管，减少导管系统连接处和引流袋的开放，以免造成污染。如果必须冲洗导尿管，打开前后洗手和用 75% 的酒精棉球消毒连接处。

（3）如果违反了无菌操作，出现分离或渗漏，应消毒导尿管和引流管连接处后再用无菌技术重新放置集尿系统。

4. 尿液引流

（1）维持通畅的尿液引流。

（2）为达到通畅的尿液引流：①导尿管和引流管均应避免扭结；②集尿袋应定时排空在每个患者专用的收集容器内（集尿袋和排尿管不能接触未灭菌的容器）；③导尿管功能不良或阻塞时应予以冲洗或必要时重新放置；④集尿袋应放置在膀胱水平以下，引流管、集尿袋不能接触地面，每次放尿后应用酒精棉球消毒尿袋放尿口，然后拧紧。

5. 冲洗 除非预见到或怀疑阻塞，避免膀胱冲洗。分离导尿管-引流管连接处前应先进行消毒。

6. 标本采集

（1）如果需要少量新鲜尿液作检查，先排空集尿袋，再夹闭集尿袋管道半小时，用消毒剂消毒导尿管出口或采样口，再用无菌针和注射器吸取尿液。

（2）如果需要大量尿液作特殊分析，应运用无菌操作从引流袋内获取。

7. 尿道口护理 每日用 0.5% 碘伏擦拭消毒清洗外阴、导尿管与尿袋连接处。大便后清洗会阴及擦洗尿道口。

8. 导尿管的更换间期 留置导尿管不能随意定期更换。集尿袋以每周更换 2 次为宜，硅胶气囊导尿管每月更换一次。集尿袋在损坏或漏尿、沉淀物累积、尿袋有异味等情况下更换，留置尿管在阻塞或有沉渣时更换。

9. 空间隔离 感染和非感染的留置尿管患者不应放在相邻的床位。

10. 细菌学监测 插管患者常规细菌学监测作为感染控制措施的意义还未确立，故不推荐常规细菌学监测（图 3-4）。

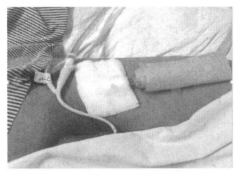

图 3-4 双腔尿管，左股静脉透析管

案例分析 3-3

1. 患者可能为留置尿管引起的尿路感染，可做实验室检查以确诊。

2. 留置尿管为侵入性操作，患者容易感染；拔出尿管后，可恢复正常排尿，感染自愈。

四、手术切口感染

引导案例 3-4

患者女，26岁，孕37周，G1P0，因胎膜早破2小时送入院，紧急送手术室行剖宫产术，产下一正常男婴。术后3天产妇手术切口出现红肿、渗液，体温38.6℃，考虑手术切口感染于两天后再次送入手术室行二期缝合，5天后痊愈出院。

问题：

1. 导致手术切口感染的危险因素有哪些？
2. 如何有效减少手术切口感染的发生？

【概述】

手术部位感染（SSI）是外科患者最常见的医院感染，包括浅表切口感染、深部切口感染、器官腔隙感染。其不仅增加患者痛苦，增加患者经济负担，延长住院时间，而且导致死亡率和再次住院率明显高于未感染者。I类切口指术野为人体无菌部位，局部无炎症、无损伤，也不涉及呼吸道、消化道、泌尿生殖道等人体与外界相通的器官，因感染后预后差，涉及心脑肾肝等重要脏器，应引起医务人员的高度关注。

【高危因素】

1. 手术人员因素

（1）手术人员自身病原微生物的传播：金黄色葡萄球菌是人体皮肤常见菌，鼻腔和头发的环境也适合其定植。咳嗽、喷嚏、说话可使鼻腔内细菌排到空气中。因此，人员密集的空间细菌密度高，如不戴口罩、头发外露、切口均有可能感染细菌。

（2）手术操作因素：由于手术操作不熟练，长时间暴露切口、牵拉损伤组织、术中清除坏死组织不彻底、止血不完善、缝合中留有无效腔、不适当放置引流管而增加术后感染风险。

（3）无菌操作不当：手术人员刷手、铺巾、穿手术衣、戴手套等违反无菌操作，有菌无菌界限不清，空腔脏器切除及局部感染术中未做好保护性隔离，术中手套破损，布类潮湿未及时更换。

（4）手术物品因素：手术包未按照卫生部的消毒规范要求进行消毒灭菌，或已消毒灭菌但超过有效期，或受潮污染未进行重新消毒更换，纸塑包装破损或未达到灭菌标准。

（5）手术室环境因素：手术室布局设施不合理，墙壁表面、地面不光滑有空隙不便于清洁卫生，容易储菌，手术室内非限制区、半限制区、限制区之间无明显标志，洁、污共用通道，室内无层流装置，清洁消毒剂使用不当，物体表面及空气细菌超标而引发感染。

2. 患者自身因素

（1）年龄：高龄患者及婴幼儿全身免疫功能下降，术后容易引发感染。

（2）肥胖：脂肪组织影响手术显露，延长手术时间，且脂肪组织的血供较肌层少容易发生感染。

（3）疾病：合并糖尿病、肿瘤、营养不良、尿毒症、肝硬化及长期应用抗生素的患者，机体的免疫功能受损，手术创伤使患者皮肤屏障功能受损，致使细菌容易侵入皮下或更深的组织。

【诊断依据】

1. 表浅手术切口　感染仅限于切口涉及的皮肤和皮下组织或位于筋膜层上的肌肉组织，感染发生于术后30天内。

（1）临床诊断：符合上述界定，并具有下列情况之一者：①表浅切口有红、肿、热、痛或有脓性分泌物；②临床医生诊断的表浅切口感染。

（2）病原学诊断：在临床诊断基础上，细菌培养阳性。说明：①创口包括外科手术切口和意外伤害所致伤口，为避免概念上的混乱，不用"创口感染"一词；②切口缝合针眼处有炎症和少许分泌物不属于切口感染；③切口脂肪液化，液体清亮者也不属于切口感染。

2. 深部手术切口感染 是指无植入物术后 30 天内，有植入物（如人工心脏瓣膜、人工血管、机械心脏、人工关节等）术后 1 年内发生的与手术有关且涉及切口深部软组织（深筋膜和肌肉）的感染。

（1）临床诊断：符合上述界定，并且有下列情况之一者：①从深部切口引流出或穿刺抽到脓液（感染性手术后引流除外）；②自然裂开或由外科医生打开的切口，有脓性分泌物或体温高于 38℃，局部有疼痛或压痛；③再次手术探查，经病理学或影像学检查发现有深部切口脓肿或其他感染迹象；④临床医生诊断的深部切口感染。

（2）病源学诊断：在临床医生诊断的基础上，细菌培养阳性。

3. 器官（或腔隙）感染 无植入物手术后 30 天内，有植入物手术后 1 年内发生的与手术有关、但涉及手术切口以外的任何器官（或腔隙）的感染，如阑尾术后的膈下脓肿。

（1）临床诊断：符合上述界定，并且有下列情况之一者：①引流或穿刺发现脓液；②再次手术探查，经过病理学或影学检查发现器官（或腔隙）有感染的迹象；③由临床医生诊断的器官（或腔隙）感染。

（2）病源学诊断：在临床诊断基础上，细菌培养阳性。

【预防方法】

1. 手术前患者准备

（1）积极治疗原发疾病，特别是感染性疾病。

（2）控制感染危险因素，提高患者的抵抗力。如纠正低氧血症、低蛋白血症，控制血糖、鼓励患者戒烟等。

（3）尽量缩短患者术前等待日。

（4）提倡手术前夜用抗菌药皂洗澡。

（5）采用正确的术前皮肤准备方法：①用消毒皂沐浴；②尽可能不除毛发，如果需除毛发尽可能在术前剪毛；③严格进行手术区皮肤消毒，注意消毒范围与顺序；④铺无菌巾之前应对手术部位做标记，铺巾后不得移动无菌巾。无菌巾力求干燥，提倡使用防渗透材质的无菌巾。

（6）对肠道手术需要做肠道准备的患者，应口服抗菌药物。

2. 手术工作人员准备 进入手术室前应修剪指甲，除去各类手部饰品，不可涂指甲油；正确穿戴口罩、帽子、手术衣、无菌手套和规范的外科刷手；有感染的人员不得进入手术室，在未治愈前不应进行手术操作。

3. 围手术期预防性抗菌药物的使用

（1）Ⅰ类切口：术野无污染，通常不需预防用抗菌药物，仅在下列情况时可考虑预防用药：①手术范围大、时间长、污染机会增加；②手术涉及重要脏器，一旦发生感染将造成严重后果者，如头颅手术、眼内手术等；③有植入物的手术，如骨折固定器植入等；④高龄或免疫缺陷者等高危人群。

（2）需用抗菌药物预防感染者，在术前 0.5～2 小时内给药，或麻醉开始时给药。手术时间超过 3 小时，或失血量大（＞1500ml），可手术中给予第 2 剂，总的预防用药时间不超过 24 小时，个别情况可延长至 48 小时。手术时间较短（＜2 小时）的Ⅰ类切口，术前用药一次即可。接受清洁-污染手术者的手术时预防用药时间亦为 24 小时，必要时延长至 48 小时。

（3）围手术期预防性抗菌药物选用品种和注意事项参照《抗菌药物临床应用指导原则》执行。

4. 手术中预防控制措施

（1）手术患者安置遵循感染性和非感染性分开的原则，如果选择同一手术室应该先非感染性后感染性手术。

（2）特殊感染患者（如气性坏疽等）手术须安置在"特殊感染手术间"进行，医务人员严格控制操作人数，并执行隔离预防技术的规定，手术结束后对手术间进行终末消毒。

（3）手术室温度22～25℃，维持患者正常体温，必要时使用温热盐水或保温垫进行保暖。

（4）手术室至少保持每小时换气15次，减少手术室内空气中尘埃粒子和细菌浓度，如控制手术室内人员数量、保持手术室出入门关闭状态、减少人员出入、避免不必要的走动和交谈。

（5）正确消毒手术部位的皮肤。

（6）严格执行无菌操作技术和手术规程，不断提高手术技巧，保持有效的止血、最小的组织损失和异物存留及消除手术部位无效腔，尽量缩短手术时间。

（7）手术过程中手套意外破损应立即更换。手术器械、物品等如遇污染随时更换。

（8）糖尿病和血糖不稳定者应在围手术期监测并采取措施保持血糖稳定。

（9）需引流的切口，首选闭式引流，根据病情尽早拔除引流管。

5. 手术后的预防控制措施

（1）切口缝合后覆盖吸附能力较好的敷料，渗湿后立即更换。对无敷料的开放性伤口不可用水冲洗。

（2）手术后24～48小时内须用敷料覆盖封闭的伤口，应严密监视切口变化情况并及时报告给主管医生，不提倡覆盖时间超过48小时。

（3）换药应遵循"先清洁切口、再污染切口、最后感染切口"的次序，遵守无菌技术操作原则。

（4）在病程中须做好切口情况记录。做好术后护理，强调正确的咳嗽方法和引流管的处理。

（5）严密观察有无手术部位感染征象和临床表现，并积极防治。

（6）严格执行手卫生规范。

6. 其他预防控制措施

（1）临床发现外科手术部位感染病例，立即通过医院感染报告系统报告，感染管理科根据情况适时进行流行病学调查及采取控制措施。

（2）对部分科室、部分手术进行手术部位感染目标性监测。

（3）对医务人员进行外科手术部位感染预防控制措施宣教工作（图3-5）。

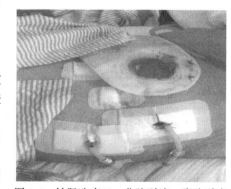

图3-5　结肠造瘘口，盆腔引流，腹腔引流

案例分析 3-4

1. 手术切口感染的危险因素：手术人员因素或患者因素都可能引起患者的感染。

2. 手术人员和患者采取围手术期的预防措施，减低手术切口的感染。

五、侵袭性真菌感染

引导案例 3-5

患者女，33 岁，因重症肺炎收入 ICU 治疗。入院时体温 35.9℃，白细胞计数 $1.2×10^9$ mmol/L，心率 153 次/分，口唇发紫，呼吸费力，予储氧面罩高流量吸氧。诊断为：

重症肺炎，系统性红斑狼疮，多器官功能障碍综合征。患者 4 年前拟"系统性红斑狼疮"收入院治疗，好转后出院，并长期服用甲强龙、甲氨蝶呤等药物，具体剂量不详。入院后予常规消炎抗菌，维持内环境稳定，提高免疫力等对症支持治疗。入院第 2 天患者突发呼吸困难，意识障碍，于床边紧急行气管插管术，呼吸机辅助呼吸。实验室检查提示患者为多重耐药菌感染合并侵袭性曲霉菌感染，多器官功能衰竭，遂应用抗真菌药物及多种抗生素联合治疗。6 天后患者心搏骤停，经积极抢救后无效死亡。

问题：

1. 该患者侵袭性曲霉菌感染的危险因素有哪些？
2. 如何有效预防侵袭性真菌感染？

【概述】

侵袭性真菌感染（invasive fungal infections，IFI）系指真菌侵入人体组织、血液，并在其中生长繁殖引致组织损害、器官功能障碍和炎症反应的病理改变及病理生理过程。对于重症患者侵袭性真菌感染的定义尚无统一定论，危险（宿主）因素、临床特征及微生物检查构成了此定义的基础。

ICU 患者 IFI 的病原菌主要包括念珠菌和曲霉。ICU 患者 IFI 仍以念珠菌为主，其中白念珠菌是最常见的病原菌（占 40%～60%）。但近年来非白念珠菌（如光滑念珠菌、热带念珠菌、近平滑念珠菌等）感染的比例在逐渐增加。侵袭性曲霉感染的发生率也在逐渐上升，占所有 IFI 的 5.9%～12%。曲霉多存在于潮湿阴暗且缺乏通风的环境中，其孢子飘浮于空气中而易于被患者吸入。曲霉属中最常见的是烟曲霉、黄曲霉及黑曲霉，焦曲霉和土曲霉较少见。另外赛多孢霉属、镰孢霉属、接合菌中的根霉属和毛霉属的感染率也有所增加。

ICU 患者 IFI 的病死率很高，仅次于血液系统肿瘤患者。侵袭性念珠菌感染的病死率达 30%～60%，而念珠菌菌血症的粗病死率甚至高达 40%～75%，其中光滑念珠菌和热带念珠菌感染的病死率明显高于白念珠菌等其他念珠菌。尽管 ICU 患者侵袭性曲霉感染发生率低，但其病死率高，是免疫功能抑制患者死亡的主要原因。

【高危因素】

在 ICU 中，IFI 除了可发生于存在免疫抑制基础疾病或接受免疫抑制治疗的患者，更多的则是发生在之前没有免疫抑制基础疾病的重症患者，这与疾病本身或治疗等因素导致的免疫麻痹/免疫功能紊乱有关。与其他科室的患者相比，ICU 患者最突出的特点是其解剖生理屏障完整性的破坏。ICU 患者往往带有多种体腔和血管内的插管，且消化道难以正常利用，较其他患者具有更多的皮肤、黏膜等解剖生理屏障损害，因此使得正常定植于体表皮肤和体腔黏膜表面的条件致病真菌，以及环境中的真菌易于侵入原本无菌的深部组织和血液。

ICU 患者 IFI 的高危因素主要包括以下几方面。

1. ICU 患者病情危重且复杂。

2. 侵入性监测和治疗手段的广泛应用。

3. 应用广谱头孢抗菌药物两种以上，亚胺培南使用 5～7 天或以上。

4. 常合并糖尿病、慢性阻塞性肺疾病、肿瘤等基础疾病。

5. 大剂量皮质激素应用超过 7 天。

6. 器官移植广泛开展。

7. 肿瘤化疗/放疗、HIV 感染等导致患者免疫功能低下。

8. ICU 诊治手段不断提高，使重症患者生存时间和 ICU 住院时间延长。

9. 营养不良、低蛋白血症患者。

10. 应激源患者（严重创伤、休克、大量失血、复苏、脏器功能衰竭等）。

11. 老年长期卧床患者。

【诊断依据】

重症患者 IFI 的诊断一般由危险（宿主）因素、临床特征、微生物学检查、组织病理学四部分组成。组织病理学是诊断的金标准。

1. 危险（宿主）因素 ICU 患者普遍存在着 IFI 的危险（宿主）因素，如病情危重且复杂；各种侵入性监测与治疗手段的广泛应用（机械通气、留置血管内导管、留置尿管等）；应用广谱抗菌药物；常合并糖尿病、慢性阻塞性肺疾病、肿瘤等基础疾病，糖皮质激素与免疫抑制剂在临床上的广泛应用等。

2. 肺部 IFI 影像学表现 由于 IFI 早期临床上无特异性症状，往往发展隐匿，常被原发病掩盖，IFI 早期的 X 线和 CT 影像学表现也缺乏特异性。真菌性肺炎 X 线胸片可表现为肺纹理增粗兼有小斑点影；局限性小片状影；大片状融合模糊影或棉团样密度增高，边缘不清影；空洞形成，空洞类钟垂样影像是曲霉病的特征之一。

3. 实验室诊断 常规微生物法包括直接涂片染色镜检、培养、菌种鉴定和药敏试验。通过对各种体液如痰、粪便、分泌物、胸腔积液、血液、脑脊液、脓液等进行涂片、培养，找到真菌孢子和（或）菌丝，是诊断真菌感染的证据，但其灵敏度差，阴性结果不能排除诊断。

4. 血清学抗原检测和分子生物学诊断 包括①半乳甘露聚糖抗原检测（GM 试验），是一种通过酶联免疫吸附法（ELISA）检测血清中曲霉菌半乳甘露聚糖抗原以协助诊断 IFI 的方法。GM 是一种曲霉属真菌细胞壁的特异性多糖，曲霉菌在生长过程中释放入血，检测患者血清中的 GM 抗原。有助于侵袭性曲霉病的诊断。②（1，3）-β-D-葡聚糖检测（G 试验），则是通过显色法对可以产生（1，3）-β-D-葡聚糖的真菌感染进行早期诊断的方法，其灵敏度、特异度均为 70%～90%，可用于念珠菌、曲霉菌及镰刀菌属的检测。因接合菌类和新型隐球菌不含（1，3）-β-D-葡聚糖，G 试验不能用于接合菌类和新型隐球菌的检测。G 试验不能区分真菌的种属，而应同时进行其他确证试验及真菌鉴定。

【预防措施】

1. 一般预防

（1）积极进行原发病治疗，尽可能保护解剖生理屏障，减少不必要的侵入性操作。

（2）已经存在解剖生理屏障损伤或进行了必要的有创操作后，应注意积极保护并尽早恢复屏障的完整。例如，尽早拔除留置的导管，减少静脉营养的应用时间，早日转化为肠内营养等；对于具有免疫功能抑制的患者，需要促进免疫功能的恢复。

（3）加强对于 ICU 环境的监控，进行分区管理，建设隔离病房。

（4）严格执行消毒隔离制度、无菌技术操作规程、探视制度及洗手制度等，减少交叉感染的概率。

（5）对病房、仪器、管路等进行定期严格的消毒，尽可能减少灰尘，避免污水存留，并加强病房的通风。

此外，尚需对医护人员及患者家属加强卫生宣教力度，开展医院感染监控，了解侵袭性真菌在当地的病种及其流行状况。预防侵袭性真菌感染首先需要进行原发病治疗，尽可能保护并早期恢复解剖生理屏障。预防侵袭性真菌感染需要加强对 ICU 环境的监控。

2. 靶向预防 对存在免疫功能抑制的患者，预防用药可以减少其尿路真菌感染的发生，同时呼吸道真菌感染和真菌血症的发生率也表现出下降趋势。在 ICU 中，以下具有免疫功能抑制的患者需要进行预防治疗，其中包括有高危因素的粒细胞缺乏患者，接受免疫抑制治疗的高危肿瘤患者；具有高危因素的肝移植和胰腺移植患者、高危的 HIV 感染患者。

对存在免疫功能抑制的患者，预防治疗应当持续到完全的免疫抑制治疗过程结束，或者持续到免疫抑制已经出现缓解。对免疫功能抑制的重症患者应该进行抗真菌药物预防治疗。ICU中部分患者，如机械通气超过48小时、预期的 ICU 停留时间超过 7 小时、吻合口漏、感染性休克的患者等均为 IFI 的高危人群。研究显示预防治疗有一定的优势，但近期的荟萃分析显示，预防性用药虽然降低了真菌感染的发生率，但未能改善预后，同时存在出现耐药和花费增加的问题。因为 IFI 的预防用药存在有不可避免的不良反应，过度使用又会出现耐药危险，尚需进行更大规模的实验来明确预防用药的获益人群。

对于 ICU 中无免疫抑制的患者一般不进行抗真菌药物预防治疗。

案例分析 3-5

1. 侵袭性曲霉菌感染的危险因素　患者病情危重且复杂；长期应用皮质激素、免疫抑制剂；多脏器功能衰竭。

2. 可采取一般预防和靶向预防措施预防侵袭性真菌感染。

第三节　预防重症监护室医院内感染的方法

医院感染防控技术主要包括手卫生、无菌技术、标准预防、隔离技术和消毒灭菌技术。

一、手　卫　生

引导案例 3-6

2008 年 8 月 28 日至 9 月 16 日，某三级甲等综合医院新生儿科共收治新生儿患者 94 名，9 月 5 日至 15 日，先后有 8 名新生儿患者连续死亡。9 月 23 日，卫生部和卫生厅在得知此事后立即成立联合专家组开展死亡原因调查。经调查，联合专家组一致认为，8 名早产新生儿死亡系院内感染所致，这是一起严重的院内感染事故。某卫生厅厅长说，这起新生儿死亡事件是近年来某省卫生系统发生的一起性质极其严重的医疗安全事故，省医疗卫生系统将进行全面整改，确保此类事件不再发生。

问题：

1. 为什么一所三级甲等综合医院会发生如此严重的院内感染事件呢？

2. 临床上应从哪些方面严格把控，最大限度降低院内感染概率？

手卫生是指医务人员洗手、卫生手消毒和外科手消毒的总称。大量资料显示，保持手卫生是有效预防控制病原体传播，从而降低医院感染发生率的最基本、最简单且行之有效的手段。特别是 ICU 院内感染比普通病房高，其感染环节复杂，医护人员包括护工的手在诊疗护理过程中与危重患者接触的概率最高。1/3 的医院感染可通过严格的手卫生来得到有效控制，用肥皂洗手后医护人员手部菌量比操作中手部的带菌量下降了 65%～84%，而且洗手次数越多手部细菌减少越明显。因此，重视手卫生是控制医院感染的关键。

【洗手】

洗手是指医务人员用肥皂（皂液）和流动水洗手，去除手部皮肤污垢、碎屑和部分致病菌的过程。

1. 五个洗手时刻　直接接触患者前；进行无菌操作或护理程序之前；接触患者的血液，体液，分泌物，排泄物之后；直接接触患者后；以及直接接触患者床单位之后。

2. 七步洗手法

（1）掌心相对，手指并拢相互揉搓。

（2）洗背侧指缝：手心对手背沿指缝相互揉搓，双手交换进行。

（3）洗掌侧指缝：掌心相对，双手交叉沿指缝相互揉搓。

（4）洗拇指：一手握另一手大拇指旋转揉搓，双手交换进行。

（5）洗指背：弯曲各手指关节，半握拳把指背放在另一手掌心旋转揉搓，双手交换进行。

（6）洗指尖：弯曲各手指关节，把指尖合拢在另一手掌心旋转揉搓，双手交换进行。

（7）洗手腕、手臂：揉搓手腕、手臂，双手交换进行。

3. 速效洗手液　指含醇类和护肤成分的手消毒剂，包括水剂、凝胶和泡沫型洗手液。

4. 手卫生设施（一般洗手）　用于洗手与手消毒的设施，包括洗手池、水龙头（最好是感应式水龙头）、流动水、清洁剂（含有护肤成分的皂液，使用一次性包装或者重复使用的容器应每次用完消毒）、干手用品（一次性擦手纸或烘手机）、手消毒剂、医疗垃圾桶等。

5. 注意事项　洗手前应将衣袖向上卷至腕上至 20cm，取下手上饰物、手表。每个部位揉搓至少 15s，在流动水下彻底冲净双手。

【卫生手消毒】

卫生手消毒指医务人员使用速效洗手液揉搓双手，以减少手部暂居菌的过程。医务人员手消毒效果达到要求，卫生手消毒监测的细菌菌落总数应≤10cfu/cm^2。

1. 暂居菌　寄居在皮肤表层，常规洗手容易被清除的微生物。直接接触患者或被污染的物体表面时可获得，随时可通过手传播，与医院感染密切相关。

2. 常居菌　能从大部分人体皮肤上分离出来的微生物，是皮肤上持久的固有寄居菌，不易被机械的摩擦清除。如凝固酶阴性葡萄球菌、棒状杆菌类、丙酸菌属、不动杆菌属等。一般情况下不致病。

3. 手消毒剂　指用于手部皮肤消毒，以减少手部皮肤细菌的消毒剂，如乙醇、异丙醇、氯己定、碘伏等（表 3-3）。

表 3-3　卫生手消毒操作流程及要点说明

操作流程	要点说明
评估与准备 1.自身准备：将要进行或已完成的操作是否需要手消毒 2.环境准备：洗手环境是否宽敞清洁 3.用物准备：消毒剂，洗手台，护肤液是否备好	1.符合《医疗机构医务人员手卫生规范（征求意见稿）》中第十五，十六条提出的情况需实施手消毒 2.操作者掌握七步洗手法 3.选用的手消毒剂符合国家有关规定，有许可卫生批件且在有效浓度、有效期内 4.消毒剂的选用符合作用快，不损伤皮肤，无伤害，不易引起过敏反应 5.手消毒剂包装与存放要避免二次污染导致微生物传播
手消毒 1.卷衣袖至肘上，取下手部饰物和手表 2.取液：取足量速效洗手液于掌心 3.涂抹：涂抹双手，确保完全覆盖所有皮肤 4.揉搓：揉搓双手各部位至彻底干燥	1.手消毒顺序可参考七步洗手法 2.持续揉搓双手保证消毒剂充分覆盖手部皮肤，达到消毒目的

【手卫生效果的监测】

1. 监测要求　应每季度对手术室、产房、导管室、层流洁净病房、骨髓移植病房、器官移植病房、重症监护病房、新生儿室、母婴室、血液透析病房、烧伤病房、感染疾病科、口腔科、内镜室等部门工作的医务人员手进行消毒效果的监测；当怀疑医院感染暴发与医务人员手卫生有关时，应及时进行监测，并进行相应致病性微生物的检测。

2. 监测方法

（1）采样时间：在接触患者、进行诊疗活动前采样。

（2）采样方法：被检者五指并拢，用浸有相应中和剂的无菌洗脱液浸湿的棉拭子在双手指曲面从指端到指端往返涂擦 2 次，一只手涂擦面积约 30cm^2，涂擦过程中同时转动棉拭子；将棉拭子接触操作者的部分剪去，投入 10ml 含相应中和剂的无菌洗脱液试管内，及时送检。

（3）检测方法：将采样管在混匀器上振荡 20s 或用力振打 80 次，用无菌吸管吸取 1.0ml 待检样品接种于灭菌平皿，每一样本接种 2 个平皿，平皿内加入已溶化的 45～48℃的营养琼脂 15～18ml，边倾注边摇匀，待琼脂凝固，致 36℃±1℃混箱培养 48 小时，计数菌落数。

细菌菌落总数计算方法：细菌菌落总数（cfu/cm^2）=平板上菌落数×稀释倍数/采样面积（cm^2）。

（4）手卫生合格的判断标准：卫生手消毒，监测的细菌菌落总数应≤10cfu/cm^2；外科手消毒，监测的细菌菌落总数应≤5cfu/cm^2。

案例分析 3-6

1. 导致这起严重院内感染事故发生的原因，主要是该医院对医院感染控制工作重视不够，内部管理松懈，诊疗规范、感染控制等工作制度执行不力，医务人员责任心不强，思想麻痹，反应迟缓。事故发生后，也未按有关规定和要求及时上报。

2. 医院应加强对医护人员相关理论和操作的培训与考核，提高医护人员工作责任心，完善院感管理制度，预防为主，防治结合。特别是在手卫生、无菌技术、标准预防、隔离技术和消毒灭菌技术等院感防控技术上牢牢把关。

二、无菌技术

引导案例 3-7

2005 年 12 月 11 日，某医院眼科的几位医生在为即将开始的白内障超声乳化手术做准备。这一次共有 10 名患者，早上 10 点左右，工作人员就会有条不紊地开始手术，并在术后当天返回，而患者在市立医院住上几天，就能回家了。然而这一次似乎有点异常，手术后几名患者都觉得眼睛疼痛难忍，但并没有引起几位眼科医生的重视。直到第二天，当护士拆开纱布时发现，10 名患者的眼睛都又红又肿——感染了！12 月 12 日下午，这 10 名患者被紧急送往上海复旦大学附属眼耳鼻喉科医院，经检查后认定，由于感染严重，其中 9 名患者应施行眼球摘除手术，另一名患者施行玻璃体切割手术。

问题：

1. 眼科手术感染主要通过哪些途径引起？

2. 无菌技术主要包括哪些方面？

无菌技术是在医疗护理操作过程中，保持无菌物品、无菌区域不被污染，防止病原微生物侵入人体的一系列操作技术。无菌技术作为预防医院感染的一项重要而基础的技术，医护人员必须正确熟练地掌握，在技术操作中严守操作规程，以确保患者安全，防止医源性感染的发生。

【无菌技术操作原则】

1. 无菌技术前，操作者应戴好口罩、帽子并实施规范的洗手或手消毒，必要时穿无菌衣，戴无菌手套。

2. 进行无菌技术操作的环境应宽敞、清洁，环境空气、物体表面、医务人员手卫生等达到有关管理规定的指标要求。

3. 实施无菌技术操作必须使用无菌用品。一次性使用的无菌医疗器械不得重复使用。

4. 无菌物品与非无菌物品应分开放置，并有明显标识。各科室应在治疗室设立专柜，存放备用的无菌用品和一次性无菌用品。无菌物品应按有效期顺序排放使用，定人负责，定期检查。无菌柜应定期整理、清洁。接触无菌包（取放无菌物品或整理无菌柜）前必须洗手或手消毒。

5. 使用无菌物品前必须认真检查无菌包包装的完整性、标识有效性，即无菌包的名称、灭菌时间或失效期、签名等，检查包内、外化学指示胶带变色情况等。湿包或有明显水渍，密封容器的筛孔被打开，灭菌包掉落在地或误放不洁之处，包装破损或发霉，外包装指示带或包内指示卡变色没有达到标准或有疑问等情况，应视为污染，不能再使用。不得使用过期无菌用品。

6. 无菌用品必须一人一用一灭菌。取用无菌物品时应用无菌持物钳/镊近距离夹取。取放无菌物品时应面对无菌区，手臂必须保持在腰部以上，手臂或非无菌物品不得跨越无菌区。尽量使用独立包装的无菌持物钳/镊。无菌持物钳/镊可用消毒液浸泡或做干性保持。干式无菌持物筒每4小时更换一次，一旦污染随时更换。

7. 无菌用物取出后暂不使用的，应用无菌巾包好，超过4小时不得使用；开启的无菌药液须注明时间，并在4小时内使用，各种溶液不得超过24小时；注射治疗时，应用无菌盘，抽出的药液不得超过2小时。

8. 用于无菌技术操作的棉球、棉签、纱布，根据一次用量的标准独立包装。用容器盛放的无菌物品，一经打开，使用时间最长不得超过24小时。

9. 消毒皮肤的碘酒、乙醇应密闭保存。病区盛放消毒溶液的容器每周灭菌2次。小剂量单包装皮肤消毒液，开启后一周更换1次。

【无菌手套的使用】

无菌手套是为了防止病原体通过医务人员的手传播疾病和污染环境的用品，适用于医务人员进行手术等无菌操作、接触患者破损皮肤黏膜时。操作步骤如下：

1. 严格遵守无菌技术操作原则，无菌手套仅用于无菌操作或接触患者破损皮肤黏膜时。

2. 戴无菌手套前，修剪指甲，取下手上饰物，严格按七步洗手法洗手。

3. 选择合适的无菌手套型号。

4. 采用分次提取法或一次性提取法从无菌手套包中取出无菌手套。

5. 凡未戴手套的手，只能接触手套内侧面；已经戴好手套的手，只能接触手套外侧面（无菌面）。戴好无菌手套的手，只能在无菌区内活动，并始终保持在腰部以上，平视线范围内。

6. 进行无菌操作过程中，无菌手套被（或疑被）穿破、污染，应立即更换或加戴一副无菌手套。

7. 脱手套时，已污染的手套勿接触到皮肤或者周围环境。

8. 使用后的一次性无菌手套按感染性医疗垃圾处理。

9. 脱手套后按七步洗手法洗手。

【无菌盘（区域）布置术】

无菌盘是指将无菌治疗巾铺在清洁干燥的治疗盘内，使其内面为无菌区，可放置无菌物品，以供治疗和护理操作使用。有效期限不超过4小时。操作要求如下：

1. 严格遵循无菌操作技术原则。

2. 操作区宽敞，清洁，明亮。治疗盘清洁，干燥。

3. 按无菌操作技术，取出无菌治疗巾铺于治疗盘构成无菌盘。铺好的无菌盘上下层无菌巾的开口边缘应对齐并向上折叠盖严。

4. 往无菌盘里摆放无菌物品放置有序，方便取出。摆放时不可触及或跨越无菌区，并保持无菌盘于腰部水平及视野之内。

5. 铺好的无菌盘应标注铺盘时间，并在 4 小时内使用。无菌盘失效后应立即更换。

6. 使用后的一次性医疗物品、敷料按医疗废物垃圾处置要求进行分类处置。非一次性使用医疗物品由供应室集中处理。用后的无菌治疗巾由洗衣房或供应室集中清洗、消毒、灭菌。

【无菌持物钳、镊的使用方法】

无菌持物钳、镊是用来夹取或传递无菌物品的器械，不直接作用于患者。临床常用的无菌持物钳有三叉钳、卵圆钳和镊子三种。

1. 储存方式

（1）湿罐：所谓的湿罐是将经压力蒸汽灭菌后的持物钳、镊浸泡在盛有消毒液的罐内保存。罐有玻璃、搪瓷、陶瓷、不锈钢之分，且为广口；浸泡时消毒液应没过无菌持物钳关节轴上 2～3cm、持物镊的 1/2 处。所用的消毒液可根据各医院而定，但要注意如用新洁尔灭，则容器的底部不能垫纱布，以免降低效价。

（2）干罐：无菌持物钳干燥保存待用。即罐内不放消毒液，是干的，多用于手术室、注射室等使用频率较高的科室。在集中治疗前开包使用，4～8 小时更换一次。

2. 使用要求

（1）拿取时，手固定在持物钳上端的两个圆环或镊子的上 1/2 处。

（2）一个容器只浸泡一把持物器械，以免相互碰撞而污染。

（3）取出、放回时前端闭合，不可触及容器口缘及液面以上的部位。

（4）钳、镊的前端应始终向下，不能水平和倒转，以免液体回流污染持物器械。

（5）用后立即放回，并打开轴关节，以便充分接触消毒液。

（6）远处使用要连同容器一同搬移，不可只拿持物器械。

（7）换药时，不可用持物镊直接夹取油纱条或换药、消毒皮肤，应用持物镊再夹取一把镊子或止血钳。

（8）容器及无菌持物钳、镊应定期消毒，至少每周消毒一次。疑有污染，应立即更换，重新灭菌。

案例分析 3-7

1. 眼科手术感染主要通过污染的手术器械、眼药水、医护人员手套等途径进行传播。

2. 无菌技术包括无菌手套的使用、无菌盘布置术、无菌钳/镊的使用方法等。

三、标 准 预 防

引导案例 3-8

2015 年，某医院遭遇建院史上最严重的院内感染，近期患者中有 22 人患上丙型肝炎。这些患者的共同点是他们都于今年 4～6 月期间在医院肾脏科病房住过，大多数都是要进行肾脏移植的患者。22 名患者中共有 8 人死亡，其中 4 名可能因感染丙型肝炎病毒导致的并发症和败血症死亡，3 名在彻底评估后确认并非因丙型肝炎病毒感染而死亡，还有 1 名患者的死亡原因尚未确认。初步调查显示，感染的源头可能来源于静脉注射剂。医院于 10 月 6 日的发布会上表示，医院毫无保留地道歉，将不遗余力检讨程序，并且调查所有可能造成感染的来源。该事件属医院全责，医院将不遗余力地检讨一切流程及检查所有可能的感染来源，防止事故再次发生。卫生部表示，已针对这起医疗事故成立独立评审委员会，负责确定该医院已采取一切可能的措施，调查感染发生的原因及补救薄弱环节。

> **问题：**
> 1. 丙型肝炎是通过哪些途径产生交叉感染的?
> 2. 标准预防措施包括哪些方面?

标准预防是将普遍预防和体内物质隔离的许多特点进行综合，认定患者血液、体液、分泌物、排泄物均具有传染性，需进行隔离，不论是否有明显的血迹污染或是否接触非完整的皮肤与黏膜，接触上述物质者必须采取防护措施。根据传播途径采取接触隔离、飞沫隔离、空气隔离，是预防医院感染成功而有效的措施。

1. 隔离对象　将所有患者血液、体液、分泌物、排泄物视为有传染性，需要隔离。

2. 防护原则　既要防止血源性疾病的传播，又要防止非血源性疾病的传播；强调双向防护，既要预防疾病从患者传至医务人员，又要防止疾病从医务人员传至患者。

3. 隔离措施　根据传播途径建立接触、空气、飞沫隔离措施。其重点是洗手和洗手的时机。

【标准预防措施】

1. 洗手　接触患者血液、体液、排泄物、分泌物后可能污染时或脱手套后，要洗手或使用快速手消毒剂洗手。

2. 戴手套　当接触患者血液、体液、排泄物、分泌物及破损的皮肤黏膜时应戴手套；手套可以防止医务人员把自身手上的菌群转移给患者的可能性；手套可以预防医务人员变成传染微生物时的媒介，即防止医务人员将从患者或环境中污染的病原体在人群中传播。在两个患者之间一定要更换手套；但手套不能代替洗手。

3. 面罩、口罩和护目镜　戴口罩及护目镜也可以减少患者的体液、血液、分泌物等液体的传染性物质飞溅到医护人员的眼睛、口腔及鼻腔黏膜。

4. 隔离衣　穿隔离衣为防止被传染性的血液、分泌物、渗出物、飞溅的水和大量的传染性材料污染时才使用。脱去隔离衣后应立即洗手，以避免污染其他患者和环境。

5. 可重复使用的设备

（1）可重复使用的医疗用品和医疗设备，在用于下一患者时根据需要进行消毒或灭菌处理。

（2）处理被血液、体液、分泌物、排泄物污染的仪器设备时，要防止工作人员皮肤和黏膜暴露，工作服的污染，以致将病原微生物传播给患者和污染环境。

（3）需重复使用的利器，应立即放在防刺的容器内，以便运输、处理和防止刺伤。

（4）一次性使用的利器，如针头等放置在防刺、防渗漏的容器内进行无害化处理。

6. 物体表面、环境、衣物与餐饮具的消毒

（1）对医院普通病房的环境、物体表面包括床栏、床边、床头桌、椅、门把手等经常接触的物体表面定期清洁，遇污染时随时消毒。

（2）在处理和运输被血液、体液、分泌物、排泄物污染的被服、衣物时，要防止医务人员皮肤暴露、污染工作服和环境。

（3）可重复使用的餐饮具应清洗、消毒后再使用，对隔离患者尽可能使用一次性餐饮具。

（4）可重复用的衣服置于专用袋中，运输至指定地点进行清洗、消毒，并防止运输过程中的污染。

7. 急救场所可能出现需要复苏时，用简易呼吸囊（复苏袋）或其他通气装置以代替口对口人工呼吸方法。

8. 医疗废物应按照国家颁布的《医疗废物管理条例》及其相关法律法规进行无害化处理。

四、隔离技术

隔离技术是对传染患者采取污染源隔离，切断传染途径；对易感人群采取保护性隔离的一项技术。根据不同的传播途径选择不同的隔离要求，包括接触传播、空气传播、飞沫传播、经血液传播等。

1. 接触传播的隔离与预防 接触经接触传播疾病如肠道感染、多重耐药菌感染、皮肤感染等的患者，在标准预防的基础上，还应采用接触传播的隔离和预防。

（1）患者的隔离：①应限制患者的活动范围。②应减少转运，如需要转运时，应采取有效措施，减少对其他患者、医务人员和环境表面的污染。

（2）医务人员的防护：①接触隔离患者的血液、体液、分泌物、排泄物等物质时，应戴手套；离开隔离病室前，接触污染物品后应摘除手套，洗手和（或）手消毒；手上有伤口时应戴双层手套。②进入隔离病室，从事可能污染工作服的操作时，应穿隔离衣；离开病室前，脱下隔离衣，按要求悬挂；每天更换清洗与消毒，或使用一次性隔离衣，用后按医疗废物管理要求进行处置；接触甲类传染病应按要求穿脱防护服，离开病室前，脱去防护服，防护按医疗废物管理要求进行处置。

2. 空气传播的隔离与预防 接触经空气传播的疾病，如肺结核、水痘等，在标准预防的基础上，还应采用空气传播的隔离与预防。

（1）患者的隔离：①无条件收治时，应尽快转送至有条件收治呼吸道传染病的医疗机构进行收治，并注意转运过程中医务人员的防护。②当患者病情容许时，应戴外科口罩，定期更换；并限制其活动范围。③应严格空气消毒。

（2）医务人员的防护：①应严格按照区域流程，在不同的区域，穿戴不同的防护用品，离开时按要求摘脱，并正确处理使用后物品。②进入确诊或可疑传染病患者房间时，应戴帽子、医用防护口罩；进行可能产生喷溅的诊疗操作时，应戴护目镜或防护面罩，穿防护服；当接触患者及其血液、体液、分泌物、排泄物等物质时应戴手套。

3. 飞沫传播的隔离与预防 接触经飞沫传播的疾病，如百日咳、白喉、流行性感冒、病毒性腮腺炎、流行性脑脊髓膜炎等，在标准预防的基础上，还应采用飞沫传播的隔离预防。

（1）患者的隔离：①遵循相关隔离要求对患者进行隔离和预防。②应减少转运；当需要转运时，医务人员应注意防护。③患者病情容许时，应戴外科口罩，并定期更换。应限制患者的活动范围。④患者之间、患者与探视者之间相隔距离在 1m 以上，探视者应戴外科口罩。⑤加强通风，或进行空气的消毒。

（2）医务人员的防护：①应严格按照区域流程，在不同的区域，穿戴不同的防护用品，离开时按要求摘脱，并正确处理使用后物品。②与患者近距离（1m 以内）接触，应戴帽子、医用防护口罩；进行可能产生喷溅的诊疗操作时，应戴护目镜或防护面罩，穿防护服；当接触患者及其血液、体液、分泌物、排泄物等物质时应戴手套。

4. 经血液传播疾病的隔离与预防 接触经血液传播的疾病，如 HIV、乙肝、丙肝、梅毒等，在标准预防的基础上，还应正确采用接触传播隔离技术。

（1）患者的隔离：相对独立的病区收治患者。病情复杂、严重，有机会性感染，不合作，有血或分泌物、排泄物污染环境的患者应单间安排。

（2）医务人员的防护：①医务人员接触患者的体液、血液时，必须戴手套。护士实施护理时，进行可能被患者血液、体液污染工作服的护理时，应穿隔离衣和隔离裤。护理不同患者之间必须洗手。②医务人员进行各种穿刺术、侵入性检查及治疗术时，戴双层手套。对不合作的患者或污染危险性较大的操作应由技术熟练的二人配合，操作尽量集中，严格规范，避免误伤自己。使用后立即直接放入锐器盒内。③被血液污染的物品表面立即用消毒液浸泡或擦拭消毒。④血液标本放置密闭容器中送检。容器外不得污染、并有特殊标记，专人送检。标本用后经消毒处理后再弃掉。⑤严格执行针刺伤防护技术，一旦发生职业暴露，按照职业暴露紧急处理与报告制度及时处理。

【口罩的使用】

口罩是用于保护医护人员避免接触感染性因子的屏障用品，可分为纱布口罩、外科口罩和医用防护口罩。为防止和减少医务人员通过呼吸道被感染和发生院内感染的机会，在为患者实施医疗操作时需佩戴口罩。佩戴口罩步骤如下：

1. 佩戴口罩前，脱口罩后必须洗手。

2. 选择合适的口罩

（1）一般医疗活动可佩戴纱布口罩或外科口罩。

（2）在手术室工作或护理免疫功能低下的患者时，在进行体腔穿刺等无菌操作时，应佩戴外科口罩。

（3）接触经空气传播或近距离飞沫传播的呼吸道传染病患者时，应佩戴医用防护口罩。

（4）传染性非典型肺炎、暴发型流感等呼吸道传染病流行期间的门急诊医务人员，建议佩戴两个外科医用口罩，一用一弃，持续应用6～8小时。传染性非典型肺炎患者及其家属建议佩戴一个外科口罩。

（5）接触经空气、飞沫传播的呼吸道感染患者，进入传染性非典型肺炎患者隔离病房时，需佩戴医用防护口罩或 N95 口罩，持续应用6～8小时。

3. 口罩的佩戴方法　佩戴口罩时要让口罩贴紧面部和完全覆盖口、鼻、下巴，有金属片的一面朝上，外科医用口罩有颜色的一面朝外，系紧固定口罩的绳子或把口罩的松紧带绕在耳朵上，并把金属片沿鼻梁两侧按紧，使口罩贴紧面部。

4. 密闭性检测　戴好口罩后，双手尽量完全覆盖在口罩上，呼气时用手感觉气体有无从口罩的边缘逸出。

5. 戴口罩后和脱口罩时，保持口罩的清洁干燥，要避免触摸口罩的外面。

6. 纱布口罩应保持清洁，每日更换、清洁与消毒，遇污染时及时更换。口罩更换应根据环境而定。以下情况之一必须立即更换口罩：外科手术后；口罩有破损或毁坏时；口罩与脸部无法密合时；被血液或体液污染后；进入隔离病房接触患者后；口罩潮湿有异味时及任何环境下口罩的使用不能超过 24 小时。

7. 使用后的口罩应弃于感染性医疗废物容器内（黄色标志），重复使用的棉纱口罩集中送供应室清洁消毒（图 3-6）。

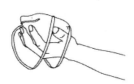

❶ 按面型选择普通/细码型号，拉松头带。金属软条向上，将手穿过头带。

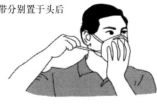

❷ 戴上口罩，头带分别置于头后及颈后。

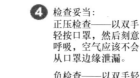

❸ 将双手的食指及中指由中央顶部向两旁同时按压金属软条。

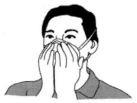

❹ 检查妥当：
正压检查——以双手轻按口罩，然后刻意呼吸，空气应该不会从口罩边缘泄漏。

负检查——以双手轻按口罩，然后刻意呼吸，口罩应会稍凹陷。

图 3-6　N95 口罩佩戴流程

【安全注射原则】

安全注射是指对接受注射者无害，实施注射操作的医护人员不暴露于可避免的危险，注射的废弃物不对他人造成危害的注射。

1. 严格执行查对制度

（1）三查七对（三查是指操作前查、操作时查、操作后查；七对是指查对床号、姓名、药名、剂量、时间、浓度、方法）。

（2）检查药物质量。

（3）检查药物有效期。

（4）安瓿和密封瓶是否完整。

（5）了解药物配伍禁忌。

2. 严格遵守无菌操作原则

（1）注射前必须洗手、戴口罩，衣帽整洁。

（2）注射器的活塞及针头应保持无菌。

（3）注射部位按要求消毒（以注射点作为中心，由内向外，直径 5cm 以上）。

（4）药液应按规定时间临时抽取，随即注射。

3. 选择合适的注射器及针头

（1）根据药液量、黏稠度和刺激性的强弱选择。

（2）注射器应完整无裂隙，针头应锐利、型号合适、无钩、无弯曲。

（3）注射器和针头的衔接必须紧密。

（4）一次性注射器的包装应密封，在有效期内。

4. 选择合适的注射部位

（1）避开神经血管处、炎症、硬结、瘢痕及患皮肤病处进针。

（2）需要长期注射的患者，应经常更换注射部位。

（3）静脉注射时选择血管应从远心端到近心端。

5. 排尽空气

（1）防止空气进入血管形成空气栓子。

（2）防止浪费药液。

6. 检查回血

（1）进针后，注射药液前，抽动活塞，检查有无回血。

（2）动、静脉注射前，必须见回血，才可注入药液。

（3）皮下、皮内无回血方可注射。

7. 掌握合适的进针深度

（1）根据注射法选择。

（2）针梗不可全部刺入皮内。

8. 掌握无痛技术

（1）取舒适体位，使肌肉松弛，易于进针。

（2）解除患者思想顾虑，分散注意力。

（3）进针时做到二快一慢，推药速度均匀。

（4）刺激性强的药物，进针要深；先注射刺激性弱的药物。

9. 严格执行消毒隔离制度，预防交叉感染

（1）做到一人一消毒，一人一垫枕，一人一止血带。

（2）使用后注射器和针头要先浸泡消毒后，再处理。

案例分析 3-8

1. 丙型肝炎主要通过血液传播，包括输血、肌内注射、意外针刺伤、吸毒等途径。

2. 标准预防措施包括洗手、戴手套、面罩、口罩、护目镜、隔离衣、可重复设备消毒、物体表面消毒等。

五、消毒灭菌技术

引导案例 3-9

2009 年 10 月 9 日至 12 月 27 日，某卫生院的 38 名剖宫产患者中，共有 18 名发生手术切口感染。经调查，该事件是由于手术器械灭菌不合格导致的手术切口感染，病原菌为快速生长型分枝杆菌。调查发现，该院在院内感染防控方面存在严重问题，主要原因：该院手术器械等清洗不彻底，存有血迹。手术用刀片、剪刀、缝合针和换药用剪刀等用戊二醛浸泡，不能达到灭菌效果，对部分手术器械及物品的灭菌效果未实施有效监测，手术用的外科手消毒剂不达标；忽视院内感染管理，规章制度不健全不落实；医务人员院内感染防控意识淡薄，防控知识欠缺。

问题：

1. 消毒灭菌法包括哪些措施？

2. 上述中的手术刀片、剪刀、缝合针应用何种方法进行消毒灭菌？

研究发现，医院感染病例绝大多数是通过侵入性操作、接触污染物品、病原微生物污染环境空气等方式或途径传播发生的。科学规范地应用消毒与灭菌技术，可以有效地切断医院感染传播途径的基本环节，也是最有效、最根本、最彻底的预防医院感染的措施。《医院感染管理办法》第十二条明确规定："医疗机构应当按照《消毒管理办法》，严格执行医疗器械、器具的消毒技术规范，并达到以下要求：进入人体组织、无菌器官的医疗器械、器具和物品必须灭菌水平；接触皮肤、黏膜的医疗器械、器具和物品必须消毒水平；各种用于注射、穿刺、采血等有创操作的医疗器具必须一用一灭菌。"由此可见，医务人员了解和掌握常用的消毒灭菌技术，并熟悉应用，对积极防范医院感染尤其重要。

【清洁与消毒、灭菌的定义】

清洁是消毒灭菌的前期步骤，没有彻底的清洁，就难以保证消毒或灭菌的根本效果。所谓清洁，是指用清水、清洁剂和机械洗涮等物理方法清除物体表面的污垢、尘埃和有机物的方法和过程。目的在于去除和减少微生物，但不能杀灭微生物。常用方法：水洗、机械去污和去污剂去污等，适用于地面、墙壁、家具、医疗护理用具等物体表面和一些物品消毒灭菌前的一般处理。

消毒是指用化学、物理、生物的方法杀灭或清除环境中芽胞以外的所有病原微生物。消毒只能将有害微生物的数量减少到不致病的程度，而不能完全杀灭微生物。消毒一般分为 3 种：随时消毒、预防消毒和终末消毒。有传染源存在时，对可能遭受到其排出病原体污染的环境和物品及时进行的消毒，通常称作随时消毒。对可能受到病原微生物污染的物品和场所进行的消毒，称为预防性消毒。终末消毒则是指传染源离开疫源地后进行全面的彻底消毒。

灭菌是指杀灭或清除传播媒介上的一切微生物，包括致病和非致病微生物，以及细菌芽胞和真菌孢子。从医院消毒学的角度理解灭菌的概念，就是进入人体的无菌物品经过灭菌处理后，不仅无任何微生物的存在，而且还应达到无热原、无微粒的水平。经过灭菌处理后未被污染的物品，称无菌物品。经过灭菌处理后未被污染的区域，称之为无菌区域。

【消毒灭菌法分类】

消毒灭菌法一般分为物理消毒灭菌法、化学消毒灭菌方法和生物消毒灭菌方法三大类，其中主要以前两者最为常用。

1. 物理消毒灭菌法 是利用热力或光照等物理作用，使微生物的蛋白质及酶发生变性或凝固，以达到消毒灭菌目的的方法。

（1）干热消毒灭菌法：干热是指相对湿度在 20% 以下的高热，其特点是由空气导热，传热较慢。干热消毒灭菌常用的方法，主要是燃烧和干烤。

（2）湿热消毒灭菌法：湿热由空气和水蒸气导热，其特点是传热快，穿透力强。湿热消毒灭菌常用的方法，有煮沸消毒法和压力蒸汽灭菌法。

（3）光照消毒法：主要是指利用紫外线照射，使菌体蛋白发生光解变性而导致细菌死亡，常用方法有日光曝晒消毒法和紫外线照射消毒法。日光曝晒消毒法用于患者使用后的枕头、床褥、床垫、棉絮等物品的消毒，一般曝晒 6 小时可达到消毒，曝晒时 2 小时翻面一次。紫外线照射消毒法主要用于空气消毒与物品表面的消毒。

2. 化学消毒灭菌法 是利用化学药物渗透至细菌体内，使菌体蛋白凝固变性，或干扰细菌酶的活性，抑制细菌代谢和生长，破坏细菌细胞膜结构改变其渗透性，破坏其生理功能，达到消毒灭菌目的的方法及过程。

（1）化学消毒剂的分类：化学消毒剂是指用于杀灭传播媒介上的微生物使其达消毒或灭菌要求的化学制剂。依据作用强度分为：高效消毒剂、中效消毒剂和低效消毒剂三类。①高效消毒剂，指可杀灭一切细菌繁殖体包括分枝杆菌、病毒、真菌及其孢子等，对细菌芽胞也有一定杀灭作用的化学制剂，如过氧乙酸、部分浓度含氯消毒剂等。②中效消毒剂，指仅可杀灭分枝杆菌、真菌、病毒及细菌繁殖体等微生物，达到中度消毒水平的化学制剂，如醇类、碘类、部分浓度含氯消毒剂等。③低效消毒剂，指仅可杀灭细胞繁殖体和亲脂病毒，不能杀灭结核杆菌、亲水性病毒或芽胞，达到基本消毒要求的化学制剂，如酚类、胍类和季铵盐类等。可杀灭一切微生物包括细菌芽胞，使其达到灭菌要求的制剂，称之为灭菌剂。

（2）化学消毒灭菌法常用的主要有 4 种方法：①浸泡法，是将物品洗净、擦干后，浸没在消毒液中进行消毒灭菌的方法；②擦拭法，是用消毒剂直接擦拭人体或物品表面如皮肤、桌椅等，达到消毒灭菌的方法；③喷雾法，是利用喷雾器将消毒剂变成微粒气雾弥散在欲消毒的环境空气中，对空气和物品表面进行消毒灭菌的方法；④熏蒸法，是将消毒剂加热或加入氧化剂，使其产生气体来进行消毒灭菌的方法。

3. 生物消毒灭菌法 主要是指运用一些具有消毒灭菌活性的中草药和生物酶类，进行消毒灭菌的方法，其应用种类和效果目前仍在研究和探讨中。

【医院内常用消毒灭菌方法】

1. 压力蒸汽灭菌

（1）适用范围：用于耐高温、高湿的医用器械和物质的灭菌。不能用于凡士林等油类和粉剂的灭菌。

（2）灭菌器：根据排放冷空气的方式和程度不同，分为下排气式压力蒸汽灭菌器和预真空压力蒸汽灭菌器两大类。

（3）下排气式压力蒸汽灭菌器原理：利用重力置换原理，使热蒸汽在灭菌中从上而下，将冷空气由下排气孔排出，全部由饱和蒸汽取代，利用蒸汽释放的潜热使物品达到灭菌。

（4）预真空压力蒸汽灭菌器原理：利用机械抽真空的方法，使灭菌柜室内形成负压，蒸汽得以迅速穿透到物品内部进行灭菌。蒸汽压力达 $2.1kg/cm^2$，温度达 $132℃$，到达灭菌时间后，抽真空使灭菌物品迅速干燥。根据一次性或多次抽真空的不同，分为预真空和脉动真空二种，后者空气排出更彻底，效果更可靠。

2. 紫外线消毒

（1）适用范围：用于室内空气、物体表面和水及其他液体的消毒。

（2）紫外线消毒灯：消毒使用的紫外线是 C 波紫外线，其波长范围是 200~275nm，杀菌最强的波段为 250~275nm，消毒用的紫外线光源必须能够产生辐照值达到国家标准的杀菌紫外线灯。

（3）注意事项：紫外线消毒的最适宜温度范围是 20~40℃，温度过高过低均会影响消毒效果，可适当延长消毒时间，用于空气消毒时，消毒环境的相对湿度低于 80% 为好，否则应适当延长时间。紫外线辐照能量低，穿透力弱，仅能杀灭直接照射到的微生物，因此，消毒时必须使消毒部位充分暴露于紫外线下。

3. 臭氧消毒

（1）臭氧在常温下为爆炸性气体，是一种强氧化剂，稳定性极差，在常温下可自行分解为氧。所以臭氧不能瓶装贮备，只能现场生产，立即使用。臭氧是一种广谱杀菌剂，可杀灭细菌繁殖体和芽胞、病毒、真菌等，并破坏肉毒杆菌毒素。

（2）在医院消毒方面，臭氧的用途主要有下列几种：①空气消毒：用于无人的情况下，室内的空气消毒。②物体表面消毒：一般要求相对湿度≥70%，作用 60~120 分钟才有效。③水的消毒：医院污水和诊断用水的消毒。

（3）注意事项：臭氧对人体有毒，对多种物品有损害，能使铜片生锈，橡胶老化、变脆、断裂，使织物漂白褪色。温度、湿度、有机物、pH 等可影响臭氧的杀菌作用。

4. 戊二醛

（1）戊二醛属广谱、高效灭菌剂，对金属腐蚀性小，受有机物影响小。其灭菌浓度为 2% 以上。

（2）适用于不耐热的医疗器械和精密仪器等消毒灭菌。常用浸泡法，将清洗，晾干待灭菌处理的医疗器械及物品浸没于盛有戊二醛的容器中，加盖，浸泡 10 小时后，无菌操作取出，用无菌蒸馏水冲洗干净，并无菌擦干后使用。

（3）注意事项：①碱及某些表面活性剂，如非离子表面活性剂、阳离子表面活性剂可使戊二醛活化而增强杀菌效果。因此，在使用前应加入活化剂。②戊二醛对手术刀等碳钢有腐蚀性，使用前应加入 0.5% 亚硝酸钠防锈，并且要在加入活化剂后再加入。③戊二醛杀菌效果受 pH 影响大，戊二醛对皮肤黏膜有刺激作用。接触浓溶液时应戴橡胶手套，防止溅入人眼内或吸入体内。④防止过期使用，戊二醛在使用时一旦加入防腐剂后，连续使用不超过 2 周，保存期限不超过 28 天。一般情况下，用于保存无菌器械可连续使用 2 周；用于干净的无菌器械灭菌，且周转频繁（每天最少 1 次）只可使用 1 周；用于污染物品消毒，最好每周更换两次。

5. 过氧乙酸

（1）过氧乙酸属灭菌剂，具有广谱高效、低毒、对金属及织物有腐蚀性，受有机物影响大，稳定性差等特点，其浓度为 16%~20%。适用于耐腐蚀物品，环境的消毒与灭菌。

（2）使用方法：对二元包装的过氧乙酸，使用前按产品使用说明书要求将 AB 两液混合 48 小时后，根据有效成分含量用灭菌蒸馏水将过氧乙酸稀释成所需浓度。常用方法有浸泡法、喷洒法、熏蒸法。

（3）注意事项：过氧乙酸不稳定，稀释液临用前配制，配制溶液时，忌与碱或有机物相混合。过氧乙酸对金属有腐蚀性，对织物有漂白作用。金属制品与织物经浸泡消毒后，及时用清水冲洗干净。消毒被血液和脓痰等污染的物品时要延长作用时间。

6. 含氯消毒剂　属高效消毒剂，具有广谱、速效、低毒或无毒，对金属有腐蚀性、对织物有漂白作用，受有机物影响很大，粉剂稳定而水剂不稳定等特点。常用含氯消毒剂有以下几种：

（1）漂白粉：含有效氯25%，对排泄物、呕吐物的消毒，用漂白粉干粉加入排泄物中，漂白粉用量是排泄物、呕吐物的1/5，略加搅拌后，作用2～6小时。对医院污水的消毒，用干粉按有效氯0.005%用量加入污水中，并搅拌均匀作用后排放。注意事项：不能直接用漂白粉干粉对污染的地面、物体表面进行消毒。因为漂白粉只有在水中才能解离为次氯酸，并受水pH的影响，在pH=4时100%解离。随pH升高，解离逐渐减少，杀菌作用决定于次氯酸浓度，次氯酸浓度增加，温度升高杀菌作用增强。

（2）次氯酸钠：含有效氯10%，常用消毒方法有浸泡法、喷洒法、擦拭法。

（3）新洁尔灭、氯己定：两种消毒剂均属于阴离子表面活性剂，属低效消毒剂，具有对皮肤黏膜无刺激性，对金属和织物无腐蚀性，稳定性好，受有机物影响很大等特点。对化脓性病原菌、肠道菌与亲脂性病毒有一定的杀灭作用；对于结核杆菌、真菌、亲水性病毒、细菌芽孢无杀灭作用，严禁用于医疗器械的灭菌。

案例分析 3-9

1. 消毒灭菌法包括物理消毒灭菌法、化学消毒灭菌法和生物消毒灭菌法。
2. 金属器械应把污渍血迹清洗干净后用压力蒸汽消毒灭菌法，方能达到消毒灭菌效果。

第四节　重症监护室的医院感染管理

在感染管理方面，主要从工作人员、患者、探视制度、医疗操作、物品仪器、空间环境、建筑布局、医疗垃圾和常规监测等九个方面来阐述。

【工作人员管理】

1. 工作服　可穿着普通工作服进入ICU，但应保持服装的清洁。不常规穿隔离衣，但接触特殊患者如MRSA感染或携带者，或处置患者可能有血液、体液、分泌物、排泄物喷溅时，应穿隔离衣。

2. 口罩　接触有或可能有传染性的呼吸道感染患者时，或有体液喷溅可能时，进行无菌操作时，应戴一次性外科口罩；接触疑似为高传染性的感染如禽流感、SARS等患者，应戴N95口罩。口罩可4小时更换一次，当口罩潮湿或有污染时应立即更换。

3. 戴鞋套或换鞋　进入病室应更换病室专用鞋。如临时访视，可以不换鞋应穿鞋套。

4. 工作帽　上班时需戴圆帽，头发不可过肩。

5. 手套　接触黏膜和非完整皮肤，或进行无菌操作时，须戴无菌手套；接触血液、体液、分泌物、排泄物，或处理被它们污染的物品时，建议戴清洁手套。护理患者后要摘手套，护理不同患者或医护操作在同一患者的污染部位移位到清洁部位时要更换手套。特殊情况下如手部有伤口、给HIV/AIDS患者进行高危操作，应戴双层手套。戴手套不可替代洗手，戴手套前后应进行手卫生。

6. 手卫生　应严格执行手卫生标准。下列情况应进行手卫生：接触患者前后、进行清洁或侵入性操作前、接触患者体液或分泌物后、接触患者使用过的物品后。使用速干手消毒液，作为ICU内主要的手卫生方法。当手上有血迹或分泌物等明显污染时，必须流动水洗手。摘掉手套之后、医护操作在同一患者的污染部位移到清洁部位时，也必须进行手卫生。有耐药菌流行或暴发时，使用抗菌皂液洗手。

7. 患有感冒、腹泻等可能会传播的感染性疾病时，应避免接触患者。

8. 加强感染控制相关知识培训；对卫生保洁人员进行消毒隔离知识和技能培训，并对其工作是否符合消毒隔离要求进行监督、指导。

【患者管理】

1. 将感染与非感染患者分开安置。

2. 对于疑似有传染性的特殊感染或重症感染，隔离于单独房间。

3. 对于 MRSA、泛耐药鲍曼不动杆菌等感染或携带者，隔离于单独房间，并有醒目的标识。房间不足时，可以将同类耐药菌感染或携带者集中安置。

4. 对重症感染、多重耐药菌感染或携带者和其他特殊感染患者，分组护理，固定人员。

5. 如无禁忌证，将患者床头抬高 30°～45°。

6. 重视患者的口腔护理。对存在医院内肺炎高危因素的患者（如气管插管患者），每日四次口腔护理。

【探视管理】

1. 尽量减少不必要的访客探视。

2. 若要探视隔离患者，穿访客专用的清洁隔离衣。访客进入病室可以不换鞋应穿鞋套。

3. 探视呼吸道感染患者，戴一次性口罩。对疑似有高传染性的感染如禽流感、SARS 等，避免探视。

4. 进入病室探视患者前和结束探视离开病室时，应用速干手消毒剂消毒双手。

5. 探视期间，尽量避免触摸患者及周围物体表面。

6. 访客有疑似或证实呼吸道感染症状时，或婴、幼儿童，应避免进入 ICU 探视。

7. 以宣传小册子读物、知情告知、健康宣教等多种形式，向访客介绍医院感染及其预防的基本知识。

【医疗操作流程管理】

1. 留置深静脉导管　置管时遵守最大限度的无菌操作要求，包括戴口罩、帽子、铺设大无菌单、无菌手术衣、戴无菌手套前洗手或酒精擦手。权衡利弊后选择合适的穿刺点，成人尽可能选择锁骨下静脉。建议用 0.5% 碘伏消毒穿刺点皮肤。更换穿刺点敷料的间隔时间：无菌纱布为 1 天，专用贴膜可达 7 天，但敷料出现潮湿、松动、沾污时应及时更换。对无菌操作不严的紧急置管，应在 48 小时内更换导管，选择另一穿刺点。怀疑导管相关感染时，应考虑拔除导管，但不要为预防感染而定期更换导管。由经过培训且经验丰富的人员负责留置导管的日常护理。及时评估能否拔除导管。

2. 留置导尿　尽量避免不必要的留置导尿。插管时应严格无菌操作，动作轻柔，减少黏膜损伤。对留置导尿患者，采用密闭式引流系统。不使用含消毒剂或抗菌药物的生理盐水进行膀胱冲洗或灌注来预防泌尿道感染。悬垂集尿袋，不可高于膀胱水平。保持尿液引流系统的完整性，不要轻易打开导尿管与集尿袋的接口。保持尿道口清洁，每日或大便失禁的患者清洁以后用 0.5% 碘伏消毒尿道口，日常保持会阴部清洁。及时评估能否拔除导尿管。

3. 气管插管/机械通气　严格掌握气管插管或切开适应证。使用呼吸机辅助呼吸的患者应优先考虑无创通气。对气管插管者，吸痰时应严格执行无菌操作。呼吸机螺纹管每周更换 1 次，有明显分泌物污染时应及时更换。湿化器添加水须使用无菌水，每日更换。螺纹管冷凝水应及时清除，不可直接倾倒在室内地面，不可使冷凝水流向患者气道。及时评估是否可以撤机和拔管。

4. 放置引流管应严格执行无菌操作，保持整个引流系统的密闭性，减少因频繁更换而导致的污染机会。对胸腔闭式引流管留置时间较长的患者，水封瓶可以每周更换 1 次，更换时应严格执行无菌操作。必须保持水封瓶在引流部位以下、直立，并告知患者协助及时报告发生的问题。

【物品管理】

1. 呼吸机及附属物品 75%乙醇溶液擦拭外壳，按钮、面板每日2次。耐高热的物品如金属接头、湿化罐等，可压力蒸汽灭菌。不耐高热的物品如呼吸机螺纹管、雾化器，首选500mg/L含氯消毒液浸泡消毒，无菌水或冷开水冲洗装置，悬挂晾干，封闭保存备用。不必对呼吸机的内部进行常规消毒。

2. 其他医疗仪器 诊疗、护理患者过程中所使用的非一次性物品，如监护仪及其配件、输液泵、微量注射泵、听诊器、血压计、氧气流量表、心电图机等，尤其是频繁接触的物体表面，如仪器的按钮、操作面板，应每天仔细消毒擦拭，用75%乙醇溶液擦拭消毒每日2次。对于感染或携带 MRSA 或泛耐药鲍曼不动杆菌的患者，医疗器械、设备应该专用，或一用一消毒用500mg/L含氯消毒剂擦拭15分钟后用清水擦拭，每班1次。

3. 护士站桌面、患者的床、床栏、床旁桌、床头柜、治疗车、药品柜、门把手等，每天用250mg/L含氯消毒剂擦拭。电话按键、电脑键盘、鼠标等，应每日用75%乙醇溶液擦拭消毒，每日2次。当这些物品有血迹或体液污染时，应立即使用1000mg/L含氯消毒剂擦拭消毒。为避免含氯消毒剂对物品的腐蚀，消毒15分钟后，应使用清水擦拭干净。

4. 勤换床单、被服，如有血迹、体液或排泄物等污染，应及时更换。枕芯、被褥等使用时应防止体液浸湿污染。

5. 止血带，一人一用一消毒，每日使用500mg/L含氯消毒液浸泡消毒30分钟。

6. 采血针，一次性使用，一次一针。

7. 体温计（腋下），要求每次用后清洗干净，然后应用75%乙醇溶液消毒液浸泡30分钟，清水冲净擦干，干燥保存备用。

8. 口服药杯、氧气湿化瓶等医疗用品每日使用500mg/L含氯消毒液浸泡30分钟消毒，清洗干净后干燥保存。

9. 便盆及尿壶应专人专用，每天消毒，对腹泻患者应一用一消毒，用1000mg/L含氯消毒剂浸泡30分钟。

10. 所有医疗用品如呼吸机管路及其配件、氧气湿化瓶等重复使用医疗物品，消毒后备用保存时间为7天。

【环境管理】

1. 空气 开窗通风是保持 ICU 室内空气流通、降低空气微生物密度的最好方法。ICU 病室采用10万级层流净化。

2. 墙面和门窗 应保持无尘和清洁，避免出现霉斑。通常用清水擦洗，但有血迹或体液污染时，应立即用1000mg/L含氯消毒剂擦拭消毒。各室抹布分开使用，使用后清洗消毒，晾干分类放置。

3. 地面 所有地面，包括患者房间、走道、污物间、洗手间、储藏室、器材室，每天用500mg/L含氯消毒液湿式拖擦两遍。对于多重耐药菌流行或有医院感染暴发时，必须采用消毒剂消毒地面，每日至少两次用1000mg/L含氯消毒剂消毒地面。地面被呕吐物、分泌物或粪便所污染，可用1000mg/L含氯消毒剂擦拭。

4. 禁止在室内摆放干花、鲜花或盆栽植物。

5. 病房消毒用抹布，消毒液容器每病室一个，消毒液应现用现配（500mg/L含氯消毒液）；做物品擦拭消毒时，擦拭每个部位后应清洗抹布。

【建筑布局和相关设施的管理】

1. 放置病床的医疗区域、医疗辅助用房区域、污物处理区域和医务人员生活辅助用房区域等，应相对独立。

2. 每个 ICU 管理单元，至少配置 2 个单人房间，用于隔离患者。设正压病房和负压病房各1 个。设置病床数量不宜过多，以 8～12 张床位为宜。尽量多设为单间或分隔式病房。

3. ICU 每病床使用面积不得少于 9.5cm²，建议 15～18cm²，床间距应在 1m 以上；单人房间的每床使用面积建议为 18～25cm²。

4. 配备足够的手卫生设施　医疗区域包括单人房间，必须设置洗手池。采用脚踏式、肘式或感应式等非手接触式水龙开关，并配备擦手纸和手套。每张病床旁须放置手部消毒装置（酒精擦手液）1 套。

5. 不主张在入口处设置风淋。

【废物与排泄物管理】

1. 处理废物与排泄物时医务人员应做好自我防护，防止体液接触暴露和锐器伤。

2. 患者的感染性液体要倾倒入下水道废液池（洗消间废液池）。生活废物弃置于黑色垃圾袋内密闭运送到生活废物集中处置地点。医疗废物弃置于黄色垃圾袋内，按照《医疗废物分类目录》要求分类收集、密闭运送至医疗机构医疗废物暂存地，由指定机构集中无害化处理。输液袋、输液瓶不属于医疗垃圾，单独置于黑色垃圾袋内。

3. 隔离的传染病患者或疑似传染病患者的医疗废物，需盛装在双层黄色垃圾袋内，待盛装物至 3/4 满时，应当使用有效的封口方式，使包装物或容器的封口紧实，严密。在外层垃圾袋上贴上有警示标志的"传染病或疑似传染病医疗废物"的标识。

4. 患者的尿液、粪便、分泌物和排泄物倒入患者的厕所或专门的洗消间废液池内。

5. ICU 室内盛装废物的容器应保持清洁，必须加盖。

【监测与监督】

1. 常规监测 ICU 医院感染发病率、感染类型、常见病原体和耐药状况等，尤其是三种导管（血导管、气管插管和导尿管）相关感染。

2. 加强医院感染病例耐药菌监测，对于疑似感染患者，采集相应微生物标本做细菌、真菌等微生物检验和药敏试验。

3. 进行 ICU 抗菌药物应用监测，发现异常情况，及时采取干预措施。

4. 每月进行 ICU 病室空气、治疗室空气培养监测。

5. 监督各项感染控制措施的落实，发现问题及时纠正解决。

6. 早期识别医院感染暴发和实施有效的干预措施：短期内同种病原体如 MRSA、鲍曼不动杆菌、艰难梭菌等连续出现 3 例以上时，应怀疑感染暴发。例如，鲍曼不动杆菌常为 ICU 环境污染，经医务人员手导致传播和暴发，对其有效的感染控制方法包括严格执行手卫生标准、增加相关医疗物品和 ICU 环境的消毒次数、隔离和积极治疗患者，必要时暂停接收新患者。

7. 建立消毒管理组织，制定消毒管理制度，执行国家、医院有关规范，标准和规定。

8. ICU 工作人员接收消毒技术培训，掌握消毒知识，并按规定严格执行消毒隔离制度。

（詹景洲）

第四章　重症监护各类导管的护理

【目标要求】

掌握：人工气道的定义和护理方法，掌握各管道留置的适应证、护理措施。

熟悉：常见人工气道和人工气道的建立方法。

了解：一般患者的气道管理，ICU重症监护常见管道的种类。

当我们走进重症监护病房的时候，常常会被一种庄严、肃静的氛围所感染，它没有普通病房的喧嚣，但却有它独有的特点——整个空间封闭，各种医疗仪器琳琅满目，每个患者都安静地躺着，医护人员有条不紊地工作。当我们把目光落到其中一位患者身上时，我们讶异——他身上怎么这么多管子？这是什么管？有什么作用呢？

这些管道都是患者的救命通道，需要精心的护理来保证其作用的正常发挥。下面主要介绍重症监护各类导管的护理。对重症监护各类导管的护理，必须遵循十字原则：固定、通畅、无菌、观察、记录。

第一节　重症监护常见管道的护理

引导案例 4-1

患者女，62岁，肺移植术后转入ICU，转入时带入气管插管、右颈深静脉导管、Swan-Ganz漂浮导管、ECMO动静脉管、右股PiCCO导管、左股CRRT透析管、胃管、尿管、左右四条胸管。转入时患者昏迷，血压82/38mmHg，心率106次/分，血氧饱和度99%。

问题：面对这些管道，你该如何正确护理？

随着医学科技的发展，管道在医学的诊断、治疗和监测等方面发挥着越来越重要的作用。如生命体征监测、血流动力学监测、辅助通气、引流减压、营养和药物的输入、造影诊断和导管止血与支持等都与管道护理密切相关。因此，管道护理就成为了ICU护理工作的重要组成部分。

【管道分类】

1. 按置管目的分类

（1）供给性管道：是指通过管道将氧气、能量、水分或药液补充到体内，是人体最根本生命物资的供给管道，被称为"生命管"。如给氧管、胃管、输液管、输血管等。

（2）排出性管道：指通过专用管道引流出液体、气体等。其引流物常作为治疗、判断预后的有效指标。如胃肠减压管、留置导尿管、各种引流管等。

（3）监测性管道：指放置在体内的观察哨和监护站。如上腔静脉导管、中心静脉测压管等。不少供给性或排出性管道也兼有此功能。

（4）综合性管道：指具有供给性、排出性、监测性的功能，在特定的情况下发挥特定的功能。如胃管有三重作用：可鼻饲、胃管减压、监测出血的速度和量。

2. 按危险因素分类

（1）Ⅰ类高危管道：此类管道如稍护理不当，即可直接危及患者生命，迅速造成患者死亡。

如气管插管、气管切开套管、颅内引流管等。

（2）Ⅱ类中危管道：此类管道如护理不当，可危及患者生命。如胸腔闭式引流管、深静脉置管、T管、Y型管等腹内引流管。

（3）Ⅲ类低危管道：此类管道如护理不当，不会直接危及患者生命，但会对病情带来一定影响。如胃管、周围静脉穿刺、尿管、普通伤口引流管等。

【各种管道留置的适应证及护理措施】

1. 呼吸系统常见管道 呼吸系统疾病发病率高，多呈慢性病程，在治疗过程中有时不得不借助一些导管辅助治疗和检查，正确护理好这些管道对疾病的治疗起着至关重要的作用。

（1）人工气道：如气管插管（包括经鼻气管插管和经口气管插管两种）、气管切开、口咽通、鼻咽通等，详细内容将在第二节进行介绍。

（2）胸腔闭式引流管：是通过胸腔导管将胸腔内积气、积液排出体外，从而恢复胸膜腔内压的一种常用技术。

1）适应证：各种原因造成的胸膜腔积液、积气、积脓及胸部手术。

2）护理措施：①妥善固定。将露出体外的引流管及延长管妥善固定在患者身上，防止管道移位、脱出，搬动患者时需要夹闭引流管，并且水封瓶或引流袋不能高于胸部穿刺口；②无菌，穿刺过程及后期护理应该严格执行无菌操作；③管道密封，包括皮肤切口处等衔接处均要求密封，以免气体进入胸膜腔而引起气胸；④保持引流通畅，患者血压平稳后取半卧位或端坐位，鼓励患者咳嗽、深呼吸，防止引流管折叠、扭曲和受压，定期挤压引流管，观察负压水柱是否随呼吸上下波动，如为引流气体观察是否有气泡逸出，必要时连接低负压引流器促进气体排出；⑤观察，观察并记录引流液的量、颜色及性质；⑥发现意外及时处理，如水封瓶连接部位脱落，应立即用血管钳夹闭胸腔导管；如胸腔导管脱落，应立即用手指捏压伤口，报告医生作进一步处理；⑦拔管，胸膜腔引流后，如引流液的情况达到拔管指征或 48～72 小时内水柱停止波动，无气体液体排出，经 X 线检查肺复张良好，即可拔除引流管。嘱患者深吸气后屏气，迅速拔除引流管，立即用凡士林纱块或无菌辅料覆盖伤口。

2. 循环系统常见管道 循环系统包括心脏、血管和调节血液循环的神经体液，担任着全身营养、氧气等的运输重任，同时各系统的病变在血液中都会有直接体现，所以在循环系统留置管道并正确护理对疾病的检测与治疗非常必要。

（1）中心静脉导管：是将导管经颈内静脉或锁骨下静脉插入上腔静脉，或用较长导管经股静脉插入下腔静脉，以测量中心静脉压或输液。

1）适应证：①了解中心静脉压；②区别循环功能障碍是否由低血容量所致；③观察心功能不全或休克过程，决定治疗方案；④输液或全营养通路。

2）护理措施：①防止栓塞。输液时注意管道内液体不能走空，以防空气栓塞。导管更换时确保连接管牢固可靠。②预防感染。测压管道与输液管道系统应每日更换，严格遵守无菌操作，导管穿刺局部保护膜定期更换，如有渗液、渗血要及时更换。③防止心力衰竭。根据 CVP 和 BP 值调节速度，以免液体过量，加重心脏负荷。④测压注意点。心血管手术后，CVP 应每小时或半小时测量一次并及时记录，病情不稳时随时测量和记录。患者改变体位时，应重新测零点。

（2）CRRT 导管：是指每天采用 24 小时或接近 24 小时的一种长时间连续的体外血液净化治疗，以替代受损的肾功能；CRRT 导管即为实施 CRRT 治疗而留置的深静脉导管，常见有双腔和三腔两种，多留置于颈静脉、锁骨下静脉或股静脉等，留置方法与中心静脉导管大致相同，故中心静脉导管的护理措施亦适用于此，不重复列举。

1）适应证：①针对肾性疾病而需要 CRRT 治疗时。如急性肾衰竭（ARF）、ARF 伴心血管功能障碍、ARF 合并脑水肿、ARF 合并高分解代谢等。②非肾性疾病需要 CRRT 治疗时。如多器官功能衰竭（MODS）、系统性炎症反应综合征（SIRS）、急性坏死性脑膜炎、急性呼吸窘迫综合征（ARDS）、挤压综合征、乳酸中毒、药物中毒等。

2）护理措施：①固定。保持管路通畅，以确保 CRRT 治疗能顺利进行。在维护管道时要固定良好并考虑患者变换体位的影响，避免因固定而造成的管道折叠、扭曲。②维护和封管。治疗前抽回血，看是否有凝血块，试通畅时用 20ml 注射器快速回抽，看是否有足够血量以确保 CRRT 治疗能正常进行，治疗后需要用高浓度肝素盐水或抗生素与肝素混合液封管，避免管道在停用时堵管。③预防感染。严格执行无菌操作，尽量避免经管道采血、输液，穿刺口予无菌透明敷料保护并定期更换。

（3）PiCCO 导管：是指利用经肺热稀释方法和动脉脉搏轮廓分析技术，对血流动力学及容量进行监护和管理而经动脉留置的一条特殊管道，常留置于股动脉。

1）适应证：凡是需要监测心血管功能和循环容量状态的患者。如休克、急性呼吸窘迫综合征（ARDS）、急性心功能不全、肺动脉高压、心脏及腹部大手术、脏器移植等患者。

2）护理措施：①保证监测的准确性。PiCCO 仪定标采用"热稀释"法，一般为 8 小时一次，每次定标需三次以上取平均值，定标液体一般为冰生理盐水 15～20ml，8s 内匀速注入，定标首次测量前需暂停中心静脉补液 30s 以上。②保持导管通畅。保证导管连接通畅，避免打折、扭曲，并与妥善固定；导管内不能有血液反流，必须保证持续压力套装的压力在 300mmHg 以上，如导管内因有凝血发生部分堵塞而导致波形异常时，应及时抽出血块，加以疏通；冲洗管道时严防空气进入导致动脉栓塞。③防止感染。严格执行无菌操作，观察穿刺口有无红肿、渗血，一般导管可留置 10 天，若患者出现高热寒战，应立即拔除导管，并留取导管尖端做细菌培养。④并发症观察与处理。密切观察患者术肢足背动脉搏动和皮肤温度及血供情况；定期测量腿围，观察有无肢体肿胀、静脉回流受阻；一旦发现术肢足背动脉减弱、皮温较另一侧低时，可立即采取保温、被动活动肢体等措施。

（4）体外膜肺氧合（extracorporeal membrane oxygenation，ECMO）导管：其原理是将体内的静脉血引出体外，经过特殊材质人工心肺旁路氧合后注入患者动脉或静脉系统，起到部分心肺替代作用，维持人体脏器组织氧合血供。根据病情需要可分为 V-V 转流、V-A 转流两种，故留置管道的位置亦有所不同，前者常于两条粗大静脉如股静脉和颈静脉处，后者常选择一条大静脉一条大动脉如股静脉和股动脉。

1）适应证：各种原因引起的心搏呼吸骤停、急性心力衰竭、急性呼吸功能衰竭、各种严重威胁呼吸、循环功能的疾病等。

2）护理措施：①观察静脉引流血管有无抖动，如有，可能为打折或血容量不足引起，找出原因并视情况处理，如为打折可理顺管道并妥善固定（因管道较长较重，在患者更换体位时尤应注意）；如为血容量不足应立即补充血容量并暂时减低转速，以确保泵可以正常运行；②尽量避免从体外循环回路采取血标本，以免空气进入；③出血的观察。全身各管道是否有血液或血性液体引出，如尿管是否有血尿、胸管是否有血液引出；有无皮下出血、血性痰液等出血情况发生，定时监测 ACT，以调节抗凝剂量，避免或控制出血情况的发生；④其他可参照 PiCCO 导管护理。

（5）肺动脉漂浮导管（Swan-Ganz 导管）：是通过气囊漂浮导管行血流动力学的监测，及时准确提供患者左右心腔的压力信息及排出量（CO）情况，用于指导危重患者治疗，首选右颈内静脉。住院期间相关血流动力学监测的不良事件发生率达到 21.9%，而且它的操作技术要求高，可能出现并发症。因此，对 Swan-Ganz 导管的护理必须严格而全面，任何疏忽都会导致测得的数据偏差甚至发生严重并发症。

1）适应证：①危重患者，如 MODS、ARDS、休克各类大手术和危重患者；②循环功能不稳定者；③急性心肌梗死；④区分心源性和非心源性肺水肿。

2）护理措施：①注意保护导管外透明胶套，它用来保持体外导管的无菌状态。并注意体外导管的刻度，以确保位置的准确性，如证实管腔已堵塞，切不可用力推注液体，以免栓子脱落造成栓塞，如发生栓塞要立即拔管。②换能器与压力计隔膜要紧密接触，注意各波形变化。若肺动脉压（PAP）或右心房压力（RAP）波形发生异常，应检查管腔是否堵塞。如堵塞，可以用肝素盐水缓慢通管，并观察参数有无异常以准确判断患者的情况变化。③置管时间不宜过长，常规在 72 小时左右即拔除，可以延长时间至 3～5 天。国外报道最长留置时间为 10 天。拔管时应在心电监护下进行，拔管后局部加压止血，常规剪一段导管做细菌培养。④预防肺栓塞、肺出血和肺动脉破裂。注意球囊应间断缓慢充气，严格按照导管说明所建议的充气量充气，尽量缩短测量 PAWP 时间，充气持续时间一般不应超过 2～3 分钟。⑤预防气囊破裂：应在术前仔细检查导管的完整性，注意充气适度，速度不宜过快，一旦发生球囊破裂应予拔出更换。

（6）主动脉球囊反搏（IABP）：其原理为将一个带有球囊的导管置入患者的主动脉内，通过定时充放气增加冠状动脉供血并减少心肌耗氧量，是机械性辅助循环方法之一，是一种通过物理作用，提高主动脉内舒张压，增加冠状动脉供血和改善心功能的方法，对心脏功能障碍起辅助治疗作用。

1）适应证：①心脏外科围手术期应用适应证。a.高危因素：术前预防应用危重搭桥患者，急性心肌梗死行急诊搭桥患者，EF 小于 30%搭桥患者，晚期风湿病患者及血流动力学不稳定手术危险性大的复杂患者；b.心脏直视术后脱机困难，左心衰竭，急性心肌梗死患者，复跳后血压无法维持，必须依赖人工心肺机辅助患者；c.心脏直视术后出现低心排，心力衰竭患者；d.心脏移植手术的辅助治疗，术前心脏功能差及无供体心脏，术后心功能差需进一步辅助患者；e.人工心脏的过渡治疗患者。②心内科应用适应证。a.急性心肌梗死并发心源性休克，血压难以维持患者；b.不稳定型或变异性心绞痛持续 24 小时患者；c.急诊行心导管检查及介入治疗心功能差，血流动力学不稳定患者；d.顽固性严重心律失常药物治疗无效患者；e.难治性左心衰竭或弥漫性冠状动脉病变不能做搭桥患者。

2）护理措施：①密切观察 IABP 外固定导管内有无血迹，每隔半小时肝素液（500ml 生理盐水+肝素钠 5000 单位）1ml 冲管 1 次，必须保证持续压力套装的压力在 300mmHg 以上，防止血栓；②妥善固定远端导管，以防导管扭曲、移位、脱出。压力换能器的位置在患者腋中线水平，妥善固定在床边；③患者保持平卧位，右下肢平伸（右踝部可用约束带固定）；④密切观察穿刺侧下肢的皮肤温度、颜色的变化，足背动脉搏动是否良好，以协助医生判断是否发生股动脉内血栓形成，按摩穿刺侧下肢，促进血液循环；密切观察出血倾向，如穿刺部位渗血、牙周和皮下出血及黑便等。每 2～4 小时抽血查 ACT（激活全血凝固时间），根据 ACT 值调整肝素用量；严格执行无菌操作技术，每日更换穿刺部位敷料。

（7）PICC：是指经外周插管的中心静脉导管，通过外周静脉将导管送入上腔静脉，可长期留置，免除患者多次静脉穿刺及输液高渗、刺激性较强药物时的痛苦，避免了以往深静脉穿刺引起的血胸、气胸等并发症。穿刺成功率高，创伤小，无须局部麻醉和缝针。

1）适应证：长期静脉输液的患者，需胃肠外营养（TRN）、输注刺激性强药物（如化疗药）和缺乏外周静脉通道时等患者。

2）护理措施：①保持穿刺部位清洁干燥，伤口敷料在置管后 24 小时更换 1 次，以后每周更换 1 次，夏季每周更换 2～3 次，敷料污染随时更换。肝素帽每周更换 1 次，正压接头每月更换 1 次。②输液前后用生理盐水以脉冲方式冲管，在最后 0.5～1ml 时以正压封管。③冲管时不能使用小于 10ml 的注射器或高压注射器，以免因压力过大，可能会造成导管破损。④记录导管置入长度，穿刺过程，固定状态及X线检查结果。置管后每天注意观察体温变化及穿刺部位有无渗血、红肿、疼痛等情况，并做好记录。拔管时记录拔管日期及原因、拔管后拔管部位有无异常等。

3. 消化系统常见管道 消化系统疾病在临床上很常见，主要包括食管、胃、肠、肝、胆、胰等脏器的病变，可为器质性或功能性疾病，病变可局限于消化系统或累及其他系统，在疾病进展和治疗过程中因疾病的原因常出现患者不能进食或不能经口进食，而不得不留取胃管等消化系统常见管道，达到供给营养或进行胃肠减压、胃肠引流等作用。

（1）胃管：是一条经患者口腔或鼻腔插入胃内的管道，具有胃肠减压、提供营养支持、提取胃液检查、监测消化道内出血的速度和量等作用。

1）适应证：①昏迷患者或不能经口进食者，如口腔疾患或口腔手术后的患者；②不能张口者，如破伤风患者；③拒绝进食者，如精神病患者；④早产儿及病情危重患者。

2）护理措施：①每日用棉棒蘸水清洁鼻腔；②更换胶带时，须将脸部皮肤拭净再贴，并注意勿贴于同一皮肤部位；③鼻胃管外露部位须妥当安置，以免牵扯滑脱；④每日注意鼻胃管刻度，若有脱出，应及时处理；⑤每日清洁口腔。意识清醒合作者可用牙刷清洁，鼓励患者刷牙漱口，养成良好的卫生习惯；生活不能自理或昏迷的患者给予口腔护理；⑥意识不清或躁动不合作者，需预防鼻胃管被拉出，必要时对其双手做适当的约束保护。

（2）T管：用于引流胆汁。一端由腹壁戳口穿出体外；另一端有两个端口，一个端口通向肝管，另一个端口通向十二指肠，形似字母"T"，故名T管；T管引出体外后接引流袋以引流胆汁。

1）适应证：各种胆道手术的患者。有研究指出只要是切开胆总管就要留置T管。

2）护理措施：①妥善固定T管。腹外端用缝线固定于腹部皮肤，避免将导管固定在床上，防治患者翻身或活动时拉出或误拔，躁动患者应专人看护，作适当约束。引流管的长度要适宜。一旦脱出应立即与医生联系，并做好重置引流管的准备。②观察并记录引流物的性状、颜色及量。记录24小时总量。正常情况下，每天分泌的胆汁量在800～1000ml，色呈黄绿色，清亮无沉渣，有一定黏性；术后24小时内引流量为300～500ml；恢复进食后，每日可有600～700ml，以后逐渐减少至每日200ml左右；术后1～2天胆汁的颜色可呈淡黄色混浊状，以后逐渐加深，清亮。若胆汁突然减少，甚至无胆汁引出，提示引流管阻塞、受压、扭曲、折叠或脱落，应及时查找原因和处理；若胆汁过多常提示胆管下端梗阻，应进一步检查，并采取相应的措施。③保持引流管通畅。避免T管受压、扭曲及折叠，以免胆汁引流不畅，胆管内压升高而致胆汁渗漏和腹腔感染，定期从T管的近端向远端挤捏，以保持引流管通畅，避免引流袋高于管口，以免引起胆道逆行感染。④每周更换引流袋（视引流袋型号决定更换时间），注意无菌操作，观察引流口有无胆汁渗出，如有大量渗出，应立即更换敷料，必要时用氧化锌软膏保护皮肤。⑤拔管的护理。拔管指征：黄疸消退，无腹痛，无发热，大小便正常，胆汁引流逐渐减少，颜色呈黄色或黄绿色，无脓液、结石，无沉渣及絮状物，夹管无不良反应，行胆道造影证实胆道下端通畅。拔管前应试行夹管，先在饭前饭后夹管1小时，如无不良反应，可改为白天夹管，夜间开放，再行持续夹管72小时，如无不良反应，即可考虑造影后拔管。胆道逆行造影是向T管内注入76%泛影葡胺20～40ml后拍片，以了解胆道通畅情况。造影后，开放并观察T管1～2天后即可拔管。注：拔管后一周内，应警惕胆汁外漏，甚至发生腹膜炎，观察体温，有无黄疸与腹痛发作，有异常者应及时处理。

4. 泌尿系统常见管道 尿液是人体排出水分和毒素的主要途径，正常情况下尿液由肾脏产生，经尿道排出体外。由于疾病的原因导致患者无法排尿或不能自主排尿、或手术麻醉、危重患者等需要留置尿管帮助患者排尿。留置导尿也是准确监测尿量的方法，并作为疾病治疗的参考。留置导尿指在无菌操作下，用导尿管经尿管插入膀胱内引出尿液，将导尿管保留在膀胱内，引流尿液的方法。

（1）适应证：①各种原因造成的尿潴留患者；②肾衰竭患者的病情监测；③膀胱术后患者。

（2）护理措施：①严格遵守无菌操作，预防尿路感染。②插管时选择粗细适宜的导尿管，插管动作要轻柔，避免损失尿路黏膜。③对膀胱高度膨胀且又极度虚脱的患者，第 1 次放尿不超过 1000ml。因为大量放尿可使腹腔内压急剧下降，血液大量滞留在腹腔血管内，导致血压下降而虚脱；又因膀胱内压突然下降，导致膀胱黏膜急剧充血，发生血尿。④引流管要牢固在床沿上，避免翻身时将尿管拉出，防止引流管受压，扭曲，而影响尿液流出。出现引流不畅时，应及时检查并调整尿管位置，使尿管保持通畅。⑤倾倒尿液时，不可将引流袋高于床沿，以防止逆行感染。⑥防止逆行感染。保持尿道口清洁：女患者用消毒液棉球擦拭外阴及尿道口；男患者用消毒液棉球擦拭尿道口、龟头及包皮，每天 1～2 次。每天定时更换尿袋，及时排空尿袋，并记录尿量。每周更换导尿管 1 次，硅胶导尿管可酌情延长更换周期。⑦鼓励患者多饮水，向患者解释多饮水的重要性，指导患者每天摄入液体 2000～3000ml（开水瓶 1 瓶水）。⑧准确记录每小时尿量，并观察尿液的颜色和性状。尿液突然减少应及时检查尿管是否通畅。如尿液颜色和性状改变，应立即通知医生。⑨训练膀胱反射功能。可采取间歇性夹管方式。夹闭导管，每 3～4 小时开放一次（患者想排尿时），使膀胱定时充盈和排空，促使膀胱功能恢复。注意询问患者有无烧灼，疼痛等膀胱激惹症状。

5. 神经系统常见管道　是在开颅手术中，将带有数个侧孔的引流管前端置于脑室内，末端外接一脑室引流瓶，将脑脊液引流出体外的一项技术。

（1）适应证：是神经外科常用的急救手段，尤其是颅内高压患者。①抢救因脑脊液循环通路受阻所致的颅内高压危急状态的患者，如枕骨大孔疝；②自引流管注入造影剂进行脑室系统的检查，以明确诊断及定位的患者。

（2）护理措施：①引流管的位置。妥善固定引流管及引流袋，引流管开口需高于侧脑室平面 10～15cm，以维持正常的颅内压。②注意引流速度及量。术后早期注意控制引流速度，若引流过快过多，可使颅内压骤然降低而发生意外。因此，术后早期应适当将引流袋挂高，以减低流速，待颅内压力平衡后再放低。此外，因正常脑脊液每日分泌量为 400～500ml，故每日引流量以不超过 500ml 为宜；颅内感染患者因脑脊液分泌增多，引流量可适当增加，但应注意同时补液，以避免水电解质紊乱。③保持引流通畅。引流管不可受压、扭曲、成角、折叠，应适当限制患者头部活动范围，活动及翻身时应避免牵拉引流管。若引流管内不断有脑脊液流出，管内的液面随患者呼吸、脉搏等上下波动多表明引流管通畅；若引流管无脑脊液流出，应及时查明原因。④观察并记录脑脊液的颜色、量及性状。正常脑脊液无色透明、无沉淀，术后 1～2 天脑脊液可略呈血性，以后转为橙黄色。若脑脊液中有大量血液，或血性脑脊液的颜色逐渐加深，常提示有脑室内出血。脑室引流时间一般不宜超过 5～7 天，时间过长有可能发生颅内感染。感染后的脑脊液混浊，呈毛玻璃或有絮状物，患者可出现颅内感染的临床表现。⑤严格遵守无菌操作原则。每天定时更换引流袋时，应先夹闭引流管以免管内脑脊液逆流入脑室，注意保持整个装置无菌，必要时作脑脊液常规检查或细菌培养。⑥拔管。开颅术后脑室引流管一般放置 3～4 天。拔管前一天应试行抬高引流袋或夹闭引流管 24 小时，以了解脑脊液循环是否通畅，有否颅内压再次升高的表现。若患者出现头痛、呕吐等颅内压增高的症状，应立即放低引流袋或开放引流管，并告知医师。拔管时应先夹闭引流管，以免管内液体逆流入脑室引起感染。拔管后，切口处若有脑脊液漏出，也应告知医师妥为处理，以免引起颅内感染。

第二节　气　道　管　理

【概述】

　　气道是呼吸系统的开端，也是气体进入体内的重要通道。人工气道是经口、鼻或直接经气管置入导管而形成的呼吸通道，以辅助患者通气或进行肺部疾病的治疗。因此，加强气道的管理，特别是人工气道的管理，对帮助呼吸系统疾病的康复具有重要意义

【非人工气道患者的气道管理】

　　呼吸是指机体与外界环境之间的气体交换过程。通过呼吸，机体从外界环境摄取新陈代谢所需要的氧气，排出代谢所产生的二氧化碳。当机体无法通过正常呼吸维持呼吸功能时，就需要机械通气。机械通气是指用人工方法或机械装置的通气代替、控制或辅助患者呼吸，以达到增加通气量、改善气体交换、维持呼吸功能等目的的一系列措施。

　　1. 非机械通气患者的气道管理

　　（1）维持气道通畅：是气道管理最重要的措施。可以采用祛痰、抗感染等措施，促进气道分泌物排出，而保证气道通畅。

　　（2）体位合理：对危重患者更为重要。若病情允许可采用半卧位，以利于呼吸；定时更换体位；条件许可者可结合有效的胸部理疗，协助清除气道分泌物，防止肺不张，改善通气、换气功能及通气/血流灌注比，促进氧合。

　　（3）环境与休息：保持室内环境清洁，空气清新；保持室内合适的温湿度，温度控制在 18～22℃，湿度控制在 50%～60%；指导患者保持愉快心情，以休息为主。

　　（4）饮食护理：给予清淡、高热量、丰富维生素、易消化食物，避免刺激性食物，戒烟戒酒；同时鼓励患者每天保持足够饮水量，建议 1～2L/d，保持体内水平衡，避免身体缺水导致气道干燥。

4. 对于支气管扩张、肺脓肿等分泌物较多的患者及长期卧床患者，采用合理的体位护理，并结合胸部理疗，促进分泌物排出。

5. 对于危重患者应常规雾化，根据病情及治疗情况合理选择雾化方式、雾化药物。

6. 紧急情况下可采用抬颈法、仰面举颏法或抬下颌法等体位以暂时维持气道通畅。

2. 机械通气患者的气道管理

（1）心理护理：向患者耐心细致解释机械通气的目的、配合重要性，说明机器工作原理，指导其放松呼吸，取得其信任和配合。

（2）一般护理

1）鼻（面）罩：选用合适鼻（面）罩并有效固定。

2）体位：患者可取卧位、半坐卧位、坐位，保持头、颈、肩在一水平线上。

3）咳痰与饮水：鼓励患者主动咳痰与饮水。患者咳嗽咳痰或饮水时可通过面罩两侧的插件临时打开面罩，完成后应立即连接好面罩，以保证良好的通气。

4）饮食：病情允许的情况下停机进食，餐后 2 小时取坐位，防止胃内容物反流。对完全不能脱机且胃肠功能良好的患者，可安置胃管喂养营养液以补充机体所需营养；若胃肠功能障碍的患者可通过肠外营养进行补充。

（3）病情观察：严密监测神志、生命特征，特别是血压、尿量；监测仪器，防止管道漏气，及时评估机械通气效果。

（4）保持通畅：保持呼吸机有效湿化，鼓励多喝水、咳嗽或拍背排痰等。

（5）并发症护理

1）恐惧与不耐受：与呼吸机报警、指导不够有关。

预防：对初次使用的患者，使用前要耐心解释，告知患者有专人控制和监测呼吸机，取得患者理解和配合，树立患者接受治疗的信心；呼吸机报警时要及时处理。

2）胃肠胀气：与通气时气流大，在进入呼吸道的同时也进入消化道有关。

处理：胃肠减压、肛管排气或胃肠动力药物应用，必要时适当下调通气压力。

预防：指导患者采取闭口呼吸。正常人食管贲门压力为 $25\sim29cmH_2O$，若吸气压力超过以上数值，将在吸气时将贲门打开，使部分气体进入胃内，导致胃肠胀气；其次是合理设置无创通气压力。

3）误吸：上呼吸机时喝水或饮食，或者留置胃管患者床头低于 30°。

处理：立即让患者自行咳出，或者负压吸出肺内吸入物。

预防：患者需要喝水或者进食时取下鼻（面）罩；无法脱机者留置胃管，但须摇高床头 30°～45°，预防逆流误吸的发生；尽量避免饱腹上机，实在需要上机者，进餐后 2 小时内取坐位。

4）排痰障碍：与湿化不充分有关。

预防：保证呼吸机有效湿化，必要时雾化，保证痰的流动性，易于被咳出。

5）鼻面部皮肤损伤：与鼻、面罩勒得过紧有关。

预防：头带不要太紧，允许少许松动和漏气（可容入 1～2 个手指）；鼻梁上贴安普贴减轻压迫；可定期松开罩，让患者适当休息。

【人工气道患者的管理】

常见的人工气道有口咽管置管、鼻咽管置管、喉罩、气管插管和气管切开置管。

1. 人工气道的建立

（1）口咽管置管：应选择合适的口咽管，植入口腔后可以在舌头和上颚中间形成一个空隙到上口咽部位，使气体进入气管内。主要适用于舌后坠引起的上呼吸道梗阻。

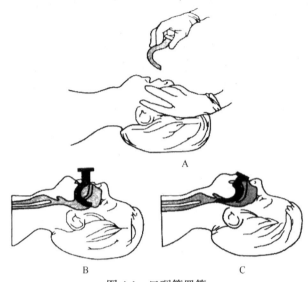

图 4-1　口咽管置管

置管方法：选择相当于患者门齿到下颌角距离大小的口咽管。术者站在患者头侧，左手用压舌板下压舌，右手持口咽管，口咽管凹面面向上颚；将口咽管咽舌面向下插入，当口咽管插入约 1/2 时，旋转口咽管 180°，顺舌面继续插入口咽管，将口咽管前端置于会厌上舌根处。为防止口咽管移位脱落，可用胶布将其固定在患者面部。

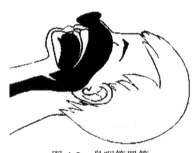

图 4-2　鼻咽管置管

（2）鼻咽管置管：与口咽管功能基本相似。选择相当于患者鼻尖到耳垂距离大小的鼻咽管，用润滑剂充分润滑前端，通过鼻腔轻柔插入，置于鼻咽管前端、会厌上舌根处。

（3）喉罩：是一种不侵入气管的气道装置，经口将其插入咽喉部，罩子在喉周围形成密封圈，由通气导管开口与外界相通，可让患者自主呼吸，也可连接麻醉机或呼吸机进行正压通气支持。适用于短时间的全麻手术、心肺复苏时急救和插管困难的患者。

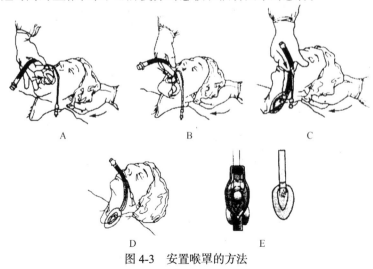

图 4-3　安置喉罩的方法

置管方法：选择大小合适的喉罩，将罩囊充气 5～10ml，用生理盐水湿润，将患者的口张开，然后左手牵拉舌头（或用喉镜推开舌体），右手将喉罩顺势插入直至前端受阻，左手固定喉罩的导管，右手用注射器向罩囊再次注气 20～25ml，放置牙垫，固定喉罩。

（4）气管插管：是通过口（经口气管插管）或鼻（经鼻气管插管）经咽、喉将特制的导管插入气管内的技术。气管插管是建立人工气道的可靠途径，在任何体位下均能保持呼吸道通畅，便于清除气道分泌物或脓血，减少气道阻力，利于机械通气、气道给药，还可以防止呕吐物或反流物导致误吸、窒息的危险；具体操作流程见急救教材。

（5）气管切开：是指切开颈段气管，放入气管套管的一种常见手术。主要有开放式和经皮式气管切开术；开放式对患者创伤大，耗时多，一般在手术室进行；经皮式患者创伤小，耗时短，在床旁即可进行。适用于气管插管超过 1 周、插管困难、上呼吸道梗阻或创伤、下呼吸道分泌物潴留、呼吸道畸形、呼吸功能失常等疾病的患者。具体操作流程见急救教材。

2. 人工气道建立对机体的影响　建立人工气道改变了人体正常的通气状态，可能会出现以下不良影响。

（1）干冷气体刺激：干冷气体直接吸入会损伤气道黏膜上皮细胞，影响黏膜黏液分泌和纤毛活动，气道自净能力降低或消失。

（2）咳嗽功能受限：咳嗽功能受限，影响咳痰。

（3）气道失水增多：人工气道后呼吸道失水量从正常成人的 400～500ml/d 增加至 800～1000ml/d，导致分泌物易变黏稠而形成痰痂阻塞气道。

（4）并发症：肺泡表面活性物质受破坏，肺顺应性下降，引起或加重炎症和缺氧；干冷空气直接吸入易诱发支气管痉挛或哮喘发作；管理不善易出现气管黏膜出血、肺不张、食管气管瘘、气管切开口瘘等并发症。

3. 人工气道的管理

（1）固定：分内固定和外固定。

1）外固定：经口气管插管者，先用胶布把牙垫（或口咽管）和气管导管黏在一起，同时粘贴在上下唇，再用固定带妥善固定气管导管，固定带一端绕耳上，另一端绕耳下；经鼻气管插管和气管切开者只需用固定带固定。

2）内固定：即套囊管理。现有高容积低张力型、低容积高张力型和自充式泡沫套囊，其中以高容积低张力型最常见。套囊充气技术有固定注气法、手指感觉法、最小漏气技术法、最小闭合容积法，目前推荐采用最小漏气技术法或最小闭合容积法。应根据患者实际情况选择。套囊放气技术尚有许多争议，因为放气时容易造成误吸和影响通气，并且套囊压迫区的黏膜及毛细血管血流短时间内难以恢复，再充气时医护人员往往忽视充气容积或压力的调整，因此现在临床不推荐常规进行。应用充气方法：最小漏气技术法——先把套囊注气至听不到气体漏出，然后以 0.25～0.5ml/次进行套囊放气，直到气体漏出为止。套囊充气后容许不超过 10%潮气量的气体从套囊与气管壁间的空隙漏出。优点为对气管黏膜压力最小，缺点为可出现误吸，不能维持呼吸末正压，患者实际吸入潮气量减少；最小闭合容积法——先把套囊注气至无气体漏出，然后以 0.25～0.5ml/次进行套囊放气，听到漏气声后向套囊注气 0.25～0.5ml，无漏气即可。优点为保证潮气量和呼吸末正压，不易出现误吸；缺点为黏膜要承受一定压力。套囊压力过大会造成气管黏膜毛细血管血流减少或中断而出现黏膜坏死，压力过低则出现漏气和误吸。高容低压套囊压维持在 25～30cmH_2O，可以同时避免以上情况发生，因此，临床必须定期监测套囊压力。定期监测。目前没有最佳时间，一般建议每 4～8 小时在呼气相监测套囊压力，并通过听诊是否有漏气声音，判断监测套囊容量是否合适。

（2）通畅

1）意义：通过适时吸引口腔、鼻腔及气管内的分泌物，包括定期抽吸气囊以上间隙（也称痰池）的分泌物，可以预防阻塞和误吸，降低和延缓呼吸机相关性肺炎的发生。

2）吸痰指征：①患者清醒并主动示意吸痰；②听到有痰鸣音或痰喷出的声音；听诊有啰音，呼吸音增粗或杂乱，呼气音延长；③观察到气道有分泌物；④患者出现咳嗽，呼吸增快，呼吸困难，出现高血压，脉搏增快，SpO_2 等降低；⑤机械通气时气道峰压升高。

（3）无菌技术：应严格遵守无菌原则，有传染病及耐药菌者需执行隔离措施。

1）吸痰：①手卫生，洗手、戴手套；②所有吸痰设备应符合消毒标准，每次吸痰更换吸痰管；③口腔吸痰管和气管吸痰管分开放置使用，以避免交叉感染；④进入口鼻腔受到污染的吸痰管不能进入气道；⑤不同患者吸痰操作前后，应认真洗手，防止患者间的致病菌播散；⑥条件许可时采用密闭式吸痰管，该管目前最佳的更换时间尚未确定，一般建议 24～48 小时更换。

2）换药：气管切开术后切口感染常发生在术后 5～7 天。①根据分泌物的多少及敷料的清洁程度决定换药次数，一般 1～2 次/天，被痰液浸湿应随时更换；②局部伤口用生理盐水清理，周围用酒精棉球消毒，2 次/天，清洗后用开口纱块覆盖，保持清洁干燥；③观察伤口有无感染迹象，如切口周围出现湿疹或红肿，可用紫外线灯照射，局部外涂莫匹罗星、金霉素软膏等。同时注意蛋白质摄入，提高机体抵抗力。

（4）观察：密切观察导管是否固定在位，患者呼吸频率、节律、呼吸波形、面色、血氧饱和度等，评估机械通气的有效性，预防脱管、堵管等意外事故的发生；留意患者体温和伤口周围皮肤情况，及时发现是否有感染的发生。

（5）记录：每班做好记录，包括人工气道导管长度、呼吸机参数、患者生命体征等。

（6）湿化与监测：临床上常用的湿化补充治疗方法有加热蒸汽加温加湿、热湿交换器（人工鼻）、气道内直接滴注加湿、雾化加湿和水气接触加湿等，其中加热蒸汽加温加湿是效果较好的方法。常见湿化补充治疗方法比较见表 4-1。

表 4-1　常见湿化补充治疗方法比较表

方法	原理	优点	缺点	适用对象
加热蒸汽加温加湿	将无菌水加热，产生水蒸气，与吸入气体进行混合	可控制吸入气体温湿度	需专门加热湿化罐	机械通气患者
热湿交换器（人工鼻）	呼出气体中的热量和水分可部分进行循环吸入，减少呼吸道失水并对吸入气体进行加温	减少呼吸道失水和散热量，降低痰栓发生率	不适于痰多黏稠或气道有出血的患者；不额外提供热量和水分，影响湿化和温化效果。使用不当可增加气道阻力	气管插管和切开的机械通气和非机械通气患者
气道内直接滴注加湿	直接向气道内持续或间断滴入湿化液	简单易行	易引起呛咳、细菌深部移位	气管插管和切开患者
雾化加湿	利用高速氧气、空气或超声雾化器把湿化液变成雾状，随吸入气体一起进入气道	形成的微粒小，可达细末支气管和肺泡	需特殊装置，对吸入气体基本无加温作用	所有患者均适用
水气接触加湿	氧气通过筛孔后形成小气泡，可增加和水的接触面积，从而提高吸入气体湿度	简单易行、廉价	湿化效果差，无加温作用	所有患者均适用

（7）沟通交流：交流障碍是建立人工气道患者急需解决的一个重要问题。引起交流障碍的原因主要有：患者不能用语言表达自己的症状、想法和需求；医护人员向患者解释不充分；理

解困难；害怕不能交流；不知采用何种交流方式等。交流障碍常常导致患者焦虑、恐惧和不安，也不利于医护人员及时发现和处理一些医疗护理问题。良好的沟通可消除患者的孤独、恐惧和不安，增进护患关系，促进患者康复。解决交流障碍的方法有：首先应明确引起交流障碍的原因，其次是评估患者交流能力，最后是选择适合患者的交流方式。常用的方式有无声交流法和有声交流法，无声交流法有图画板或词组卡片、眼神、手势、书写等；有声交流法有直接对话或家属传话等。

案例分析 4-2

　　1. BiPAP 治疗前的工作准备包括：①做好患者心理护理，取得其信任和配合；②选用合适鼻（面）罩并有效固定；③患者取合适卧位。

　　2. 注意事项包括做好患者的饮食、喝水等护理；观察病情；保持呼吸道通畅；防止并发症。

（王　春　刘木满）

第五章　血流动力学监测

【目标要求】

掌握：血流动力学监测的基础理论，有创动脉血压监测、中心静脉压监测的护理措施，PiCCO 的定义。

熟悉：肺动脉漂浮导管监测的护理措施，PiCCO 监测的护理措施。

了解：血流动力学监测置管的方法。

血流动力学监测主要用于各种原因导致的休克、心搏呼吸骤停、严重多发伤、多器官功能衰竭、心力衰竭、重大手术围手术期等危重病症需严密监测循环系统功能变化者，以便指导心血管活性药物的应用。

血流动力学监测分为无创性监测和有创性监测两大类。无创伤性监测（noninvasive hemodynamic monitoring）是指经皮肤或黏膜等途径间接取得有关心血管功能的各项参数，对机体组织没有机械损伤的方法，其并发症少。一般包括心率、血压、EKG、SPO$_2$ 及颈静脉的充盈程度等。此外，目前较为全面的无创性监测方法还有经胸电阻抗法和 CO$_2$ 部分重吸收法监测（NICO）。创伤性监测（invasive hemodynamic monitoring）是指经体表插入各种导管或监测探头到心脏和（或）血管腔内，利用各种监测仪直接测出各项指标的方法。有时可产生严重并发症。其主要方法有肺动脉漂浮导管（PAC），经肺热稀释测定技术（PiCCO）和经食管超声多普勒（TEE）。

尽管血流动力学监测方法很多，但任何一种监测方法都受到许多因素的影响。例如，听诊法测血压时，听诊器放置的部位、袖带的宽度、放气的速度等都可影响血压数值。因此，单一指标的数值有时并不能正确反映血流动力学状态，必须重视血流动力学的综合评估。在实施综合评估时，应注意以下三点：①分析数值的连续性变化；②结合症状、体征综合判断；③多项指标数值综合评估某一种功能状态。

第一节　有创动脉血压的监测

> **引导案例 5-1**
>
> 患者男，83 岁，因咳嗽咳痰伴发热 20 余天入院。入院第 3 天患者突然出现心力衰竭随转入 ICU。诊断：①肺部感染 ②帕金森综合征。入科时患者无创血压 67/32mmHg，SPO$_2$ 92%（呼吸机辅助呼吸），心率 68 次/分，予 5% 葡萄糖溶液 50ml+去甲肾上腺素 16mg 深静脉微泵入，8ml/h。行桡动脉穿刺，留置桡动测压导管监测血压。患者血压波动大，高时 192/101mmHg，低时 58/29mmHg，于翻身或更换微泵药物时明显。
>
> 问题：
> 1. 有创动脉血压监测的优缺点是什么？
> 2. 有创动脉血压监测的护理措施包括哪些？

【概述】

有创动脉血压监测是将动脉导管置入动脉内，通过监护仪的压力监测模块直接测量动脉内压力的方法。该方法能反映人体心动周期的血压变化情况，可直接显示收缩压、舒张压和平均动脉压，又便于反复采取动脉血，减轻患者痛苦和护士工作量，也可为临床诊治提供可靠监测数据。

【适应证】

1. 血流动力学不稳定或有潜在危险的患者。

2. 危重患者、复杂大手术的术中和术后监护。

3. 需低温或控制性降压时。

4. 需反复取动脉血样的患者。

5. 需用血管活性药进行调控的患者。

6. 呼吸、心搏停止后复苏的患者。

【禁忌证】

相对禁忌证为严重凝血功能障碍和穿刺部位血管病变，但并非绝对禁忌证。

【有创动脉血压的监测】

1. 置入的部位

（1）桡动脉：因该动脉位置表浅并相对固定，穿刺易于成功，管理也方便，目前是首选部位。在桡动脉穿刺前需行 Allen 试验，目的为检查判断尺动脉和掌动脉弓是否通畅，是否会因为桡动脉插管后的阻塞或栓塞而影响手部的血流灌注。Allen 试验方法是：将穿刺侧的前臂抬高，术者用双手拇指分别摸到桡、尺动脉后，让患者做 3 次握拳和放拳动作，接着拇指阻断桡、尺动脉血流，待手部变白后将前臂放平，解除对尺动脉的压迫，观察手部的转红时间。正常<5～7s，0～7s 表示掌弓侧支循环良好；8～15s 属可疑；大于 15s 掌弓侧支循环不良，禁忌选用桡动脉穿刺。

（2）股动脉：搏动清晰，易于穿刺，但不便管理，存在潜在感染，保留时间短。

（3）足背动脉：保留方便，不易随患者的活动而使留置针脱出；极少栓塞，常作为备用血管。

（4）肱动脉：并发症少，数值可靠，但出血概率大，临床少用。

2. 用物准备

（1）动脉穿刺套管针，成人常用 20G，小儿常用 22G。

（2）测压管道系统、0.9%氯化钠稀释液、三通开关、压力换能器、显示器等。

3. 有创动脉血压监测操作步骤

（1）评估患者，选择穿刺部位。

（2）核对医嘱，准备用物。核对患者，向患者解释有创动脉监测的目的及注意事项。

（3）穿刺置管：术者左手中指摸及桡动脉搏动，示指在其远端轻轻牵拉，穿刺点在搏动最明显处远端约 0.5cm。常规消毒、铺巾，用 1%利多卡因作皮丘。套管针与皮肤成 30°穿刺，成功后将套管针放低，与皮肤成 10°，再将其向前推进 2mm，用手固定针芯，将外套管送入桡动脉内并推到所需深度，拔出针芯，置管成功。

（4）连接压力传感器：将 0.9%氯化钠装入压力袋中，压力袋充气至 300mmHg，以绿色标志出现为准。应用无菌技术将压力传导组与 0.9%氯化钠连接；压力传导组排气，并连接动脉导管；安装压力模块，将压力模块与压力传导组相连。

（5）传感器校零：按压快速冲洗阀，0.9%氯化钠冲洗动脉导管，保持导管通畅；固定压力换能器，平患者心脏水平（即平患者的腋中线第四肋间水平），并随患者体位变化而改变；调节压力模块，调节测压装置三通，关闭患者端，改与大气相通，按监护仪上校零键，监护仪上 ABP 检测波形为直线，数值为"0"，校零完毕。

（6）测量 ABP 的数值：关闭与大气相通端三通，接通患者端三通，监护仪出现数值与波形，读取数值。

（7）设定报警线，安置患者，整理床单位，核对医嘱并处理用物。

（8）洗手，记录。

【血压波形及临床意义】

1. 正常动脉压波形　正常动脉压力波分为升支、降支和重搏波。升支为心室快速射血进入主动脉，动脉压波迅速至顶峰为收缩压；降支为血液经过大动脉流向外周，当心室内压力低于主动脉时，主动脉瓣关闭与大动脉弹性回缩同时形成重搏波，之后，动脉内压力继续下降至基线为舒张压。从主动脉到周围动脉，随着动脉管径和血管弹性的降低，身体各部位的动脉压力波形有所不同，越是远端的动脉，上升支越陡，收缩压越高，舒张压越低，但重搏切迹不明显。

2. 异常动脉波形

（1）圆钝波：波幅中等度降低，上升和下降支缓慢，顶峰圆钝，重搏切迹不明显。见于心肌收缩功能低下或容量不足。

（2）不规则波：为心律失常的波形，波幅大小不等，早搏波的压力低平。常见于二联律、心房颤动患者。

（3）高尖波：波幅高耸，上升支陡，重搏切迹不明显，舒张压纸，脉压宽。见于高血压及主动脉瓣关闭不全。主动脉瓣狭窄者，下降支缓慢及坡度较大，舒张压偏高。

（4）低平波：压力波形变小，上升和下降支缓慢，波幅低平，严重低血压。见于休克和低心排综合征。

（5）双重搏动波：波形中有 2 个收缩峰压。常见于术后主动脉瓣关闭不全。

【并发症】

1. 感染　为最主要的并发症。多由于穿刺时污染和压力监测系统污染而造成与导管相关的感染。因此，操作过程中要严格无菌操作，每隔 48 小时换药 1 次，发现局部发红、疼痛等情况，应立即将导管拔除。置管时间最长 1 周，如需继续监测应更换测压部位。

2. 血栓形成与动脉栓塞　是动脉内导管最常见的并发症。它的发生与置管时间较长、导管过粗或质量差、穿刺技术不熟练或血肿形成、严重休克和低心排综合征等有关。桡动脉和足背动脉的血栓发生率较高，而股动脉和腋动脉发生率较低。用 Doppler 方法检测到血栓发生率较高；但临床上表现出如皮肤苍白、疼痛等局部缺血症状却很少发生，即使有症状出现，在拔出导管后也会消失。因此，发现患者肢体出现不明原因的缺血症状时，应立即将导管拔出，通常可以避免严重缺血并发症的发生。

3. 动脉空气栓塞　为了减少栓塞的发生，换能器和管道必须充满肝素盐水，排尽空气，打开冲洗导管开关的时间不要超过 2～3s，避免气体进入。避免过多的手动方式冲洗导管。

4. 渗血、出血和血肿。

【护理要点】

1. 术前准备　向患者及家属做好解释工作，取得配合；备好用物：动脉穿刺套管针、冲洗装置、0.9%氯化钠、监护仪等。

2. 术中配合

（1）配合医生进行穿刺部位消毒及插管等操作。

（2）在操作过程中密切观察监护仪参数和波形的改变，注意患者神志、面色、生命体征等的变化，并做好记录。

3. 术后护理

（1）妥善固定穿刺针、测压管和测压肢体，防止导管受压、扭曲及脱落出血。尤其当患者躁动时，应严防其自行拔管。

（2）保持测压管道通畅，用0.9%氯化钠间断或持续冲洗测压管，以防凝血。如证实管腔已经堵塞，切不可用力推注液体，以免发生栓子脱落造成栓塞，应抽出血凝块加以疏通，如发生栓塞要立即拔管。

（3）防止动脉内气栓形成，在校零、取血和测压等操作过程中，严防气体进入管道。

（4）严格遵守无菌操作原则，防止感染的发生。置管时间<7天，0.9%氯化钠24小时更换，按需要做穿刺管道的培养。

（5）严密观察测压肢端颜色、温度，发现异常及时处理。

（6）注意压力和波形变化，及时准确的记录。有创动脉血压和无创动脉血压之间有一定的差异，一般认为有创动脉血压比无创动脉血压高出5~20mmHg。

（7）穿刺失败及管道拔除后要有效压迫止血，按压位置要正确。

案例分析 5-1

1. 有创动脉血压监测的优缺点

（1）优点：无创动脉血压的测量对于严重的危重患者和手术患者，无法连续显示瞬间的血压变化，因此对于血压不稳定及失血性休克的危重患者，尤其是手术患者，有创血压的监测尤为重要，与无创血压监测相比，有创血压可以提供连续、可靠、准确的监测数据。

（2）缺点：有创动脉血压需要动脉置管，可能会引起严重的并发症，如感染、血栓等。

2. 有创动脉血压监测的护理措施

（1）妥善固定穿刺针、测压管和测压肢体。

（2）保持测压管道通畅。

（3）防止动脉内气栓形成。

（4）严格遵守无菌操作。

（5）严密观察测压肢端颜色、温度，发现异常及时处理。

（6）注意压力和波形变化，及时准确的记录。

（7）穿刺失败及管道拔除后要有效压迫止血，按压位置要正确。

第二节　中心静脉置管和测压

引导案例 5-2

患者男，85岁，因严重肺部感染、低血压休克、呼吸衰竭入ICU抢救。入科时患者神志昏迷。格拉斯哥昏迷评分（GCS）6分，血压86/56mmHg，体温37.8℃，呼吸急促频率28~35次/分，口唇发绀，末梢血氧饱和度78%~86%，双侧呼吸运动减弱，两肺可闻及干湿啰音，心率120~140次/分，律不齐，心音强弱不等，可闻及舒张期奔马律，心电监护示心房颤动心律。立即给予气管插管，呼吸机辅助呼吸，以纠正低氧血症。行锁骨下静脉穿刺置管监测CVP。

问题：

1. 该患者进行中心静脉置管的指征是什么？

2. CVP的正常值及其意义。

【概述】

中心静脉是指上下腔静脉。中心静脉压是指血液经过右心房及上下腔静脉时产生的压力。中心静脉压监测是将中心静脉导管由颈内静脉或锁骨下静脉插入上腔静脉或右心房，也可经股静脉插入下腔静脉或右心房，测得中心静脉内的压力，也可以此通道输注高渗或有刺激的液体。

中心静脉压用以评估血容量、前负荷及右心功能，在临床上常被用于失血、术后、败血症及其他一些怀疑有血容量不足或过多的急诊等病情监测和指导治疗。

【适应证】

1. 不能经外周静脉置管者开放静脉通路。

2. 多腔同时输注几种不相容药物。

3. 输注有刺激性、腐蚀性或高渗性药液。

4. 血流动力学监测。

5. 进行快速容量复苏。

6. 经中心静脉进行治疗，如心脏起搏、血液净化、ECMO 等。

【禁忌证】

（1）穿刺静脉局部感染。

（2）穿刺静脉血栓形成。

（3）凝血功能障碍，为相对禁忌证。

【中心静脉置管方法】

常用中心静脉置管的途径有颈内静脉、股静脉、锁骨下静脉、静外静脉等。根据操作者的经验和患者的具体情况，可选择不同部位。颈内静脉穿刺成功率高、并发症少，操作者常常选择此静脉进行穿刺置管。股静脉远离胸腔和气道，操作技术相对容易，但有关报道指出该部位穿刺感染和血栓发生率较高。锁骨下静脉穿刺并发症的发生率与操作者的经验有很大的关系，因此，经验不多者不要选此部位。颈外静脉靠近体表，如发生出血容易压迫止血，因此，对于凝血功能不正常的患者可选择该部位进行操作。

1. 颈内静脉穿刺置管术 以右颈内静脉穿刺为例。

（1）患者去枕平卧，头转向左侧，肩背部垫一薄枕，取头低位 10°～15°。

（2）找出胸锁乳突肌的锁骨头、胸骨头和锁骨三者形成的三角区，将该区的顶端作为穿刺点，这是最为常用的径路，称为中间径路。也可在胸锁乳突肌外侧缘中、下 1/3 交点作为进针点（锁骨上缘 3～5cm），针头指向骶尾，向前对准胸骨上切迹，称为后侧径路。或在喉结/甲状软骨上缘水平，胸锁乳突肌内侧缘，颈动脉搏动的外侧缘平行进针，称为前侧径路。

（3）常规消毒、铺巾，用 0.5%～1%利多卡因局部麻醉。

（4）用含有肝素生理盐水的注射器，接上穿刺针，左手示指定点，右手持针，在选定的穿刺点进针，针轴与额平面成 45°。

（5）进针的深度与颈部长短和胖瘦有关，进针深度一般 1.5～3cm，肥胖者 2～4cm，以针尖不超过锁骨为度，边进针边抽回血，有突破感后如见暗红色回血，说明针尖已进入静脉内，保持穿刺针固定，由导丝口送入导丝，退出穿刺针，然后沿导引钢丝再插入静脉导管，根据导管上的刻度调整导管位置，置管长度男性 13～15cm，女性 12～14cm，小儿 5～8cm。

（6）确认导管回血通畅，连接输液或测压系统。

（7）用纱布或透明贴膜覆盖局部。

2. 锁骨下静脉穿刺置管术

（1）患者取仰卧位，去枕，头低 15°，头转向对侧。

（2）在锁骨中、内 1/3 段交界处下方 1cm 定点，一般取右侧。

（3）常规消毒、铺巾，用 0.5%～1%利多卡因局部麻醉。

（4）常用锁骨下法穿刺，右手持针，保持穿刺针与额面平行，左手中指放在胸骨上，穿刺针指向内侧略上方，紧贴锁骨后，对准胸骨柄上切迹进针，进针深度为 3～5cm，抽到静脉回血后，旋转针头，斜面朝向针尾，经注射器针尾插入导引钢丝，退出穿刺针，沿导引钢丝插入静脉导管，导管插入深度为 15cm 左右。也可应用锁骨上方穿刺，穿刺点在胸锁乳突肌锁骨头后缘锁骨上方，针尖通过锁骨头附着处的后方和锁骨深面指向对侧乳头，针尾与矢状面夹角为 45°，与冠状面夹角为 10°～15°，边进针边轻轻回抽，进针深度为 1～3cm，可进入锁骨下静脉或锁骨下静脉与颈内静脉的交汇处，导管插入深度为 12～15cm。一般取右侧插管，左侧易损伤胸导管。

（5）确认导管回血通畅，连输液或测压系统。

（6）用纱布或透明贴膜覆盖局部。

3. 股静脉穿刺置管术

（1）患者仰卧位，屈膝、大腿外旋外展 30°～45°，常规备皮。

（2）定位在腹股沟韧带下 3～4cm，股动脉搏动内侧。当股动脉搏动触摸不清时，可用下述方法确立股静脉的位置：将耻骨结节与髂前上棘之间的连线分为三等份，股动脉位于中内 1/3 段交界处，股静脉位于股动脉内侧 1～1.5cm 处，可先用细针试穿。

（3）常规消毒、铺巾，用利多卡因局部麻醉。

（4）用左手示、中指和无名指触及股动脉搏动，并指明股动脉的行走方向，右手持针，在股动脉搏动的内侧进针穿刺股静脉，针轴方向与大腿纵轴一致，与皮肤夹角为 30°～45°，针尖指向剑突，进针深度为 2～4cm。抽取回血后，放入导引钢丝，并送入静脉导管。

（5）确认导管回血通畅，冲洗管腔，固定导管，连接输液或测压系统。

（6）用纱布或透明贴膜覆盖局部。

4. 超声引导下的中心静脉插管 可以减少并发症和提高成功率，有很强的临床应用推广前景。

5. 经外周静脉植入中心静脉导管（PICC）。

【中心静脉压监测】

1. CVP 监测的方法

（1）开放式测量法：用一直径 0.8～1cm 的一次性输液塑料管或玻璃管和标有厘米刻度的标尺，固定在输液架上，接上三通开关，连接管内充满液体，排出空气泡，一端与输液器相连，另一端连接中心静脉导管，标尺零点对准腋中线右心房水平。测压时先将液体充满测压管，然后转动三通使测压管与中心静脉管相通，使液面自然下降，当液面下降至有轻微波动而不再下降时，测压管上的数值即为 CVP。

（2）密闭式测量法：中心静脉导管连接压力传感器，使压力传感器内充满液体，并排出空气泡。转动三通开关使压力传感器与大气相通，进行校零。监护仪上显示 "0"，转动三通开关使压力传感器与静脉相通，进行 CVP 监测，监护仪上显示 CVP 的数值和波形。0.9% 氯化钠冲管（液体静脉滴注），压力包压力 300mmHg。

2. CVP 监测的临床意义

（1）正常值：参考值为 6～12mmHg，＜6mmHg 提示血容量不足，＞15～20mmHg 提示输液过多或心功能不全。

（2）CVP 的正常波形：CVP 的正常波形主要包括 3 个正向波 a 波、c 波、v 波，2 个负向波 x 波、y 波。a 波由右心房收缩产生；c 波代表三尖瓣关闭；v 波由右心房主动充盈和右室收缩时三尖瓣向右心房突出形成；x 波和 y 波反映右心房压力处于低谷，血液从腔静脉回流到右心房。

（3）CVP 的异常波形：①压力升高和 a 波抬高和扩大。见于三尖瓣狭窄、右心室衰竭和反流、心包填塞、肺动脉高压、缩窄性心包炎及慢性左心衰竭，容量负荷过多。②v 波抬高和扩大。见于三尖瓣反流，心包填塞时舒张期充盈压升高，a 波与 v 波均抬高，右房压力波形明显，x 波突出，而 y 波缩短或消失。但缩窄性心包炎的 x 波和 y 波均明显。③呼吸时 CVP 波形。自主呼吸在吸气时，压力波幅降低，呼气时增高，机械通气时随呼吸变化而显著。

（4）动脉血压（BP）与中心静脉压（CVP）变化的临床意义及处理原则，具体见表 5-1。

表 5-1　动脉血压与中心静脉压变化的临床意义及处理原则

指标		临床意义	处理原则
BP↓	CVP↓	有效循环血量不足	补充血容量
BP 正常	CVP↑	外周阻力增大或循环负荷过重	使用血管扩张药或利尿药
BP↓	CVP↑	容量负荷过重或右心衰竭	使用强心与利尿药
BP↓	CVP 正常	有效循环血量不足或心排血量减少	使用强心药、升压药、输血
BP↓	CVP 进行性↑	心包压塞或严重心功能不全	使用强心药、解除心包压塞

【中心静脉压监测的并发症】

1. 血栓形成　导管引起的血栓在临床上很常见，发生率高达 30%～80%，但是有临床表现的仅为 3%以下。血栓的发生率与导管留置时间、导管的设计和材料等有关。理想的材料应该是非致栓性的，在室温下比较硬，便于穿刺；在体温下比较软，减少对血管的刺激。目前所有的导管材料都是致栓性的，应注意液体的持续滴注和定期用 0.9%氯化钠冲管。

2. 感染　在并发症中排第二位，要求严格无菌操作和减少穿刺损伤，采用合适的敷料覆盖，可选择干燥的纱布或其他透气的敷料，3～7 天换药一次，有渗血、敷料松脱随时更换，并对局部进行常规消毒。

3. 导管移位或脱出　导管移位是指导管位置移动 0.5cm 以上，但尚能继续使用；导管脱出是指导管意外脱出，导致其不能继续使用。其原因主要有固定不当，活动过度，胸腔压力改变，意外情况等。每次换药时应检查固定皮肤的缝线是否松动或脱落；若有松动，应及时报告医生进行重新固定。此外，应嘱咐患者避免穿刺部位的过度活动，并排放好输液管道位置，避免意外过渡牵引，引起管道脱落。

4. 心律失常　为常见并发症。多为钢丝或导管插入过深，其尖端进入右房或右室，对心肌造成刺激所引起。为确保导管顶端位于合适的位置，并防止体位变化所致导管移动，操作过程中应持续监测 ECG，发生心律失常时可将导管退出 1～2cm。

5. 空气栓塞　在穿刺过程中，更换输液器、导管或接头脱开时，尤其是头高半卧位时，容易发生气栓。当患者活动后突然发生不明原因的低氧血症或心血管系统衰竭时应怀疑空气栓塞的可能。预防方法是穿刺和更换输液器时应取头低位，避免深呼吸和咳嗽，导管接头脱开时应立即接上或暂时堵住；穿刺置管时应尽可能不使中心静脉与空气相通。治疗方法是让患者左侧卧位，用导管将气泡从右室吸出。

6. 出血和血肿　颈内静脉穿刺时，穿刺点和进针方向偏内侧时易穿破颈动脉，进针太深可能穿破颈横动脉、椎动脉或锁骨下动脉，在颈部可形成血肿，凝血机制不好或肝素化后的患者更易发生。如两侧穿刺容易形成血肿而压迫气管，造成呼吸困难，故应避免穿破颈动脉等。穿刺时可摸到颈动脉，并向内推开，穿刺针在其外侧进针，并且不应进针太深，一旦发生血肿，应作局部压迫，不要急于再穿刺。锁骨下动脉穿破可形成纵隔血肿、血胸或心包压塞等，所以需按解剖关系准确定位，穿刺针与额状面的角度不可太大，力求避免损伤动脉。

7. 气胸和血胸　主要发生在锁骨下静脉穿刺时。因胸膜圆顶突起超过第一肋水平以上 1cm，该处与锁骨下静脉和颈内静脉交界处相距仅 5mm，穿刺过深及穿刺针与皮肤成角太大较易损伤胸膜。所以操作时要倍加小心，有怀疑时听两侧呼吸音，早期发现，并及时应用胸腔引流及输血、补液等措施，以免生命危险。

【护理要点】

1. 术前准备　向患者及家属做好解释工作，取得配合；备好用物：中心静脉导管包、监护仪等。

2. 术中配合

（1）配合医生进行穿刺部位消毒及插管等操作。

（2）在操作过程中密切观察监护仪参数和波形的改变，注意患者神志、面色、生命体征等的变化，并做好记录。

3. 术后护理

（1）妥善固定导管，防止导管受压、扭曲及脱落出血。尤其当移动患者或者翻身时，应严防非计划性拔管。

（2）保持测压管道通畅：每次测压后及时将三通转向生理盐水输入通路做持续点滴，防止血凝块堵塞静脉。应用监护仪连续测定 CVP 时，要采取持续冲洗装置，以保持测压管道的通畅。如证实管腔已经堵塞，切不可用力推注液体，以免发生栓子脱落造成栓塞，发生栓塞要立即拔管。下面是操作时的注意事项：①测压、更换管道或液体等操作时，应防止气体进入静脉造成空气栓塞；②严格遵守无菌操作原则，防止发生感染；③严密监测患者生命体征的变化；④根据患者病情及时监测 CVP，并做好记录；⑤每次监测前均应重新测定零点，如患者躁动、咳嗽、呕吐或用力而影响 CVP 值时，应在患者安静 10～25 分钟后再行测压；⑥测压管路可以连接另一三通接头，进行输液，但测压管路不能输入血管活性药物或钾溶液，防止测压时药物输入过快或输入中断引起病情变化。

案例分析 5-2

1. 本例患者中心静脉置管的指征有：患者心力衰竭和呼吸衰竭，需输注有刺激性药液，并且需要进行血流动力学监测。

2. CVP 正常值 CVP 的参考值为 6～12mmHg，<6mmHg 提示血容量不足，>15～20mmHg 提示输液过多或心功能不全。

第三节 肺动脉漂浮导管血流动力学监测

引导案例 5-3

患者男，43 岁。因车祸撞伤头部及右大腿后昏迷 3 小时入院。诊断：①严重创伤失血性休克；②右股骨干中下段开放性粉碎性骨折及软组织撕裂伤；③头颅外伤；④ARDS。经大量补液、输血纠正休克，气管切开后收住 ICU 监护。血压 60～100/40～60mmHg（持续多巴胺静脉滴入下），心率 110～160 次/分，SpO_2 93%～97%。末梢循环及尿量尚可。在心电监护下用 4F 肺动脉漂浮导管进行床旁血流动力学监测。

问题：

1. 肺动脉漂浮导管可以监测哪些血流动力学参数？

2. 肺动脉漂浮导管的护理措施包括哪些？

【概述】

在临床上，对血流动力学的监测还可以采取肺动脉漂浮导管，是将前端带有气囊的肺动脉漂浮导管经外周静脉插入心脏右心系统和肺动脉，来测定右房压、肺动脉压、肺动脉楔压，并可利用热稀释法测定心排血量，还可以通过此导管抽取混合静脉血标本，为临床抢救危重患者提供多项可靠的血流动力学监测指标，是危重症患者重要而有意义的监测方法。

【适应证】

1. 肺水肿和休克的鉴别诊断；调节肺水肿时的液体平衡。

2. 肺动脉高压。

3. 心包压塞和急性二尖瓣关闭不全。

4. 右心室梗死和指导休克治疗。

5. 指导液体量的管理；指导血容量的调整和液体复苏。

6. 机械通气时调节容量和正性肌力药。

7. 增加组织的氧输送。

8. 调节正性肌力药和血管扩张药的剂量。

9. 降低充血性心力衰竭患者的前负荷。

10. 维持少尿型肾衰竭患者液体平衡。

【**禁忌证**】

Swan-Ganz 导管的绝对禁忌证是在导管经过的通道上有严重的解剖畸形，导致导管无法通过。如肺动脉瓣或三尖瓣狭窄、右心室流出道梗阻、法洛四联症、肺动脉严重畸形等。

在下列情况应谨慎应用：全身出血性疾病未控制者；恶性室性心律失常未控制者；完全性左束支传导阻滞；细菌性心内膜炎或动脉内膜炎；活动性风湿病；严重的肺动脉高压；严重缺氧；心脏及大血管内有附壁血栓；疑有室壁瘤且不具备手术条件者。

【**肺动脉漂浮导管监测仪器与导管**】

1. 监测仪器　具有压力监测功能的床旁监护仪。监护仪除监护心电图、血流动力学外，还可以进行热稀释心排血量、混合静脉血氧饱和度测定等。

2. 肺动脉漂浮导管

（1）双腔漂浮导管：为早期的漂浮导管，只有两个腔，即开口于导管顶端的肺动脉压力腔（用于测量肺动脉压和采取混合静脉血标本）及通入气囊的副腔（用于向气囊内注气）。

（2）三腔漂浮导管：除上述两腔外，在距离导管顶端30cm处有另一副腔开口，当导管顶端位于肺动脉时，此腔恰好位于右心房，可用于测定右心房压或测量心排血量时注射指示剂液体。

（3）四腔漂浮导管：除上述三腔外，热敏电阻终止于导管顶端近侧3.5～4cm处，可以快速测量局部温度的变化，并通过导线与测量心排血量的热敏仪相连，用于热稀释法测定心排血量，见图5-1。其为成年人最常用的导管，长110cm，不透X线，从导管顶端开始，每隔10cm有一黑色环形标志，作为插管深度的指示。

（4）五腔漂浮导管：除上述四腔外，在距离导管顶端25cm处增加一腔孔作为测定右心室压力之用。

（5）其他：近期还研制出可测量右心射血分数、进行临时起搏、持续监测心排血量和混合静脉血氧饱和度的肺动脉导管。

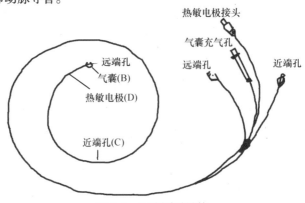

图 5-1　四腔漂浮导管

3. 测压装置及其连接 包括压力换能器、加压输液袋、装有肝素生理盐水的冲洗系统、压力连接管及三通开关等。加压输液袋内装有肝素生理盐水，袋内压力为 300mmHg，从而可以在操作过程中以 3ml/h 的速度连续冲洗导管，防止血凝块形成。

4. 穿刺物品 包括穿刺针、钢丝、扩张管和鞘管等。

【肺动脉漂浮导管置管方法】

1. 常用的穿刺部位

（1）颈内静脉：右颈内静脉是插入漂浮导管的最佳途径，导管可以直达右心房和右心室，并发症较少。

（2）锁骨下静脉：左锁骨下静脉因其弧度比较大，利于进入右心房，因此也是常用的部位。右锁骨下静脉在进入上腔静脉之前，在胸腔内的弧度较小，给操作带来一定的困难，导管容易打结，临床上不常用。

（3）股静脉：由于远离重要脏器，便于操作，也是常用的穿刺部位。

（4）其他：颈外静脉和贵要静脉也是常用的穿刺部位。

2. 穿刺前的准备 导管插入部位应备皮、消毒、铺无菌巾，提供尽可能大的无菌范围；导管置入过程中应严格无菌操作并尽可能要求无菌环境，避免与导管相关的感染发生。

3. 穿刺方法 应用 Seldingger 将外套管插入静脉内，操作步骤如下：穿刺针进入选定的静脉后，放入导引钢丝，撤除穿刺针，通过钢丝将静脉扩张器插入静脉，拔除导引钢丝，再将鞘管沿扩张器插入静脉，拔除扩张器，将准备好的漂浮导管沿鞘管插入。

4. 漂浮导管的插入

（1）插入导管之前应将气囊完全排空，插入过程中应确认监护仪上可准确显示导管远端开口处的压力变化波形，根据压力波形的变化（图 5-2）判断导管顶端的位置。

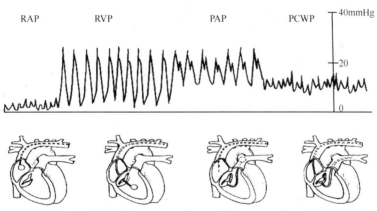

图 5-2 漂浮导管的放置及各部位的压力波形

（2）导管进入右心房后，监护仪上显示典型的心房压力波形和幅度。此时，给气囊充气 1ml，并继续向前送入导管。

（3）导管顶端通过三尖瓣进入右心室，监护仪上压力波形出现典型的心室压力波形和幅度。这时应迅速而轻柔地送入导管，让导管在气囊的引导下随血流到达肺动脉。

（4）进入肺动脉后，压力波形的舒张压明显升高，大于右心室舒张压，压力曲线的下降支出现顿挫。

（5）继续向前送入导管，可出现典型的肺动脉楔压波形，这时要停止继续移动导管，立即放开气囊。

漂浮导管到达合适嵌入部位的标准是：①冲洗导管后，呈现典型的肺动脉压力波形；②气囊充气后出现 PAWP 波形，放气后又再现 PAP 波形；③PAWP 低于或等于 PADP（肺动脉舒张压）。如果气囊充气不到 0.6ml 即出现肺动脉嵌顿压力波形，或气囊放气后肺动脉嵌顿压力波形不能立即转变为肺动脉压力波形，则提示导管位置过深。如气囊充气 1.2ml 以上才出现肺动脉嵌顿压力波形，则提示导管位置过浅，可据此适当调整导管的位置。

在为一些插管困难的患者置管或条件允许的情况下，也可以选择在 X 线透视引导下置入漂浮导管。同时，导管的顶端进入左肺动脉同样可以进行正常的血流动力学指标的测量，但导管的位置不易固定。所以，漂浮导管进入右侧肺动脉是更好的选择。

【肺动脉漂浮导管参数的测量】

通过漂浮导管可获得的血流动力学参数主要有三个方面：压力参数（包括右心房压、右心室压、肺动脉压、肺动脉嵌压），流量参数（心排血量）和氧代谢方面的参数（混合静脉血氧饱和度）。以这些参数为基础，结合临床常规检查，通过计算可以获得更多的相关参数。

1. 压力参数

（1）右心房压（RAP）：将漂浮导管置于正确位置之后，导管近侧开口正好位于右心房内，经此开口测得的压力即为右心房压力。RAP 升高多见于右心衰竭、三尖瓣狭窄或关闭不全、缩窄性心包炎、心包积液。此外，肺动脉高压或肺动脉口狭窄引起的右心室压力显著增高时，也可引起 RAP 升高。当血容量不足时 RAP 则降低。

（2）右心室压（RVP）：在导管插入过程中经端孔测得。RVP 波形是导管推进过程中的一个重要定位标志，压力的突然升高会出现高大、曲线呈圆锥状、高原型的波形。此值代表右心室前负荷或右心室充盈压，可判断右室梗死及肺动脉瓣或流出道狭窄。

（3）肺动脉压（PAP）：当漂浮导管的顶端位于肺动脉内（气囊未充气）时，经远端开口测得的压力。导管插入肺动脉时，收缩压与 RVP 相比改变不大，舒张压则明显升高，呈近似三角形，大于右心室舒张压，此点为导管进入肺动脉的标志。若无肺动脉狭窄及肺动脉高压时，舒张末压与肺动脉楔压相等，可以反映左心室功能。肺动脉压增高见于左心衰竭、先天性心脏病伴肺动脉高压、原发性肺动脉高压、肺气肿等。肺动脉压降低见于右室流出道狭窄及肺动脉瓣狭窄及血容量不足时。

（4）肺动脉嵌压（PAWP）：是将气囊充气后，漂浮导管远端嵌顿在肺动脉分支时测得的气囊远端的压力，正常值为 6～12mmHg。这是漂浮导管可测量的特征性参数，具有特殊的意义。在各瓣膜正常情况下，心室舒张时，左心室、左心房与肺血管间成为一组连通管，其压力基本相等，理论上讲：PAWP∝PAP∝LAP∝LVEDP。故测 PAWP 相当于 LVEDP（左心室舒张末期压），对判断左心室功能、反映血容量是否充足、指导治疗很有价值。

PAWP＜18mmHg，大致正常，X 线无充血现象。

PAWP＝18～20mmHg，轻度肺淤血，胸片显示肺门血管阴影扩大。

PAWP＝20～25mmHg，轻至中度肺淤血，胸片显示肺门血管阴影扩大。

PAWP＝25～30mmHg，重度肺淤血，X 线胸片可见肺泡周围花瓣状阴影的融合。

PAWP＞30mmHg，肺水肿、X 线胸片呈蝴蝶状的肺泡性肺水肿的典型表现。

2. 流量参数

（1）心排血量（cardiac output，CO）：是指每分钟心脏泵出的血量，是衡量心室功能的重要指标，受心肌收缩力、前后负荷、心率的影响。利用热稀释法或持续监测法可以快速测量心排血量。热稀释法的原理是：从漂浮导管近端孔快速均匀注入一定量（一般为 10ml）冰水，导管尖端热敏电阻即可感知注射前后导管顶端外周肺动脉内血流温度的变化，并将这种变化输送到心排血量计算仪。心输出量的计算是根据 Stewart-Hamilton 公式进行的：$Q=V_1(T_B-T_1)K_1K_2/T_B$

（t）dt 式中，Q 代表心输出量；V_1 代表注射冰水量；T_B 代表血液温度；T_1 代表注射冰水温度；K_1 代表密度系数；K_2 代表计算常数；T_B（t）dt 代表有效时间内血液温度的变化，反映了热稀释曲线下面积。

这些参数的变化对心排血量的测量有着明显地影响。所以，在进行心排血量测量时要注意对这些参数有影响因素的控制。注入冰水的量一定要准确。若以每次注入 5ml 冰水测量心排血量，如果有 0.5ml 的误差，则测量的结果就可能出现 10%的偏差。冰水从含冰容器中被抽出后，应尽快进行测量。这段时间不要超过 30s。因为冰水的温度会随着离开容器时间的延长而逐渐增加，从而导致测量误差。注射时应尽可能快速（控制在 4 秒钟内）、均匀，选择在呼吸周期的同一时限（呼气末）连续测量 3 次，取其平均值。

心排血量增加常见于以下情况：①生理性：发热、体育运动、情绪激动、妊娠、湿热环境；②病理性：贫血、甲状腺功能亢进、体循环动静脉瘘、维生素 B 缺乏、类癌综合征及部分肺源性心脏病、原发性高动力循环。心排血量降低常见于各种原因引起的心功能不全，以及脱水、失血、休克等原因引起的回心血量减少所导致的继发性心排血量降低。

（2）心脏指数（CI）：指每平方体表面积的心排血量。心排血量与基础代谢率一样与体表面积成正比，以单位体表面积计算的心排血量为心排血指数，静息状态下的正常值为 2.8～3.6L/（min·m^2），通过心排血指数可以在不同体积的人之间比较心排血量。

（3）每搏量/每搏输出量指数（SV/SVI）：SV 为心脏一次收缩时所搏出血量，正常值为 60～90ml/beat。SVI 为每平方面积的每搏量，正常值为 30～50ml/（beat·m^2）。SV/SVI 主要反映心脏的泵功能，即心脏排血的能力，因此是关键的血流动力学变量。在低血容量和心脏衰竭时，SV/SVI 是首先改变的变量之一，对临床诊断具有重要意义。每搏量的下降可以通过心率增加来代偿，以维持 CO 的正常。因此，CO 不是心脏射血功能的可靠反映。正常成人的 SV 为 60～90ml，SI 为 30～50ml/（beat·m^2）。SI<30ml/（beat·m^2）提示心脏射血功能减弱，原因包括前负荷低、心肌收缩力降低（如左心衰竭）、外周阻力增加等。SV/SVI 降低的可能原因有：血容量不足、如出血，心室收缩力受损如缺血/梗死，体循环阻力增加，心脏瓣膜功能障碍如二尖瓣反流。SV/SVI 升高一般都与外周血管阻力降低有关。

3. 混合静脉血参数　混合静脉血是指从全身各部分组织回流并经过均匀混合后的静脉血。从肺动脉内取得的静脉血是最为理想的混合静脉血标本。抽取混合静脉血标本时应首先确定漂浮导管的顶端在肺动脉内，压力波形显示典型的肺动脉压力波形。气囊应予排空，在气囊嵌顿状态下所抽取的血标本不是混合静脉血标本。抽取标本的速度要缓慢，先将管腔中的肝素盐水抽出，再抽取标本，然后用肝素盐水冲洗管腔。在整个抽取标本过程中要严格遵守无菌操作的原则。如果要进行混合静脉血的血气检查，在标本抽取的过程中一定要注意采用隔绝空气的技术。

混合静脉血氧饱和度（SvO_2）是指肺动脉血中的血氧饱和度，正常值为 68%～77%，平均为 75%。SvO_2 反映组织的氧合程度，受供氧和氧耗的影响。供氧减少和耗氧增加均可导致 SvO_2 的减少。通过测定 SvO_2 来计算动静脉血氧含量差，能较准确反映心排血量。SvO_2<68%，提示影响氧输送的因素如血红蛋白、心排血量、动脉血氧含量其中之一有所下降，或组织氧耗量增加；SvO_2<60%时，提示氧的供需平衡发生失代偿；<50% 时，出现无氧代谢和酸中毒；40% 时，意味着机体代偿能力已达到极限；30%时，提示患者濒临死亡。

【肺动脉漂浮导管的并发症及其防治】

漂浮导管是创伤性监测技术，在中心静脉穿刺过程、插导管和留置导管中，可发生一些并发症，发生率报道不一，其中严重心律失常发生率为最高。其常见并发症及其防治如下。

1. 心律失常　由于肺动脉导管对心内膜的刺激，在血流动力学的监测过程中很容易发生心律失常，主要发生在导管通过右心室流出道或肺动脉瓣时。偶发室性期前收缩和短暂室性心动过速是最常见的心律失常。室性心律失常最常发生于休克、急性心肌缺血或梗死、低血钾、低血钙、低氧、酸中毒和插管时间过长的患者。防治方面应注意插管手法轻柔、迅速，导管顶端进入右心室后应立即将气囊充气，以减少导管顶端对心室的刺激。如果出现心律失常应立即将导管退出少许，一般情况下可以消失；如室性心律失常仍然存在，可经医嘱给予抗心律失常药物。

2. 导管打结、扭曲　漂浮导管打结的常见原因是导管在右心房或右心室缠绕。导管可自身打结，也可和心内结构（乳头肌、腱索）结在一起，或是同心脏起搏器等同时存在的其他导管打结。导管也可能进入肾静脉或腔静脉的其他分支发生嵌顿。X 线检查是诊断导管打结的最好方法。如果导管从右心房向右心室或从右心室向肺动脉前送 15cm 仍没有压力改变，应缓慢回撤导管后再次前送，以免打结。

3. 肺动脉破裂　是肺动脉导管所致的最严重并发症，动脉破裂后引起的难治性肺出血使其病死率高达 53%。其主要原因包括：导管插入过深，以致导管的顶端进入肺动脉较小的分支；高龄、低温、肺动脉高压和接受抗凝治疗的患者，发生肺动脉破裂的危险性很高。突然出现咯鲜血症状是肺动脉破裂的征兆，忽视了这一征兆的发生，患者常会导致严重的大出血。防治方面是应减少气囊充气的频率，充气时应在监护仪上压力波形的指导下缓慢充气，如出现了楔压波形则应停止充气；不能过度充气，测量 PAWP 的时间应尽量缩短。

4. 气囊破裂　多见于肺动脉高压和重复使用气囊的患者。应注意检查和保护气囊：①导管储藏的环境不宜>25℃，在高温中乳胶气囊易破裂；②从盒内取出及剥开塑料外套时需轻柔；③充气容量不要>1.5ml，间断和缓慢充气。

5. 感染　继发于肺动脉导管的感染可发生在局部穿刺点和切口处，也可以引起败血症、细菌性心内膜炎。由导管所引发的败血症和右心细菌性心内膜炎是目前导致患者死亡的主要原因，它的发生受穿刺局部皮肤消毒的程度、操作者的经验、导管插入的次数、导管腔的数目、导管在体内的置留时间等因素影响。防治方面是严格遵守无菌操作原则。导管穿过皮肤的部位应每天常规消毒，并更换无菌敷料，如果敷料被浸湿或污染应立即更换；尽可能避免或减少经漂浮导管注入液体的次数，如果情况许可应尽早拔出漂浮导管。导管保留时间一般不超过 72 小时。

6. 血栓形成和栓塞　主要原因包括导管所致深静脉血栓形成，右心内原有的附壁血栓脱落，导管对肺动脉的直接损伤和导管长时间在肺动脉内嵌顿。静脉血栓常难以诊断，致使患者出现临床症状前已有大面积的静脉阻塞。防治方面是应使用肝素包裹的导管，持续或间断用肝素生理盐水冲洗导管。

【肺动脉漂浮导管的护理要点】

1. 术前准备　向患者及家属做好解释工作，取得配合；备好用物：漂浮导管穿刺包、漂浮导管、监护仪等。

2. 术中配合

（1）配合医生进行穿刺部位消毒及插管等操作。

（2）在操作过程中密切观察监护仪参数和波形的改变，注意患者神志、面色、生命体征等的变化，并做好记录。

3. 术后护理

（1）保持管腔的通畅：以 0.01%的肝素生理盐水连接肺动脉管端孔，应用微量泵持续冲洗或使用加压袋将肝素盐水持续缓慢注入导管内。右心房管可用于输液，但应注意预防管腔堵塞。

（2）妥善置放好漂浮导管的位置，避免导管扭曲、打折或脱开。

（3）正确掌握测量要点：①压力室内须充满液体，不能有空气进入，压力转换器与压力计隔膜紧密接触。②根据病情及时测定各参数，换能器应置于心脏水平，每次测压前调整零点。③咳嗽、呕吐、躁动、抽搐和用力等均可影响中心静脉压及肺动脉压数值，应在患者安静 10～15 分钟后再行测压。深吸气时所测得肺动脉压明显低于平静时，因此测压时应嘱患者平静呼吸。④在应用热稀释法测定心排血量时，注入盐水要快速均匀，量要准确。并重复测定 3 次，取其均值。⑤如发现患者的 CVP、PAP 或 CO 等数值前后相差很大时，要首先排除人为造成的误差，之后通知医生。

（4）严格执行无菌技术操作，输液管、延长管及三通接头等每天更换，测压时注意预防污染。

（5）及时拔除导管：一般导管在 24～48 小时撤离，最长不超过 72 小时。

（6）观察有无漂浮导管并发症的发生，发现异常及时通知医师。

> **案例分析 5-3**
> 1. 肺动脉漂浮导管可以监测：右心房压（RAP）、肺动脉压（PAP）、肺动脉嵌入压（PCWP）、心输出量（CO）。
> 2. 护理措施：术前准备、术中配合以及术后的监测护理。术后护理包括保持管道通畅、正确掌握测量要点、无菌操作、观察导管并发症等。

第四节　脉搏指示剂连续心排血量监测

> **引导案例 5-4**
> 患者女，35 岁。近 1 年来间断充血性皮疹，以颈及胸背为主，可及全身，无瘙痒，一般数小时后可自行消退。近 4 个月来反复高热寒战达 40℃，发热无规律，伴腹泻呕吐，水样便，量多。查体：血压 88/26mmHg，脉搏 119 次/分，呼吸 42 次/分，体温 35.3℃，SpO_2 98%。患者神清，全身皮肤充血性皮疹。PiCCO 持续监测心功能，得出心排血量（CO）为 8.66L/min，根据股动脉压力波形计算出心排血指数（CI）为 5.74L/（min·m²），外周血管阻力（SVR）为 609（dyn·s）/cm²，总舒张末期容量（GEDVI）为 884ml/m²（>850m²），血管外肺水（EVLWI）为 11.5ml/kg，符合高排低阻血流动力学改变，考虑感染性休克血流动力学明确。患者经 PiCCO 指导治疗痊愈，出院。
> **问题：**
> 1. 该患者为什么进行 PiCCO 监测？
> 2. PiCCO 监测的护理措施包括哪些？

脉搏指示剂连续心排血量技术（pulse indicator continuous cardiac output 或 pulse index continuous cardiac output，PiCCO）是结合经肺热稀释方法和动脉脉波轮廓分析法，在热稀释测量的同时，分析动脉脉搏轮廓并计算出主动脉顺应性的一种技术。PiCCO 技术可计算个体化的每搏量（SV）、心输出量（CO）、血管外肺水（EVLW）和每搏量变异（SVV），以达到多数据应用监测血流动力学变化的目的。

【PiCCO 监测的基本原理】

PiCCO 监测技术测量心输出量结合了经肺热稀释（trans-cardionpulmonary thermodilution）和动脉脉搏轮廓分析（artery pulse contour analysis）两种技术原理，经肺热稀释技术提供间断心输出量，脉搏轮廓分析技术提供连续心输出量，前者通常经过连续 3 次热稀释测得心输出量并取平均值校正量。

1. 经肺热稀释技术　19 世纪末期，美国学者 Stewart 提出并首次成功采用指示剂稀释技术测量心脏及肺血容量。此后 Hamilton 等将 Stewart 模型进行拓展，认为血管床容积（vasclular bed）取决于平均流通时间（mean circulation）。经肺热稀释技术是通过从中心静脉端单次注入一定量指示剂（一般为 15～20ml，0～8℃冷生理盐水），经中心静脉→右心房→右心室→肺→左心房→左心室→大动脉→PiCCO 导管探测端。PiCCO 动脉导管为特制的热敏电阻导管，通过电缆与监测仪相应接口连接，可将血液温度变化转换为电信号并描绘成温度–时间曲线（图 5-3）。

利用 Stewart-Hamilton 公式 $CO_{td}=(T_b-T_i)V_iK/\int T_b dt$，计算出心输出量。其中 CO_{td} 表示经肺热稀释法心输出量，T_b 表示血温，T_i 为指示剂温度，V_i 为注入指示剂体积，$\int T_b$ 为热稀释曲线下面积，K 为常数。经肺热稀释法测量心输出量可以进一步计算出胸腔内热容量（ITTV）、全心舒张末期容积（GEDV）、胸腔内血容量（ITBV）、血管外肺水（EVLW）等指标。

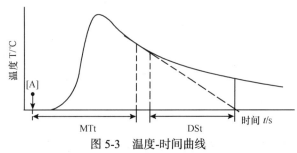

图 5-3　温度-时间曲线

A 点：指示剂注入；MTt：平均转运时间 DSt；指数衰减时间

2. 脉搏轮廓心排血量法（COpc）　以动脉压力波形计算心搏量，认为心搏量同主动脉压力曲线的收缩面积成正比，对压力依赖于顺应性及其系统阻力，经过对压力、心率、年龄等影响因素校正后该法得到认可，并逐步转向临床（图 5-4）。

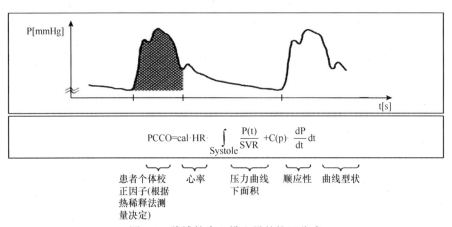

$$PCCO=cal \cdot HR \cdot \int_{Systole} \frac{P(t)}{SVR} +C(p) \cdot \frac{dP}{dt} dt$$

患者个体校正因子(根据热稀释法测量决定)　心率　压力曲线下面积　顺应性　曲线型状

图 5-4　脉搏轮廓心排血量的校正公式

PiCCO 则采用相继 3 次肺热稀释股动脉心排血量（COa）的平均值作为 COref 来校正主动脉阻力 Zao，当然其中包含了 Zao（个人）值，在监视器上所显示的 COpc 值是前 30s 逐次心搏量的平均值。PiCCO 还要采集监护仪上的 HR、ABP、CVP 用来计算 SVR。

主动脉血流和主动脉末端（股动脉或其他大动脉）测定的压力之间的关系，是由主动脉顺应性函数所决定的，即主动脉顺应性函数具有同时测定的血压和血流（CO）共同特征。利用与连续动脉压同时测定的经肺温度稀释心排血量来校正脉波轮廓分析中的每个患者的主动脉顺应性函数。

CCO 法为了做到心排血量的连续校正，需要用温度稀释心排血量来确定一个校正系数

（cal），还要计算心率（HR），以及压力曲线收缩部分下的面积[P（t）/SVR]与主动脉顺应性C（p）和压力曲线波形，以压力变化速率（dP/dt）来表示的积分值。动脉压力波要求无阻力与干扰以便COpc正确计算。

PCCO为脉搏轮廓连续心输出量，cal为校准系数，HR为心率；P（t）/SVR为动脉波形收缩期部分曲线下面积，C（p）为动脉顺应性，dP/dt为随时间变化的压力曲线。

【PiCCO的导管与监测方法】

1. 物品准备　无菌中心静脉留置导管（双腔）；动脉导管；PiCCO套件（包括温度传感器、带有动脉压力测量腔的热稀释导管）；换能器及相应的监护仪模块和PiCCO导线；8℃以下的无菌盐水；无菌肝素盐水（100mg肝素加入500ml生理盐水溶液中）；加压袋；穿刺消毒物品，抢救物品和药品等。

2. PiCCO置管　患者取去枕平卧位，局麻下右颈内静脉或锁骨下静脉穿刺行中心静脉置管，导管主腔接三通后分别接温度传感器测温和接换能器测压；左股动脉穿刺成功后置入双腔股动脉热稀释导管，一腔连接带PiCCO模块的监护仪测量动脉血温，另一腔接换能器测量动脉压。

3. 参数的测量　从中心静脉端单次注入一定量冷水，通过肺热稀释技术，得出一些基本参数；通过3次温度稀释心排血量测定，校正脉搏轮廓心排血量；通过脉搏轮廓心排血量技术，得出一系列具有特殊意义的重要临床参数。

4. PiCCO系统测定的准确性　经大量实验与临床研究证实PiCCO所显示的数据，与Fick氏氧量法，肺动脉导管的冷与加温、染料稀释心排血量及超声多普勒法相比较，其准确度、精确度、重复性、敏感度、临床应用的有效性方面，均显示高度相关。

5. 注意事项　由于ITBV等参数测定依赖单一温度稀释技术获得，其准确性易受外源性液体、指示剂注射不当、心内分流、温度额外丢失、体温变差过大、非规范的注射部位、主动脉瓣关闭不全、心包填塞等因素的不同程度的影响。在给左心室功能减退伴有中度容量不足的患者补充液体时，发现ITBV和GEDV不如PAOP、CVP敏感，其机制可能与左心室功能减退患者心腔多有扩大和顺应性降低、腔径变化不如压力变化明显有关，因此仍应注重使用充盈压监测。

【PiCCO的参数及意义】

归纳后分为以下几类：①心脏前负荷指标：心脏舒张末期总容积量（GEDV）、胸腔内血容量（ITBV）、脉压变异（PPV）、每搏量变异（SVV）；②心脏后负荷指标：心输出量（CO）、每搏量（SV）、血管外周阻力（SVR）；③心脏收缩功能指标：心功能指数（CFI）；④肺水指标：血管外肺水（EVLW）、肺血管通透性指数（PVPI）。

1. 心排血量/心脏指数（CO/CI）　注一次冰水就可以显示两者的精确数值；以后仅需6～8小时校正一次就可以连续显示。

2. 胸腔内总血容积（ITBV）　是心脏源4个腔室的容积和肺血管内的血液容量，参考值为850～1000ml/m²。它是较肺毛细血管楔压和CVP更好的心脏前负荷指标，其数值过高提示血容量过多，数值过低提示血容量不足。

3. 心脏舒张末总容积量（global end diastolic volume，GEDV）　为PiCCO特有的参数，是舒张末期时心脏四个腔室的总容积，参考值680～800ml/m²。小于低值为前负荷不足，大于高值为前负荷过重，是一个描述前负荷较准确的非连续性指标，Sakka S.G.等的研究显示该指标预测血容量具有准确性和可行性的特点。它不受导管位置、呼气末正压、心肌收缩力及顺应性影响，这就注定GEDV比静脉压在前负荷的预测方面更具代表性。液体复苏是ICU患者特别是休克患者的基础治疗，通过观察全心舒张末期容积指数的变化可以预测容量负荷的反应性。

通过 PiCCO 监测 GEDV 指导治疗可缩短和减少血管加压素、儿茶酚胺、机械通气时间，并可减少心脏手术的患者在 ICU 的住院时间。

4. 血管外肺水（EVLW） 指肺组织内分布于肺血管外的液体，主要由细胞内液体、肺间质液体、肺泡内液体三部分组成，参考值为 3.0 ～ 7.0ml/kg。它回答了肺内有多少"水"这个问题，与肺水肿密切相关。在 ICU 中各种类型的休克患者中，可根据肺水量的不同，采取扩容或者利尿的不同治疗手段，同时也是一个预测死亡率的指标。Sakka 等的研究证明，重症患者若 EVLW＞15ml/kg 时死亡率为 65%，EVLW＜10ml/kg 时死亡率则下降至 33%。同时，EVLW 也为临床提供新的管理策略，严重脓毒血症和脓毒性休克的主要血流动力学改变是体循环阻力下降，心排血量增加或者正常，肺循环阻力增加，有效循环血量不足，导致组织灌注不足，氧供氧耗呈病理性依赖。其主要原因是全身炎症反应综合征和代偿性抗炎反应综合征失控并进一步发展造成体循环血管扩张，血管床容量增加，导致相对性容量不足；同时在各种细胞因子和炎症介质的作用下，毛细血管通透性增加，血管内液体渗漏至第三间隙和组织，心功能受到抑制，而机体代谢率增高。基于以上发病机制，对于脓毒性休克患者监测血管外肺水的意义就更大。在急性呼吸窘迫综合征（ARDS）方面，PiCCO 也可提供有价值的诊断及疗效信息，并可通过 EVLW 情况合理管理液体和指导血管活性药物的应用。在预后方面，任何降低 EVLW 的方法都很有可能缩短患者机械通气的时间和住在 ICU 的时间，并且减少可能的并发症（肺炎、气胸等）。

5. 每搏排血量变异率（SVV） 是反映容积相关的血流动力学参数，参考值≤10%。通过 Frank-Starling 曲线判断增加液体量是否会导致心搏出量的增加，从而判断脓毒性休克患者的液体反应性，SVV 反映了心脏因机械通气导致的前负荷周期性变化的敏感性，可用于预测扩容治疗对每搏量的提高程度，从而指导补液的速度及补液量。

6. 全心射血分数/心功能指数（GEF/CFI） GEF：主要依靠左右心室的收缩力来决定并用于判断左右心室的功能失常。GEF 来源于在舒张末期（GEDV）四个每搏输出量的比率。CFI：代表了心排血量与全心舒张末期容积的比率。

7. dPmx 是 $\triangle P/ \triangle t_{max}$ 的缩写。它表明在收缩期左心室压力上升的速度。它是左心室收缩力的近似值。除了 CFI，dPmx 也可以用于指导正性肌力和血管活性药物的临床应用（表 5-2）。

表 5-2　PiCCO 血流动力学正常参考范围值

参数	正常值	单位
CI	3.0～5.0	L/（min·m²）
ITBVI	850～1000	ml/m²
EVLWI	3.0～7.0	ml/kg
CFI	4.5～6.5	L/min
CVP	2～10	mmHg
MAP	70～90	mmHg
SVRI	1200～2000	（dyn·s）/cm²
SVI	40～60	ml/m²
SVV	≤10	%

【临床应用技术优势与现状】

PiCCO 监测血流动力学具有以下一些优点：①使用方便。不需要应用漂浮导管，只用一根中心静脉和动脉通道，就能提供多种特定数据如 CCO、SV、SVV、SVR、CO、ITBV、EVLW、CFI 等，同时反映肺水肿的情况和患者循环功能情况。②将单次心排血量测定发展为以脉波的每搏心输出量为基准的连续心排血量监测，其反应时间快速而直观，确实为临床能及时地将多种血流动力学数据进行相关比较和综合判断，提供了很大方便。③EVLW 比 PAWP 在监测肺水肿的发生与程度方面有一定准确与合理性。④成人及小儿均可采用，使用方便、持续时间较长，及时准确指导治疗，减缩了患者住院时间与花费。⑤PiCCO 操作简单，损伤小，避免了肺动脉导管的损伤与危险。

尽管 PiCCO 监测技术结合了热稀释法和脉搏轮廓分析，但测量 CO 仍存在一定的局限性。例如，在肺切除术中（特别单侧肺全切），计算 EVLW 是基于 ITBV＝1.25×GEDV。肺切除后由于心肺热容积比例发生改变，导致 ITBV 估计值过高，EVLW 估计值则偏低。另外热稀释法在有心脏瓣膜病及先天性心脏病中测量，由于指示剂的转运异常，可导致 CO 测量误差。此外，肺栓塞、低体温、单肺通气时缺氧性肺血管收缩（HPV）、快速性心律失常、大动脉顺应性等因素均可能导致测量误差，目前尚缺乏足够临床资料去论证这些问题。

【PiCCO 的护理要点】

1. 术前准备　向患者及家属做好解释工作，取得配合；备好用物：PiCCO 套件、动脉导管、中心静脉留置导管、监护仪等。

2. 术中配合

（1）配合医生进行穿刺部位消毒及插管等操作。

（2）在操作过程中密切观察监护仪参数和波形的改变，注意患者神志、面色、生命体征等的变化，并做好记录。

3. 术后护理

（1）换能器调零：置管完成后股动脉换能器和中心静脉换能器分别调零；为提高中心静脉压（CVP）和动脉压力监测的准确性，减少因体位、输液、抽血等因素的干扰，监测过程一般每隔 8 小时调零。

调零方法见 CVP 和有创血压监测的调零方法。

（2）PiCCO 定标：PiCCO 监测前行 PiCCO 定标，即心输出量（CO）定标。定标前中心静脉停止输液 30s 以上，经中心静脉内快速注射（4s 内匀速输入）＜8℃盐水 10～15ml，动脉导管尖端的热敏电阻测量温度下降的变化曲线，通过分析热稀释曲线，自动计算得出 CO。重复上述操作三次取平均值，得出 PiCCO 定标，如有病情变化或数值突然变化须重做 PiCCO 定标。病情稳定后 PiCCO 定标每 8 小时 1 次，避免反复频繁测定，增加心脏负荷；测量过程勿触摸中心静脉的温度传感器和导管，避免手温影响测量准确性；避免从中心静脉注入血管活性药。

（3）PiCCO 导管护理：穿刺成功后，记录导管置入的长度，妥善固定，密切观察管路连接处装置有无松动、脱出及血液反流现象，保证三通、管路及换能器等连接牢固。监测期间应用加压袋，压力保持在 300mmHg。持续给予肝素盐水冲洗管道，保持管道通畅，每班校零点 1 次，每小时手动冲洗 1 次，观察动脉插管内有无回血，压力表的指针是否在绿区。同时注意观察皮肤黏膜、穿刺伤口、胃肠道及颅内有无出血倾向。每天更换连接导管，每周更换敷料，注意无菌操作，防止感染；观察穿刺点有无红肿、渗出、硬结；妥善固定导管，防止脱落；保持管道通畅无空气，持续肝素冲洗 1～2U/h；对已经堵塞的管道，不能推注冲洗，应立即通知医生并更换管道；动脉穿刺侧肢体适当制动，注意观察肢体皮肤温度、动脉搏动、肢体活动度情况。在患者病情稳定，导管完成检查和治疗目的后及时拔除，拔管后按压创口 15～30 分钟，并用无菌敷料覆盖，加压包扎，可用 1.0～1.5kg 沙袋压 6～8 小时。若患者出现高热、寒战等表现，应立即拔除导管，并做导管血培养及外周血培养。观察有无 PiCCO 导管并发症的发生。与导管相连接的输液器、延长管、三通、肝素帽等要每 24 小时更换 1 次，有污染或有回血需随时更换。翻身时要避免导管移位或滑脱，应有专人固定导管后再行翻身。

（4）穿刺侧肢体的护理：患者穿刺的肢体应保持伸直，避免弯曲，注意观察肢体皮肤的温度、足背动脉搏动和肢体活动度的情况，定时测量双下肢腿围，并注意观察置管侧肢体有无肿胀，定时给予按摩或使用肢体加压治疗，促进血液循环，防止静脉血栓形成。如发现肌肉痉挛、颜色苍白、变凉、足背动脉搏动消失等，说明有栓塞的危险，应立即通知医生处理。

（5）病情观察：严密观察患者意识、体温、脉搏、呼吸、血压、血氧饱和度及心电监护的变化并记录。随时观察监护仪上各种数值及中心静脉压（CVP）和股动脉压力波形变化，发现异常迅速查明原因并及时通知医生处理。PiCCO 监测的准确性除了校正外，很大程度上有赖于较好的、正常的动脉脉搏波形监测。如果动脉波形探测上有误，就会造成波形分析错误，导致治疗上出现偏差。持续监测 CO、CI、每搏量（SV）、SVR、ITBV、EVLW、CVP 等变化，由监测结果来决定输液速度、输液量及输液种类，并调整血管活性药物的使用剂量。遵医嘱输入晶体溶液和胶体溶液，严格记录 24 小时出入量。留置导尿管，严格记录每小时尿量及尿比重，尿量是反映肾脏灌流及全身容量是否足够的敏感指标。

案例分析 5-4

1. PiCCO 监测的指征　该患者血压 88/26mmHg，脉搏：119 次/分，为休克患者，需要进行 PiCCO 监测，获取心输出量等血流动力学参数进行指导治疗。

2. 护理措施　术前准备、术中配合及术后的监测护理。术后护理包括换能器调零、PiCCO 定标、PiCCO 导管护理和穿刺侧肢体的护理。

（迟秀文　吴丽娟）

第六章 重症血液净化技术

【目标要求】

掌握：血液净化溶质清除的原理，常见的血液净化形式，重症患者血液净化的护理。

熟悉：血液净化在 ICU 的选择和应用。

了解：肾脏的生理功能。

第一节 血液净化技术基础

【血液净化技术基础】

机体因为各种原因引起尿液不能生成，导致体内毒素不能及时排出体外，从而引起身体各种生理功能出现异常，这就需要通过各种血液净化技术来进行弥补。

血液净化是指应用某种方法将患者血液引出，通过某些净化装置去除其中的致病物质，从而达到治疗疾病的目的。血液净化的原理主要是弥散、对流和吸附。

1. 弥散 是清除溶质的主要作用机制，指溶质依靠浓度梯度差，从浓度高的一侧流向浓度低的一侧进行转运。尽可能地维持血液与透析液之间的浓度梯度差才能使弥散作用最大限度地发挥。这就要求在透析器内不断地补充未经透析的血液和新鲜的透析液，以保持最大的浓度梯度差。

2. 对流 是指溶质伴随溶剂一起通过半透膜的转运。溶质随溶液移动的方向通过半透膜，是摩擦力作用的结果。不受溶质分子量和其浓度梯度差的影响，跨膜的动力来自膜两侧的静水压差，即所谓溶质牵引作用。

3. 吸附 是通过正负电荷的相互作用和透析膜表面的亲水性基团选择性地吸附血液中某些异常升高的蛋白质、毒物及药物。清除体内致病物质，达到治疗的目的。

第二节 血液净化技术

血液净化技术主要包括连续性肾脏替代治疗、血液透析、血液滤过、血液透析滤过、血浆置换、血浆吸附、血液灌流、腹膜透析等。这里主要讲在 ICU 应用比较频繁的几种血液净化技术。

【连续性肾脏替代治疗】

> **引导案例 6-1**
>
> 患者男，64 岁，因"突发性上腹部疼痛伴恶心呕吐 2 天"入院，诊断"腹痛查因：上消化道穿孔？"。查体：血压 103/61mmHg，心率 106 次/分，呼吸 24 次/分。入院后两小时患者血压呈进行性下降，最低 79/43 mmHg，呼吸浅促，行急诊手术剖腹探查。术中发现胃底穿孔，腹腔清出大量胃内容物，术后考虑病情危重转入 ICU。转入时呈休克状态，予紧急补液、小剂量血管活性药物维持血压等对症处理。术后 2 小时持续无尿，考虑感染性休克导致急性肾衰竭，予置入血液透析导管后行连续性肾脏替代治疗。
>
> **问题：**
> 1. 连续性肾脏替代治疗的适应证有哪些？
> 2. 这个患者应用连续性肾脏替代治疗的目的是什么？

连续性肾脏替代治疗（continuous renal replacement therapy，CRRT）是指所有连续、缓慢清除水分和溶质的治疗方式总称。临床上根据患者病情不同，其治疗目的也由常规的替代功能受损的肾脏扩展到急危重症患者的抢救，目前已成为各种急危重症患者救治的重要支持措施之一。

CRRT 是一组体外血液净化的技术，主要包括：连续性静-静脉血滤过（continuous venovenous hemofiltration，CVVH），连续性静脉-静脉血液透析滤过（continuous venovenous hemodiafiltration，CVVHF）、连续性静脉-静脉血液透析（continuous venovenous hemodialysis，CVVHD）、连续性血浆滤过吸附（continuous plasma fitration adsorption，CPFA）等。临床上 CRRT 联合其他几种血液净化技术对急危重症患者进行救治，大大提升了抢救成功率。其适应证包括：

1. 肾性适应证 急、慢性肾衰竭时的肾脏替代治疗；急危重症患者发生急性肾衰竭合并少尿；无尿；高钾血症（$K^+ > 6.5mmol/L$）；重度低钠/高钠血症；重度酸中毒；器官水肿（尤其是肺水肿）；尿毒性脑病；尿毒性心包炎；尿毒性神经病变/心肌病变可开始行 CRRT 治疗。及时对上述患者进行 CRRT 治疗可明显降低患者死亡率，并缩减住院时间。

2. 非肾性适应证 CRRT 能有效清除体内炎性介质及其他内源性毒性溶质，现已被广泛应用于许多非肾衰竭疾病的治疗。

（1）全身炎症反应综合征或全身性感染：是 CRRT 最常见的非肾性适应证，血液滤过可以从循环中清除炎性介质，包括细胞因子、补体激活产物、花生四烯酸代谢产物等，从而抑制全身炎症反应，同时保留对机体有益的局部炎症反应。炎性介质清除的另一重要机制是血滤膜对炎性介质的吸附作用。

（2）急性呼吸窘迫综合征（ARDS）：CRRT 不但可以清除炎性介质，还可以通过超滤作用清除体内多余的水分以减少血管外积水；同时，CRRT 治疗时的低体温可以减少二氧化碳的产生。但由于 CRRT 进行超滤时可能会减少心输出量，所以治疗时应密切监测血流动力学指标。

（3）心肺转流术中与术后：进行心肺转流后，血液稀释、液体负荷过重及炎性反应的激活，都会导致组织水肿与心、肺功能不良，应用缓慢持续超滤（SCUF）或持续血液滤过（CVVH）治疗，清除液体负荷与激活的炎性介质，从而可以减轻组织水肿，减少失血，增强左心室舒缩功能，降低肺血管阻力，改善氧合。

（4）充血性心力衰竭：应用缓慢持续超滤（SCUF）或持续血液滤过（CVVH）可有效地清除水、钠负荷。

（5）肝功能衰竭与肝移植术后的替代治疗：持续性血液滤过（CVVH）与血浆置换（PE）联合应用是非生物型人工肝的主要治疗模式。

（6）严重的水、电解质、酸碱失衡：CRRT 具有非常强大的溶质清除力，由于置换液流速可达 2～4L/h，即使再顽固的水、电解质、酸碱失衡，都能迅速地得到纠正。

（7）挤压综合征与横纹肌溶解综合征：肌红蛋白大量进入血液循环后会导致急性肾衰竭，可以应用持续血液滤过（CVVH）或血浆置换（PE）以对流方式清除循环中的肌红蛋白。充分的液体复苏结合尿液碱化是治疗的主要方法。

（8）药物过量：CRRT 对药物的清除效率与下列因素有关。①药物在血浆中的浓度；②药物的亲水性；③药物的蛋白结合率。

（9）高热：对重症感染，中枢神经性或体温调节机制紊乱导致的高热，传统降温方法不能奏效者，可通过调节机器对透析液或置换液温度调节进行 CRRT 治疗。

案例分析 6-1
1. 连续性肾脏替代治疗的适应证：肾性适应证和非肾性适应证。
2. 该患者肾脏替代治疗的目的是替代急性损伤的肾功能。

【血液灌流】

血液灌流是指把患者的血液通过机器引出体外，经过灌流器的吸附剂吸附和清除外源性与内源性毒物，达到净化血液的目的。血液灌流与 CRRT 联合使用，既有吸附作用，又能调节水、电解质、酸碱平衡，明显地提高了患者的治疗质量。

血液灌流中的吸附剂的种类主要有活性炭和树脂两种。临床上根据不同疾病的患者选择不同的灌流器，使特定的毒物能尽快吸收，保证患者安全。

血液灌流最常用于药物或者毒物中毒，也可用于尿毒症、肝昏迷、免疫性疾病感染性疾病等的治疗。其适应证包括：

1. 药物或毒物中毒　在以下几种情况下，及时行血液灌流将为急危重症患者的抢救赢得时间：①血浆药物浓度已达到致死浓度者；②药物或毒物有继续再吸收；③严重中毒经内科治疗无效者；④长时间昏迷伴有肺炎患者；⑤有肝脏、心脏、肾脏功能不全致排泄药物能力降低者；⑥具有代谢延迟效应的毒物中毒，如乙二醇和百草枯中毒等。

有一些药物或者毒物因为作用迅速如氰化物、不可逆的药物作用、药物的分布容积大、药物代谢清除率超过血液灌流清除率及没有严重毒性的药物不适合使用血液灌流。需要注意的是，血液灌流只能清除毒物，减少毒物在体内的量，不能纠正毒物引起的病理生理改变，与解毒药物的作用机制完全不同，所以在行血液灌流的同时，必须应用解毒药物对症处理，争取抢救成功率。

2. 尿毒症　血液灌流清除尿酸、肌酐和中分子物质等有较好的作用，但对尿素的清除却很差，而且对水电解质、酸碱紊乱等无作用，因此不宜单独作为尿毒症的常规治疗方法。联合 CRRT 能有效地清除尿酸、肌酐和中分子物质，又可以纠正水电解质和酸碱失衡。

【血浆置换】

血浆置换（图 6-1）是一种用来清除血液中大分子物质的血液净化疗法。其基本过程是将患者血液经血泵引出，经过血浆分离器，分离血浆和细胞成分，去除致病血浆或选择性地去除血浆中的某些致病因子，然后将细胞成分、净化后血浆及所需补充的置换液输回体内。其原理就是通过有效地分离置换方法迅速地从血液中去除病理血浆或血浆中的病理成分（如自身抗体、免疫复合物、副蛋白、高黏滞物质和蛋白质结合的毒物等），同时将细胞成分和等量的血浆替代品输回体内，从而治疗一般疗法无效的多种疾病。血浆置换中血浆的分离方法总体上可分为膜式滤过和离心式分离两种，前者较后者简便，是目前较常采用的方法。其适应证包括：

1. 各种原因引起的中毒　如毒蘑菇中毒、毒蕈碱中毒、有机磷农药中毒、急性药物中毒、毒鼠强中毒、急性重金属中毒（如砷化氢中毒）、毒蛇咬伤中毒及食物中毒等。只要临床诊断明确，就应尽快行血浆置换，以便迅速清除患者体内的毒素。不论毒素是与蛋白质、血脂结合，还是溶解在患者的血浆中，血浆置换都可以直接将毒素清除，尤其是与蛋白质、血脂结合的毒素，效果更佳。

2. 肾脏疾病　如肺出血肾炎综合征、狼疮性肾炎、紫癜性肾炎、IgA 肾病、膜增殖性肾炎及移植肾的急性排斥反应。上述疾病在用激素或其他免疫抑制剂不能完全控制时，可采用血浆置换治疗，能很好改善临床症状，保护肾功能。

3. 自身免疫性疾病（俗称风湿性疾病）　如系统性红斑狼疮、结节性多动脉炎、皮肌炎、类风湿关节炎等。这类患者体内大多存在自身抗体和免疫复合物。该疗法能去除各种自身抗体和免疫复合物。尤其是患病早期，患者体内存在大

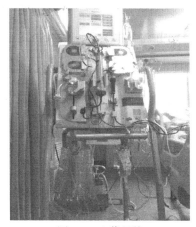

图 6-1　血浆置换

量抗体，但尚未引起组织、器官损伤时，应尽早进行血浆置换，以减少组织、器官的损伤，改善症状。对那些用激素和免疫抑制剂效果不好且危及生命的重症患者，血浆置换与免疫抑制剂（如环磷酰胺）合用，可控制病情发展，改善症状。

4. 血液系统疾病　如自身免疫性溶血性贫血、溶血性尿毒症综合征等。可迅速清除患者体内的抗红细胞抗体，减轻溶血的发生；是目前抢救血栓性血小板减少性紫癜最有效的方法，它可以迅速清除患者体内的微小血栓，挽救患者的生命。可清除高黏血综合征患者体内多余的蛋白质和血脂，改善症状。

5. 神经系统疾病　如重症肌无力、多发性神经根炎、系统性红斑狼疮的神经系统损害和多发性硬化等。可迅速去除血浆中的有害物质，使神经组织的损害降至最低限度，从而使患者快速脱离危险。

6. 急、慢性肝功能衰竭　如暴发性病毒性肝炎、药物中毒性肝损害、肝昏迷等。可迅速清除体内因肝功能异常而积蓄的代谢废物，缓解病情。

7. 家族性高胆固醇血症　可排出患者体内过多的胆固醇，抑制动脉粥样硬化的发展。

8. 甲状腺危象　可清除体内过多的激素，并供给与甲状腺激素自由结合的血浆蛋白质，稳定病情。

9. 血友病抑制物　对输注Ⅷ因子无效的甲型血友病患者，可快速清除抗Ⅷ因子抗体，达到止血的目的。不仅如此，还可将健康新鲜的血浆置换入患者体内，减轻血友病患者出血症状。

【血浆吸附】

血浆吸附是指血液引出后首先进入血浆分离器将血液的有形成分（血细胞、血小板）与血浆分离，有形成分输回体内，血浆再进入吸附器进行吸附清除其中某些特定的物质，吸附后血浆回输进患者体内，分为分子筛吸附和免疫吸附两大类。其适应证包括：

1. 肾脏和风湿免疫系统疾病　如系统性红斑狼疮和狼疮性肾炎、抗肾小球基底膜病、Wegener 肉芽肿、新月体肾炎、局灶节段性肾小球硬化、溶血性尿毒症综合征、免疫性肝病、脂蛋白肾病、类风湿关节炎、单克隆丙种球蛋白血症、抗磷脂抗体综合征等。

2. 神经系统疾病　如重症肌无力、Guillain-Barrè 综合征等。

3. 血液系统疾病　如特发性血小板减少性紫癜、血栓性血小板减少性紫癜、血友病等。

4. 血脂代谢紊乱　如严重的家族性高胆固醇血症、高三酰甘油血症等。

5. 肝衰竭重症肝炎、严重肝衰竭尤其是合并高胆红素血症患者等。

6. 器官移植排斥　如肾移植和肝移植排斥反应、移植后超敏反应等。

7. 重症药物或毒物的中毒　对高脂溶性而且易与蛋白结合的药物或毒物，可选择血浆灌注吸附，或与血液透析联合治疗效果更佳。

8. 其他疾病　如扩张性心肌病、α2 微球蛋白相关淀粉样变、甲状腺功能亢进等。

第三节　危重症患者血液净化的护理

随着医学科学技术的迅猛发展，血液净化技术早已超出治疗急、慢性肾衰竭的范畴，已成为治疗和抢救各种多脏器功能衰竭、休克、自身免疫性疾病、急性药物和毒物中毒、复杂的水电解质平衡紊乱等危重症的有效救治方法。

进行血液净化治疗的危重症患者中，大部分存在多器官功能障碍综合征（MODS），除了积极治疗原发病以外，对这类患者的护理显得至关重要。

【血管通路的护理】

在应用血液净化技术抢救危重症患者中，建立一条有效的血管通路是保证血液净化治疗顺利进行的前提，血管通路是血液透析患者的生命线。血管通路途径主要分为临时性途径和永久性途径两大类。永久性途径指动脉和静脉在皮下吻合制成，即内瘘。动静脉内瘘是维持血液透析患者的最佳血管通路。但在大多数临床救治中，只能立即建立临时性血管通路。

1. 临时性血管通路的适应证　所有需临时性血液净化治疗的急危重症患者均适应。包括已行内瘘术但尚未成熟需紧急行血液净化治疗的慢性肾衰竭者，各种因病导致急性肾衰竭者及急性中毒、感染性休克的患者等。

2. 临时性血管通路的护理　临时性血管通路包括动静脉直接穿刺、动静脉外瘘及临时性中心静脉导管（包括股静脉、颈内静脉、锁骨下静脉插管）。连续性血液净化治疗常用的血管通路为临时性中心静脉插管，下面主要介绍中心静脉插管的护理。

（1）术前评估及准备：置管前，应评估患者生命体征及病情，做好患者与家属的心理护理，介绍插管的目的、方法。消除患者紧张与焦虑心理，取得患者和家属的配合与支持。按规定签署知情同意书。

准备物品：根据患者情况选择大小合适的透析用单针双腔置管、消毒用品、麻醉用药（如2%利多卡因）、无菌手套、固定用敷料等。

穿刺时体位要求：①颈内静脉穿刺置管。协助患者取平卧位，面部转向穿刺对侧，头部略偏向术者，减少颈内静脉与锁骨下静脉的夹角。另外，在两肩胛骨之间置放一小枕，使双肩下垂锁骨中段抬高，使锁骨下静脉与肺尖分开。②锁骨下静脉穿刺置管。一般选择右侧骨下静脉，因右侧静脉较直，胸膜位置低于左侧，穿刺较安全。患者体位要求同前。③股静脉穿刺置管。协助患者取仰卧位，穿刺侧膝关节弯曲，大腿外旋外展，充分显露股三角。

（2）中心静脉置管的常规护理：每次治疗前均应检查导管是否固定在位、缝针有否脱落、插入深度是否改变及局部有无渗血、红肿等。对烦躁不配合的患者可给予镇静剂，以防止非计划性拔管。

严格无菌技术操作，每天更换穿刺口敷料，如为密闭性透明薄膜敷料可3天更换一次，如有污染、渗血或松脱则随时更换。导管各接口处用无菌纱块、无菌棉垫或无菌治疗巾覆盖，并每天消毒更换。

每次接管治疗或断开管路前均应夹闭静脉导管，用消毒液严格消毒接口，然后连接治疗管路或用无菌肝素锁封管。

保持导管通畅，置管后和每次封管前先用10～20ml无菌生理盐水冲洗管腔，尽量冲干净管路中的血液，然后根据管路上所标的管腔容量选择肝素量，正压封管。

（3）常见并发症的预防与护理

1）感染：严格按无菌原则进行操作。如果置管处局部发红、变硬、化脓，患者发热体温超过38℃而未找到其他发热原因时，立即拔除导管，并留取导管头做细菌培养。

2）出血：由于应用血液净化治疗过程中，会消耗患者的血小板，且体外循环应用抗凝剂，治疗后置管处容易出现渗血。有少量渗血的可轻压局部，同时可用冰袋冷敷，必要时拔管止血。有血肿形成者要严密观察血肿的情况并记录，颈内静脉置管用沙袋压迫时，应注意防止压迫到气道。

3）血栓形成：由于留置导管时间长、患者高凝状态使用肝素不足或管路扭曲等原因均可导致导管内血栓形成。应随时观察与预防，如在抽吸时出现血流不畅切忌强行向导管内推注液体，以免血块脱落导致栓塞。如有血栓形成要及时通知医生，做好交班并记录，抬高患肢、制动，防止血栓脱落，观察患肢的肿胀程度及血运情况。

4）空气栓塞：每次治疗前后或换药后应夹紧动、静脉导管上的夹子。

【肝素的使用方法与护理观察】

血液净化过程合理、充分的抗凝是保证血液净化治疗能顺利进行的必要条件。应根据患者的凝血功能，选择合适的抗凝方法和抗凝剂，尤其在危重症患者的治疗中，既要保证抗凝充分，又要避免出血或原有出血症状加重。护士必须进行全面监测，掌握肝素的配置及针对使用方法。不同的抗凝技术有不同的使用方法、剂量及不良反应。

1. 常规肝素抗凝技术及护理

（1）配置：临床上常用的每支 2ml 的肝素溶液中含肝素 12 500U。为方便计算和使用，一般把肝素稀释成 1000U/ml。配置时必须由 2 人严格核对，配置后必须写明日期、时间、剂量，并由配置者签字。

（2）使用方法

1）预充法：治疗前按常规用肝素生理盐水 500～3000ml（不同厂家的仪器有不同的要求）充透析器和血路管。预充时尽可能排出滤器中的小气泡，并循环浸泡 15～20 分钟，高凝状态患者可适当延长浸泡时间，使肝素吸附在滤器膜上，滤器对肝素的吸附可很快达到饱和，一定程度上防止了膜上血块的形成。

2）间断给药法：临床上常用低分子肝素钠作为血液净化患者的抗凝剂，血液净化开始时由动脉端注射 0.2～0.4ml 低分子肝素钠注射液，之后每 6 小时或每 8 小时追加 0.2ml。值得注意的是，每次注射低分子肝素钠之前，必须停止治疗，只让血泵运转，防止低分子肝素钠被过滤，从而达不到抗凝作用。

3）持续给药法：肝素持续给药能维持血液中稳定的肝素浓度，达到较好的抗凝目的。使用此法应定时监测有关凝血检验指标，并酌情调整剂量，使凝血指标维持在目标范围。一般分三步进行：①体内首剂肝素：于开始前 5～15 分钟从静脉端一次推注，按 50～100U/kg 的常规剂量或根据病情增减肝素用量。②追加肝素：肝素按 500～1000U/h 的速度从动脉管路上的肝素管路端，由肝素泵持续输注。③停用肝素：结束前 30～60 分钟，停止使用肝素。

由于在持续给药治疗过程中，有时未达到治疗目标时因各种原因造成管路、滤器堵塞，这时不能按计划使用肝素，造成患者存在出血的危险，所以持续给药法在临床上较少使用。

（3）护理要点

1）治疗前准备：血液净化前要详细评估患者是否存在出血倾向或出血现象，仔细查看患者前一次净化治疗的记录单及病历记录，查看是否有外伤、手术、内出血及最近的血常规报告等。遵医嘱使用肝素前必须双人查对，防止因配置错误引起出血或血液凝固。

2）治疗中的观察和护理：①应密切观察患者生命体征，特别是血压、心率、意识的变化，如发现患者生命体征改变、有新的出血倾向，应立即停用肝素，遵医嘱处理。同时动态监测部分凝血指标：全血凝血时间（WBCT）、活化凝血时间（ACT）、活化部分凝血活酶时间（APTT）。②严密观察肝素泵是否持续输入肝素，观察肝素管路是否通畅，防止因追加肝素未起作用而使管路、滤器凝血。③严密观察滤器管路及滤器内血液的性状。如血液颜色变深、变暗，滤器中出现"黑线"，滤器管路的动静脉滤网中、滤器帽端出现小凝块，均反映出肝素用量不足；透析器及管路有凝血，需要追加肝素。④严密观察机器的动、静脉压及跨膜压。动、静脉压是通过压力传感器直接反映出来的压力，而跨膜压则是机器通过各种数据计算出来的压力。滤器两端的压力变化可反映出血液凝固堵塞的位置，当压力值接近峰值时（每款机器压力范围不同，根据实际情况具体处理），应尽快回血结束治疗，防止损失患者的血液。⑤应保证患者的血流量为160～250ml/min。当管路有抽吸现象时，应查明原因及时处理，防止血泵停止，引起管路凝血。

3）治疗后的护理：由于肝素半衰期较长，治疗结束后仍有凝血障碍，应避免患者出现外伤。如果患者存在潜在出血倾向，应立即报告医生并协助处理；如患者需行外科手术，应在治疗后

24 小时进行，避免因残留肝素引起手术部位凝血障碍，影响患者康复。

2. 无肝素技术及维护　血液净化治疗过程中使用抗凝剂是防止循环管路的凝血，但在高危出血倾向或严禁使用抗凝剂的患者中，需采用无抗凝剂治疗，也称无肝素透析。

（1）透析前的准备：保证血管通路有充足的血流量，防止采血不良引起血泵停止，从而引起凝血。

滤器和管路用常规肝素生理盐水充分浸泡并循环 30 分钟以上。重复使用的透析器经过洗涤液洗涤后，容易附着纤维素，所以最好选择一次性滤器。

选择生物相容性好的合成膜可以减少滤器凝血。

（2）护理要点：用生理盐水将滤器里的肝素生理盐水彻底冲洗出来后按常规引血。上机后在患者生命体征稳定的情况下，尽可能设置高血流量，一般血流量应为 250～300ml/min。连续性血液净化治疗时采用前稀释法。

应用生理盐水定时冲洗管路和滤器，冲洗时注意观察透析器及管路是否有血凝块，是否有纤维素堵塞中空纤维或黏附在透析器膜的表面。应根据冲洗生理盐水的量，调整机器脱水量，以维持机体血容量平衡。

无肝素血液净化治疗时，不应在透析管路上输血和输注脂肪乳。

【连续性肾脏替代治疗的临床监测与护理】

在应用 CRRT 治疗重症患者过程中，护士的严密监护是 CRRT 治疗成功的关键。

1. CRRT 机器的压力监测　CRRT 是一种体外循环技术，保证体外循环的安全及连续运转才能完成此项技术。CRRT 临床监测与护理可及早发现和处理体外循环中出现的问题，以及观察治疗对患者的影响，从而保证治疗的安全性和连续性。现代化 CRRT 机器都具有完整的压力监测装置，护士需连续观察和记录这些压力值的变化，通过这些压力变化来监测体外循环的运行情况。

可直接监测的压力包括动脉压（PA）、滤器前压（PBF）、静脉压（PV）、超滤液测压（PF）。通过这些压力值可计算一些压力参数，包括滤器压力差（PFD）、跨膜压（TMP）。

动脉压（PA）为血泵前的压力，由血泵转动后抽吸产生，一般此压力值为负值，主要监测是否存在采血不良。

滤器前压（PBF）是体外循环压力最高处，其压力大小与采血流量、滤器内阻力及血管通路静脉端阻力有关，如进行性升高，则需警惕发生管路和滤器凝血的发生。

静脉压（PV）指血液流回体内的压力，是反映静脉入口通畅与否的指标。一般为正值。

超滤液测压（PF）又称废液压。此压力大小与脱水速度、滤器通透性有关，一般情况下为正压。

滤器压力差（PFD）是 PBF 与 PV 之差。压力高低与滤器阻力及血液流量有关。血流量越大，PFD 越高。在血流量不变的情况下，PFD 的变化反映了滤器凝血情况。

跨膜压（TMP）为计算值。此压力为血泵对血流的挤压作用及超滤液泵的抽吸作用之和。TMP 过大，可检查设定的超滤量是否过大超过滤器的性能；亦可反应滤器内凝血情况。以公式表示：$TMP = (PBF + PV/2) - PF$。

2. 对 CRRT 机器报警及参数变化的处理　机器报警有两种：一种报警令液体泵停止工作而血泵继续运转；另一种报警则让血泵及液体泵都停止。前者导致治疗的中断，而后者则导致体外循环的中断。因此，报警需及时处理，特别是后一种报警，会加重体外循环的凝血。要及时分析引起报警的原因，准确采取相应处理措施。

CRRT 治疗中常见报警与原因如下。

空气报警：原因多方面，可检查管路安装是否正确，各连接处是否紧密；检查静脉壶液面是否过低，静脉壶内是否有气泡或杂质等。

动脉压报警：检查血管通路是否为动脉管扭曲引起采血不良或患者血容量不足引起。

滤器前压力报警：提示滤器阻力增大，如果血流量及静脉压变化不大，应考虑滤器出现凝血。

静脉压报警：各种原因引起的管路扭曲或静脉壶内凝血都可引起静脉压力过高；当管路断开或密闭性不佳、滤器与静脉压监测点之间管路受阻则会引起静脉压过低，而出现报警。

跨膜压报警：主要考虑滤器凝血，设置超滤量过大、血流量过低、滤液管扭曲或处于夹闭状态均会引起跨膜压报警。

漏血报警：滤器破膜引起的漏血报警应及时更换滤器，有时会出现假报警，如废液壶光洁度不够，探测器污染，超滤液混浊，患者胆红素高或服用利福平等。

平衡报警：所有导致置换液或废液袋不能正常称重的情况都会引起平衡报警。

3. CRRT 治疗中患者生命体征的监护　CRRT 所救治的患者多属急危重症，病情变化快且发展迅速，在治疗中要求护士有较强的责任心和较高的业务水平，为患者提供安全、有效的CRRT 治疗。要严密监测患者的生命体征、滤过液量、中心静脉压等，及早发现血流动力不稳定的情况。密切观察患者神志、意识的变化，当生命体征有较大改变时，应立即评估患者病情并及时通知医生对治疗方案加以调整。同时，还要监测患者体温，在 CRRT 用于非肾性治疗时，患者大多存在高热情况，在置换液流速达到 2~6L/h 时，通过调节机器上的温度能很快为患者降温。如果没有及时复测体温，很容易导致患者出现寒战或畏寒。对低体温患者，可适当调高温度并为患者保暖。

4. 血液生化指标的监测　在 CRRT 治疗中，要定时抽取血液进行血气分析，了解患者体内电解质和酸碱平衡情况，并随时调整置换液的配方，确保患者的安全。

5. 预防感染　上机前管路与滤器的安装、置换液的配置与更换、连接治疗时导管处于开放状态等都是引起感染的重要原因，在治疗中必须严格遵守无菌操作原则，防止感染。

6. 心理护理　患者身体的不适、空间的隔离和各种机器报警产生的噪声是危重患者每天面临的心理应激源；另外较长时间卧床接受治疗及缺乏对疾病的认识，都会使患者在不同程度上存在焦虑和忧郁的心理问题。护士应特别加强对患者心理安慰，尽量避免各种不良因素对患者的影响，同时要做好生活护理，预防压疮的发生。

7. 营养支持　对能经口进食的患者，应鼓励进食，维持机体足够营养。合理进食可以加强肠胃道黏膜屏障功能，改善重症患者的免疫功能，减少感染的发生率。

【连续性血液净化液体的配置和管理】

在进行连续性的血液净化治疗时需要使用大量置换液和透析液；当液体配置不严格，容量平衡、液体管理失控，将导致严重的并发症。因此，液体的配置和管理十分重要。要求必须明确液体管理目标，及时监测可能出现的错误，调整液体平衡的方案等。

1. 液体的配制和护理　除缓慢连续性超滤（SCUF）外，所有的血液净化治疗都需要补充置换液和使用透析液。现置换液已经成品化，成品置换液使得血液净化治疗更加安全和快捷，很大程度上减轻护士的工作量及避免由此造成的感染。

尽管置换液已经成品化，但在临床应用过程中，有时仍需要根据患者的具体情况，来调整置换液的配方。如某些高钾血症患者行 CRRT 时，因成品置换液中的 K^+ 浓度较低，需要根据患者情况适当加入 KCl 注射液，碳酸氢钠另管滴注。因此，在液体配制过程中，应密切监测患者的内环境，并根据监测结果进行配置，避免造成医源性内环境紊乱，确保患者安全。

2. 液体管理和监测　连续性血液净化治疗主要靠机器来实现液体的管理。

（1）液体管理的分级：连续性血液净化液体管理可根据管理频度及强度分为三级。

一级水平：是最基本的液体管理水平。以某个时间段为一时间单位，估计这个时间段内应去除的液体量，然后计算超滤率，即每个小时应脱多少水。如患者 24 小时需清除液体量 3L，每小时超滤量可设定为 125ml。因此，对治疗计划变化小，能耐受该血容量波动的患者适用于此水平。

二级水平：是较高级的液体管理水平。除了设定整个时间单元总的超滤量，还需控制每个时间段的超滤量。将患者总超滤量均分到每个时间段，确定超滤率，再根据每小时患者液体入量动态调节超滤率，到达患者每小时液体平衡，避免患者在某一时间段出现较大的容量波动。因此，二级水平需要每一小时进行计算和调整，以完成每小时的液体平衡，最终实现 24 小时的液体。对治疗计划变动大，且不能耐受明显血容量波动的患者应用此水平管理液体。

三级水平：是二级的扩展。根据患者情况每个小时调节超滤率，将患者血流动力学尽量稳定，达到要求的血流动力学指标。虽然三级水平液体管理更好，但需依靠有创血流动力学监测的支持，故大部分患者还是选择一、二级液体管理水平。

（2）护士在液体管理中的作用：连续性血液净化机器是保证液体管理实现的硬件措施。现在的机器可进行自动预充、精准测量各种压力，自动计算跨膜压，护士只需要设定参数及更换置换液。因此，护士必须在详细评估患者病情后按医嘱设定好各种参数，及时监测指标及数据，发现问题及时与医生沟通，动态调整配方并详细记录和交班。

（3）液体平衡的监测与护理：

1）准确计算患者单位时间内液体的出入量：出入量包括治疗液体输入量、口服（鼻饲）量、尿量、各引流管的引流液及非显性失水量。进行连续性血液净化治疗后计算出入量还要将治疗时非引血上机管路及滤器中的生理盐水及堵管后无法回血导致丢失的血液量。

2）准确记录并计算患者单位时间内的液体平衡：精确计算摄入量、排出量，认真记录，每小时进行统计、检查，达到出入平衡。严密观察是否存在水电解质、酸碱失衡的临床表现。

治疗时应将各类液体安放在正确的位置，避免透析液、置换液及其他治疗液体互相混淆，防止发生差错。

（4）做好各种液体的保管：透析液、置换液、各种治疗液体应有不同标记，应分别放置与保管并有明确标识。

【其他血液净化技术的护理要点】

1. 血液透析护理

（1）心理护理：对首次进行透析的患者，应耐心做好宣教，使患者了解血透治疗的目的、意义、方法及注意事项，树立战胜疾病的信心。同时营造一个安静、清洁、舒适的治疗环境。

（2）血管通路的护理：分临时性和永久性血管通路的护理。下面主要介绍永久性血管通路的护理。

术前准备：告知患者建立动静脉内瘘的目的、方法和术中配合，以及嘱患者保护血管通路，勿在术肢做动、静脉穿刺，同时应保持术肢皮肤清洁，勿损伤皮肤，以防术后感染。

术后护理：①术后 5～7 天内，应保持术肢清洁干燥，包扎不宜过紧，如有渗血或疼痛，应报告医生并协助处理。②观察内瘘血管是否通畅。触摸内瘘有无震颤、听诊血管杂音，如无震颤和血管杂音，查看是否局部敷料包扎过紧，以致吻合口及静脉受压。③将内瘘侧肢体抬高至水平以上 30°，以利于静脉回流，减轻手臂肿胀。④防止造瘘侧手臂受压。衣袖要宽松，睡眠时避免侧卧压迫造瘘侧手臂，造瘘侧手臂不能持重物、不佩戴过紧饰物。⑤禁止在造瘘侧手臂测血压、静脉注射、输液、抽血。

（3）血液透析中的监护：密切观察患者生命体征，特别是血压的变化。同时观察穿刺点有无肿胀渗血，动静脉管路有无受压、扭曲、脱管等异常，机器各参数有无异常等。

2. 血液滤过护理　血液滤过（hemofiltration，HF）是模拟正常人肾脏的肾小球滤过原理，通过对流的方式滤过清除血液中的水分和尿毒症物质。适用于急慢性肾衰竭、左心衰竭、急性肺水肿、液体负荷过量引起的全身水肿、脑水肿及肝性脑病、多脏器衰竭、药物中毒等。其监测与护理要点如下：

密切监测容量平衡：①治疗前仔细检查并测试血液滤过机的液体平衡装置；②首次 HF 治疗合并心功能不全的老年患者，不宜使用大面积高效血滤器；③HF 过程中患者血压下降时，应减慢血流速度和降低跨膜压，必要时补液与输血。

发热反应和败血症的预防：置换液配置的规范管理能很好地避免细菌和致热源污染，尽量使用一次性的血滤器和管道，如有发热者应同时留取置换液和血液标本送细菌培养。

其他如管道滑脱、破膜、凝血等问题，其原因和防治措施与同血透。

3. 血液灌流护理　血液灌流（hemoperfusion，HP）是指把患者的血液通过机器引出体外，经过灌流器的吸附剂吸附和清除外源性与内源性毒物，达到净化血液的目的。血液灌流由于技术操作与血液透析相似，故血液透析的很多并发症在血液灌流中也可见到。其监测与护理要点如下：

血管通路：经皮深静脉穿刺插管，迅速建立紧急的血管通路。

血液灌流器的冲洗：先用 5%葡萄糖注射液 500ml 将里面的浸泡液冲出来，然后用肝素生理盐水 3000ml 冲洗，清除脱落的颗粒，并使碳颗粒吸水膨胀，同时排出气泡，最后用生理盐水冲洗。

抗凝：常用的抗凝方法是持续从管路中泵入普通肝素和开始治疗时单次注射 0.2～0.4ml 低分子肝素。为避免管路或灌流器内凝血，造成患者血液浪费和耽误抢救时机，应密切监护管路及灌流器内是否有凝血倾向。

血流量的设置：血流量通常设定在 100～200ml/min。临床观察结果表明，流速越快吸附率越低；反之，流速越慢，吸附率越高。但血流越缓慢，越容易发生凝血，故应严密观察。

注意事项：血液灌流是通过灌流器内的吸附剂进行吸附毒物，所以当吸附剂达到饱和时应及时回血，通常市面上的灌流器治疗 2 小时左右达到饱和。如中毒症状仍未改善，可间隔 2 小时后更换灌流器后继续治疗。但对药物中毒患者，不要轻易暂停血液灌流治疗，以免耽误抢救时间。在治疗中应密切监测患者生命体征。

（曾海风）

第七章　水、电解质及酸碱平衡监测技术

【目标要求】

掌握：水、电解质平衡紊乱的临床表现及救治原则，以及常见酸碱平衡紊乱的判断及处理。

熟悉：正常水、电解质的含量与分布、水的摄入与排出，以及测定酸碱平衡的常用参数。

了解：正常酸碱平衡的调节、单纯性酸碱平衡紊乱的病因。

人体进行新陈代谢的过程实质上是一系列复杂的、相互关联的生物物理和生物化学反应的过程，而且主要在细胞内进行。这些反应过程都离不开体液。水和电解质是体液的主要成分，水的分布浓度及各种电解质容量都由人体的调节功能加以控制，使细胞内和细胞外体液的容量、电解质浓度、渗透压等能够维持在一定的范围内。临床上某些疾病的发生和发展，常常是由于内环境失控，使体液的渗透压、电解质和酸碱平衡发生紊乱，而内环境的紊乱又可促使病情进一步恶化，甚至威胁生命。因此，了解水、电解质、渗透压与酸碱平衡的基本概念、相互关系及平衡失常的诊治与监护，对危重症护理有着重要意义。

第一节　体内水电解质平衡监测

正常体液容量、渗透压及电解质含量是机体正常代谢和各器官功能正常进行的基本保证。当疾病、创伤、感染等因素或不正确的治疗措施破坏这种平衡，并超过机体调节限度时，就会发生水、电解质平衡失常。

一、体液的容量和分布

体液可分为细胞内液和细胞外液两部分，其量与年龄、性别和体形有关。成年男性体液约占体重的 60%，女性占 55%，婴儿占 70%。成人总水量的 2/3 在细胞内，1/3 在细胞外。细胞外液约 3/4 存在细胞的间隙里，称细胞间液（组织间液）；1/4 在血管内，称血浆。细胞间液分为功能性细胞间液和非功能性细胞间液。功能性细胞间液指能迅速和血管内液体或细胞内液进行交换，维持体液平衡的那部分液体。脑脊液、关节液及消化道分泌液等属非功能性细胞间液，构成第三间隙，在维持体内体液平衡上所起的作用很小；但在病理情况下，第三间隙积液增多会导致体液失衡，如腹膜炎患者腹腔内大量渗液。正常人体中的液体在各部位的分布相对恒定，它们之间不断进行交换，保持着动态平衡。

二、体液的电解质成分

体液的各个部分被不同形式的半透膜所分隔，在不同部分由于不同半透膜对不同的离子具有选择性的通透，因此，各种体液不同，所含的电解质浓度也不尽相同。

细胞外液中最主要的阳离子是 Na^+，主要的阴离子是 Cl^-、HCO_3^-和蛋白质。细胞内液中的主要阳离子是 K^+和 Mg^{2+}，主要阴离子是 HPO_4^-和蛋白质，见表 7-1。细胞外液和细胞内液的渗透压相等，正常血浆渗透压为 290～310mmol/L。渗透压的稳定对维持细胞内、外液平衡具有非常重要的意义。

表 7-1　细胞内液和外液电解质的成分和含量参考值（mmol/L）

电解质成分	细胞内液	细胞外液
K^+	146	5
Na^+	13	142
Ca^{2+}	1×10^{-7}	5
Mg^{2+}	3.5	2
Cl^-	3	102.5
HCO_3^-	10	27
SO_4^{2-}	—	1
HPO_4^{2-}	50.35	2
蛋白质	4.5	16
有机酸	—	6

三、水和电解质代谢平衡调节

（一）水和钠的平衡调节

水和钠之间的代谢和平衡密不可分，互相关联。

1. 水的正常代谢

（1）摄入量：按体重来计，一般工作状态的正常成人每天需水量为 30～40ml/kg。儿童需水量则较多，每天为 50～90ml/kg。

（2）排出量：排出途径见表 7-2。值得注意的是，正常人消化道每天分泌大量消化液，其水分的含量可为血浆量的 1～2 倍，但几乎全部被吸收而很少从粪便中排出。但一旦发生严重呕吐或腹泻，其失水量则显而易见。

正常情况下，人体每日水的摄入量与排出量是相对稳定的，见表 7-2。

表 7-2　正常人体每天水分摄入量和排出量

摄入量（ml）		排出量（ml）	
饮料	1600	尿	1500
固体食物含水	700	粪便	200
代谢氧化生水	200	皮肤蒸发	500
		呼吸蒸发	300
总计	2500		2500

2. 钠的正常代谢　正常成人体内钠含量为 40～50mmol/kg，其中约 90% 存在于细胞外液，10% 存在于细胞内液。血清钠浓度为 135～145mmol/L，细胞内液中钠浓度则仅为 10mmol/L 左右。钠主要来自食物中的食盐，正常成人每天需要量为 5～10g。钠主要通过肾排尿排出，排出量与进食量大致相等。临床上认为肾脏对钠的排出是"多吃多排，少吃少排，不吃不排"。

3. 水钠代谢的调节机制　水、电解质平衡的正常调节受抗利尿激素（ADH）和醛固酮的控制，前者调节细胞外液的渗透压，后者调节细胞内、外液的电解质含量，两者都受血容量的影响。失水时血容量下降，血浆渗透压升高，通过刺激渗透压受体，ADH 的分泌增多，作用于肾远曲小管的集合管上皮细胞，加强了水分的再吸收，尿量下降，减少水分丢失。醛固酮通过调节钠盐经肾远曲小管、肠黏膜等再吸收和钾的排出来维持细胞外液电解质的稳定。

4. 其他与水钠调节有关的物质

（1）心房肽（又称心房利钠因子，atrial natriuretic peptide，ANP）：减少肾素的分泌及醛固酮的分泌；对抗血管紧张素的缩血管效应；拮抗醛固酮的保钠作用。

（2）水通道蛋白（aquaporins，AQP）：是一组构成水通道与水通透有关的细胞膜转运蛋白，有 AQP 0、AQP 1、AQP 2、AQP 3、AQP 4、AQP 5。

（二）钾的平衡调节

正常成人体内钾含量约 45mmol/kg 体重，婴儿含量为 43mmol/kg 体重。其中，98%存在于细胞内，细胞外液仅占 2%左右。血清钾浓度为 3.5～5.5mmol/L，而细胞内液的钾浓度则高达 160mmol/L。体内钾主要来自食物，正常人每日摄入量为 2～4g。钾的分布与代谢关系密切，每合成 1g 糖原约需要 0.15mmol K^+，每合成 1g 蛋白质需要 0.45mmol K^+，当这些物质分解时亦释放相同量的钾。肾是排钾的主要器官，正常时 80%～90%的钾随尿排出。肾脏保钾能力不如保钠的能力强，它对钾的排出是"多吃多排，少吃少排，不吃还排"。

细胞内、外液钾之间的关系甚为密切，并受酸碱平衡及有关激素的影响。酸中毒时钾由细胞内向外移，而碱中毒则促进钾自细胞外向内移。一般而言，血钾在呼吸性酸中毒时的增高改变要比代谢性酸中毒时的程度轻；碱中毒时血钾的改变比酸中毒时程度较轻。胰岛素和 α-肾上腺素能的儿茶酚胺，促进钾向细胞内移动，而 α-肾上能兴奋剂则阻碍钾被细胞的摄入。

肾脏排钾和细胞转运钾的生理功能是钾平衡调节的重要环节。同时，由于钾在总的细胞溶质中占有不小的比例，因而其亦是决定体液容量和渗透压的重要因素。仅占总体钾极小比例的细胞外钾对于维持神经肌肉的兴奋性和稳定肌膜电位的影响极大。

（三）镁的平衡调节

镁约有一半存在于骨骼内，其余部分存在于骨骼肌、心、肝、肾、脑等组织细胞内，仅有 1%存在于细胞外液。正常成人体内镁含量约 15mmol/kg 体重。细胞内液中镁含量约为 13mmol/L，而血清镁含量仅为 1.25mmol/L。主要成人每天从饮食中摄入镁约 10mmol/L，约 1/3 在小肠中被吸收，其余随粪便排出。镁在体内含量保持正常主要由肾来调节。镁经肾小管滤过后，基本上在近曲、远曲小管及髓袢升支重吸收，其中髓袢升支为镁重吸收的重要部位，体液中的镁主要经肾排出，镁摄入不足时肾具有保护镁的作用。镁是细胞内多种酶的激活剂，对参与糖、蛋白质代谢，降低神经-肌肉应激性有重要作用。

（四）钙的平衡调节

一般成人体内钙的含量为 1～2kg，其中 98%以上存在于骨骼中。细胞外液中的钙对维持机体的各种功能极重要，其浓度较为稳定。血钙的存在有游离的离子钙、与血浆蛋白结合的钙，以及一小部分可弥散的复合物钙 3 种形式。游离的离子钙对神经肌肉兴奋性和各种细胞功能有明显的作用和影响，游离的离子钙是细胞功能的重要调节物质，可降低毛细血管、细胞膜的通透性和神经-肌肉的兴奋性，并参与肌肉收缩、细胞分泌、凝血等过程；其余的 50%与蛋白质结合。

第二节 水与电解质代谢紊乱

引导案例 7-1

患者男，65 岁，因"咳粉红色痰、呼吸困难、气促 3 天，加重 1 天"入院。入院时脉搏 105 次/分，呼吸 28 次/分，血压 162/90mmHg，SPO_2 95%，急性病容，端坐卧位，精神状态较差，双下肢轻度水肿，诊断：急性左心衰竭。生化结果示：Na^+ 126mmol/L，K^+ 3.0mmol/L，Cl^- 76mmol/L。血气分析结果示：pH 7.38，心电图结果示：ST 段压低，T 波低平，U 波增高，Q-T 间期延长。

问题：

1. 该患者出现哪些电解质代谢紊乱情况？
2. 存在哪些护理问题？
3. 应该采取哪些护理措施？

一、水、钠代谢平衡失调

由于体内 Na^+ 产生的渗透压具有强大的吸水能力，故水和钠密切关联。临床上缺水既指缺水，也包括缺钠。因造成缺水的原因不同，有的以失水为主，有的以缺钠为主，或两者缺损比例相近。因此，将脱水分为高渗性脱水（以失水为主）、低渗性脱水（以缺钠为主）和等渗性脱水（失水与失钠相近）。细胞外液量过多亦被称为水中毒，见图 7-1。

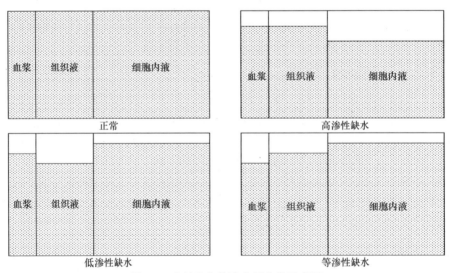

图 7-1 水钠失衡体液容量变化示意图

1. 高渗性脱水（hypertonic dehydration） 指水和钠同时缺失，但失水多于失钠，血清钠高于正常范围（＞150mmol/L），细胞外液体呈高渗状态，又称原发性脱水。

（1）病因：①水分摄入不足，如长期禁食、吞咽困难、昏迷而未补充液体等；②水分排出增加，如腹泻、尿崩症、肾衰竭、糖尿病酸中毒和出汗过多等；③高渗溶质摄取过多，如鼻饲高浓度要素饮食或静脉注射大量高渗盐水溶液，口服高渗性乳果糖治疗肝性脑病等。

（2）临床表现：早期以口渴为特点，随后出现唇舌干燥、唾液减少、皮肤弹性减退、眼窝凹陷、尿少；同时汗液分泌减少、体温调节中枢功能减弱，出现体温升高，称之为脱水热，尤以小儿多见。脑细胞脱水则使脑细胞功能发生障碍,患者可有烦躁、谵妄、幻觉乃至意识模糊、惊厥和昏迷。临床上按症状轻重将高渗性脱水分为三度,见表7-3。

表7-3　高渗性脱水程度及临床表现

程度	体重下降(%)	临床表现
轻度	2	口渴、尿少、尿比重升高(>1.021)
中度	6	烦渴、口唇干裂、尿少、全身乏力和声音嘶哑
重度	10	上述表现和意识障碍,甚至高热

(3)救治原则:补液治疗为主,病因治疗为本。成人脱水时之补液治疗的液体量不一定如小儿补液精确计算,但应注意以下几点:①补液量应包括当天的维持量(2500ml)、当天丢失的实际量(胃肠液、胆汁、引流液等),以及已存在的缺少量。②补液治疗中如排出尿量满意、肾功能状态良好,日补液量可为3000~3500ml或以上。③补液的液体成分,如单纯性失水者以补充水分、输入5%葡萄糖溶液为主,而补液量较大时,糖与盐的比例可以酌情考虑为2:1或3:2。④按体重下降情况分为轻、中、重度脱水,并作为补充水分的参考。⑤补液量高达数千毫升的治疗应防止发生肺水肿,故应根据具体情况做出相应的安排。

2. 低渗性脱水(hypotonic dehydration)　指水和钠同时丢失,但失水少于失钠,血清钠<135mmol/L,细胞外液体呈低渗状态,又称继发性脱水或慢性脱水。

(1)病因与机制:①胃肠道消化液持续性丢失,如反复呕吐、腹泻、胃肠减压等;②长期使用排钠利尿剂,如持续使用噻嗪类、呋塞米、依他尼酸(利尿酸)等利尿药;③水分摄取过多,如输过多低渗溶液、清水灌肠等;大量出汗时,丢失 Na^+、K^+、Cl^- 等离子,如在补水的同时忽视了补钠,可导致低渗性脱水。低渗性脱水的病因和机制,见图7-2。

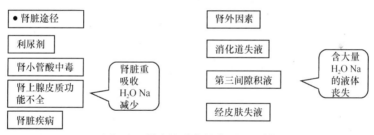

图7-2　低渗性脱水的病因和机制

(2)临床表现:低渗性脱水时机体的基本变化是细胞外液容量明显减少和渗透压降低。患者血清钠浓度<130mmol/L,血浆渗透压<280mmol/L。脱水早期,患者出现眼窝凹陷、皮肤弹性降低、婴儿囟门内陷等典型脱水体征,可无口渴、尿量稍增加。重症低渗性脱水由于细胞外液量的显著减少及心排血量不足,患者易发生直立性低血压、头晕、脉搏细速、浅表静脉萎陷乃至休克和急性肾功能不全,神志产生脑细胞水肿,表现为神志淡漠、嗜睡和昏迷。根据缺钠程度和临床症状,可将低渗性脱水分为3度,见表7-4。

表7-4　低渗性脱水及临床表现

程度	每千克体重缺失氯化钠(g)	临床表现
轻度	0.5	头晕、疲乏、淡漠、站立时晕倒
中度	0.75	恶心、呕吐、收缩压轻度降低、心率加快、脉搏细速、皮肤弹性降低、面容消瘦
重度	1	昏睡或昏迷状态,并伴有严重休克

（3）救治原则：①救治在先：低钠血症伴低血容量休克时，应以等渗盐液和胶体溶液 3：1 之比，在中心静脉压检测下尽速补充足够容量，不宜为提高血压而采用血管活性药。积极防治原发疾病。②一般从静脉补充等渗盐水即可恢复，轻、中度缺钠患者可补充 5%葡萄糖盐溶液；重度缺钠患者，先输晶体溶液，如等渗盐水、复方林格等，后胶体溶液，如羟乙基淀粉、右旋糖酐溶液和血浆等以补充血容量，再静脉滴注高渗盐水。③低渗性缺水的补钠量可按下列公式计算：需补钠量（mmol/L）=[正常血钠值（mmol/L）–测得血钠值（mmol/L）]×体重×0.6（女性为 0.5）。④病因治疗：控制低钠血症的病因和病情的进展。

3. 等渗性脱水（isotonic dehydration） 指水和钠成比例丧失，血清钠和细胞外液渗透压维持在正常范围；因细胞外液量迅速减少，又名急性脱水或混合性脱水。

（1）病因：水、钠丢失过多，常因胃肠道消化液的急性丧失，如呕吐、腹泻等；感染或软组织损伤引起大量渗液等；体内液体不当的积聚，血浆中的液体转移至组织间隙，如胸腔积液、腹腔积液等。

（2）临床表现：由于水与钠成比例丢失，细胞内、外液的渗透压无明显变化，细胞内液无须向细胞外液转移以代偿细胞外液的丧失。但若此类体液失衡持续时间长久，细胞内液将逐渐随细胞外液丧失而外移，以致出现细胞内缺水。患者有乏力、厌食、少尿、唇舌干燥、皮肤弹性差、眼窝凹陷，但口渴不明显；颈静脉塌陷、脉搏细速、肢端湿冷，严重者出现血压不稳或下降等休克的表现，常伴发代谢性酸中毒。如患者丧失体液主要为胃液，因 Cl⁻ 的大量丢失，则可伴发代谢性碱中毒。

（3）救治原则：消除引起等渗性缺水的原因，以减少水和钠的丧失，针对细胞外液量的减少，用平衡盐液、等渗盐水尽快补充血容量，然后输入葡萄糖溶液纠正细胞内缺水。在缺水、缺钠时，常伴有缺钾，在纠正缺水后，应及时补充氯化钾。

4. 水中毒（water intoxication） 正常人摄入较多的水时，由于神经-内分泌系统和肾脏的调节作用。可将体内多余的水很快经由肾脏排出，故不致发生水潴留，更不会发生水中毒。但在 ADH 分泌过多或肾脏排水功能低下的患者输入过多的水分时，则可引起水在体内潴留，并出现包括低钠血症在内的一系列症状和体征，即所谓水中毒。

（1）原因：肾衰竭，不能有效排出多余水；因休克、心功能不全等原因引起 ADH 分泌过多；大量摄入不含电解质的液体或静脉补液过多。

（2）临床表现：急性水中毒时，由于脑神经细胞水肿和颅内压增高，故神经症状出现最早而且突出，常见神经精神症状有凝视、失语、精神错乱、定向失常、嗜睡、烦躁等，并可伴有视盘水肿，严重者发生脑疝而致呼吸、心搏骤停。轻度或慢性水中毒患者，发病缓慢，症状常不明显，多被原发病的症状、体征所掩盖，可有嗜睡、头痛、恶心、呕吐、软弱无力及肌肉挛痛等症状。

（3）救治原则：积极控制原发病，并严格限制水分的摄入，每天控制在 700～1000ml 以下；重症者可输入高渗氯化钠溶液，使细胞内水分渗出，同时使用呋塞米进行利尿。肾衰竭患者采用透析疗法排出体内多余的水分。

（一）钾代谢紊乱

钾为细胞内液中的主要阳离子，全身 K⁺ 总量的 98%在细胞内。K⁺ 对维持细胞内渗透压起重要作用，并可激活多种酶，参与细胞内氧化及 ATP 生成。细胞外液中 K⁺ 虽少，但对神经肌肉应激性、心肌张力及兴奋性有着显著影响。正常血钾浓度为 3.5～5.5mmol/L，具有参与、维持细胞的正常代谢，维持细胞内液的渗透压和酸碱平衡，维持神经肌肉组织的兴奋性和心肌正常功能等重要生理功能。钾代谢异常分为低钾血症及高钾血症。

1. 低钾血症（hypokalemia） 指血清钾浓度低于 3.5mmol/L。

（1）原因：①患者禁食两天以上或长期进食不足，导致钾的摄入不足；②长期使用排钾利尿剂与盐皮质激素，从肾排出大量的钾；呕吐、腹泻、持续胃肠减压等丢失大量消化液；③组织破坏，大量体液外渗；钾从肾外途径丢失；④大量输入高渗葡萄糖或多种氨基酸时，使部分钾转移到细胞内，参与糖原或蛋白质合成。

（2）临床表现：①肌无力：先是四肢，以后可延及躯干和呼吸肌；②消化系统功能减弱：胃肠道蠕动缓慢，有恶心、呕吐、腹胀和肠麻痹等症状；③心脏传导阻滞和节律异常：典型的心电图改变为早期出现 T 波降低、变平或倒置，随后出现 ST 段降低、QT 间期延长或 U 波；④代谢性碱中毒：血清钾过低时，K^+ 从细胞内移除出，与 Na^+ 和 H^+ 交换增加（每移出 3 个 K^+，即有 2 个 Na^+ 和 1 个 H^+ 移入细胞），使细胞外液的 H^+ 浓度下降；其次，肾远曲小管 Na^+-K^+ 交换减少，Na^+-H^+ 交换增加，排 H^+ 增多，尿液呈酸性（反常性酸性尿）。结果可使患者发生低钾性碱中毒，表现为头晕、躁动、昏迷、面部及四肢肌肉抽动、手足抽搐、四周及手足麻木，有时可伴有软瘫。

（3）救治原则：寻找和去除引起低钾血症的原因，减少或终止钾的继续丧失；根据缺钾的程度制订补钾计划。补钾原则：①口服补钾，如氯化钾、枸橼酸钾等；②静脉补钾，常用针剂为 10%氯化钾，应稀释后经静脉滴注，禁止直接推注，以免血钾突然升高，导致心搏骤停；③见尿补钾，一般尿量超过 40ml/h 或 500ml/d 方可补钾；④补钾量：依血清钾水平，每天补钾 60～80mmol（以每克氯化钾相等于 13.4mmol 钾计算，需补充氯化钾 3～6g/d）；⑤补液中钾浓度不超过 40mmol/L（氯化钾 3g/L）；补钾速度不宜超过 20～40mmol/L。

2. 高钾血症（hyperkalemia） 指血清钾浓度超过 5.5mmol/L。

（1）病因：①进入体内（或血液内）的钾量太多：如口服或静脉输入氯化钾、使用含钾药物，以及大量输入保存期较久的库血等排出。②肾排钾功能减退：如肾衰竭，应用抑制排钾的利尿剂，如螺内酯、氨苯蝶啶等。③细胞内钾的移出：如溶血、组织损伤、酸中毒、大面积烧伤。

（2）临床表现：①因神经肌肉应激性改变，患者很快由兴奋转入抑制状态，表现为神志淡漠、感觉异常、乏力、四肢软瘫、腹胀、腹泻等；②严重高钾血症患者有微循环障碍的临床表现，如皮肤苍白、发冷、青紫、低血压等；③常有心动过缓或心律失常，最危险的是高血钾可使心搏骤停；④高钾血症，特别是血钾浓度超过 7mmol/L 时，都会有心电图的异常表现。典型的心电图改变为早期 T 波高而尖，Q-T 间期延长，随后出现 QRS 波群增宽，P-R 间期延长。

（3）救治原则：①严格限制使用含钾多的库血、药物等；②钙与钾有相互拮抗作用，当发生心律不齐时，可用 10%葡萄糖酸钙 20ml 加等量 5%葡萄糖溶液静脉缓慢注射；③立即静脉注射 5%碳酸氢钠溶液或静脉滴注高渗葡萄糖溶液及胰岛素，促使钾随糖原合成进入细胞内；④血液透析或腹膜透析。

（二）镁代谢紊乱

镁有维持肌肉收缩和神经活动、激活体内多种酶，促进能量储存、转运和利用的作用。血清镁的 2/3 以离子形式存在，1/3 与蛋白质结合。镁代谢异常分为低镁血症及高镁血症。

1. 低镁血症（hypomagnesemia） 指血清镁浓度低于 0.75mmol/L。

（1）原因：①摄入不足：如肠吸收不良、长期禁食，有持续镁丢失而补镁不足；②排出过多：如腹泻、持续胃肠引流、大量利尿、醛固酮增多症等；③由细胞外转入细胞内：应用胰岛素治疗使细胞外镁转入细胞内。

（2）临床表现：镁缺乏常与缺钾、缺钙同时存在，主要表现有：①神经–肌肉表现：神经–

肌肉兴奋性增强，表现为软弱、震颤、手足抽搐，甚至惊厥。患者易激动和焦虑。②循环系统表现：心肌兴奋性和自律性增高，易发生心律失常，如心动过速等，并可诱发心力衰竭或加重洋地黄中毒。可有类似低钾的心电图变化。

（3）救治原则：①症状轻者可口服镁剂；②严重者静脉滴注含镁剂的溶液，但应避免过量和过速，以防急性镁中毒和心搏呼吸骤停。

2. 高镁血症（hypermagnesemia） 指血清镁浓度高于 1.25mmol/L。

（1）病因：①摄入过多：如治疗妊娠高血压综合征时硫酸镁用量过多。②排出减少：如急性肾衰竭，慢性肾衰竭，严重脱水伴少尿，甲状腺功能减退及醛固酮分泌减少等。

（2）临床表现：轻度高镁血症易被忽视。通常镁浓度>2mmol/L 时，才会出现临床症状，主要有：①神经–肌肉表现：神经肌肉兴奋性抑制，表现为显著的肌无力甚至迟缓性麻痹，波及四肢、吞咽和呼吸；腱反射减弱或消失，甚至嗜睡或昏迷。②循环系统表现：可抑制房室和心室内传导，降低心肌兴奋性，引起传导阻滞和心动过缓。心电图可见 P-R 间期延长和 QRS 波增宽。③消化系统表现：抑制内脏平滑肌，引起嗳气、呕吐、便秘、尿潴留等症状。

（3）救治原则：立即停用含镁制剂；静脉缓慢注射 2.5～5mmol 葡萄糖酸钙或氯化钙溶液，以对抗镁对心脏和肌肉的抑制作用；同时积极纠正酸中毒和缺水；必要时采用透析法。

（三）钙代谢紊乱

体内钙的 99%以磷酸钙和碳酸钙形式存在于骨骼中，细胞外液中钙含量很少。血清钙浓度受甲状旁腺素、降钙素及维生素 D 的调节和影响。钙代谢异常分为低钙血症及高钙血症，外科患者的钙代谢紊乱以低钙血症多见。

1. 低钙血症（hypocalcemia） 指血清钙浓度低于 2.25mmol/L。

（1）病因：多发生在急性胰腺炎、消化道瘘、甲状旁腺功能降低、低蛋白血症、维生素 D 缺乏症患者。

（2）临床表现：表现为易激动、口周和指（趾）尖麻木及针刺感、手足抽搐等。

（3）救治原则：①以处理原发疾病和补钙为原则。如 10%葡萄糖酸钙 10～20ml 或 5%氯化钙 10ml 静脉注射，以缓解症状，必要时 8～12 小时后重复注射。②纠正同时存在的碱中毒，有利于提高血清中离子化钙的含量。③需长期治疗者可口服钙剂和维生素 D，以逐步减少钙剂的静脉用量。

2. 高钙血症（hypercalcemia） 指血清钙浓度高于 2.75mmol/L。

（1）病因：主要发生于甲状旁腺功能亢进症，其次是骨转移性癌、服用过量的维生素 D、肾上腺素功能不全、肢端肥大症和多发性骨髓瘤等患者。

（2）临床表现：表现为便秘和多尿。初期，患者出现疲倦、乏力等；随血钙浓度升高出现头痛、背部和四肢疼痛、口渴等，甚至出现室性期前收缩和自发性节律。

（3）救治原则：①以处理原发病及促进肾排泄为原则。可通过低钙饮食、补液、应用乙二类固醇和硫酸钠等措施降低血清钙浓度。②甲状旁腺功能亢进者经手术切除腺瘤或增生的腺组织可彻底治愈。

第三节 酸碱平衡的监测

酸碱平衡（acid-base balance）是指人体调节体液 pH 维持在一定范围的过程。酸碱平衡是人体维持正常的代谢与生理功能与生理功能所必须，在代谢过程中不断产生的酸碱物质，需要经过缓冲系统来调节，使之保持在正常范围。任何一个调节出现障碍，都可能导致体内酸性物质的积累或减少，出现酸碱平衡紊乱。人体细胞生活在一个稳定和受控制的 pH 环境。正常 pH：7.35～7.45。$H^+\uparrow$（$pH\downarrow$）为酸中毒（acidosis），$H^+\downarrow$（$pH\uparrow$）为碱中毒（alkalosis）。如果 pH 的水平改变，身体的各种功能也开始失衡。

一、酸碱平衡的调节

pH 改变后，机体启动缓冲系统来保持酸碱平衡。

（一）酸碱的缓冲系统

缓冲系统由两种化学物质组成，通过弱酸置换溶液（如血液）中的强酸，可以防止基本的 pH 改变。如能够产生大量氢离子的强酸被能够产生少量氢离子的弱酸置换。由于主要的缓冲对 HCO_3^- 和 H_2CO_3 的作用（正常比例为 20：1），血浆的酸碱水平很少波动。H_2CO_3 的增多提示酸中毒，H_2CO_3 的减少提示碱中毒。

（二）呼吸

呼吸对维持血液 pH 起着重要作用。肺将碳酸转化成二氧化碳和水，随着每次呼气，机体排出二氧化碳和水而降低血液中的碳酸含量，从而减少氢离子形成，使血液 pH 升高。当血液中氢离子或碳酸含量升高，呼吸中枢会刺激呼吸运动，使通气增强排出二氧化碳从而导致机体内碳酸含量降低，减少氢离子，使 pH 升高。相反的，在碱中毒时，氢离子浓度降低，血液 pH 升高，导致通气受到呼吸中枢的抑制，减少通气可以保留二氧化碳，从而增加氢离子形成，使血液 pH 恢复正常水平。

（三）尿排泄

尿排泄是调节酸碱平衡的第三个重要环节。肾脏通过排泄不等量的酸和碱，来调节了尿液的 pH，从而影响血液的 pH。如当血液 pH 降低时，远端肾小管、集合管分泌氢离子（碳酸在肾小管细胞内形成，并离解为氢离子和碳酸氢根），并在尿液中进行置换使氢离子从机体中清除出去。在置换时，尿液中的碱离子往往是钠离子，钠离子扩散到肾小管细胞内，并在此与碳酸氢根结合形成碳酸氢钠回吸收入血，使尿液 pH 降低，从而提高血液 pH。

二、酸碱平衡紊乱

酸碱平衡的主要环节取决于代谢过程中的产酸量与机体酸碱平衡调节系统的功能状态，如果上述三个方面的酸碱调节作用削弱或无效，即可引起酸碱平衡紊乱（表 7-5）。

表 7-5　动脉血气分析正常值

正常值（动脉）	正常值（静脉）
pH：7.35～7.45	pH：7.32～7.38
$PaCO_2$：35～45mmHg（4.6～5.9kPa）	$PaCO_2$：42～50mmHg（5.6～6.6kPa）
PaO_2：80～95mmHg（10.6～12.6kPa）	PaO_2：40mmHg（5.3kPa）
SaO_2：95%～99%	SaO_2：60%～80%
BE：0±2	
HCO_3^-：22～26mmol/L	HCO_3^-：23～27mmol/L

要判断酸碱平衡失常，首先应全面分析与了解原因，因某些病因常导致一些特定类型的混合型酸碱失衡，如窒息合并有呼酸与代碱等。同时还应了解病程（时间及治疗情况），并对实验室指标（包括电解质等）进行综合分析。一个正确而全面的诊断应该是这三者的综合。如前所述，血液酸碱测定指标很多，但最重要的三项是 pH、$PaCO_2$ 和 BE（或 $[HCO_3^-]$），被称为酸碱平衡三要素，对三项指标的分析在诊断中具有重要地位。

亨德森–哈塞尔巴赫（Henderson-Hasselbalch）公式，此公式反映了 pH 与 HCO_3^- 及 CO_2 的关系。

$$pH=6.1+\log HCO_3^-/(0.03 \times PaCO_2) \ 或 \ pH \propto HCO_3^-/CO_2$$

（一）急性酸碱失衡

急性酸碱失衡包括四种主要急性酸碱失衡。

1. 代谢性酸中毒 由代谢异常引起的酸蓄积或碱丢失造成（碳酸氢根丢失，酸性物质潴留）。

$$pH\downarrow \propto HCO_3^-\downarrow（主要成因）$$
$$CO_2\downarrow（已代偿）$$

（1）原因：①由肾脏疾患、腹泻、小肠瘘导致的碳酸氢根丢失；②肾脏疾患或内分泌疾病引起过多的有机酸产物，包括糖尿病、缺氧、休克、药物中毒；③肾脏疾病引起的酸性物质排出不足。

（2）临床表现和体征：神志改变（疲劳、头痛、昏睡、困倦、意识模糊、浅昏迷、昏迷）；低血压、心律失常、休克；心动过快或过度通气（深快呼吸、烂苹果味呼吸）；恶心、呕吐、皮肤湿冷；高钾血症。

（3）实验室检查：特征性的实验室改变为血 pH<7.35，血 HCO_3^- 下降，标准碳酸氢盐（SB）和实际碳酸氢盐（AB）及缓冲碱（BB）均减少，碱剩余（BE）负值增大，$PaCO_2$ 可表现为代偿性的降低。

（4）救治原则：去除病因；处理高钾血症（如有的话）；补充碳酸氢钠（需要时）特别是肾小管酸中毒，胃肠道丢失碳酸氢盐；观察碳酸氢盐产生的并发症。轻度代谢性酸中毒（HCO_3^- 16～18mmol/L），经消除病因，静脉输液，尿量增多后可自行纠正；重度（HC_3^-<10mmol/L），可先静脉补充 5%碳酸氢钠 100～250ml。在用后 2～4 小时复查动脉血气分析和血清电解质情况，根据结果调整治疗方案。一般情况而言，补碱的治疗目标是将 pH 提高到 7.2，$HCO_3^->12$mmol/L。

负离子间隙（Anion Gap）可以计算血液中不能被测量的负离子。

Anion gap =（$Na^+ + K^+$）–（$HCO_3^- + Cl^-$）；正常值<18mmol/L。AG>18mmol/L 表示患者之代谢性酸中毒是由于酸积聚所产生。

2. 代谢性碱中毒 由碱蓄积或酸丢失导致的代谢异常造成。

$$pH\uparrow \propto HCO_3^-\uparrow（主要成因）$$
$$CO_2\uparrow（已代偿）$$

（1）原因：①碱蓄积；②酸丢失；③过多地使用碳酸氢钠或碱性溶液；④肾性丢失如利尿剂或高醛固酮血症，或胃肠道丢失，如过多的鼻胃管引流，呕吐。

（2）临床表现和体征：坐立不安，躁动；腱反射亢进，肢体抽动，手足抽搐，惊厥，昏迷。对心血管影响表现为心律失常，甚至诱发心室颤动。

（3）实验室检查：血 pH 升高（代偿期或伴其他类型酸碱紊乱时则例外）；CO_2 结合力可以>29mmol/L（应注意除外呼吸性酸中毒）；标准碳酸氢盐升高，剩余碱呈正值>+3；尿$[Cl^-]$的监测对于进一步的确诊与治疗可提供可靠线索。当碱中毒系与缺液、缺氯有关时，尿$[Cl^-]$较低，通常<10mmol/L；而碱中毒由肾上腺皮质增生症或严重缺钾所引起时，其尿[Cl⁻]较高，往往>20mmol/L，血钾常降低及心电图可见低钾血症时 T 波和 U 波等改变。

（4）救治原则：去除病因；检查 Cl⁻ 水平（如果低）补充 Cl⁻ 以补偿其丢失，如 NaCl、HCl、NH_4Cl，但是应避免酸性溶液的药物过量，注意在 pH 及电解质监测下进行补酸。还可考虑给碳酸酐酶抑制剂，如乙酰唑胺（Diamox）以增加 HCO_3^- 的排泄。

3. 呼吸性酸中毒　由低通气造成。

$$pH{\downarrow} \propto HCO_3^-{\uparrow}（代偿）$$
$$CO_2{\uparrow}（主要成因）$$

（1）原因：①中枢神经系统受抑制（脑外伤、镇静）；②神经肌肉疾病（重症肌无力）；③限制性肺疾病（肺纤维化）；④阻塞性肺疾病（肺气肿）；⑤呼吸衰竭；⑥气道阻塞；⑦胸廓异常；⑧机械通气不足。

（2）临床表现和体征：血压上升、脉率加快、呼吸困难，发绀；心动过速；头痛，震颤，腱反射增加，肌阵挛，嗜睡与昏迷。

（3）实验室检查：$PaCO_2$ 增高，pH 降低，血[HCO_3^-]的变化不大，血[Na^+]、血[K^+]的变化很小，因而其 AG 可在正常范围。

（4）救治原则：去除病因；增加通气量。

4. 呼吸性碱中毒　由过度通气造成。

$$pH{\uparrow} \propto HCO_3^-{\downarrow}（代偿）$$
$$CO_2{\downarrow}（主要成因）$$

（1）原因：刺激呼吸中枢；焦虑，发热，疼痛，药物；高通气综合征；哮喘，癔症；肺部疾病；肺栓塞，肺炎。

（2）临床表现和体征：神经肌肉激惹症状（麻木、刺痛感）、头晕目眩、意识模糊；反射亢进；肌肉抽搐；惊厥；气急。

（3）实验室检查：血 pH>7.40 而 $PaCO_2$<4.6kPa（35mmHg）即可确诊，[Na^+]、[K^+]轻微降低。因[HCO_3^-]与[Na^+]均相应轻度降低，所以 AG 正常，如 AG 增高或[K^+]异常，应考虑到其他酸碱的紊乱，呼吸性碱中毒常伴 AG 增高型代谢性酸中毒。

（4）救治原则：去除病因；减少通气量；心理治疗：过度焦虑–通气综合征可以应用镇静剂并配以暗示或心理疗法加以控制，但关键所在是中断 $PaCO_2$ 的进一步下降，并促使其回升，从而促使呼吸性碱中毒症状的缓解。可指导患者屏气，或用纸袋、长纸筒罩住口鼻，以增加呼吸无效腔，减少 CO_2 排出；病情重者可用含 5%二氧化碳的氧气吸入。

（二）慢性酸碱平衡紊乱

1. 慢性代谢性酸中毒　如慢性肾衰竭者（酸生成大于酸排泄）。
呼吸补偿有限：

$$pH{\uparrow} \propto HCO_3^-{\downarrow}{\downarrow}$$
$$CO_2{\downarrow}$$

2. 慢性代谢性酸中毒　如幽门狭窄患者慢性酸丢失，通过补偿 $PaCO_2$ 升高达 6kPa 以上。

$$pH{\uparrow} \propto HCO_3^-{\uparrow}{\uparrow}$$
$$CO_2{\uparrow}$$

3. 慢性呼吸性酸中毒　如慢性呼吸系统疾病（如慢性支气管炎、肺气肿），其肺泡通气受损通过代谢性补偿，其 pH 可以正常或低。

$$pH{\downarrow}/N \propto HCO_3^-{\uparrow}{\uparrow}$$
$$CO_2{\uparrow}$$

4. 慢性呼吸性碱中毒 如慢性肺疾患者（如哮喘、肺纤维化），其肺泡通气受损，由于慢性肾代偿，血中 HCO_3^- 浓度可能会很低。

$$pH\uparrow/N \propto \begin{array}{l} HCO_3^-\downarrow\downarrow \\ CO_2\downarrow \end{array}$$

（三）混合型酸碱失衡

1. 呼吸性合并代谢性酸中毒 病因：低通气，如呼吸衰竭；酸蓄积或碱丢失，如休克。

$$pH\downarrow \propto \begin{array}{l} HCO_3^-\downarrow \\ CO_2\uparrow \end{array}$$

2. 呼吸性合并代谢性碱中毒 病因：过度通气，如哮喘；碱蓄积或酸丢失，如过多使用利尿剂。

$$pH\uparrow \propto \begin{array}{l} HCO_3^-\uparrow \\ CO_2\downarrow \end{array}$$

3. 呼吸性酸中毒合并代谢性碱中毒 病因：低通气，如吗啡过量；碱蓄积或酸丢失，如过多使用利尿剂。

$$pH\uparrow\downarrow \propto \begin{array}{l} HCO_3^-\uparrow \\ CO_2\uparrow \end{array}$$

4. 代谢性酸中毒合并呼吸性碱度中毒 病因：过度通气，如肝硬化；酸蓄积或碱丢失，如慢性腹泻。

$$pH\uparrow\downarrow \propto \begin{array}{l} HCO_3^-\downarrow \\ CO_2\downarrow \end{array}$$

酸碱失衡的判断：①首先分析 pH 以确定是酸中毒或是碱中毒；②然后分析 HCO_3^- & CO_2 以确定哪个是主要病因，哪个是代偿；③再看看 BE 以确定酸碱失衡的种类和程度。

第四节　酸碱平衡的护理

　　水、电解质和酸碱失衡是危重患者常见且复杂的临床综合征，其预后除与原发疾病、代谢失衡的持续时间、发展速度及人体的代偿能力密切相关外，还与护士密切观察、正确评估和有效护理相关。

【护理评估】

（一）健康史

1. 一般资料

（1）年龄：老年人常因患有多种慢性疾病、服用各类药物而易诱发水、电解质和酸碱平衡失调；而且老年人新陈代谢减慢，脏器功能逐步减退，故老年人对疾病所致的内环境失衡的代偿机制弱于青壮年。

（2）体重：在短期内增加或减轻，往往提示有水钠潴留或缺失。

（3）生活习惯：包括近期饮食、液体摄入和运动等情况，有助于了解体液失衡的原因。

2. 既往史 了解是否存在以下导致体液代谢失衡的因素。

（1）易引起体液失衡的常见疾病：如呕吐、腹泻、高热、感染、肠梗阻、严重感染等。

（2）易诱发体液失衡的治疗：如快速输注高渗液体、长期胃肠减压、应用利尿剂等。

（二）身体状况

　　呼吸的频率、节律，呼出气体有无酮味；心率、心律的变化及有无缺氧症状；意识、神智情况，有无头痛、头晕等；手足有无抽搐、麻木及腱反射情况。

（三）辅助检查

动脉血气分析、血清电解质、尿常规、心电图等。

（四）心理和社会支持状况

心理和社会支持状况主要评估患者和家属对疾病及其伴随症状的认知程度、心理反应和承受能力，以便采取针对性措施，促进适应反应。

【护理问题】

（1）体液不足：与高热、呕吐、腹泻、肠梗阻、大面积烧伤等导致的体液大量丢失有关。

（2）活动无耐力：与低钠、低钾、低钙及有效循环血量不足所致的低血压有关。

（3）营养失调：低于机体需要量　与禁食、呕吐、腹泻及创面感染等应激导致的摄入减少和分解代谢增加有关。

（4）低效性呼吸型态：与呼吸肌收缩无力有关。

（5）有皮肤完整性受损的危险：与水肿和微循环灌注不足有关。

（6）有受伤的危险：与感觉、意识障碍、低血压等有关。

（7）有便秘的危险：与体液丢失、液体摄入不足、食物摄入量不足、活动减少或肠蠕动缓慢有关。

（8）知识缺乏：缺乏药物治疗和疾病预防方面的知识。

【护理措施】

（一）维持适当的体液量

1. 体液量不足的护理　遵医嘱认真执行定量、定性、定时补液的原则。定时监测患者生理状况和各项实验室检查结果，加强对疾病的动态观察。

（1）定量：包括生理需要量、已丧失量和继续丧失量。

1）生理需要量：每天生理需水量的简易计算方法：A（kg）×100ml+B（kg）×50ml+C（kg）×20ml（表7-6）；大于65岁或心脏病者C项应改为15ml/（kg·d）；婴儿及儿童的体液量与体重之比高于成人，故每公斤体重所需的水量也较大，如体重<10kg的儿童，日需数量按实际（kg）×100ml计算；体重<20kg，按A（kg）×100ml+其余体重（kg）×50ml计算。

表7-6　每天水的生理需要量估算

体重	需水量
A（第一个10kg）	100ml/（kg·d）
B（第二个10kg）	50ml/（kg·d）
C（其余体重kg）	20ml/（kg·d）

2）已丧失量：指在制订补液计划前已经丢失的液体量，可按脱水程度补充。轻度脱水需补充液体量为体重的2%～4%，中度脱水为4%～6%，重度为6%以上。

3）继续丧失量：又称额外丧失量，包括外在性和内在性丧失。外在性失液，若系丢失于体外，应按不同部位消化液中所含电解质的特点，尽可能等量、等质地补充。内在性失液，如腹（胸）腔内积液、胃肠道积液等虽严重但不出现体重减轻，因此必须根据病情变化估算补液量；体温升高1℃，将自皮肤丧失低渗液3～5ml/kg；成人体温达40℃，需多补充600～1000ml液体；中度出汗丧失500～1000ml体液（含钠1.25～2.5g);出汗湿透一套衣、裤约丧失体液1000ml；

气管切开患者每天经呼吸道蒸发的水分为 800～1200ml；上述各类失液均应予补充。

（2）定性：补液的性质取决于水、电解质及酸碱失衡的类型。高渗性脱水以补充水分为主；低渗性脱水以补充钠盐为主，严重者可补充高渗性溶液；等渗性脱水补充等渗性溶液。严重的代谢性酸碱失衡，需用碱性或酸性液体纠正。电解质失衡，应根据其丧失程度适量补充。

（3）定时：每天及单位时间内的补液量及速度取决于体液丧失的量、速度及各脏器，尤其是心、肺、肝、肾的功能状态。若各脏器代偿功能良好，应按先快后慢的原则分配。即第一个 8 小时补充总量的 1/2，剩余 1/2 总量在后 16 小时内均匀输入。

2. 体液过多的护理

（1）停止可能继续增加体液量的各种治疗，如灌肠、清水洗胃等。

（2）按医嘱应用利尿等治疗排出过多的水分。

（3）对易引起 ADH 分泌过多的高危患者，如疼痛、失血、休克等，严格按计划补充液体，切忌过量、过速。

（二）维持皮肤和黏膜的完整

1. 定时观察皮肤和黏膜状况，保持皮肤清洁。

2. 危重患者 每 2 小时协助翻身，避免局部长时间受压。必要时予泡沫敷料美皮康保护局部皮肤。

（三）增强患者活动耐力，减少受伤危险

1. 定时监测血压 提醒血压偏低或不稳定者在改变体位时动作宜慢，以免眩晕跌倒。

2. 适当建立安全的活动模式 护士应与患者及家属共同制订患者的肢体功能锻炼计划，包括活动时间、活动量及活动形式，以免长期卧床所致的失用性肌肉萎缩。

3. 做好患者的安全防护措施，如加窗栏保护、适当约束等。

（四）增强肺部气体交换功能

1. 消除或控制导致酸碱失衡的诱因。

2. 病情观察 注意呼吸频率和深度变化，记录 24 小时出入量，动态观察水、电解质酸碱失衡情况。

3. 体位及促进排痰 协助患者取适宜体位，如半坐位；清醒患者指导其深呼吸和有效咳嗽，昏迷患者必要时给以吸痰。对于气道分泌物过多者，可以给以雾化吸入、叩背、机械振痰，必要时结合体位引流等措施，促进痰液的排出。

（五）预防营养不良及便秘

在纠正水电解质失衡的同时：①摄入含有丰富蛋白质、能量、维生素和膳食纤维的食物，并注意补充足够的水分；②必要时提供肠外营养支持；③增加下床活动；④建立正常的排便习惯。

（六）预防并发症

1. 应用碳酸氢钠纠正酸中毒时，若过量可致代谢性碱中毒，表现为呼吸浅、慢，脉搏不规则及手足抽搐。

2. 长期提供患者吸入高浓度氧纠正呼吸性酸中毒时，可出现呼吸性碱中毒，表现为呼吸深、快，肌抽搐、头晕、意识改变及腱反射亢进等神经、肌应激性增强。

3. 慢性阻塞性肺疾病伴长期 CO_2 滞留患者可伴发 CO_2 麻痹，表现为呼吸困难、头痛、头晕，甚至昏迷。

4. 代谢性酸中毒未及时纠正会导致高钾血症的发生，表现为神志淡漠、感觉异常、乏力、四肢软瘫等，严重者可出现心搏骤停。

（七）提供患者及家属心理上的支持

由于患者对疾病的恐惧，易产生紧张、焦虑等心理变化，护士应加强对患者及家属的心理疏导和支持，增强其对治疗和护理的信心。

【护理评价】

1. 患者体液量是否恢复平衡。

2. 患者在活动量增加时有否出现缺氧症状和体征。

3. 患者营养状态是否改善。

4. 患者是否恢复正常的气体交换型态。

5. 患者皮肤是否完整，有无出现压疮或破损。

6. 患者有无出现发生各种并发症或者发生的并发症是否得到及时的发现及处理。

7. 患者是否了解有效预防体液代谢失衡的相关知识。

案例分析 7-1

1. 根据临床特点和案例资料，患者为急性左心衰竭并发代谢性碱中毒。

2. 通过护理评估，患者存在以下护理问题

（1）气体交换受损 与肺循环淤血及肺部感染有关。

（2）心输出量减少 与心脏负荷增加有关。

（3）体液过多 与静脉系统淤血致毛细血管压增高有关问题。

（4）潜在并发症：低钾血症、低钙血症。

3. 应采取的护理措施包括

（1）密切关注患者的生命体征，其尿量等指征，积极治疗原发疾病。

（2）使用脱水利尿剂时应注意补钾，防止低钾血症的发生。

（3）适当补充稀盐酸盐水，纠正碱中毒。

（曾　琨　吴丽娟）

第八章 危重症患者的营养支持与护理

【目标要求】

掌握：肠内营养的并发症及护理，肠外营养液的配置和胃肠外营养的并发症及护理。

熟悉：危重症患者营养状态的护理评估，肠内外营养的适应证、禁忌证与输注途径，肠外营养的适应证、禁忌证、输注途径及主要营养素。

了解：基本概念、重症患者营养代谢特点、营养支持目的、时机选择与营养支持原则。

第一节 概　　述

> **引导案例 8-1**
>
> 　　患者男，87 岁，因咳嗽、咳痰伴发热 1 月余在呼吸内科治疗。住院期间进食后反复出现呕吐、高热，最高体温达 39℃，遂转入 ICU 监护，诊断为：①重症肺炎；②急性心力衰竭。入院时脉搏 93 次/分，血压 167/98mmHg，SPO$_2$ 95%（呼吸机辅助呼吸）。自发病以来，患者呈慢性面容，精神状态较差，体力情况较差，食欲较差，体重无明显变化。查体示：上臂围 21.0cm，三头肌皮褶厚度为 12.3mm。NRS2002 营养风险筛查评分总分值为 5 分。入院后予气管插管、机械通气，纤维支气管镜下可见双侧支气管黏膜充血、少量食物残渣。
>
> **问题：**
> 1. 请评估该患者的营养状况。
> 2. 应选择哪种营养支持途径？
> 3. 患者可能发生哪些并发症？

营养支持（nutrition support）已经成为重症医学的重要组成部分，可使不能进食、进食不足或者不愿进食的患者保持良好的营养状态。其包括肠内营养（enteral nutrition）和肠外营养（parenteral nutrition）。营养支持虽然不能完全阻止和逆转危重症患者的病情转归，但在促进正氮平衡、纠正酸碱失衡、水电解质紊乱、促进手术患者创伤的愈合、缩短患者住院时间等方面发挥着至关重要的作用。

【基本概念】

1. 营养支持　是通过消化道内外各种途径为患者提供全面、充足的机体所需各种营养物质，达到预防或纠正能量–蛋白质缺乏所致的营养不良的目的。

2. 营养素（nutrition）　是指食物中可给人体提供能量、人体构成成分和组织修复及生理调节功能的化学成分。

3. 肠内营养（enteral nutrition，EN）　是经消化道途径给予代谢需要的营养基质及其他各种营养素的营养支持方式，是一种经济、简便、有效的营养支持方式。

4. 肠外营养（parenteral nutrition，PN）　亦称静脉内营养（intravenous nutrition），是经静脉途径补充患者所需营养物质，患者可在禁食的情况下减少体内蛋白质消耗，有效提高危重患者生存率及改善患者疾病预后。

【危重患者的营养代谢特点】

危重症患者应激状态可以引起下面一系列以高代谢反应为主的代谢平衡紊乱表现。

1. 能量消耗和需求增加　一般认为，患者病情越危重，所需消耗的能量越多。同时，能量消耗和需求受患者的体温、格拉斯哥昏迷评分、肌张力、活动度、营养状况和特殊的治疗如亚低温疗法、肌松药等因素影响。

2. 蛋白质分解增加，尿氮排出增加，负氮平衡　患者在应激和高分解状态下，能量消耗依赖于肌蛋白及细胞结构的大量分解，机体每日可分解蛋白质 75~150g，导致骨骼肌迅速萎缩。

3. 糖代谢紊乱，糖异生增加，胰岛素抵抗　应激性反应下机体儿茶酚胺、甲状腺素、糖皮质激素及胰高血糖素等分泌增加，糖异生作用明显增强，肝内葡萄糖合成速度加快。同时，胰岛素分泌减少或相对不足，机体对胰岛素的敏感性下降，导致组织摄取与利用葡萄糖减少，呈现胰岛素抵抗，最突出表现为高血糖。而高血糖会加重机体的应激反应，形成恶性循环。

4. 脂肪代谢紊乱，脂肪酸分解抑制　在创伤或感染急性期，机体外周组织可直接摄取游离脂肪酸为燃料。在全身状况恶化情况下，脂肪酸分解受到抑制，则表现为呼吸商升高。

5. 胃肠道功能障碍，肠内细菌易位　患者处于严重应激状态时，交感神经兴奋，内脏血管收缩以保证心、脑等重要器官的血液供应。胃肠道血管收缩使肠黏膜处于低灌注状态，肠黏膜屏障受损，引起应激性消化性溃疡。同时，由于肠黏膜屏障受损，小肠通透性增加，肠腔内细菌和内毒素易位，导致肠源性感染。

【危重患者营养支持目的】

1987 年 Cerra 提出代谢支持的概念，目的是保护和支持器官的结构与功能，避免不适当的营养供给而加重人体器官结构及功能的损害。危重患者营养支持的目的是供给细胞代谢所需要的能量与营养基质，维持组织器官结构和功能；通过营养素的药理作用调节代谢紊乱，增强免疫功能，防治继发性损伤，促进患者脏器功能的恢复，从而影响疾病的发展与转归。

【营养支持的时机选择】

在没有营养支持禁忌证的情况下应尽早实施营养支持。但在严重创伤时，机体分解代谢远远大于合成代谢，过早进行营养支持不但不能利用，还会增加消化道负担甚至产生不利的影响。此时应优先处理呼吸功能及循环功能，纠正电解质紊乱、酸碱失衡，营养支持时机应选择在创伤发生 48 小时后。

危重患者营养支持的时机，如下所述。

（1）估计在 7 天以上不能经消化道途径给予足够的营养。

（2）应激与高代谢疾病（如败血症、多发性创伤等）时，则需要更早。

（3）患者自身存在严重蛋白质−热能营养不良。

（4）心肺复苏术后的患者，需在呼吸与循环稳定后才能进行。

此外，2002 年欧洲肠外肠内营养学会（European society of parenteral and enteral nutrition，ESPEN）以 Kondrup 为首的专家组在 128 个随机对照临床研究的基础上，制订了一个有客观依据的营养风险筛查工具，即营养风险筛查方法（nutrition risk screening 2002，NRS 2002）。营养风险是指营养因素影响患者的临床结局的风险，而不是指患者发生营养不良的风险。NRS 的突出优点在于预测营养不良的风险，并能前瞻性地动态判断患者营养状态变化，以便及时反馈患者的营养状况，并为调整营养支持方案提供证据。NRS 简便易行，由医护人员共同实施，用于决定患者是否需要制订和实施营养支持计划。

NRS 适用对象：18~90 岁，住院 1 天以上，次日 8 时未行手术者，神智清者。不适用对象：18 岁以下，90 岁以上，住院不过夜，次日 8 时前行手术者，神志不清者（表 8-1）。

表 8-1　NRS 2002 营养风险筛查表（2008 年版）主要内容

姓名：	性别：	年龄：	身高：cm	现体重：kg	BMI：

疾病诊断：　　　　　　　　　　　　　　　　　　　　　　　　　　科室：

住院日期	手术日期：	测评日期：

NRS2002 营养风险筛查：分

疾病评分：	评分 1 分：髋骨骨折□ 慢性疾病急性发作或有并发症者□ COPD□ 血液透析□肝硬化□一般恶性肿瘤患者□糖尿病□ 评分 2 分：腹部大手术□脑卒中□重度肺炎□血液恶性肿瘤□ 评分 3 分：颅脑损伤□骨髓移植□大于 APACHE10 分的 ICU 患者□

小结：疾病有关评分

营养状态：	1. BMI（kg/m²）□小于 18.5（3 分） 注：因严重胸腹水、水肿得不到准确 BMI 值时，无严重肝肾功能异常者，用白蛋白替代（按 ESPEN 2006） ＿＿＿（g/L）（＜30g/L，3 分） 2. 体重下降＞5%是在□3 个月内（1 分）□2 个月内（2 分）□1 个月内（3 分） 3. 一周内进食量：较从前减少□25%～50%（1 分）□51%～75%（2 分）□76%～100%（3 分）

小结：营养状态评分

年龄评分：	年龄＞70 岁（1 分）年龄＜70 岁（0 分）

小结：年龄评分

对于表中没有明确列出诊断的疾病参考以下标准，依照调查者的理解进行评分。
1 分：慢性疾病患者因出现并发症而住院治疗。患者虚弱但不需卧床。蛋白质需要量略有增加，但可通过口服补充来弥补。
2 分：患者需要卧床，如腹部大手术后。蛋白质需要量相应增加，但大多数人仍可以通过肠外或肠内营养支持得到恢复。
3 分：患者在加强病房中靠机械通气支持。蛋白质需要量增加而且不能被肠外或肠内营养支持所弥补。但是通过肠外或肠内营养支持可使蛋白质分解和氮丢失明显减少。
总分值≥3 分：患者处于营养风险，需要营养支持，结合临床，制订营养治疗计划。
总分值＜3 分：每周复查营养风险筛查。

【危重患者的营养支持原则】

1. 选择适宜的营养支持时机　应根据患者的病情来确定营养支持的时机。但在复苏早期、血流动力学尚未稳定或存在严重酸碱失衡阶段，不推荐过早进行营养支持。

2. 积极控制高血糖　应激性高血糖会增加神经系统的损伤和增加患者的死亡风险，是危重症患者普遍面临的问题。采用强化胰岛素治疗可以提高营养支持的安全性与可靠性。

3. 选择适宜的营养支持途径　患者胃肠道结构与功能完整，应首选肠内营养，或以肠内营养为主，以肠外营养为辅；当肠内营养不能满足机体需要时，应积极给予肠外营养。对胃肠道完全不能接受营养支持的危重症患者可给予完全肠外营养支持（total parenteral nutrition，TPN）。

4. 合理的能量供给　不同疾病状态、时期及不同个体，其能量需求也不同。因此，危重症患者营养支持应充分考虑患者耐受能力。如肝肾功能受损时，如果供给量超过机体代谢负荷，将会加重机体代谢紊乱和肝肾功能损害。

5. 合理添加营养素　为改善危重患者的营养支持效果，根据患者病情需要再酌情添加营养制剂中添加特殊营养素。

> 知识链接　　　　　　　　　　急性胃肠损伤
>
> 　　2012 年，欧洲重症监护医学会（ESICM）正式提出急性胃肠损伤（AGI）的概念，将其定义为"由于重症患者急性疾病本身导致的胃肠道功能障碍"，根据患者粪便或者胃内容物中可见性出血、下消化道麻痹、喂养不耐受、恶心、呕吐、大便次数、肠鸣音、胃潴留和腹腔内压等客观指标提出 AGI 定义与分级标准。将急性胃肠损伤根据严重程度分为四级：

一级时存在胃肠道功能障碍和衰竭的风险；二级为胃肠功能障碍；三级为胃肠功能衰竭；四级为胃肠功能衰竭伴有远隔器官功能障碍。

第二节 营养状况的评估

【摄入史】

摄入情况包括进食量及种类、摄水量、每日餐次、既往的饮食情况和习惯等。摄入情况是评估营养状况的重要组成部分，可以提供个体基本的营养摄入情况以判断摄入是否适合。

【人体测量法】

人体测量法主要是通过测量患者身高、体重及皮褶厚度等方法来判定其营养状况。

1. 身高体重 身高体重变化是人体测量法的重要组成部分。但在临床上，危重患者病情变化快且危重，体重测量极为不便，一般不采取此种方法。

2. 皮褶厚度 通过测量机体脂肪的储量来判断机体营养状况。常用的测量项目有三头肌皮褶厚度（TSF）、上臂围（arm circumference, AC）及上臂肌围（arm muscle circumference, AMC）。三头肌皮褶厚度测量方法：被测者上臂自然下垂，取同一侧上臂背侧、肩峰与鹰嘴角的中点上1~2cm处，用卡尺固定皮肤3秒后读数。三头肌皮褶厚度需在同一部位连续三次，取其平均值与正常值相比较。三角肌皮褶厚度小于正常值的10%以上为营养不良，大于正常值的10%营养过剩。上臂围是测量上臂中点的周长，可间接反映机体营养状况。上臂肌围可用以下公式计算:(AMC=AC−3.14×TSF)。

表 8-2 皮褶厚度的标准值

测量项目	女	男
三头肌皮褶厚度	16.5mm	12.5mm
上臂围	28.5cm	29.5cm
上臂肌围	23.2cm	25.3cm

【实验室检查】

蛋白质测定

（1）血浆蛋白质测定：血浆蛋白质含量是评估患者蛋白质营养状况的常用指标，测定项目有血清总蛋白、血清清蛋白、血清球蛋白等。持续低水平的血清清蛋白浓度是判断患者存在营养不良的可靠指标，其正常值为 35~50g/L。若血清白蛋白值<35g/L 为营养不良；<20g/L 为重度营养不良。

（2）肌酐−身高指数（creatinine height index，CHI）：是衡量机体蛋白质水平敏感的指标。肌酐身高指数计算方法为被检者 24h 尿中肌酐排出量与相同性别身高健康人 24h 尿中肌酐排出量的百分比。肌酐身高指数>90% 为正常，80%~90% 为瘦体组织轻度缺乏，60%~80% 为中度缺乏，<60% 为重度缺乏。CHI 因受被检者肝肾功能、肿瘤、严重感染、年龄等因素的影响，在实际运用中存在局限性。

（3）氮平衡：是目前评价机体蛋白质营养状况最可靠和最常用的指标之一。计算公式为：氮平衡（g/d）=摄入氮量（g/d）−[尿氮量（g/d）+3]。

（4）血浆氨基酸比值：当患者出现严重蛋白质−热能营养不良时，血浆总氨基酸值明显下降，其中必需氨基酸下降幅度较非必需氨基酸更大。如非必需氨基酸/必需氨基酸>3，可考虑蛋白质营养不良。

第三节　肠内营养支持与护理

【适应证】

胃肠道功能存在或部分存在，但不能经口摄食的危重症患者，应优先给予肠内营养，当患者存在肠内营养禁忌时可给予肠外营养支持。

【禁忌证】

1. 小肠广泛切除的患者　术后宜采用完全肠外营养 4～6 周，以后逐步增加要素肠内营养制剂。

2. 处于严重的代谢应激状态如完全性肠梗阻、上消化道出血、顽固性呕吐、腹膜炎、腹泻急性期和严重腹胀等，均不宜过早给予肠内营养。

3. 肠道缺血和腹腔间室综合征的患者。

4. 对于严重腹胀、腹泻，经过一般处理无明显改善者。

【肠内营养的途径】

肠内营养的途径可分为经鼻胃管、经鼻空肠管、经皮内镜下胃造瘘（percutaneous endoscopic gastrostomy，PEG）、经皮内镜下空肠造瘘（percutaneous endoscopic jejunostomy，PEJ）、术中胃/空肠造瘘等。营养途径的选择取决于疾病的种类、肠内营养时间的长短、患者的精神状态和胃肠道功能等，临床上以前三者最为常用。当患者的胃肠功能存在时，肠内营养可取得肠外营养相同的效果，且比较符合生理状态、经济、安全、方便。

1. 鼻胃管　适用于烧伤、因消化道疾病不能进口摄食、胃肠功能正常及短时间管饲即可过渡到经口进食的患者，是临床最常用的肠内营养的途径。其优点在于操作简单，患者耐受性好。缺点在于可引起鼻黏膜损伤、鼻窦炎及反流误吸导致的吸入性肺炎。

2. 鼻空肠管　适用于有胃反流或肺误吸风险的患者。优点在于鼻空肠管经过幽门进入十二指肠或空肠，使反流与误吸的发生率降低，患者耐受性增加。目前徒手留置鼻空肠管技术越来越成熟，因其成功率高、创伤小、成本低在临床上得到广泛应用。

3. 经皮内镜下胃造瘘　是指在纤维胃镜下引导下行经皮胃造瘘，将营养管置入胃内。胃造瘘管可长期留置，适用于昏迷、食管梗阻等长时间不能进食而胃排空良好的危重症患者。但胃造瘘护理不当时可引起急性腹膜炎等严重并发症。

4. 经皮内镜下空肠造瘘　是在内镜引导下行经皮空肠造瘘，将营养管置入空肠上段。其优点是较少发生反流而引起呕吐及误吸，可长期留置，在喂养的同时可行胃十二指肠减压，尤其适用于有误吸风险及需要胃肠减压的危重症患者。

【输注方式】

1. 一次性投给法　又称间隙推注法。是指将一定量的配好的肠内营养制剂在一定的时间内用大容量注射器通过喂养管注完。喂养频率应根据患者病情需要及耐受程度决定，每次不超过200ml。此方法简便易行，但易出现恶心、呕吐、腹胀及腹泻等喂养不耐受的临床表现。

2. 间歇重力输注法　将营养液经输液管与喂养管相连接，借助重力将营养液缓慢滴入胃肠道内，每天 4～6 次，每次 250～500ml，输注速度 20～30ml/min。

3. 肠内营养泵输注法　是一种理想的肠内营养输注方式。此方法营养液输注匀速，患者耐受性好，且血糖水平容易控制，在重症监护单元中广泛使用（图 8-1～图 8-2）。

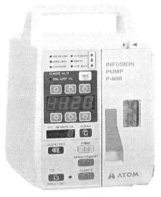

图 8-1 输液泵

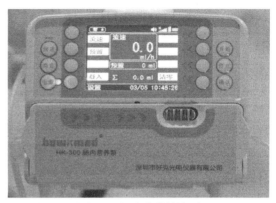

图 8-2 肠内营养输注泵

【肠内营养制剂】

肠内营养制剂分为非要素制剂、要素制剂、主件制剂和特殊需要制剂等，均是流质状态的制剂。前两者所含的营养素齐全，摄入一定的量能满足患者的营养需要，为完全膳食。目前临床上可供选择的肠内营养制剂很多，应根据患者的疾病、年龄及对制剂的耐受情况进行选择和调整。

【护理诊断】

1. 能量营养失调 低于机体需要量：与肠内营养相关的腹泻和腹胀有关。

2. 活动无耐力 与生活方式及疾病有关。

3. 有皮肤完整性受损的危险 与胃酶作用累及喂养管周围皮肤。

4. 潜在并发症 吸入性肺炎。

【护理措施】

在肠内营养支持实施过程中，进行严密监测与精心护理十分必要，以及时发现或避免并发症的发生，并评估营养治疗是否达到预期的目的。

1. 营养液的护理

（1）营养液配置应遵循无菌操作原则，操作前应洗手戴口罩。

（2）营养液应现配现用，开启的营养液输注时间不超过 24 小时。

（3）营养液输注时可选择肠内营养液加温器进行加温，避免刺激胃肠道引起腹泻。

2. 喂养管的护理

（1）每班都要检查并记录导管外露刻度或外露长度，喂养前要确定喂养管末端位置，妥善固定管道，防止导管移位脱出。检查管道位置的方法主要有 X 线透视、从喂养管中抽取液体测定 pH 值和用注射器向喂养管中快速注入空气在腹部听诊。

（2）保持喂养管通畅，定时冲洗管道。在每次喂养前后、连续 24 小时输注营养液时，每 4 小时用温开水或生理盐水冲洗管腔，每次至少 50ml，以免堵塞喂养管。

（3）要掌握各种喂养管的理化性质，不同材质的喂养管留置时间不一样，注意及时更换。

（4）注意保持喂养管与皮肤接触部分的清洁，可用盐水棉球擦拭，必要时可用石蜡油擦拭，并经常更换固定管道的胶布，以避免长时间压迫皮肤发生压力性损伤。

3. 常规护理

（1）开始喂养前，护士应全面评估患者营养状况及计算营养素需要量，选择合适的体位。在患者病情允许的条件下，采取半坐卧位，以减少反流、误吸情况的发生。

（2）准确记录出入量，监测水电解质及酸碱平衡的情况。

（3）口腔护理：经鼻腔置管的患者，缺乏食物对口腔内腺体的刺激，唾液分泌减少，口腔容易滋生细菌并定植，增加口腔感染及肺部感染的机会。因此，每天进行口腔护理，以保持口腔清洁，每天4～6次。

4. 营养液输注的护理

（1）正确调节营养液输注的速度，使用肠内营养泵控制输注速度。开始肠内营养支持时营养液输注速度应由慢到快，以20ml/h为宜，每4～6小时评估患者耐受性，逐渐加快输注速度。

（2）输注过程中应适当监测胃残余量（gastric residual volume，GRV）。若GRV>200ml，误吸危险会增高至25%～40%，应暂停输入或降低输注速度；若GRV=200ml，可维持原速；若GRV=100ml，输注速度增加至20ml/h。

（3）肠内营养液的浓度与总量：遵循输注浓度从低到高、容量从少到多的原则，初始总量为500ml/d，维持容量可提高到2000～2500ml/d。

5. 并发症的预防与护理

（1）机械性并发症黏膜损伤：可因喂养管置管操作时或置管后喂养管对局部组织的压迫而引起黏膜水肿、糜烂或坏死。因此，要选择管径适宜、质地柔软而有韧性的喂养管，熟练掌握操作技术，动作轻柔。引起喂养管堵塞的最常见原因是膳食残渣或粉碎不全的药片黏附于管壁，或药物与膳食不相容形成沉淀附着于管壁。发生堵塞后可用温开水低压冲洗，必要时也可借助导丝疏通管腔；但不可强行高压冲洗，会引起管道破裂。喂养管脱出的原因有喂养管固定不牢，患者躁动不安、严重呕吐等。喂养管脱出不仅会使肠内营养中断，而且会使造瘘置管的患者可能发生腹膜炎。因此，置管后应妥善固定导管，加强护理。对躁动不安或不配合的患者应在其家属签署知情同意书后使用保护性约束或者适当应用镇静药物。

（2）胃肠道并发症，如恶心、呕吐、腹胀：主要见于营养液输注速度过快、乳糖不耐受、膳食口味不耐受等。护士在喂养前应为患者翻身拍背，清理呼吸道，以减少喂养过程中因气道问题引起的恶心呕吐，并适当抬高床头。发生呕吐时应立即停止肠内营养，将患者头偏一侧，及时清理呼吸道，同时监测呼吸、心率及血氧饱和度的变化。必要时行纤维支气管镜检查并清除分泌物。腹泻是肠内营养最常见的并发症，主要见于低蛋白血症、肠吸收力下降、乳糖酶缺乏、腔内脂肪酶缺乏，应用高渗性营养液、营养液温度过低、营养液输注过快及同时应用某些治疗性药物的患者。一旦发生腹泻应查明原因，针对病因进行处置，必要时遵医嘱给予止泻药。

（3）代谢性并发症，包括水电解质和微量元素失衡、血糖异常及肝功能异常。高血糖常见于处于高代谢状态的患者、接受高碳水化合物喂养者及接受皮质激素治疗的患者。而低血糖多发生于长期应用肠内营养而突然停止时和应用强化胰岛素的患者。对接受肠内营养支持的患者应加强对血糖的监测，出现血糖异常时应及时报告医生并配合做出相应的处理。

（4）感染性并发症，较为常见的是吸入性肺炎。误吸是肠内营养最严重和致命的并发症。患者呕吐时可将营养液吸入气道，导致呼吸窘迫。另外，营养物质为肺部病原微生物提供良好的培养基，可导致肺部感染。因此，一旦发生误吸，应立即停止肠内营养，促进患者气道内的液体和食物微粒排出，必要时应通过纤维支气管镜吸出。

第四节　肠外营养支持与护理

【适应证】

不能耐受肠内营养和肠内营养禁忌的重症患者。主要包括以下几种情况。

（1）胃肠道功能障碍，如胃肠道梗阻、胃肠道皮肤瘘、胃肠内瘘、短肠综合征及肠道炎性疾病急性发作期。

（2）严重感染，如腹腔内或腹膜后严重感染、败血症。

（3）高代谢状态，如严重外伤、烧伤、复杂大手术后。

（4）接受大剂量放疗或化疗的肿瘤患者，尤其是化疗胃肠道反应较重，出现厌食、恶心、呕吐，甚至腹泻的患者。

（5）严重营养不良患者术前准备及术后支持，如食管癌、胰头癌等造成血容量不足、低蛋白血症及水电解质紊乱的患者。

（6）轻度肝肾衰竭。

（7）重症胰腺炎无法耐受肠内营养或能量供应不足时。

【禁忌证】

存在以下情况时不宜给予肠外营养支持：早期复苏阶段血流动力学不稳定或存在严重水、电解质与酸碱失衡的患者；严重肝功能障碍的患者；急性肾功能障碍时存在严重氮质血症的患者；严重高血糖尚未控制的患者。

【肠外营养的途径】

肠外营养可选择经中心静脉营养和经外周静脉营养两种途径。经中心静脉途径主要是指经锁骨下静脉、颈内静脉、股静脉植入导管和应用经外周中心静脉导管输入营养物质。近年来，国内很多医院开展了植入式静脉输液港技术，因其操作简单，且为皮下埋植，感染风险低，使用期限长，在需要长期或重复给药需要使用化疗药物的患者中逐渐推广使用。

【主要营养素】

常规的营养素成分包括碳水化合物制剂、脂肪乳剂、氨基酸、电解质制剂、维生素和微量元素。

1. 碳水化合物制剂　是当前非蛋白质热量的主要部分，葡萄糖是最常选用的能量制剂，临床上常使用5%、10%和50%等规格的注射液，此外还有果糖、木糖和山梨醇等。对于危重症患者，鉴于存在代谢紊乱及胰岛素抵抗，使葡萄糖的利用受到限制，营养液输注量一般低于200～250g/d，并适当应用强化胰岛素治疗。

2. 脂肪乳剂　不同脂肪乳剂的基本构成相似，包括水、三酰甘油、乳化剂、稳定剂。脂肪乳剂主要分为长链脂肪乳剂、中/长链脂肪乳剂、橄榄油/大豆油混合脂肪乳剂、鱼油脂肪乳剂、结构型中/长链脂肪乳剂、短肽脂肪乳剂及其他混合型脂肪乳剂。短链脂肪乳剂具有促进肠道血流、刺激胰腺分泌等特点，适用于短肠综合征的患者。

3. 氨基酸　临床上有不同浓度、不同配方的氨基酸溶液，以平衡氨基酸、肝病适用型氨基酸、肾病适用型氨基酸和谷氨酰胺双肽制剂为常见。肠外营养应结合患者病情选择不同配方的氨基酸溶液，实行个体化治疗。

4. 电解质制剂　有10%氯化钠注射液、10%氯化钾注射液、3%葡萄糖酸钙注射液、25%硫酸镁等，一般稀释在营养制剂中滴注。危重症患者添加电解质制剂应结合实验室检查，及时调整剂量，以免加重电解质平衡紊乱。

5. 维生素　临床上用于肠外营养的维生素多为复方制剂，一般为多种脂溶性和水溶性维生素的混合制剂。

6. 微量元素　微量元素的变化可影响机体的免疫功能，影响碳水化合物、脂肪、蛋白质代谢和肠道形态学改变。临床上已有商品化的复方微量元素制剂，其含量达到每天推荐量，基本可达到预防微量元素缺乏的目的。

临床上不推荐各营养素成分单瓶分别输注，应采用将所有的肠外营养成分在无菌条件下均匀混合在一次性使用静脉营养输液袋中输注或者将氨基酸与葡萄糖、电解质溶液、维生素、微量元素混合后，以三通管连接后与脂肪乳剂在体外同时输注。目前已有独立包装的肠外营养制剂，制剂包装由若干条可剥离封条分隔成相应独立的腔室，分别装有各营养成分，使用前只需须开通可剥离封条并将所有腔室中的液体混合均匀。

【肠外营养液的配置】

1. 配置环境和设备要求 肠外营养液应在洁净环境和严格无菌操作下配置。

（1）配置室：应设有专门的配置室，且须经过空气消毒，用75%医用乙醇溶液擦拭操作台、地面进行消毒，操作室避免人员走动。

（2）层流空气洁净台：是根据空气层流的原理来防止污染，使局部环境空气达到高度洁净的设备。层流空气洁净台启动20分钟后，其台面可达到无尘、无菌，为配置肠外营养液提供洁净、无菌的安全环境。

2. 配制方法 将糖类、电解质、微量元素、氨基酸、脂肪乳剂及维生素等各种营养液混合于一次性使用静脉营养输液袋中，称为全营养混合液（total nutrient admixture，TNA）。

营养液配制的顺序是将微量元素和电解质加入氨基酸溶液中；将磷酸盐、胰岛素加入葡萄糖注射液中；将水溶性维生素和脂溶性维生素加入脂肪乳剂。依次将葡萄糖、氨基酸、脂肪乳剂加入一次性使用静脉营养输液袋中进行混合，并不断摇动使之混合均匀，能获得相容性稳定的全营养混合液。

【护理诊断】

1. 有感染的危险 与留置中心静脉导管、不严格无菌操作有关。

2. 躯体移动障碍 与穿刺时损伤神经有关。

3. 潜在并发症 高血糖、低血糖、水电解质紊乱。

4. 潜在并发症 空气栓塞。

【并发症及护理措施】

肠外营养的并发症主要包括机械性并发症、感染性并发症和代谢性并发症。

1. 机械性并发症

（1）置管操作相关并发症，如气胸、血胸、皮下气肿、血肿与神经损伤等。操作者应熟练掌握操作技术流程与规范，避免反复穿刺，以减少置管时的机械性损伤。

（2）导管堵塞：是肠外营养常见的并发症。常见的原因有很多，如患者血液高凝状态、烦躁不安、频繁呕吐、TNA液黏稠度大、导管的材质等。进行肠外营养时推荐使用输液泵进行输注。

（3）空气栓塞：是最严重的并发症，可导致死亡。空气栓塞可发生在置管、输液及拔管过程中。操作者应严格执行操作规程，应用输液泵进行输注，输注过程中加强巡视。

2. 感染性并发症 进行肠外营养支持的患者，具有发生导管相关性血流感染和败血症的高度危险。感染性并发症的发生主要是置管时无菌操作不严、置管后局部伤口护理欠佳和营养制剂在配置的过程中受到污染。导管置管处可出现红肿、硬结和脓性分泌物等，临床表现为突发的寒战、高热，重者可致感染性休克，甚至危及生命。在护理过程中应注意中心静脉导管的护理，严格按照中心静脉导管护理规范进行护理。

配置营养液时严格要求无菌操作，要求现配现用，配置完成后有效期为24小时。在输注过程中，出现感染的迹象或不明原因的发热时，应取输液袋中营养制剂和患者的血液进行细菌培养。必要时拔除导管，并取导管尖端做细菌培养。

3. 代谢性并发症 常见于电解质紊乱：如低钾血症、低镁血症等；低血糖：持续输注高渗性葡萄糖溶液可刺激胰岛 B 细胞分泌胰岛素，或者应用强化胰岛素治疗，若突然停止输注含糖溶液，可致血糖下降，甚至出现低血糖昏迷。高血糖：开始输注营养液时速度过快，不及时进行调整和控制高血糖，可因大量利尿而出现脱水，甚至引起昏迷。因此，接受肠外营养支持的患者应严密监测血糖的变化，每隔4～6小时监测血糖一次。患者出现血糖值异常时应增加血糖监测的频率。有条件时进行动脉血气分析，及早发现代谢紊乱，并配合医生实施有效处理。

案例分析 8-1

1. 评估该患者的营养状况

（1）摄入情况评估：患者进食量、种类、摄水量、每日餐次、既往的饮食情况及饮食习惯等。

（2）患者上臂围21.0cm，小于正常值10%以上，提示患者存在营养不良。此外还应评估上臂肌围。

（3）评估相关实验室检查：包括内脏蛋白质测定、肌酐身高指数、氮平衡、血浆氨基酸比值等。

（4）病情评估：患者慢性面容，食欲较差，出现反复呕吐、高热、NRS2002营养风险筛查评分总分值为5分，提示患者处于营养风险，需要营养支持。

2. 选择经鼻空肠管肠内营养为主，肠外营养为辅。患者胃肠结构与功能完整，且无肠内营养禁忌证，应给予肠内营养；患者反复出现呕吐、误吸，可能由于食物反流引起的，符合鼻空肠管的适应证。考虑到患者出现发热、机械通气，处于高消耗、高代谢状态，且肠内营养一开始速度比较慢，提供的营养物质不够，可适当增加肠外营养制剂。

3. 患者可能发生以下并发症：机械性并发症，如黏膜损伤、喂养管堵塞、喂养管脱出；胃肠道并发症，如恶心、呕吐、腹胀、腹泻；代谢性并发症，如水电解质和微量元素失衡、血糖异常和肝功能异常；感染性并发症，如吸入性肺炎。

（符景松）

第九章　胸部物理治疗技术

【目标要求】

掌握：胸部治疗的概念，各种胸部物理治疗技术。

熟悉：各种胸部物理治疗技术的适应证与禁忌证。

了解：呼吸功能锻炼仪的应用方法。

胸部物理治疗（chest physical therapy，CPT）是通过在胸部的综合护理技术的应用和指导患者本身的呼吸训练，以改善呼吸功能的一种治疗措施，这是广义的胸部物理治疗。狭义上的物理治疗技术更多倾向于机械物理治疗手段，包括胸部叩拍、震颤、挤压、弹动。

CPT 能改善患者通气，使呼吸肌收缩扩张良好，能有效清除大、小气道分泌物，降低气道阻力，提高 PaO_2、降低 $PaCO_2$、改善 SaO_2，增加肺的顺应性，减少通气无效腔，促进肺的再度扩张，增加局部灌注，从而改善通气/血流比值，减少呼吸做功，帮助维持足够的肺有效容量，促进肺部体征的改善。这种专门为患者提供关于呼吸治疗方面服务的医疗人员称为胸科物理治疗师，他们的工作贯穿于患者入院之初对患者心肺功能的原始评估，直至患者出院后的跟踪随访。他们不仅为胸外科医生提供患者心肺手术耐受能力和术后心肺并发症的风险评估，而且还针对患者排痰障碍、呼吸困难、低氧、肺不张及疼痛等问题进行针对性个体化处理。

CPT 是防止肺部并发症、改善急慢性肺疾病患者肺功能的物理治疗技术，是危重患者呼吸治疗的主要内容之一，在国内日益受到重视，已出现了专业的物理治疗师。

CPT 的疗效标准：①分泌物减少＜25ml/d；②病变部位呼吸音改善，无啰音，听诊清晰；③胸片改善；④呼吸模式与呼吸机支持降低；⑤血氧饱和度与血气分析结果好转；⑥患者生命体征平稳，对治疗反应良好。

第一节　呼吸肌功能康复

引导案例 9-1

患者男，63 岁，因反复咳嗽咳痰喘息 8 年，3 天前再发加重并呼吸困难急诊入院治疗。查体：体型消瘦，慢性病面容；皮肤黏膜轻微发绀，末梢血氧饱和度为 93%，桶状胸，胸廓对称，呼吸费力急促，频率 38 次/分，肋间隙增宽，无胸膜摩擦感，无皮下捻发感，右肺叩诊过清音，双肺哮鸣音明显，可咳出大量黄色黏痰。入院诊断：慢性阻塞性肺疾病急性加重期。经吸氧、抗感染、平喘、营养等治疗，入院 3 天后病情渐平稳，但稍活动（如大小便）后即气促明显，呼吸费力，端坐呼吸。

问题： 如何指导患者掌握开始呼吸功能锻炼时机并进行呼吸功能锻炼？

呼吸肌功能康复训练主要应用于非长期卧床的 COPD 患者，对支气管扩张、肺囊性纤维化及慢性哮喘引起的呼吸肌功能减退也有作用，其主要目的包括：①恢复膈肌正常位置和功能；②控制呼吸频率和呼吸方式，以减少无效气体交换；③减少呼吸功、增加呼吸肌的工作效率，调动通气潜力；④减轻患者呼吸困难和焦虑情绪。

【用力呼气技术——缩唇呼吸】

缩唇呼吸（pursed-lip breathing，PLB）是指闭嘴经鼻子吸气，然后张嘴缩唇（吹口哨样）缓慢用力呼气，其可在气管支气管内产生压力效应，可有效防止细支气管由于失去放射牵引和胸内高压引起的塌陷。

PLB 是一种患者较易掌握的呼吸功能康复训练的技巧。其主要目的是通过降低过快的呼吸频率，增加潮气量，改善肺内气体交换量，改善肺功能，防止小气道过早关闭塌陷，有利于肺泡残气量排出。此项训练技术适合于 COPD 患者、运动后呼吸困难患者或稳定患者不安的情绪。PLB 对体位没有特殊要求，但最好让患者采取半坐位或坐位。

当今，没有权威的研究解释 PLB 为什么能缓解呼吸困难。但有研究表明，PLB 并不能减少患者的氧摄取量，即无助于减少呼吸功，原因是通气量降低引起的呼吸功减少可能和潮气量的增大及缩唇时呼气阻力增加相互抵消。另外，PLB 能防止呼气时小气道的萎陷和闭塞，有利于肺气泡排出，其解释是当肺弹性回缩力降低，弥漫的小气道和胸膜腔内压增加时，呼气时小气道常过早关闭且呼气流受限，而呼气时间的延长也有利于肺内气体充分排出，防止气体陷闭。有初步研究表明，行 PLB 训练后患者功能残气量并无明显改变，因此，有关 PLB 缓解呼吸困难的机制仍需进一步研究。

1. 步骤　取端坐位，双手扶膝盖；舌尖轻顶上腭，用鼻子慢慢吸气；舌尖自然放松，嘴唇撅起如吹口哨般，慢慢向前吐气，并有轻微气流声，由 1，2，3，4，5，6，维持吐气时间是吸气时间的 2 倍。

2. 注意要点

（1）吸气时让气体从鼻孔进入，这样吸入肺部的空气经鼻腔黏膜的过滤、湿润、加温可以减少对咽喉、气道的刺激，并有防止感染的作用。

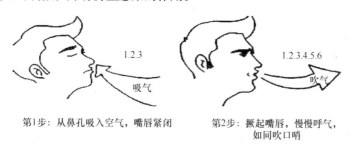

第1步：从鼻孔吸入空气，嘴唇紧闭　　第2步：撅起嘴唇，慢慢呼气，如同吹口哨

图 9-1　缩唇呼吸

（2）吹口哨状呼气能使呼吸道保持通畅，防止过多气体潴留在肺内，从而提高呼吸效率。每次吸气后不要忙于呼出，适当稍屏气片刻再行缩唇呼吸；吸气和呼气时间比为 1 : 2。

（3）按照以上步骤每天练习 3～4 次，每次 15～30 分钟。

【胸式呼吸和腹式呼吸】

从呼吸运动的进行过程可知，呼吸运动主要依靠两部分呼吸肌的舒缩来完成，分别表现为胸、腹两部位肌肉的活动。一是肋间外肌舒缩使肋骨和胸骨运动，引起胸廓前后、左右径增大，可观察到以胸部活动为主，称为胸式呼吸；一是膈肌收缩，使胸廓的上下径增大，可观察到以腹部活动为主，称为腹式呼吸。

1. 胸式呼吸　又称肋式呼吸法、横式呼吸法。这种呼吸法单靠肋骨的侧向扩张来吸气，用肋间外肌上举肋骨以扩大胸廓。有时可观察到吸气时双肩上抬，气息吸得浅，因此又称为肩式呼吸法、锁骨式呼吸法或高胸式呼吸法。

胸式呼吸的步骤：

（1）将双手放在第十二肋两侧，自然放松，不要施加压力。保持骨盆中立位（髂前上棘及耻骨在一个平面上）。

（2）收缩腹部，吸气。在保证腹腔壁内收的前提下感觉肋骨架下部升高并向两侧推出。

（3）腹腔壁持续内收，呼气。感觉肋骨架回落。

（4）在吸与呼的过程中始终收缩腹部。

2. 腹式呼吸　又称膈式呼吸。膈肌是主要呼吸肌，是让横膈膜上下移动。由于吸气时横膈膜会下降，把脏器挤到下方，腹部出现膨胀，而非胸部膨胀。因此，吐气时横膈膜将会比平常上升，可以进行深度呼吸，吐出较多易停滞在肺底部的二氧化碳。

采取腹式呼吸锻炼的目的是提高腹肌张力，增加膈肌上下移动幅度，变胸式呼吸为主为腹式呼吸为主，可改善肺通气功能，增加呼吸肌力度。腹式呼吸可分为顺呼吸和逆呼吸两种。顺呼吸即吸气时轻轻扩张腹肌，在感觉舒服的前提下，尽量吸得越深越好，呼气时再将肌肉收缩。逆呼吸与顺呼吸相反，即吸气时轻轻收缩腹肌，呼气时再将它放松，呼吸在这种方式下会变得轻缓，只占用肺容量的一半左右。逆呼吸与顺呼吸的细微差别在于呼吸只涉及下腹部肌肉，即紧靠肚脐下方的耻骨区。

腹式呼吸的步骤：

（1）取卧位、坐位或立位均可，一手放于胸前，一手放于腹部，胸部尽量保持不动，呼气时稍用力压腹部，腹部尽量回缩，吸气时则对抗手的压力，将腹部鼓起，同时注意吸气时用鼻深吸气，呼气时则缩唇缓慢呼气。

（2）呼气时间要比吸气时间长1～2倍，5分钟/次，渐增加至10～15分钟/次，2～3次/天。

正常情况下，呼吸肌活动是以膈肌活动为主，其静息通气的潮气量动力的70%来自于膈肌运动。但在严重病变时，如COPD患者，其膈肌无力或受过度膨胀的肺挤压而下降，膈面平坦且活动度减弱，出现膈肌运动障碍，变为以胸式呼吸为主；而胸式呼吸扩张度小，辅助呼吸肌易产生疲劳，从而影响呼吸肌运动做功效率。此时，腹式呼吸的锻炼尤为重要。所以，胸式呼吸和腹式呼吸可交替练习。

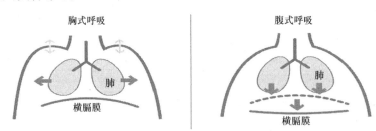

图 9-2　胸式呼吸与腹式呼吸对比图

【控制性慢而深呼吸】

控制性慢而深呼吸（controlled slow，deep breathing）最适合COPD患者。因COPD患者呼吸浅而快，从而大大地增加患者呼吸功耗，导致呼吸困难加重。深而慢的呼吸可以取代浅而快的呼吸，减少阻力功和无效腔通气。另外，延长吸气时间，有利于气体在肺内的均匀分布和改善通气/血流灌注的比例；延长呼气时间，则有益于消除肺内的气体陷闭；而深呼吸后还可使原来闭合的基底部气道打开。但有研究表明，尽管深而慢的呼吸对COPD患者的呼吸功能恢复有诸多益处，且是患者的理想的呼吸方式，但因患者不容易坚持持久，并很可能因坚持持久而导致呼吸肌疲劳。因此，应考虑与其他呼吸功能康复锻炼方式结合应用，才能达到最好的效果的效果。

1. 头低位和前倾位（head-down and bending-forward posture）　可以缓解 COPD 患者的呼吸困难，这已被研究所证实。头低位是让患者仰卧于斜床或平板床上垫高床脚，如引流时体位。但此体位在临床上单独应用较少，多与其他呼吸功能康复训练方法联合应用。前倾位则是让患者坐位时保持躯干前倾 20°～45°，为保持平衡患者可用手或肘部支撑于自己的膝盖或桌子，站立位或散步也可采用此体位，如可用手杖或扶车作支撑点。有研究表明，正常人吸气时膈肌下降，腹壁向外运动，但严重 COPD 患者因膈肌无力，在吸气时膈肌被动上升，腹壁反而向内陷，出现矛盾吸气运动。患者采取前倾位时，绝大多数呼吸困难可得到缓解，在仰卧位时也有一半缓解。通过呼吸肌的肌电图、跨膈压和用磁强计监测胸腹活动直径的监测可以证实，COPD 患者在前倾位或仰卧位吸气时，有很多患者膈肌功能得到部分恢复，呼吸困难得到缓解。

2. 呼吸操　是一种腹式呼吸与缩唇呼吸联合应用的全身参与运动的呼吸康复训练方法，此种方法适合于 COPD 或呼吸困难缓解期患者，以获得呼吸困难的最大改善。呼吸操可分为卧、坐、立三种姿势进行。

（1）坐式呼吸操方法：坐于椅子上或床边，双手握拳，肘关节屈伸 4～8 次，屈肘吸气伸肘呼气→平静深呼吸 4～8 次→展臂时吸气，抱胸时呼气 4～8 次→双膝交替屈伸 4～8 次，伸膝吸气屈膝呼气→双手抱单膝时吸气，压胸时呼气，左右交替 4～8 次→双手分别搭同侧肩，上身左右旋转 4～8 次，旋转时吸气复位时呼气。

（2）立式呼吸操方法：站立位，两脚分开与肩同宽，双手叉腰呼吸 4～8 次→一手搭同肩，一手平伸旋转上身，左右交替 4～8 次，旋转时呼气复位时吸气→双手放于肋缘吸气，压胸时呼气 4～8 次→双手叉腰，交替单腿抬高 4～8 次，抬腿时吸气复位时呼气→缩唇腹式呼吸 4～8 次→双手搭肩，旋转上身 4～8 次，旋转时呼气复位时吸气→展臂吸气，抱胸呼气 4～8 次→双腿交替外展 4～8 次，展开时吸气复位时呼气→隆腹深吸气，弯腰缩腹呼气 4～8 次。

（3）卧式呼吸操方法：仰卧于床上，双手握拳，肘关节屈伸 4～8 次，屈肘时吸气伸肘时呼气→平静深呼吸 4～8 次→两臂交替平伸 4～8 次，伸举时吸气，复位时呼气→双腿屈膝，双臂上举外展时深吸气，复位时呼气 4～8 次→缩唇深呼吸 4～8 次或腹式呼气 4～8 次。

3. 注意事项　虽然呼吸肌康复训练可能改善患者呼吸功能，减轻呼吸肌疲劳，增加呼吸肌工作效率，但如应用方法或训练时机掌握不当，则可能导致相反的结果。因此，要从以下几个方面加以注意。

（1）因人而异：结合呼吸生理和呼吸力学的机制，针对患者的病情分期及个体差异，为患者制订一套合适安全的呼吸肌训练技术。

（2）循序渐进：根据患者的病情轻重程度，为患者制订训练计划。开始训练时，一定要有医护人员在场，先做示范动作，再给予具体指导和纠正。开始训练次数不宜过多，掌握方法后逐渐增加时间和次数。

（3）确保安全：开始训练时，要密切观察患者的面色、神态及生命体征，如有不适，不宜训练。锻炼量以患者自觉稍累而无呼吸困难，心率较安静时增加小于 20 次/分，呼吸增加小于 5 次/分为宜；如训练过程中出现心力衰竭、呼吸衰竭要及时处理，必要时停止训练。如有些动作患者因生理或病情无法做到位时，不必强求，可跳过些步骤，一切以安全为重。

（4）耐心宣教：长期慢性病患者多有一定的心理障碍及性情改变，体质差，让患者坚持长期呼吸功能锻炼有一定的困难。因此，要求指导者要受过专门的训练，且要有高度的责任心，认真讲解训练方法、目的、作用机制及注意事项，做好耐心细致的健康教育，帮助患者树立信心。

（5）持之以恒：呼吸肌训练要坚持长久，短时间的训练不会有明显成效，要指导患者坚持锻炼，尤其要做好患者的出院教育，帮助患者制订持久的训练计划，并与患者建立长期的伙伴关系，坚持电话或其他形式的联系，做好定期随访及个案跟踪，确保效果跟踪。必要时可建立临床路径。

案例分析 9-1

慢性阻塞性肺疾病是肺不可逆的病变，所以，阻止或延缓其病情进展显得尤其重要。患者在稳定康复期内，指导患者进行腹式呼吸、缩唇呼吸、全身呼吸训练操是一个非常重要的护理措施。重在护患的合作、患者的坚持、家庭的支持，指导患者正确、合理、规律、持久地进行呼吸肌功能康复，能大大提高患者的生活质量。

知识链接　　　　　　　　**呼吸功能锻炼仪**

呼吸功能锻炼仪可分为呼气锻炼仪和吸气锻炼仪两种，可改善吸入气体分布不均的状态和低氧现象。通过积极缓慢地吸入和呼出空气、降低呼吸频率，锻炼呼吸肌肉力量，提高气管内压，防止支气管和小支气管过早压瘪，有效地排出肺残留气体，改善通气/血流比例失调，提高潮气量和增加有效通气量，减少功能残气量对吸入的新鲜空气的稀释，增加肺泡氧分压，从而改善气体交换，改善患者的通气功能；胸廓充分扩张，胸膜腔负压加大，有利于肺膨胀和改善肺萎缩，进一步再使不张或趋于不张的肺泡扩张有效预防肺不张，最大限度提高肺功能，提高肺泡摄氧能力，从而减少了低氧血症的发生，有效地预防了肺不张和肺部感染。呼吸功能锻炼仪在肺移植围手术期，胸部外科手术围手术期及呼吸内科患者稳定康复期应用广泛。

第二节　呼吸道净化技术

引导案例 9-2

患者女，78 岁，2015 年 9 月 3 日因 II 型呼吸衰竭、重症肺炎急诊转入 ICU。行紧急插管接呼吸机通气治疗，积极治疗后病情好转，于 10 月 20 日 10 时拔除气管插管改为 BiPAP 无创呼吸机辅助通气，心率渐进性增快，呼吸急促，咳嗽能力差，痰液无法咳出。15 时 10 分经床边纤维支气管镜吸痰可吸出大量 II 度黄白色黏稠痰后，生命体征恢复平稳，21 时 10 分出现呼吸窘迫，心律失常，考虑痰液堵塞所致，行紧急床边纤支镜经鼻气管插管，继续抗感染、机械通气治疗，逐渐减少呼吸机支持力度，现在通气模式为 CPAP+PSV（8cmH_2O）。痰液为中量 II 度黄白色黏稠痰。

问题：

1. 有哪些排出痰液的护理措施？

2. 各种排痰技术的优缺点是什么？以及实施的时机？

呼吸道净化技术的目的是清除过多的或滞留于气道的分泌物，从而减少气道阻力，改善肺的气体交换，降低支气管感染的发生率。目前有关呼吸道净化技术的研究较多，基本技术包括体位引流、胸部叩击、震颤、弹动、有效咳嗽和咳痰训练等。主要适应证为各种肺部疾病合并感染，气道分泌物过多且不易于自主咳出的患者，如支气管扩张、慢性阻塞性肺疾病、慢性支气管炎、肺脓肿等疾病患者。

【体位引流】

体位引流（postural drainage，PD）是一种借助合适体位，依据人体力学和重力原理，将肺部病灶置于最高位，引流气管的开口向下，使积聚在各肺叶和肺段内气道分泌物引流到大气道，再经口排出体外或人工负压吸引的呼吸道净化技术。

1. 适应证　包括肺脓肿、支气管扩张合并感染等肺部急慢性化脓性感染，且痰量较多者。此类病变往往迁延不愈并且药物治疗效果不佳，只有将化脓病灶的分泌物及时排出体外，才能有效控制感染，治愈疾病。

2. 禁忌证　包括意识不清、高龄不能有效配合或痰液涌出可能引起窒息者；明显呼吸困难或缺氧者；肺癌、肺结核有出血倾向或支气管扩张、肺脓肿伴咯血者；严重心脑血管疾病（如脑水肿、主动脉瘤、心力衰竭等）或咳嗽反射明显降低者；高龄孕产妇。

3. 方法与步骤　由于体位引流是一项必须由患者自己独立完成的技术，应详细向患者介绍体位引流的意义与目的，帮助患者树立战胜疾病的信心，克服引流过程中可能出现的不适症状，积极按要求配合治疗。其次，要根据病变部位选择适当的引流体位。确定体位的总原则是必须将病灶置于最高位，按"水往低处流"的力学原理，使脓痰从病灶处经肺段、肺叶支气管引流至主支气管，再流向大气管，咳嗽后经口腔排出体外。体位的确定需借助于X线胸透、正侧位胸片、胸部CT扫描，准确定位病变的肺叶、肺段的具体位置，以确定引流所应采取的体位和姿势，不同病变具体引流体位见表9-1。体位安置后，嘱患者咳嗽和深呼吸，并帮助轻拍病变部位，震动脓痰以促进引流。引流前可根据病情给予异丙托溴铵、布地奈德等雾化剂氧气雾化吸入或生理盐水氧气雾化吸入，以扩张支气管和稀释痰液，更有利于体位引流。引流过程中及引流后可用鼻导管吸氧，以防氧储备降低。

体位引流每天2～3次，每次10～15分钟，术毕后用温开水漱口或口腔护理，以消除异味和防止口腔感染。年老体弱、严重心脏病、心力衰竭及明显呼吸困难、发绀患者应禁用。体位引流实施时间宜在早、晚、空腹时进行，以免因饱餐后大量排痰引起呕吐和误吸。尤其是置胃管的患者常损害食管下段括约肌功能，易导致反流，一定要在餐后1～2小时进行头低位引流。一般情况下，如患者痰量明显减少，病情进一步好转，每天痰量在30ml以下时，可停止引流并观察病情变化。

表9-1　不同部位病变引流体位

病灶部位		引流体位
右上叶	尖段	坐位，按病灶部位向前、向后或侧向倾斜
	前段	仰卧，右侧稍垫高
	后段	左侧卧位，向腹侧旋转45°
左上叶	尖后段	坐位，向前，向右微倾斜
	舌段	仰卧，胸腹向右旋转45°
右中叶	内、外侧段	仰卧，胸腹向左旋转45°
肺下叶	背段	俯卧，头低脚高位
	前基底段	仰卧，头低脚高位
	侧基底段	患侧向上侧卧，头低脚高位
	后基底段	俯卧，头低脚高位

【胸部理疗】

胸部物理治疗技术包括胸部叩拍、挤压、震颤和弹动。这三种技术可以单独实施，也可与其他气道净化技术同步进行。在体位引流时，结合叩拍、震颤和弹动技术，可以加速分泌物松动，减少分泌物在气管壁上的黏附，以利排出。

1. 适应证 包括肺部严重感染至大量痰液的患者；无力咳嗽的患者（如重度营养不良，重症肌无力）；神经损伤的患者；肺不张的患者。

2. 绝对禁忌证 包括血流动力学不稳定的活动性出血；未固定的头部、颈部及脊柱外伤。

3. 相对禁忌证 包括高颅内压；支气管胸膜瘘；肋骨骨折；大量胸膜渗液或脓胸；肺栓塞；急性心力衰竭引起的肺水肿；气腹和未引流的气胸；近期食管手术；严重骨质疏松。

4. 胸部物理治疗具体技术方法

（1）胸部叩拍方法：保持手背隆起，手掌中空呈杯状，注意力高度集中，在需要引流的肺部拍打，根据其耐受程度由轻到重，自下而上，由慢渐快。做到上臂带动小臂，小臂带动手部，手腕部要灵活用力，避免硬直。由叩拍产生对胸部的震荡作用，促进肺内分泌物从肺泡壁脱出至气道内，结合体位引流，将痰排至大气道，咳嗽后经口排出体外。此外，还可采用机械叩背机在吸气或呼气叩击患者胸壁，其叩击频率大约 5Hz（1Hz=1 次/秒），但对于老年体弱者或有心功能不全患者，应视病情而定。如有心慌、气促等症状，应暂停叩拍。一般 0.5～3 小时一次，每次 10～15 分钟为宜。如有胸痛或严重骨硬化等疾病者，需格外小心，以患者耐受为宜，同时，要避开胸骨、脊柱、心前区、肾区软组织或其他重要脏器区叩拍。胸部叩拍法是临床上最常用的一种胸部理疗法。

目前，为弥补人的力量不足的缺点，而且实现专业化、批量化的治疗，科技人员根据物理定向叩击原理设计出机械辅助排痰，机械辅助排痰可分为机械振动排痰机和高频胸壁振荡排痰系统。其具有低频振动、深穿透性、叩振结合等特点，对排出和移动肺内、细小支气管等小气道分泌物和代谢物有明显作用。机械辅助排痰与人工叩拍对比见表9-2。

表 9-2 机械辅助排痰与人工叩拍对比

机械辅助排痰	人工叩拍
作用力可透过皮层、肌肉、组织传达到细小支气管	只作用于浅表层
无须体位配合，任何体位均可操作	需要患者体位配合
可保持恒定的节率	频率没有准确标准
力量强劲、平稳、持续	力量轻重不易控制、不持久
患者易于接受	易引起患者反感
操作简单省力	手法复杂费力
不易疲劳	易使人疲劳

（2）胸部挤压法：用双手掌按压两侧腋下胸壁，与呼吸频率同步进行挤压，即吸气开始用力挤压，吸气末放松。

（3）胸部震颤法：双手掌交叉（类似心肺复苏）在引流区肺部间歇施加一定压力，震动频率 10～15Hz，在吸气末开始至呼气末结束，细而快的震动。

（4）胸部弹动法：以双手掌压胸壁，于呼气末压迫肺，当感到吸气时突然放手，以产生的弹性力度，将黏附于气道壁上的分泌物松动排于气道内，以利于排出体外。

此三种胸部理疗方法在临床上应用较少，疗效也有待进一步研究证实。

【咳嗽训练】

咳嗽是一种呼吸道正常的反射活动，无论是有意咳嗽，还是反射性咳嗽均有利于排出呼吸道分泌物，起到清理呼吸道，保证有效通气的作用。其作用原理是：深吸气达高肺容量，用力呼气，气流从受压变窄的气道通过产生短暂高速气流（200～250m/s），高速线性气流具有很大切割力，通过气道时使黏着在气道管壁的分泌物脱落，随声门的突然开放，气流冲出，分泌物排出体外。咳嗽可分为主动咳嗽、辅助咳嗽和刺激咳嗽。

咳嗽通常只对残留于左右主支气管的分泌物起到廓清作用。而深部细小支气管内的分泌物虽然不能经咳嗽动作直接排出体外，却可通过咳嗽时的高肺容量的廓清作用，有利于深部细小支气管内的痰液松动，向大气道移动，有利于排出。但是，频繁刺激性咳嗽，不但不能有助于排痰，相反会引起患者体力氧气消耗，甚至诱发支气管痉挛。部分患者因不能掌握有效的咳嗽技巧，导致痰液淤积，阻塞气道，不得不采取气管内负压吸痰，既给患者带来了痛苦，又增加了气道感染机会。因此，只有做到有效咳嗽、咳痰，才能发挥咳嗽的廓清作用。

1. 训练方法

（1）患者取坐位或立位，卧床患者床头抬高 60°，因为这种体位有助于产生较高的咳嗽压力和气流速度，可节省患者体力消耗。

（2）嘱患者深吸气，屏气几秒钟，再张口连续咳嗽 3 声，咳嗽时收缩腹肌，腹壁内缩，或用自己的手按压上腹部，辅助咳嗽。如为胸腹部手术后的患者，指导患者应按压术区部位，以减轻切口张力并减轻疼痛。

（3）停止咳嗽，缩唇将余气尽量排出。

（4）再缓慢深吸气重复上述动作，连续 2～3 次后，休息和正常呼吸几分钟再重新开始。

（5）如深吸气诱发咳嗽，可继续分次吸气，争取肺泡充分充气，增加咳嗽效率。

2. 注意事项　咳痰前饮少量温开水或遵医嘱给予雾化吸入；对咳嗽无力患者，应给予手法辅助，双手掌放在患者下胸部或上腹部，在咳嗽时加压。

【用力呼气技术】

用力呼气技术是一种辅助咳嗽的方法。通过掌握用力呼吸技术，可减轻疲劳，减少诱发气道痉挛的可能性，提高有效咳嗽，促进排痰。主要适用于支气管扩张及肺纤维化的患者，对黏液分泌量多的慢性阻塞性肺疾病患者也有益处。具体方法为：由 1～2 次用力呼气组成。呼气由中等肺容量始至低肺容量，用力呼气时不关闭声门，接着咳痰或进行有效的咳嗽，随后放松呼吸（最好用膈肌）一段时间再重新开始。呼气时患者以双上臂快速内收压迫自己侧胸壁，以辅助呼气。

无论哪种呼吸道净化技术，要酌情根据患者的个体差异、疾病种类、病情轻重、个体耐受情况进行选择。实施过程中需注意观察患者呼吸、心率和面色等变化，如患者在实施过程中出现呼吸困难、心率加快、发绀加重，应立即停止操作。给予吸氧、卧床休息等措施，如不能缓解，应及时报告医生，查找和分析原因，对症及时处理。训练或理疗时间均不宜过长且需根据患者情况进行。

案例分析 9-2

1. 排出痰液的有效措施有指导有效咳嗽、拍背与胸壁震荡、湿化呼吸道。

2. 指导有效咳嗽适用于神志清醒并能咳嗽的患者；拍背与胸壁震荡适用于长期卧床，排痰无力者；湿化呼吸道适用于痰液黏稠不易咳出者。

（叶小龙）

第十章　　呼吸系统疾病患者的重症监护

【目标要求】

掌握：呼吸衰竭、慢性阻塞性肺疾病急性加重期、急性呼吸窘迫综合征和急性肺损伤、肺栓塞的概念、护理评估及护理措施，重症支气管哮喘的定义及护理。

熟悉：呼吸衰竭、慢性阻塞性肺疾病急性加重期、急性呼吸窘迫综合征和急性肺损伤的病因及病理生理及诊断，重症支气管哮喘的治疗药物及急性发作时的处理。

了解：重症支气管哮喘、肺栓塞的病因、病理生理。

引导案例 10-1

患者男，76 岁，因咳嗽、咳痰 10 年余伴有活动后气促 3 天收入内科住院。入院后予抗感染、吸氧后症状无明显改善，仍有发热、气促加重，于第 2 天转入 ICU 治疗。转入时患者神志淡漠，高热 39.5℃，心率 125 次/分，血压 200/112mmHg，SPO_2 72%，呼吸 35 次/分，听诊双肺闻及明显痰鸣音，血气分析结果示：pH 7.3，$PaCO_2$ 80mmHg，PaO_2 50mmHg，HCO_3^- 32.1mmol/L，BE 9mmol/L。诊断：①呼吸衰竭；②高血压病 3 级（极高危组）。转入后予气管插管机械通气、抗感染、降血压等对症处理。

问题：

1. 该患者属于哪一类型呼吸衰竭？
2. 患者存在哪些护理问题？应该采取哪些护理措施？

第一节　呼吸系统概述

一、呼吸系统结构和功能

呼吸系统包括呼吸道、肺脏、胸廓和呼吸肌四个组成部分。这些结构和中枢神经系统共同参与输送氧气入血，排出机体代谢产生的二氧化碳。

呼吸道以环状软骨为界分为上呼吸道和下呼吸道。上呼吸道包括鼻咽部、口咽部、喉咽部和喉部。具有温暖、过滤和湿润吸入的空气，帮助发声，并使空气进入下呼吸道等作用。下呼吸道起始于气管。气管位于颈前正中，食管之前，上与喉的环状软骨（称作"会厌软骨"）相连，向下进入胸腔，在隆凸处（相当于胸骨角处）分为左、右主支气管。右主支气管较左主支气管粗、短而陡直，因此异物及吸入性病变多发生在右侧。

肺表面为脏胸膜所覆盖。所有和肺接触的胸腔部位均为壁胸膜所覆盖。两层胸膜之间存在约 2ml 液体，在胸壁扩张和收缩时起到润滑作用。胸廓由脊柱和 12 对肋骨组成，起到支撑和保护肺脏的作用，并为肺脏能够正常地扩张和收缩提供条件。膈肌和肋间肌是参与呼吸的主要肌肉，吸气时收缩，呼气时舒张。

呼吸过程分为三个环节（图 10-1）。①外呼吸指外环境与肺之间气体交换的肺通气，以及肺泡与血液之间气体交换的肺换气；②气体在血液中的运输；③内呼吸指血液与组织细胞间的气体交换过程。呼吸系统的主要功能是进行气体交换，整个过程包括肺循环、呼吸运动、肺通气、肺灌注、气体扩散和维持酸碱平衡。

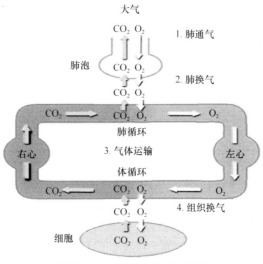

图 10-1　呼吸过程的三个环节

二、呼吸的机制（肺的支撑与运动）

（一）呼吸过程

呼吸过程参见图 10-2。

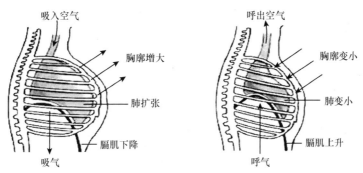

图 10-2　吸气与呼气过程

（二）肺弹性回缩力

1. 表面活性物质　表面活性物质由肺泡 II 型上皮细胞合成，是一种类似清洁剂的物质，呈单分子层垂直排列于肺泡表面，减少肺泡的表面张力以防止肺萎缩。下列情况表面活性物质减少：组织缺氧，肺膨胀不全，肺栓塞，透明膜病；表面活性物质缺乏可能导致肺萎陷。

2. 顺应性（C）　顺应性用来描述肺的可扩张性。顺应性反映了容积变化（ÄV）和压力变化（ÄP）的关系，C = ÄV/ÄP。肺顺应性高指肺容易扩张，肺顺应性低是指肺组织很紧密。肺部总顺应性 = 肺顺应性 + 胸廓顺应性。下列情况胸廓顺应性减小：肥胖，脊柱后侧凸，硬皮病，胸廓损伤膈肌麻痹；下列情况肺顺应性减小：肺膨胀不全，肺炎，肺水肿，胸膜渗出，肺纤维化，气胸。

3. 呼吸道阻力　呼吸道阻力是指呼吸道中对气流的反作用力。运动或哮喘情况下气流速度快，使呼吸道阻力增加。

正常呼吸道阻力：每秒 1.6cm water/L，主要呼吸道阻力来自支气管的平均直径。

影响呼吸道阻力的因素：肺容量（肺容量降低，呼吸道阻力增大），支气管平滑肌调节物质（如组胺、白三烯等）。

三、呼吸运动的调节

（一）中枢控制器

1. 脑干 负责正常的自主呼吸过程。延髓呼吸中心（调节呼吸节律），长呼吸中心（低位脑桥，负责启动吸气），呼吸调整中枢（脑桥上部，负责启动呼气）是三组与呼吸相关的主要神经元。

2. 皮质 控制随意性呼吸，如自控过度换气，屏气。

3. 其他部分 边缘系统和下丘脑，因情绪（如恐惧）而影响呼吸。

（二）感受器

1. 中枢化学感受器 位于延髓腹外侧，对 H^+、CO_2 的浓度比较敏感。

2. 外周化学感受器 位于颈动脉体和主动脉弓，对 H^+、O_2、CO_2 的浓度变化都敏感。

3. 肺泡受体感受器 位于气道平滑肌，对肺的过度牵张敏感。

4. 刺激感受器 位于气道上皮细胞，对有毒气体、烟味、吸入的尘埃及引起支气管收缩和呼吸困难的冷空气敏感。

5. 其他感受器 鼻腔和上呼吸道感受器对机械和化学刺激敏感；关节和肌肉感受器对运动中的变化敏感。动脉窦感受器对血压变化敏感。

（三）影响因素

1. 呼吸肌、膈肌、肋间肌、腹肌、辅助肌。

2. 对于中枢控制器的指令，呼吸肌根据需要调整和保持规律的呼吸活动。

【呼吸系统的健康评估】

（一）获取病历

获取病历包括家庭病历，社会病历，生活方式；既往病历；现有呼吸疾病的症状。

（二）胸部解剖

胸部解剖包括胸部解剖，胸部轮廓，肺部轮廓，肺部结构，见图 10-3。

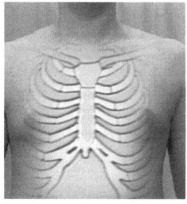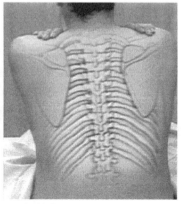

图 10-3 胸部、肺部轮廓

（三）一般性呼吸系统的评估

1. 呼吸形式　呼吸频率；呼吸困难；是否使用辅助呼吸肌。

2. 氧合和通气是否足够　ABG；SPO_2；潮气末 CO_2。

3. 是否需要氧气治疗　氧气面罩；无创通气。

4. 是否需要通气治疗　IPPV。

（四）施行身体检查的一般原则

1. 一般原则　包括①安静的环境；②充足的光线；③仰卧位；④头抬高 30°。

2. 呼吸道的检查

（1）检查是否有杵状指。

（2）检查口腔：①嘴唇：有否任何缺水迹象；②牙齿：有否牙齿松动；③舌头：有否舌苔发绀；④黏膜：有否贫血迹象。

（3）检查是否有气管移位。

3. 胸部检查

（1）望诊：①观察有无胸廓损伤，如伤口；②胸廓形状，如不对称、畸形；③异常的呼吸模式，观察是否有异常的呼吸模式、使用麻醉剂后的呼吸样式、体温异常导致的呼吸样式、代谢异常导致的呼吸样式。

（2）触诊：观察有否肿块和是否有压痛；胸廓两侧扩张是否对称；有否触觉性震颤。

（3）叩诊：有共振感（正常肺）；共振减低或钝音（肺内气体量减少），如胸膜渗出物、胸膜增厚、胸膜粘连、肺纤维化；共振加强（肺内气体量增加），如气胸、肺气肿；鼓音（气体在空的脏器中），如气体在胃中。

（4）听诊：①正常呼吸音，轻柔、广布的、平稳的、低调；气管呼吸音，气管肺泡呼吸音，肺泡呼吸音；②异常呼吸音：呼吸音增强，呼吸音减低；③呼吸附加音：啰音、鼾音、喘息音（传统分类）、尖锐肺泡音、喘息音（联合委员会命名）。

呼吸音增强特征：粗糙的，由于声音传递增加使得肺周围呼吸音增强，如肺实变；呼吸音减低特征：气流减弱使局部的呼吸音增强，如气胸、肺萎陷、胸腔积液。

第二节　呼吸衰竭

呼吸衰竭（respiratory failure，RF）简称呼衰，是指各种原因引起肺通气和（或）换气功能障碍，导致机体出现以缺氧和（或）二氧化碳潴留为主要表现的临床综合征。临床上按动脉血气分析将呼衰分为 I 型呼衰和 II 型呼衰；海平面、平静空气呼吸的状态下，$PaO_2 < 8.0kPa$（60mmHg），$PaCO_2$ 变化不明显，仅有缺氧而无二氧化碳潴留称为 I 型呼衰，又称缺氧性呼衰；II 型呼衰表现为 $PaCO_2 > 6.7kPa$（50mmHg），同时伴随 $PaO_2 < 8.0kPa$（60mmHg），缺氧和二氧化碳潴留同时并存，又称高碳酸性呼衰。按发病机制分为泵衰竭和肺衰竭，由呼吸泵如驱动或制约呼吸运动的神经、肌肉和胸廓功能障碍引起的呼衰称泵衰竭；肺衰竭则是指肺、胸膜病变或呼吸道阻塞引起呼衰。按病程可分为急性呼衰和慢性呼衰。急性呼衰常由脑血管意外、创伤、休克、电击等突发因素引起的呼衰症状，病情危急，若不及时抢救，将危及患者生命。慢性呼衰继发于慢性呼吸系统疾病，病程渐进，机体尚可通过代偿适应，称为代偿性慢性呼衰。若并发呼吸道感染等，病情急性加重，称为失代偿性慢性呼衰。

【病因】

损害呼吸功能的各种因素都会导致呼衰。常见有以下两方面。

1. 神经中枢及传导系统和呼吸肌疾患、呼吸道病变和胸廓疾患引起呼吸动力损害、气道阻力增加和限制肺扩张所致的通气不足和通气/血流比例失调，发生缺氧伴高碳酸血症。

2. 肺炎、肺不张、急性肺损伤及肺血管疾患、心或肾功能不全所致的肺水肿和肺广泛纤维化，主要引起通气/血流比例失调、肺内静脉血分流和弥散功能损害的换气功能障碍，发生缺氧和 $PaCO_2$ 降低，严重者因呼吸肌疲劳伴高碳酸血症。

【病理生理】

（一）肺通气障碍

肺通气障碍，包括限制性通气不足与阻塞性通气不足。

1. 限制性通气不足（restrictive hypoventilation） 指吸气时肺泡的扩张受限引起的肺泡通气不足。其原因有呼吸肌活动障碍，胸廓顺应性降低，肺顺应性降低和胸腔积液和气胸。

2. 阻塞性通气不足（obstructive hypoventilation） 指气道狭窄或阻塞所致的通气障碍。其原因有中央性气道阻塞，胸外阻塞（吸气性呼吸困难）和胸内阻塞（呼气性呼吸困难）及外周性气道阻塞（COPD），见图 10-4 和图 10-5。

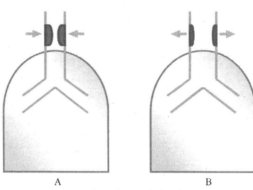

A   B

图 10-4　胸外阻塞（吸气性呼吸困难）

A. 胸外阻塞吸气期：肺内压与气管内压低于大气压，狭窄处受压显著，引起吸气时呼吸困难；B. 胸外阻塞呼气期：肺内压与气管内压高于大气压，狭窄处扩张，呼吸困难缓解

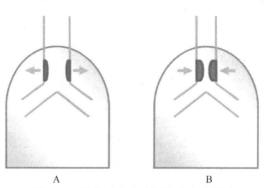

A   B

图 10-5　胸内阻塞（吸气性呼吸困难）

A. 胸内阻塞吸气期：肺内压与气管内压低于大气压，狭窄处大气压扩张著，呼吸困难缓解；B. 胸外阻塞呼气期：肺内压与气管内压高于大气压，狭窄处受压显著，引起呼气时呼吸困难

（二）分流增加

1. 弥散障碍（diffusion impairment）　指由肺泡膜面积减少或肺泡膜异常增厚和弥散时间缩短引起的气体交换障碍。弥散量受多种因素影响，如弥散面积、肺泡膜的厚度和通透性、气体和血液接触的时间、气体分压差等。氧弥散能力仅为 CO_2 的 1/20，故在弥散障碍时，通常以低氧为主。

2. 通气血流比例（ventilation/perfusion mismatch，VA/QA）**失调**　VA/QA 是指每分钟肺泡通气量（VA）与每分钟肺毛细血管总血流量（QA）之比，正常成人安静时约为 4L/5L=0.8。肺泡通气量与其周围毛细管血流量的比例必须协调，才能保证有效的气体交换。如肺的总通气量和总血流量正常，但肺通气或（和）血流不均匀，造成部分肺泡通气与血流比例失调，也可引起气体交换障碍，导致呼吸衰竭。这是肺部疾患引起呼吸衰竭最常见和最重要的机制，见图 10-6。

部分肺泡因阻塞性或限制性通气障碍而引起严重通气不足，但血流量未减少，VA/QA 比值下降，造成流经该部分肺泡的静脉血未得到充分氧合便掺入动脉血中，称为静脉血掺杂，又称功能性分流。

肺动脉分支栓塞、炎症、肺动脉收缩使肺毛细血管床大量破坏，使流经该部分肺泡的血液明显减少、QA 下降，而通气良好、VA 不变，VA/QA 比值明显升高。该部分肺泡的气体未能进入血液，等于无效通气，称之为无效腔样通气。

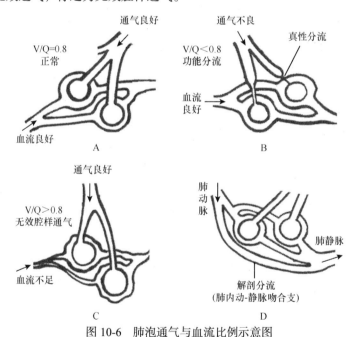

图 10-6　肺泡通气与血流比例示意图

3. 解剖分流增加　解剖分流，静脉血不流经肺泡而经支气管静脉和肺内动-静脉吻合支直接流入肺静脉，这部分血液未经氧合即流入体循环动脉血中，称之为真性分流（真性静脉血掺杂）。

【临床表现】

呼吸衰竭的临床表现十分广泛，除引起呼吸衰竭的原发疾病、症状外，主要是缺 O_2 和 CO_2 潴留所致的呼吸困难和多脏器功能紊乱的表现。概括起来可有以下四方面。

1. 呼吸困难　是最早最突出的表现，表现为呼吸浅速，出现"三凹征"，尤其活动后呼吸困难，呼吸频率增快，鼻扇；辅助呼吸运动增强，呼吸节律发生改变；并发 CO_2 麻醉时，则出现浅慢呼吸或潮式呼吸。

2. 发绀 是缺氧的主要表现，当动脉血氧饱和度低于 90% 或氧分压 <50mmHg 时，可在如口唇、指甲、舌等部位出现发绀。

3. 精神、神经症状 缺氧早期可有注意力不集中，定向力障碍；随缺氧的加重可出现烦躁，精神混乱，后期表现躁动、抽搐、昏迷。慢性缺氧多表现为智力和定向力障碍。有 CO_2 潴留时，常表现为兴奋状态，如多汗、烦躁不安、夜间失眠而白天嗜睡（昼夜颠倒）、甚至谵妄现象；随着 CO_2 潴留的加重，引起呼吸中枢受抑制，发生肺性脑病，表现为表情淡漠、肌肉震颤、间歇抽搐、嗜睡、甚至昏迷等。

4. 血液循环系统 早期血压升高，心率加快；因脑血管扩张，产生搏动性头痛；严重缺 O_2、酸中毒时，可引起周围循环衰竭、血压下降、心律失常，甚至心脏骤停；CO_2 潴留使体表静脉充盈、皮肤潮红、温暖多汗；慢性缺 O_2 和 CO_2 潴留引起肺动脉高压，可发生右心衰竭，出现体循环淤血体征。

5. 其他 严重呼衰对肝肾功能和消化系统都有影响。部分患者可出现丙氨酸氨基转移酶和血尿素氮升高，尿中有蛋白、红细胞和管型。因胃肠黏膜屏障功能受损，可引起应激性溃疡而发生上消化道出血。上述症状均可随缺 O_2 和 CO_2 潴留的纠正而消失。

【辅助监测】

1. 血气分析 PaO_2<8.0kPa（60mmHg），伴或不伴 6.7kPa（50mmHg）。当 $PaCO_2$ 升高，但 pH≥7.35 时，为代偿性呼吸性酸中毒，如 pH<7.35 则为失代偿性呼吸性酸中毒。

2. 实验性检查 尿中可见红细胞、蛋白及管型、丙氨酸氨基转移酶、尿素氮升高。亦可有低血钾、高血钾、低血钠、低血氯等。

【诊断】

1. 有慢性肺部疾病。

2. 有缺氧或伴有二氧化碳潴留的临床表现，如呼吸困难、发绀、精神神经症状等。

3. 动脉血气分析 海平面静息状态下呼吸空气时，PaO_2<（60mmHg），$PaCO_2$ 变化不明显称Ⅰ型呼衰；$PaCO_2$>6.7kPa（50mmHg），同时伴随 PaO_2<8.0kPa（60mmHg）称Ⅱ型呼衰。

4. 呼吸衰竭分度 临床上常规将呼吸衰竭分为三度，见表 10-1。

表 10-1 呼吸衰竭常规分度

指标	轻度	中度	重度
SaO_2（%）	>80	60~80	<60
PaO_2（kPa）（mmHg）	7.3~8.0（55~60）	5.3~7.3（40~50）	<5.3（40）
$PaCO_2$（kPa）（mmHg）	>6.7（50）	>9.2（70）	>12（90）
发绀	无	轻或明显	明显或严重
神志	清醒	嗜睡或浅昏迷	昏迷

【治疗原则】

保持气道通畅是纠正缺 O_2 和 CO_2 潴留的首要条件。及时扩张支气管，清除分泌物，必要时建立人工气道；合理给氧，纠正低氧血症；应用呼吸中枢兴奋剂加强通气，促进二氧化碳排出。对严重呼吸功能障碍，经积极治疗无效者，应尽早应用机械通气，及时纠正酸碱平衡失调和水、电解质紊乱，控制感染，积极治疗原发病。

1. 保持呼吸道通畅 气道不通畅可加重呼吸肌疲劳，气道分泌物积聚时可加重感染，并可导致肺不张，减少呼吸面积，加重呼吸衰竭，因此，保持气道通畅是纠正缺 O_2 和 CO_2 潴留的最重要措施。

（1）清除呼吸道分泌物及异物。

（2）缓解支气管痉挛：用支气管舒张药如 $\alpha 2$ 肾上腺素受体激动剂、糖皮质激素等缓解支气管痉挛。

（3）建立人工气道：如上述方法不能有效地保持气道通畅，可采用简易人工气道或气管内导管建立人工气道，简易人工气道主要有口咽通气道、鼻咽通气道和喉罩，是气管内导管的临时替代方式。

2. 氧疗　由于呼吸衰竭的病因、类型不同，则氧疗的指征、给氧的方法不同。急性呼吸衰竭患者应使 PaO_2 维持在接近正常范围；慢性缺 O_2 患者吸入的氧浓度应使 PaO_2 在 60mmHg 以上或 SaO_2 在 90%以上；一般状态较差的患者应尽量使 PaO_2 在 80mmHg 以上。常用的给氧方法为鼻导管、鼻塞、面罩、气管内机械给氧。吸入氧浓度 FiO_2 与吸入氧流量大致呈如下关系：$FiO_2=21+4\times$吸入氧流量（L/min）。

对缺 O_2 不伴 CO_2 潴留的患者，应给予高浓度吸氧（>35%）。长期吸入高浓度可引起氧中毒，因此，宜将吸入氧浓度控制在 50%以内。

缺 O_2 伴 CO_2 明显潴留的氧疗原则为低浓度（<35%）持续给氧。其理由是：①慢性呼衰患者由于高碳酸血症，其呼吸中枢化学感受器对 CO_2 反应性差，呼吸的维持主要靠低氧血症对颈动脉窦、主动脉体化学感受器的兴奋作用。若吸入高浓度氧，PaO_2 迅速上升，使化学感受器失去低氧血症的刺激，可导致患者呼吸变慢、变浅，肺泡通气量下降，$PaCO_2$ 随之上升，严重时引起肺性脑病。②吸入高浓度的氧解除低氧性肺血管收缩，使肺内血流重新分布，加重通气/血流比例失调，肺泡无效腔增大，有效肺泡通气量减少，从而使 $PaCO_2$ 进一步升高。③根据血红蛋白氧解离曲线的特性，在严重缺 O_2 时，PaO_2 升高，SaO_2 便有较多的增加，所以低流量给氧，既可解除严重缺氧，而缺氧又未完全纠正，仍能刺激外周化学感受器，维持对通气的刺激作用。慢性阻塞性肺疾病引起的呼衰患者长期低流量吸氧（1~2L/min），尤其在夜间，能降低肺循环阻力和肺动脉压，增强心肌收缩力，从而提高患者活动耐力，延长生存时间。

3. 增加通气量、减少 CO_2 潴留

（1）呼吸兴奋剂：呼吸兴奋剂通过刺激呼吸中枢或外周化学感受器，增加呼吸频率和潮气量，改善通气。使用原则：①必须在保持气道通畅的前提下使用，否则会促发呼吸肌疲劳，并进而加重 CO_2 潴留；②脑缺氧、脑水肿未纠正而出现频繁抽搐者慎用；③患者的呼吸肌功能应基本正常；④不可突然停药。主要用于以中枢抑制为主所致的呼衰，不宜用于以换气功能障碍为主所致的呼衰。

（2）机械通气：对于呼衰严重、经上述处理不能有效地改善缺 O_2 和 CO_2 潴留时，需考虑机械通气。

4. 抗感染　呼吸道感染是慢性呼衰急性加重的最常见诱因，一些非感染性因素诱发的呼衰加重也常继发感染，因此需进行积极抗感染治疗。

5. 纠正酸碱平衡失调和电解质紊乱

（1）呼吸性酸中毒：主要治疗措施是改善肺泡通气量，一般不宜补碱。

（2）呼吸性酸中毒合并代谢性酸中毒：应积极治疗代谢性酸中毒的病因，当 pH<7.20，HCO_3^-<18mmol/L 时，可适量补碱，给予 5%碳酸氢钠 100~150ml 静脉滴注，使 pH 升至 7.25 左右即可。补碱中药注意改善通气，以免加重 CO_2 潴留。

（3）呼吸性酸中毒合并代谢性碱中毒：治疗中应注意防止补充碱性药物过量和避免 CO_2 排出过快，可给予适量补氯和补钾，以缓解碱中毒。若 pH>7.45 而且 $PaCO_2\leqslant$60mmHg 时，亦可考虑使用碳酸酐酶抑制剂如乙酰唑胺或精氨酸盐等药物。电解质紊乱以低钾、低氯、低钠为常见，应及时纠正。

6. 重要脏器功能的监测与支持　重症患者需转入 ICU 进行积极抢救和监测，预防和治疗肺动脉高压、肺源性心脏病、肺性脑病、肾功能不全和消化功能障碍，尤其要注意预防多器官功能障碍综合征的发生。

7. 营养支持　呼衰患者因热量摄入不足和呼吸功能增加、发热等，常存在营养不良。营养支持有利于提高呼衰的抢救率，故抢救时应常规鼻饲高蛋白、高脂肪、低碳水化合物，以及适量多种维生素和微量元素的流质饮食，必要时给予静脉高营养治疗。

【护理评估】

1. 健康史　询问患者的年龄、职业、工作环境，有无慢性呼吸系统疾病，有无诱发呼吸衰竭的因素如感冒、手术、创伤及使用麻醉药等。询问患者起病的急缓和病情变化情况，诊疗情况及疗效。询问患者患病后的饮食及活动情况。

2. 护理体检　评估患者呼吸的频率、节律、深度；有无发绀、精神神经症状；评估重要脏器的功能状态，有无缺 O_2 和 CO_2 潴留的表现，判断有无并发症出现。

3. 辅助检查　查阅患者血气分析、X 线、血常规、血清电解质等检查结果，判断病情进展。

4. 心理-社会状况　慢性呼吸衰竭患者由于病程长、自觉症状多而明显、生活自理受限、预后不佳，对治疗丧失信心；长期多次住院和服侍患者，家人经济和心理负担较重，部分家人有不耐烦甚至放弃治疗。询问患者患病后的反应，有无情绪低落，有无记忆、思维、定向力紊乱等现象。评估家属、单位对患者的关心程度及对疾病的了解程度。

【护理问题】

1. 低效性呼吸型态　与缺氧、呼吸耐力下降有关。

2. 清理呼吸道无效　与呼吸道分泌物黏稠、咳嗽无力有关。

3. 自理能力缺陷　与长期患病、反复发作致身体每况愈下有关。

4. 营养失调　低于机体需要量　与呼吸道感染加重致食欲下降有关。

5. 潜在并发症　感染、窒息等。

【护理措施】

1. 病情观察　评估患者的呼吸频率、节律和深度，使用辅助呼吸肌呼吸的情况，呼吸困难的程度。监测生命体征，尤其是血压、心率和心律失常的情况。观察缺氧及二氧化碳潴留的症状和体征，如有无发绀、球结膜水肿、肺部有无异常呼吸音及啰音；监测动脉血气分析值。评估意识状况及神经精神症状，观察有无肺性脑病的表现，如有异常及时通知医生。昏迷者应评估瞳孔、肌张力、腱反射及病理反射，及时了解尿常规、血电解质检查结果。

2. 保持呼吸道通畅，促进痰液引流

（1）深呼吸和有效咳嗽：有助于气道远端分泌物的排出，保持呼吸道通畅。指导患者掌握有效咳嗽的正确方法：①坐位，双脚着地，身体稍前倾，双手环抱一个枕头，有助于膈肌上升。②进行数次深而缓慢的腹式呼吸，深吸气末屏气，然后缩唇（撅嘴），缓慢地通过口腔尽可能呼气（降低肋弓、腹部往下沉）。③再深吸一口气后屏气 3～5s，身体前倾，从胸腔进行 2～3 次短促有力的咳嗽，张口咳出痰液，咳嗽时收缩腹肌，或用自己的手按压上腹部，帮助咳嗽。经常变换体位有利于痰液咳出。

对胸痛（胸部外伤或手术后）患者，避免因咳嗽而加重疼痛。采用双手或枕头轻压伤口两侧，起固定或扶持作用，咳嗽时从两侧按压伤口，以抵消咳嗽所致的伤口局部牵拉。对胸痛明显者，可遵医嘱服用止痛剂 30 分钟后进行深呼吸和有效咳嗽，以减轻疼痛。

（2）补充水分：根据患者失水和心脏情况鼓励患者多饮水以稀释痰液，每日 2500～3000ml，重症者予以静脉补液。

（3）湿化和雾化疗法：湿化疗法是要达到湿化气道、稀释痰液的目的。常用湿化剂有蒸馏水、生理盐水、低渗盐水（0.45%，较常用）。临床上常在湿化的同时加入药物以雾化方式吸入，可在雾化液中加入祛痰剂、支气管解痉剂、抗生素等药物雾化吸入，以湿化气道、稀释痰液，以利排痰。

（4）胸部叩击：胸部叩击适于久病体弱、长期卧床、排痰无力者。禁用于未经引流的气胸、肋骨骨折、有病理性骨折史、咯血、低血压及肺水肿等患者。方法：患者侧卧位或在他人协助下取坐位，叩击者两手手指弯曲并拢，使掌侧呈杯状，以手腕力量，从肺底自下而上、由外向内、迅速而有节律地叩击胸壁，震动气道，每一肺叶叩击 1～3 分钟，每分钟 120～180 次，叩击时发出一种空而深的拍击音则表明手法正确。注意事项：①听诊肺部有无呼吸音异常及干、湿啰音，明确病变部位。②宜用单层薄布保护胸廓部位，避免直接叩击引起皮肤发红，但覆盖物不宜过厚，以免降低叩击效果。叩击时避开乳房、心脏、骨突部位（如脊椎、肩脚骨、胸骨）及衣服拉链、纽扣等。③叩击力量适中，以患者不感到疼痛为宜，每次叩击时间以 5～15 分钟为宜，应安排在餐后 2 小时至餐前 30 分钟完成，以避免治疗中发生呕吐；操作时应密切注意患者的反应。④操作后患者休息，协助做好口腔护理，去除痰液气味；询问患者的感受，观察痰液情况，复查生命体征、肺部呼吸音及啰音变化。

（5）机械吸痰：适用于无力咳出黏稠痰液、意识不清或排痰困难者，可经患者的口、鼻腔、气管插管或气管切开处进行负压吸痰。两次吸痰时间间隔大于 3 分钟，吸痰动作要迅速、轻柔。注意事项：每次吸引时间少于 15s，两次抽吸间将不适感降至最低；在吸痰前、中、后适当提高吸入氧的浓度，避免吸痰引起低氧血症；严格无菌操作，避免呼吸道交叉感染。

3. 氧疗护理　氧疗能提高肺泡内氧分压，使 PaO_2 和 SaO_2 升高，从而减轻组织损伤，恢复脏器功能；减轻呼吸作功，减少耗氧量；降低缺血性肺动脉高压，减轻右心负荷。因此，氧疗是低氧血症患者的重要处理措施，应根据其基础疾病、呼衰的类型和缺氧的严重程度选择适当的给氧方法和吸入氧分数。

（1）给氧方法：常用的给氧法为鼻导管、鼻塞和面罩给氧。鼻导管和鼻塞法使用简单方便，不影响咳痰和进食，但吸入氧分数不稳定。高流量时对局部黏膜有刺激，故氧流量不能大于 7L/min，适用于轻度呼吸衰竭和Ⅱ型呼吸衰竭的患者。面罩包括简单面罩（simple face mask）、无重复吸入面罩（non-rebreather mask）和文丘里面罩（Venturi mask）等，当使用简单面罩以 5～8L/min 的氧流量给氧时，分别为 40%（5L/min）、45%～50%（6L/min）和 55%～60%（8L/min），用于低氧血症比较严重的Ⅰ型呼衰。无重复呼吸面罩带有储氧袋，在面罩和储氧袋之间有一单向阀，患者吸气时允许氧气进入面罩内，而呼气时避免呼出废气进入储氧袋。面罩上还有数个呼气孔，并有单项皮瓣，允许患者呼气时将废气排入空气中，并在吸气时阻止空气进入面罩，因此，这种面罩的吸入氧分数最高，可达 90% 以上，常用于严重低氧血症的患者。文丘里面罩能够提供准确的吸入氧分数，在面罩的底部和供氧源之间有一调节器，可以准确地控制进入面罩的空气量，并通过调节氧流量精确地控制空气与氧气混合的比例，因此能够按需要调节吸入氧分数，对慢性阻塞性肺疾病引起的呼衰尤其适用。

（2）效果观察：氧疗过程中，应注意观察氧疗效果，如吸氧后呼吸困难缓解、发绀减轻、心率减慢，表示氧疗有效；如果意识障碍加深或呼吸过度表浅、缓慢，可能为 CO_2 潴留加重，应根据动脉血气分析结果和患者的临床表现，及时调整吸氧流量或浓度，保证氧疗效果，防止氧中毒和 CO_2 麻醉。注意保持吸入氧气的湿化，以免干燥的氧气对呼吸道产生刺激和气道黏液栓形成。输送氧气的导管、面罩、气管导管等应妥善固定，使患者舒适；保持其清洁与通畅，定时更换消毒，防止交叉感染。向患者及家属说明氧疗的重要性，嘱其不要擅自停止吸氧或变动氧流量。如通过普通面罩或无重复呼吸面罩进行高分数氧疗后，不能有效地改善患者的低氧血症，应做好气管插管和机械通气的准备，配合医生进行气管插管和机械通气。机械通气的护理详见附录一。

4. 体位、休息与活动 帮助患者取舒适且有利于改善呼吸状态的体位，一般呼衰的患者取半卧位或坐位，趴伏在床桌上，借此增加辅助呼吸肌的效能，促进肺膨胀。为减少体力消耗，降低氧耗，患者需卧床休息，并尽量减少自理活动和不必要的操作。

5. 用药护理 ①遵医嘱及时准确给药，并观察疗效及不良反应。②患者使用呼吸兴奋剂时应保持呼吸道通畅，适当提高吸入氧分数，静脉滴注时速度不宜过快，注意观察呼吸频率、节律、神志变化及动脉血气的变化，以便调节剂量。如出现恶心、呕吐、烦躁、面色潮红、皮肤瘙痒等现象，需减慢滴速。若经 4~12 小时未见效，或出现肌肉抽搐等严重不良反应时，应及时通知医生。

6. 配合抢救 备齐有关抢救用品，发现病情变化时需及时配合抢救，赢得抢救时机。提高抢救成功率。同时做好患者家属的心理支持。

7. 心理护理 呼衰患者因呼吸困难、预感病情危重、可能危及生命，常会产生紧张、焦虑情绪。应多了解和关心患者的心理状况，特别是对建立人工气道和使用机械通气的患者，应经常巡视，让患者说出或写出引起或加剧焦虑的因素，指导患者应用放松、分散注意力和引导性想像技术，以缓解患者的紧张和焦虑。

【护理评价】

1. 患者缺氧和二氧化碳潴留症状有无改善。

2. 患者能否有效咳嗽咳痰，呼吸道是否通畅，呼吸是否平稳。

3. 自理能力状态如何，可否自理。

4. 有无休克、消化道出血等并发症，发生后有无及时被发现和处理。

案例分析 10-1

1. 结合临床特点考虑患者为Ⅱ型呼衰。
2. 患者存在以下几个护理问题
（1）体温过高：与肺部感染有关。
（2）低效性呼吸形态：与缺氧、呼吸耐力下降有关。
（3）潜在并发症：感染，窒息，酸碱失衡等。
采取的护理措施包括病情观察、保持呼吸道通畅、氧疗护理、用药护理等。

第三节 慢性阻塞性肺疾病急性加重期

引导案例 10-2

患者男，83 岁，因咳嗽、咳痰、气促 20 年余再发加重 1 天入院，既往有冠心病、心功能Ⅲ级、肺源性心脏病、慢性阻塞性肺疾病病史。1 天前因上呼吸道感染后出现胸闷、气促、呼吸困难入院。入院时患者呈谵妄状态，高热（37.8℃），心率快（112 次/分），血压 150/86mmHg，SPO_2 85%，呼吸 32 次/分，听诊双肺呼吸音低，胸廓成桶状，见明显吸气性三四征，血气分析结果示：pH 7.35，$PaCO_2$ 62mmHg，PaO_2 58mmHg，HCO_3^- 30mmol/L，BE 5 mmol/L。诊断为①AECOPD；②Ⅱ型呼衰。入院后予无创通气、平喘、抗感染等对症处理。

> **问题：**
> 1. 患者存在哪些护理问题？
> 2. 应该采取哪些护理措施？

慢性阻塞性肺疾病（chronic obstructive pulmonary disease，COPD）是一种常见的以持续气流受限为特征的慢性支气管炎和（或）肺气肿，可进一步发展为肺源性心脏病和呼吸衰竭的常见慢性疾病。慢性阻塞性肺疾病是可以预防和治疗的疾病，气流受限进行性发展，与气道和肺脏对有毒颗粒或气体的慢性炎性反应增强有关，致残率和病死率很高，全球 40 岁以上发病率已高达 9%～10%。

慢性阻塞性肺疾病急性加重期（acute exacerbation of chronic obstructive pulmonary disease，AECOPD）是指患者在短期内出现超越日常状况的持续恶化，并需改变 C0PD 常规用药，患者在短期内咳嗽、气短或喘息加重，痰量增多呈脓性或黏液脓性，可伴发热等症状明显加重的表现。此外亦可出现全身不适、失眠、嗜睡、疲乏、抑郁和精神紊乱等症状。当患者出现运动耐力下降、发热和（或）胸部影像异常时可能为 COPD 加重的征兆。至少具有以下三项中的二项即可诊断：①气促加重；②痰量增加；③痰变脓性。

【病因】

COPD 的发生是一个复杂的过程，而导致其发生的确切病因尚不清楚，凡是与慢性支气管炎、阻塞性肺气肿发生相关的因素均可能参与 COPD 的发病。目前大致可将已发现的危险因素分为内因（个体易患因素）和外因（环境因素）两个方面。

1. 内因（个体易患因素）

（1）遗传因素：流行病学研究结果显示 COPD 的易患性与基因有关，可以肯定的是 COPD 不是单基因遗传病，其易患性与多个基因有关。α1-抗胰蛋白酶（α1-AT）缺乏是目前唯一比较肯定的遗传易感因素，α1-抗凝乳蛋白酶能够解释吸烟者的 COPD 基因易感性。另外，微粒体环氧化物水解酶基因、血红素氧合酶基因、谷胱甘肽 S 转移酶基因、肿瘤坏死因子-α 基因、IL-10 基因、IL-13 基因等可能与 COPD 的发生也有一定的关系。

（2）气道高反应性：国内外的流行病学研究结果均表明，气道高反应性与 COPD 的发病率密切相关。气道反应性增高者的 COPD 发病率明显增高。其作用机制可能与气道反应性增高的个体更易受环境因素的伤害有关，而反过来气道高反应性也可能是环境因素损害的结果。

（3）肺脏发育、生长不良：国外研究显示，在怀孕期至儿童期由于各种原因导致的肺脏发育或者生长不良的个体，在以后罹患 COPD 的概率高于健康人。

2. 外因（环境因素）

（1）吸烟：是目前公认的 COPD 已知发病危险因素中的最重要者。主要因为支气管黏膜细胞的纤毛可被烟草中的焦油、烟碱等破坏，影响其清洁运动，肺泡吞噬细胞的杀菌作用也被减弱；另外还可引起支气管痉挛，导致气道阻力增加。国内外大量流行病学研究结果表明，吸烟人群中出现呼吸道症状的人数、肺功能异常的发生率、FEV_1 的年下降幅度等，均较不吸烟人群有明显增加。吸烟人群 COPD 的发病率和已患 COPD 者的病死率，均明显高于非吸烟人群。吸烟指数与 COPD 的患病率及肺功能损害严重程度呈正相关。父母吸烟儿童的呼吸系统疾病及肺功能减退的发生率都较父母不吸烟的儿童高，提示被动吸烟导致 COPD 的可能。另外，孕妇吸烟可能会影响胎儿肺的生长。

（2）职业暴露：研究资料表明，煤矿工人、开凿硬岩石的工人、隧道施工工人和水泥生产工人等，其 FEV_1 的年下降率随职业粉尘接触时间的延长而增大；对于接触粉尘严重的工人，对其肺功能的影响超过了吸烟者。其中砂尘是最重要的职业性呼吸道毒物之一，对砂尘的慢性暴露不一定会引起砂肺，但可引起气流阻塞，可导致小气道疾病、慢性支气管炎、肺气肿等。另外，吸入烟尘、棉尘、硅尘、某些颗粒性物质、刺激性气体，以及其他有机粉尘等均可以促使 COPD 发病。

（3）空气污染：大气中的二氧化硫、二氧化氮、氯气等有害气体可损伤气道黏膜，并有细胞毒性作用，使纤毛清除功能下降，黏液分泌增多，为细菌感染创造条件。

（4）呼吸系统感染：感染是 AECOPD 的最主要的诱因。研究表明儿童期慢性呼吸道疾病是成年后 COPD 发生的易感因素。儿童期气道反复感染可致气道呈高反应性，其肺功能 $FEV_1/FVC\%$ 低于健康对照组，对成年后发生 COPD 起重要作用。呼吸道感染尤其是下气道感染，可诱发 COPD 的急性加重，是导致 COPD 死亡的重要因素。目前认为 COPD 的急性加重有 80% 为感染所致，细菌和病毒是感染的主要病原体，其中以细菌为主。

（5）气象因素：气象环境的变化可或多或少对呼吸道产生影响，其中温度、湿度和气压是评价气象环境状况最常用的指标。

（6）胃食管反流（GER）：酸性的消化道分泌液及定植于消化道的细菌等微生物容易随着胃内液体或者内容物的反流进入气道，对气道黏膜的直接刺激，造成气道黏膜创面和组织损伤，有时如果胃肠道细菌移植气道内还能够引起感染，导致 COPD 急性加重的发生。

【病理生理】

外界的各种致病因素导致易患个体的气道、肺实质及肺的血管系统的慢性炎症和肺气肿，是 COPD 发病的关键机制和特征性的病理改变。以肺组织不同部位的特定炎症细胞的增加，以及由于反复的损伤和修复导致的肺组织结构的变化为主要表现。越来越多的研究表明，COPD 在肺脏局部改变的同时更是一个全身性的疾病，多个系统的并发症的出现，使患者的生存质量受到严重的影响。COPD 的各种病理改变和临床症状的产生是机体与生活环境相互作用的结果。这种相互作用包括：慢性炎症、感染、氧化与氧化失衡、蛋白酶和抗蛋白酶失衡、细胞凋亡和自噬等。

1. 气道的炎症细胞与炎症因子　吸烟、感染、冷热刺激及粉尘、刺激性气味等都会引起气道上皮细胞的凋亡、坏死，中性粒细胞、肺泡巨噬细胞和 T 淋巴细胞（Tc，尤其是 $CD8^+$ 细胞）等多种炎症细胞被活化，通过释放白细胞介素（IL-I，IL-4，IL-6，IL-8）、肿瘤坏死因（TNF）、干扰素-α 等细胞因子，白三烯类，基质金属蛋白酶，细胞间黏附分子，巨噬细胞炎性蛋白等多种生物活性物质，参与气道慢性炎症的多个不同环节而促进其发生和发展。其中中性粒细胞和巨噬细胞是 COPD 炎症的特点。

2. 氧化损伤假说

（1）氧化和抗氧化系统：氧化剂根据其来源分为外源性氧化剂和内源性氧化剂。内源性氧化剂主要在炎症和细菌感染时，由于中性粒细胞、肺泡巨噬细胞及单核细胞被激活所产生，同时存在于机体内各种酶促反应及化学反应当中；外源性氧化剂主要来源于臭氧、烟草烟雾或者污染空气中的有毒有害物质等，经气道直接吸入体内引起肺部的氧化应激。外源性氧化剂通过多种不同途径激发肺内的炎症反应，肺内中性粒细胞、肺泡巨噬细胞等炎症细胞增加，活性氧（ROS）、H_2O_2、HOCl、脂质过氧化物等多种内源性氧化剂由活化的炎症细胞释放。研究发现 COPD 患者的呼出气、血浆、支气管肺泡灌洗液（BALF）等中的脂质过氧化代谢物及 H_2O_2 含量明显增加，且与气道的阻塞程度呈正相关，在急性加重期尤其明显。

（2）氧化损伤：氧化剂的生理作用主要是破坏侵入的微生物并调节炎症反应。正常机体产生一定量的氧化物，同时在抗氧化系统的作用下，使氧化物的产生和清除处于一种平衡状态。当烟雾、臭氧及各种有害颗粒和气体等随呼吸侵入肺内引起肺部的氧化应激导致内源性氧化剂的产生增多，氧化剂对呼吸道上皮有直接损伤作用，也可通过对炎症反应的激发导致。

3. 蛋白酶–抗蛋白酶失衡学说 在肺组织发生病变的情况下，如吸烟、吸入有毒有害气体或颗粒而引起肺实质和周围气道的炎症反应时，蛋白酶的释放增多，当体内的抗蛋白酶无力对抗过多的蛋白酶时，肺组织被大量的蛋白酶分解消化。如过多的中性粒细胞弹性蛋白酶（NE）消化蛋白聚糖和连接组织，肺泡壁内的弹性蛋白被水解，从而导致肺气肿的形成。NE 除分解肺基质外，还可导致气道扩张、纤毛上皮变性、摆动消失及黏液腺增生。此外 NE 还具有极强的促分泌潜能，直接促进慢性支气管炎的形成。新的研究表明，NE 还可诱导支气管上皮组织细胞分泌 IL-8，在 al-AT 配合下产生趋化活性，同其他蛋白酶合作降解肺免疫球蛋白（IgA）和 c3b 受体，从而破坏肺的免疫防御系统，导致炎症和细菌感染的加重，促进 COPD 病程的发展。

4. 感染假说

（1）细菌感染：吸烟、儿童时期呼吸道疾病等是发生 COPD 的始动原因。这些原因损害了支气管纤毛清除系统，使原本在上呼吸道寄生的细菌向下转移至下呼吸道，细菌附着在黏膜内皮细胞上。目前，大多数研究者认为细菌感染的反复发生加重了 COPD 患者的临床症状和肺损伤，导致 AECOPD 的发生，并且作为最常见的死因增加了 COPD 患者的病死率。

（2）病毒感染：呼吸道病毒感染是 AECOPD 的常见诱因，特别是在呼吸道病毒感染流行的秋冬季节。病毒感染诱发的 AECOPD 患者的病情，往往比其他诱因导致者更为严重，住院率更高，恢复时间更长。

【临床表现】

1. 症状 主要症状是气促加重，常伴有喘息、胸闷、咳嗽加剧、痰量增加、痰液颜色和（或）黏度改变及发热等。感染时呼吸困难明显加重。全身症状有疲劳、食欲缺乏和体重减轻。晚期可出现呼吸衰竭。

2. 体征 可见桶状胸，呼吸活动减弱，辅助呼吸肌活动增加；触诊语音震颤减弱或消失；叩诊呈过清音，心浊音界缩小，肝上界下移；听诊呼吸音减弱，呼气延长，心音遥远等。晚期患者因呼吸困难，颈、肩部辅助呼吸肌常参与呼吸运动，可表现为身体前倾。呼吸时常呈缩唇呼气，可有口唇发绀、右心衰竭体征。

3. COPD 严重度肺功能分级 见表 10-2。

表 10-2 COPD 的严重程度分级

分级	临床特征
Ⅰ级（轻度）	$FEV_1/FVC < 70\%$，$FEV_1 \geqslant 80\%$预计值 伴或不伴有慢性症状
Ⅱ级（中度）	$FEV_1/FVC < 70\%$，$50\% \leqslant FEV_1 < 80\%$预计值 常伴有慢性症状（咳嗽、咳痰，活动后呼吸困难）
Ⅲ级（重度）	$FEV_1/FVC < 70\%$，$30\% \leqslant FEV_1 < 50\%$预计值 多伴有慢性症状（咳嗽、咳痰，活动后呼吸困难） 反复出现急性加重
Ⅳ级（极重度）	$FEV_1/FVC < 70\%$，$FEV_1 < 30\%$预计值或 $FEV_1 < 50\%$预计值 伴有慢性呼吸衰竭，可合并肺源性心脏病及右心功能不全或衰竭

【辅助监测】

1. 肺功能检查 尤其是通气功能检查对 COPD 诊断及病情严重程度分级评估具有重要意义。

（1）第一秒用力呼气容积占用力肺活量百分比（$FEV_1/FVC\%$）：是评价气流受限的一项敏感指标。第一秒用力呼气容积占预计值百分比（$FEV_1\%$预计值）常用于 COPD 病情严重程度的分级评估，其变异性小，易于操作。吸入支气管舒张剂后 $FEV_1/FVC<70\%$，提示为不能完全可逆的气流受限。

（2）肺总量（TLC）、功能残气量（FRC）、残气量（RV）增高和肺活量（VC）减低，提示肺过度充气。由于 TLC 增加不及 RV 增加程度明显，故 RV/TLC 增高。

（3）一氧化碳弥散量（DLco）及 DLco 与肺泡通气量（VA）比值（DLco/VA）下降，表明肺弥散功能受损，提示肺泡间隔的破坏及肺毛细血管床的丧失。

2. 胸部 X 线影像学检查

（1）X 线胸片检查：发病早期胸片可无异常，以后出现肺纹理增多、紊乱等非特异性改变；发生肺气肿时可见相关表现：肺容积增大，胸廓前后径增长，肋骨走向变平，肺野透亮度增高，横膈位置低平，心脏悬垂狭长，外周肺野纹理纤细稀少等；并发肺动脉高压和肺源性心脏病时，除右心增大的 X 线征象外，还可有肺动脉圆锥膨隆，肺门血管影扩大，右下肺动脉增宽和出现残根征等。胸部 X 线检查对确定是否存在肺部并发症及与其他疾病（如气胸、肺大疱、肺炎、肺结核、肺间质纤维化等）鉴别有重要意义。

（2）胸部 CT 检查：高分辨 CT（HRCT）对辨别小叶中心型或全小叶型肺气肿及确定肺大疱的大小和数量，有很高的敏感性和特异性，有助于 COPD 的表型分析，对判断肺大泡切除或外科减容手术的指征有重要价值，对 COPD 与其他疾病的鉴别诊断有较大帮助。

3. 血气分析检查 可据以诊断低氧血症、高碳酸血症、酸碱平衡失调、呼吸衰竭及其类型。

4. 其他实验室检查

（1）血红蛋白、红细胞计数和血细胞比容可增高。合并细菌感染时白细胞可升高，中性粒细胞百分比增加。

（2）痰涂片及痰培养可帮助诊断细菌、真菌、病毒及其他非典型病原微生物感染；血液病原微生物核酸及抗体检查、血培养可有阳性发现；病原培养阳性行药物敏感试验有助于合理选择抗感染药物。

【诊断】

目前 AECOPD 的诊断完全依赖于临床表现，即患者主诉症状的突然变化[基线呼吸困难、咳嗽、和（或）咳痰情况]超过日常变异范围。AECOPD 是一种临床除外诊断，临床和（或）实验室检查排除可以解释这些症状的突然变化的其他特异疾病。至今还没有一项单一的生物标志物可应用于 AECOPD 的临床诊断和评估。

【治疗原则】

AECOPD 治疗应符合患者的长期需求，以达到延缓疾病进展、缓解症状、改善运动耐受性、改善健康状况、防治并发症、防治急性加重和降低死亡率的目标。

1. 根据症状、血气分析、X 线胸片评估病情的严重程度。

2. 控制性氧疗 氧疗是 COPD 住院患者的基础治疗。无严重合并症的患者氧疗后易达到满意的氧合水平（$PaO_2>60mmHg$ 或脉搏血氧饱和度 $SaO_2>90\%$）。予控制性低浓度氧疗，避免 PaO_2 骤然大幅升高引起呼吸抑制导致 CO_2 潴留及呼吸性酸中毒。施行氧疗 30 分钟后，须复查动脉血气以了解氧疗效果。

3. 抗菌药物 抗菌药物治疗在 COPD 患者住院治疗中居重要地位。当患者呼吸困难加重，咳嗽伴有痰量增多及脓性痰时，应根据病情严重程度，结合当地常见致病菌类型、耐药趋势和药敏情况尽早选择敏感药物。

4. 平喘类药物 通常 COPD 轻度或中度患者急性加重时，可考虑静脉滴注茶碱类药物，但须警惕心血管与神经系统不良反应。α2 受体激动剂、抗胆碱能药物及茶碱类药物可合理联合应用以取得协同作用。

5. 糖皮质激素　COPD急性加重住院患者在应用支气管舒张剂基础上，可口服或静脉滴注糖皮质激素。使用糖皮质激素要权衡疗效及安全性。建议口服泼尼松龙每日30～40mg，连续7～10天后减量停药。也可以先静脉给予甲泼尼松龙，40mg每日一次，3～5天后改为口服。延长糖皮质激素用药疗程并不能增加疗效，反而会使不良反应风险增加。

6. 利尿剂　COPD急性加重合并右心衰竭时可选用利尿剂，利尿剂不可过量过急使用，以避免血液浓缩、痰黏稠而不易咳出及电解质紊乱。

7. 强心剂　COPD急性加重合并有左心室功能不全时可适当应用强心剂；对于感染已经控制，呼吸功能已改善，经利尿剂治疗后右心功能仍未改善者也可适当应用强心剂。应用强心剂需慎重，因为COPD患者长期处于缺氧状态，对洋地黄的耐受性低，洋地黄治疗量与中毒量接近，易发生毒性反应，引起心律失常。

8. 血管扩张剂　COPD急性加重合并肺动脉高压和右心功能不全时，在改善呼吸功能的前提下可以应用血管扩张剂。

9. 抗凝药物　COPD患者有高凝倾向。对卧床、红细胞增多症或脱水难以纠正的患者，如无禁忌证均可考虑使用肝素或低分子肝素。COPD急性加重合并深静脉血栓形成和肺血栓栓塞症时应予相应抗凝治疗，发生大面积或高危肺血栓栓塞症可予溶栓治疗。

10. 呼吸兴奋剂　危重患者，如出现$PaCO_2$明显升高、意识模糊、咳嗽反射显著减弱，若无条件使用或不同意使用机械通气，在努力保持气道通畅的前提下可试用呼吸兴奋剂治疗，以维持呼吸及苏醒状态。目前国内常用的药物为尼可刹米（可拉明）、山梗菜碱（洛贝林）和多沙普仑等。由于中枢性呼吸兴奋剂作用有限，且易产生耐受性，同时有惊厥、升高血压、增加全身氧耗量等不良反应，对于已有呼吸肌疲劳的患者应慎用。

11. 机械通气　无创通气可作为中重度AECOPD的一线治疗，正确运用无创通气可减少气管插管，改善预后。意识障碍、浅快呼吸、pH下降常提示需要有创通气。机械通气同时应监测动脉血气状况。无创通气监测详见附录二。

【护理评估】

1. 健康史　询问有关病史，以往身体健康状况，有无家族史及吸烟史；起病时间、主要症状及特点，病前有无明显的诱因，以及有无伴随症状；是否有反复发作的咳嗽、咳痰，逐渐加重的呼吸困难；目前饮食、睡眠及活动能力情况。

2. 身体状况　观察生命体征及意识状态的变化，尤其注意呼吸型态，有无疲乏无力、焦虑不安、嗜睡、精神恍惚等异常改变。胸部检查是否有桶状胸，有无呼吸运动减弱、语颤减弱或消失；叩诊有无过清音、心浊音界缩小、肺下界和肝浊音界下移；听诊有无呼吸音减弱、呼气延长、心音遥远，是否闻及肺部啰音；有无水肿，端坐时有无颈静脉怒张。

3. 心理及社会因素　由于病程长，反复发作，给患者及其家庭带来较重的精神和经济负担。患者易出现焦虑、悲观、沮丧等心理反应，甚至对治疗失去信心。了解患者对治疗需求的心理状态，患者及亲属对疾病的认识程度，对诊断、预后的反应，亲属对患者的态度和能提供的社会支持等。

4. 辅助检查　X线胸片、心电图、呼吸功能检查结果有无异常；血气分析结果，是否出现酸碱平衡紊乱。

【护理问题】

1. 气体交换受损　与呼吸道阻塞、呼吸面积减少引起通气和换气功能障碍有关。

2. 清理呼吸道无效　与呼吸道炎症、阻塞，痰液过多而黏稠有关。

3. 营养失调低于机体需要量　与呼吸困难、疲乏等引起食欲下降、摄入不足、能量需要增加有关。

4. 焦虑 与呼吸困难影响生活、工作和害怕窒息有关。

【护理措施】

1. 一般护理 提供安静、舒适的环境，避免过度劳累，以减少耗氧量。根据病情选择适当的体位，如半卧位可减少回心血量减轻心脏负荷，使膈肌位置下降，胸腔容量扩大，减轻腹腔脏器对心、肺的压力，以改善呼吸困难；而仰卧位可增加静脉回流和促进利尿。给予高热量、高蛋白、高维生素、清淡易消化的饮食，做到少量多餐，避免因饱胀而引起呼吸不畅，防止便秘等加重心脏负担。

2. 保持呼吸道通畅及时清除痰液 神志清醒者应鼓励深呼吸及有效咳嗽；分泌物增多、咳痰不畅时，应有效湿化使分泌物充分引流；危重体弱者，定时更换体位，叩击背部使痰易于咳出；神志不清者，可进行机械吸痰。合并呼吸道感染时，遵医嘱应用有效抗生素，控制感染。酌情使用祛痰镇咳、解痉平喘药物。对年老体弱无力咳嗽或痰量较多者，应以祛痰为主，不宜选用强烈镇咳药如可待因，以免抑制咳嗽中枢加重呼吸道阻塞，导致病情恶化；可选用氨茶碱或沙丁胺醇等药物解痉。结合气雾疗法，能达到洁净气道、消炎、祛痰、解痉等作用。

3. 指导患者坚持呼吸锻炼和全身运动锻炼，保护肺功能 其方法有以下几种：①腹式呼吸锻炼，见第九章内容。②缩唇呼吸锻炼、吹蜡烛运动：用鼻吸气用口呼气，呼气时口唇缩拢似吹口哨状，持续慢慢吹气，同时收缩腹部。吸与呼时间之比为 1：2 或 1：3。缩唇大小程度与呼气流量由患者自行选择调整，以能使距离 1：1 唇 15～20cm 水平处蜡烛火焰随气流倾斜而又不熄灭为宜。③指导患者适当进行体育锻炼。如散步、养身功、太极拳，以增强体质，改善肺、心功能。

4. 给氧 有呼吸困难时，根据缺氧和二氧化碳潴留的程度不同，选择给氧方法，常用鼻导管或面罩给氧，应给予低流量 1～2L/min、低浓度（25%～29%）持续给氧。维持 PaO_2 在 8.0kPa（60mmHg）以上，既能改善组织缺氧，也可防止因缺氧状态迅速解除而抑制呼吸中枢。在给氧过程中应密切观察氧疗效果，若呼吸频率正常、心率减慢、发绀减轻、尿量增多、皮肤转暖、活动耐力增加，提示组织缺氧改善，氧疗有效；严重呼吸困难者可通过面罩加压呼吸机辅助呼吸，必要时进行气管插管建立人工气道。

5. 改善呼吸状况

（1）取有利于呼吸的舒适体位，气促患者常取半坐卧位或身体前倾位。

（2）氧疗护理：因为 COPD 患者长期二氧化碳潴留，主要依靠缺氧来兴奋呼吸中枢，如吸入高浓度氧，因解除了缺氧对中枢的兴奋作用，可导致呼吸受抑制，加重 CO_2 潴留。因此，应采用持续低流量吸氧的方式，氧流量 1～2L/min，氧浓度 25%～29%，维持 PaO_2 在 60mmHg 以上，既可改善组织缺氧，又能避免因缺氧状态解除而抑制呼吸中枢。应向患者和家属说明低流量吸氧的治疗意义，不可随意调节氧流量，经常检查管道有无脱落、阻塞，密切观察生命体征、发绀等情况变化，定期进行血气分析，以判断氧疗效果。

（3）呼吸肌功能锻炼：其目的是变浅而快呼吸为深而慢的有效呼吸。通过进行腹式呼吸、缩唇呼吸锻炼等来加强胸、膈呼吸肌肌力和耐力，改善呼吸功能。

6. 病情观察监测 生命体征、尿量、意识状态，注意观察呼吸的频率、节律、幅度及呼吸类型、呼吸困难严重程度。如出现明显呼吸困难、剧烈胸痛、畏寒、发热及咳嗽、咳痰加重及意识改变，应警惕自发性气胸、肺部急性感染和肺性脑病的发生；若出现尿量减少、下肢水肿、心悸、腹胀、腹痛等表现，提示右心衰竭；若呼吸由深而慢变为浅而快，且出现点头、提肩呼吸，提示有呼吸衰竭的可能。应及时报告医师采取必要的急救措施。

7. 用药护理

（1）强心药：患者长期处于缺氧状态，对洋地黄类药物耐受性很低，极易出现中毒反应，故用药前应注意纠正缺氧，注意强心药不良反应的观察。

（2）利尿药：利尿药的使用应以缓慢、小量和间歇用药为原则，利尿过猛易导致：①低钾、低氯性碱中毒，抑制呼吸中枢，降低通气量，增加氧耗，加重神经精神症状；②脱水使痰液黏稠，不易咳出，加重呼吸衰竭；③血液浓缩可增加循环阻力，且易发生弥散性血管内凝血。用药后须密切观察神经、精神症状，详细记录给药时间和 24 小时尿量。如出现尿量过多、脉搏细快、血压下降、全身乏力、口渴等血容量不足现象，应立即报告医师停药。

（3）呼吸兴奋药：应用时应注意保持气道通畅，适当增加吸入氧浓度，用药过程中如出现恶心、呕吐或肢体抽搐，提示药物过量应及时与医师联系。

8. 饮食指导　应结合患者的饮食习惯、消化能力、经济能力和宗教信仰等，和患者及家属共同制订科学、合理、切实可行的食谱设计和安排，保证每日足够的热量、蛋白质、补充适宜的水分、纤维素；避免引起便秘的食物，如油煎食物、干果、坚果等；避免食用汽水、啤酒、豆类、马铃薯、胡萝卜等易产气食品，防止便秘、腹胀影响呼吸。

9. 心理护理　本病由于病程长、反复发作，患者易产生焦虑、烦躁不安的心理，在护理中应帮助患者认识不良心理状态对身体康复产生的不良影响。多关心体贴，以减轻其心理压力。

【护理评价】

1. 自觉症状是否减轻或消除，能否有效进行呼吸肌功能锻炼，呼吸功能是否得到改善。

2. 能否进行有效咳嗽、排痰，气道炎症是否减轻，呼吸道是否通畅；呼吸是否平稳，缺氧和二氧化碳潴留是否得到纠正。

3. 心功能是否得到改善；通过呼吸功能训练，活动耐力是否增加。

案例分析 10-2

1. 通过护理评估，患者存在以下几个护理问题

（1）气体交换受损　与呼吸道阻塞、呼吸面积减少引起通气和换气功能障碍有关。

（2）清理呼吸道无效　与呼吸道炎症、阻塞、痰液过多而黏稠有关。

（3）体温过高　与上呼吸道感染有关。

2. 采取的护理措施包括病情观察监测生命体征，用药护理，保持呼吸道通畅及时清除痰液等。

第四节　重症哮喘

引导案例 10-3

患者男，32 岁，因搬新居后 1 天出现气喘、呼吸困难入院，既往有哮喘病史 10 年余。入院时患者精神烦躁，大汗淋漓，呈端坐呼吸，心率快（135 次/分），血压 156/90mmHg，SPO_2 85%，呼吸 34 次/分，听诊双肺呼吸闻及明显弥漫性哮鸣音，呼气末较明显。血气分析结果示：pH 7.38，$PaCO_2$ 25mmHg，PaO_2 72mmHg，HCO_3^- 22mmol/L，BE 3mmol/L。诊断：重症哮喘急性发作。入院后予吸氧、平喘、抗炎等对症处理。

问题：

1. 本案例患者存在哪些护理问题？

2. 应该采取哪些护理措施？

重症支气管哮喘（severe bronchial asthma）简称重症哮喘，是指急性发作后经常规治疗症状不能缓解或继续恶化，或呈暴发性发作，发作后短时间内进入危重状态的难治性急性重症哮喘，也称为难治性急性重症哮喘（severe acute intractable asthma）。其容易迅速发展至呼吸衰竭并出现一系列的并发症，成为危及生命的哮喘（fatal asthma）。

【病因】

重症哮喘形成的原因较多，发生机制也较为复杂，哮喘患者发展成为危重症哮喘的原因往往是多方面的。目前已基本明确的病因主要有以下几点。①变应原或其他致喘因素持续存在。②存在的呼吸道感染。③α2-受体激动剂的应用不当和（或）抗炎治疗不充分。④脱水，电解质紊乱和酸中毒。哮喘发作时，患者出汗多和张口呼吸使呼吸道丢失水分增多；吸氧治疗时加温湿化不足；氨茶碱等强心、利尿药使尿量相对增加；加上患者呼吸困难，饮水较少等因素。因此，哮喘发作的患者常存在不同程度的脱水。⑤突然停用激素，引起"反跳现象"。⑥情绪过分紧张。患者对病情的担忧和恐惧。一方面可通过皮层和自主神经反射加重支气管痉挛呼吸困难；另一方面昼夜失眠，使患者体力透支。另外，临床医师和家属的精神情绪也会影响患者，促其哮喘病情进一步的恶化。⑦理化因素和因子的影响。如气温、湿度、气压、空气离子等。⑧有严重并发症。如并发气胸、纵隔气肿或伴心源性哮喘发作、肾衰竭、肺栓塞或血管内血栓形成等均可使哮喘症状加重。

【病理生理】

目前认为哮喘发病是一系列复杂的病理生理过程，主要与超敏反应、气道炎症、气道反应性增高等因素相互作用有关。当外界过敏原初次进入机体后，使T淋巴细胞致敏，进而引起B淋巴细胞分化增殖发展成浆细胞，产生大量相应的特异性抗体IgE（亲细胞抗体），IgE吸附在支气管黏膜下层肥大细胞和血液中嗜碱性粒细胞表面，使这些细胞致敏。当患者再次接触同一类抗原时，抗原抗体在致敏细胞上结合发生作用，导致肥大细胞发生破裂，释放生物活性物质，如组胺、缓激肽、前列腺素、白三烯、血小板活化因子，引起支气管平滑肌立即发生痉挛，导致速发型哮喘反应，出现哮喘症状。也有部分患者在接触抗原数小时后才发生哮喘，称为迟发性哮喘发作。此时，更多炎性细胞被激活，释放多种炎性介质而引起气道炎症，血管通透性改变，黏液分泌增多，造成气道狭窄和阻塞，反应性增高出现呼气性呼吸困难。哮喘发作时患者气道的改变，见图10-7。

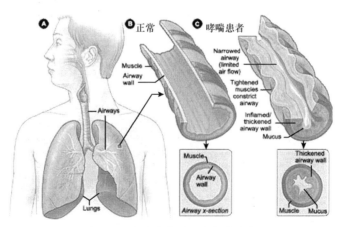

图 10-7 哮喘发作时患者气道改变

【临床表现】

从症状上看，患者多有呼吸困难、喘息和咳嗽，呼吸频率＞30次/分，或呼吸微弱及出现节律异常；查体可见辅助呼吸肌收缩，常表现为矛盾运动，即吸气时下胸部向前而肋缘（上腹部）向内侧运动；胸部呈过度充气改变，听诊可闻及广泛的吸气和呼气哮鸣音，危重时呼吸音或哮鸣音明显降低甚至消失，表现为所谓的"沉默胸"（silent chest）；发绀不常见，出现时则提示极重度发作；单侧或双侧气胸少见，约发生于 0.5% 的急性重症哮喘发作者，是一种极其危险的并发症，且往往难以发现，仔细检查肺部可发现气胸侧比对侧充气更明显，运动更小，哮鸣音更少。纵隔和皮下气肿比气胸常见，但危险性相对较小。上述体征中，呼吸频率＞30 次/分、沉默胸和发绀对识别哮喘重症发作最为重要，存在其中任意两项即提示非常严重的发作。

此外，患者有无出汗、体位如何对判断病情严重程度均有帮助。重症哮喘常有大汗，喜坐位，不能斜躺，甚至不能入睡。多数患者往往有明显的脱水和全身衰竭的表现。意识模糊是哮喘重症发作的终末表现。

【辅助监测】

1. 血液检查　当哮喘患者合并呼吸道感染，或长期吸入或服用糖皮质激素时，周围血白细胞总数及中性粒细胞可增多。多数哮喘患者的周围血嗜酸性粒细胞通常在 6% 以上，在儿童哮喘增高较为明显。

2. 痰液检查　哮喘患者痰液可多可少，一般为白色泡沫痰，合并感染时为黄稠痰。痰涂片可见大量嗜酸性粒细胞、黏液栓和透明的哮喘珠。如患者无痰可通过高渗盐水超声雾化诱导痰方法进行检查。痰的细胞学检查可发现较多的嗜酸性粒细胞；当哮喘患者合并感染时，痰中嗜酸性粒细胞的比例可有所下降，中性粒细胞比例增加。另外，痰液 ECP 检测已成为哮喘诊断、鉴别诊断和预后判断的重要指标之一。

3. 动脉血气分析　是判断病情严量程度和恶化速度的重要依据。尤其是当 1 秒钟用力呼气容积（FEV_1）低于 1L 或是峰流值（PEF）小于 120L/min 时，动脉血气分析能反映低氧血症的程度及酸碱平衡状态。重症哮喘总存在低氧血症，早期由于代偿性过度通气可引起 $PaCO_2$ 轻度降低，出现呼吸性碱中毒，pH＞7.45。随着气道阻塞的加重，加之体力消耗及肺泡通气不足和（或）生理无效腔增加等因素的影响，$PaCO_2$ 逐渐上升。一般而言，若非 FEV_1 小于预计值的 25%，高碳酸血症是不会发生的。而出现代谢性酸中毒则预示着气道阻力和低氧血症的加重。当 $PaCO_2$＞6.67kPa（50mmHg）时，提示病情严重，需行机械通气。

4. 呼吸功能检查

（1）通气功能检查：在哮喘发作时呈阻塞性通气功能障碍，呼气流速指标显著下降，1s 用力呼气量（FEV_1）、1s 用力呼气容积占用力肺活量比值（$FEV_1/FVC\%$）、最大呼气中期流速（MMEF）及最大呼气流量（PEF）均减少。肺活量指标见用力肺活量减少、残气量增加、功能残气量和肺总量增加，残气量占肺总量百分比增高。缓解期上述通气功能指标可逐渐恢复。

（2）支气管激发试验（bronchial provocation test，BPT）：吸入激发试验对一些哮喘诊断不明确的患者非常有用。如一些有典型的哮喘症状但峰流速和肺功能正常的患者，此时可用甲胆碱或组胺行支气管激发试验，当用呼气计测定法测定肺功能正常或接近正常时，通过潮气呼吸法或单次深吸气法逐渐吸入剂量递增的激发剂，在吸入每种剂量后测定 FEV_1，描绘出剂量效应曲线。如在某一标准剂量下，FEV_1 下降至基线以下 20%，则试验结果为阳性。试验结束后迅速吸入 α 激动剂，使肺功能恢复至基线水平，通过这样一条线性剂量效应曲线计算出 FEV_1 下降20% 的甲胆碱或组胺的剂量，即为 PD20（指引起 FEV_1 下降 20% 时的激发浓度）。PD20 值低是哮喘的典型表现但并不特异，也见于其他一些气道炎性疾病。

（3）支气管舒张试验（bronchial dilation test，BDT）：其适应证是 FEV_1 的基础值小于 70%的预计值。试验前先测定基础的 FEV_1，然后用定量雾化吸入器（MDI）吸入 α2 受体激动剂（如沙丁胺醇）200μg，20 分钟后再测定 FEV_1，如果 FEV_1 较用药前增加≥15%，且其绝对值增加

≥200ml，则为舒张试验阳性。

（4）最大呼气流量（PEF）及其变异率测定：PEF 可反映气道通气功能的变化。哮喘发作时 PEF 下降。此外，由于哮喘有通气功能时间节律变化的特点，常于夜间或凌晨发作或加重，使其通气功能下降。若昼夜（或凌晨与下午）PEF 变异律≥20%，则符合气道气流受限可逆性改变的特点。

（5）弥散功能：常用一氧化碳弥散量来表示。单纯哮喘无合并症的患者的肺弥散功能一般是正常的，但严重哮喘患者可降低。

5. 胸部 X 线检查　在哮喘发作早期可见两肺透亮度增加，呈过度通气状态；在缓解期多无明显异常。如并发呼吸道感染，可见肺纹理增加及炎性浸润阴影。同时要注意肺不张、气胸或纵隔气肿等并发症的存在。

6. 特异性变态反应原的检测　哮喘患者大多数为变态反应性体质，对众多的变态反应原和刺激物敏感。测定变态反应性指标并结合病史有助于对患者的病因诊断和避免或减少对该致敏因素的接触。

（1）体外检测：可检测患者的特异 IgE，变异性哮喘患者血清特异性 IgE 可较正常人明显增高。

（2）在体试验：①皮肤变态反应原测试：用于指导避免变态反应原接触和脱敏治疗，临床较为常用。需根据病史和当地生活环境选择可疑的变应原进行检查，可通过皮肤点刺等方法进行。皮肤阳性提示患者对该过敏原过敏。②吸入变态反应原测试：验证变态反应原吸入引起的哮喘发作，因变应原制作较为困难，且该检验有一定的危险性，目前临床应用较少。此外，在体试验时应尽量防止发生过敏反应。

7. 呼出一氧化氮（NO）测定　NO 的合成部位是含有由各种细胞因子诱导所产生的诱导型 NO 合成酶（iNOS）的气道上皮细胞。NO 作为气体状介质，与血管通透性、平滑肌收缩应答、气道分泌等功能有关。在支气管哮喘患者，呼出气中 NO 浓度明显高于正常人。另外，使用类固醇激素等抗炎药物后，可见哮喘患者呼出气中 NO 浓度下降，因此 NO 可作为变态反应性气道炎症的标志物。

8. 心电图　可表现为窦性心动过速，肺型 P 波或电轴右偏，顺钟向转位和低电压改变；急重症哮喘可出现快速型心律失常，ST-T 改变，右束支传导阻滞等。这些改变可能与肺过度充气引起的心脏位置改变，以及右心负荷过重和低氧血症引起的心肌缺血有关，一般经有效治疗可很快恢复。

【诊断】

1. 诊断标准

（1）反复发作的喘息、呼吸困难、胸闷或咳嗽，多与接触过敏源、冷空气、物理、化学性刺激、病毒性上呼吸道感染、运动等有关。

（2）发作时在两肺可闻及散在弥漫性、以呼气相为主的哮鸣音，呼气相延长。

（3）用平喘药能明显缓解症状，或上述症状可自行缓解。

（4）除外其他疾病所引起的喘息、气急、胸闷和咳嗽。

（5）临床表现不典型者（如无明显喘息或体征）至少应有下列三项中的一项：①支气管激发试验或运动试验阳性；②支气管舒张试验阳性；③昼夜 PEF 变异率≥20%。可结合实验室及其他检查确定诊断。

2. 分期　根据临床表现哮喘可分为急性发作期、慢性持续期和缓解期。慢性持续期是指在相当长的时间内，每周均不同频度和（或）不同程度地出现症状（如喘息、气急、胸闷、咳嗽等）；缓解期是指经过治疗或未经治疗症状、体征消失，肺功能恢复到急性发作前水平，并维持

4 周以上。

哮喘患者的病情严重程度分级应分为三个部分。

（1）治疗前哮喘病情严重程度的分级包括新发生的哮喘患者和既往已诊断为哮喘而长时间未应用药物治疗的患者，见表 10-3。

表 10-3　治疗前哮喘病情严重程度的分级

分级	临床特点
间歇状态 （第 1 级）	症状<1 次/周 短暂出现 夜间哮喘症状≤2 次/月 FEV_1 占预计值%≥80%或 PEF≥80%个人最佳值，PEF 或 FEV1 变异率<20%
轻度持续 （第 2 级）	症状≥1 次/周，但<1 次/天 可能影响活动或睡眠 夜间哮喘症状>2 次/月，但<1 次/周 FEV_1 占预计值%≥80%或 PEF≥80%个人最佳值，PEF 或 FEV_1 变异率 20%~30%
中度持续 （第 3 级）	每天有症状 影响活动和睡眠 夜间哮喘症状≥1 次/周 FEV_1 占预计值 60%~70%或 PEF 60%~79%个人最佳值，PEF 或 FEV_1 变异率>30%
重度持续 （第 4 级）	每天有症状 频发出现 经常出现夜间哮喘症状 体力活动受限 FEV_1 占预计值%<60%或 PEF<60%个人最佳值，PEF 或 FEV_1 变异率>30%

（2）治疗期间哮喘病情严重程度的分级：当患者已经处于规范化分级治疗期间，哮喘病情严重程度分级则应根据临床表现和目前每天治疗方案的级别综合判断。如患者目前的治疗级别是按照轻度持续（第 2 级）的治疗方案，经过治疗后患者目前的症状和肺功能仍为轻度持续（第 2 级），说明目前的治疗级别不足以控制病情，应该升级治疗，因此，病情严重程度分级应为中度持续（第 3 级）。区分治疗前和规范化分级治疗期间的病情严重程度分级，目的在于避免在临床诊治过程中对哮喘病情的低估，并指导正确使用升降级治疗，见表 10-4。

表 10-4　治疗期间哮喘病情严重程度的分级

目前患者的症状和肺功能	原设定的治疗级别		
	间歇状态	轻度持续	中度持续
	第 1 级	第 2 级	第 3 级
间歇状态（第 1 级）	间歇状态	轻度持续	中度持续
轻度持续（第 2 级）	轻度持续	中度持续	重度持续
中度持续（第 3 级）	中度持续	重度持续	重度持续
重度持续（第 4 级）	重度持续	重度持续	重度持续

（3）哮喘急性发作发作时严重程度的评价：哮喘急性发作是指气促、咳嗽、胸闷等症状突然发生，常伴呼吸困难，以呼气流量降低为特征，多为接触变应原等刺激物或治疗不当所致。可在数小时或数天内病情加重，偶见于数分钟内出现生命危险，对病情应作及时、正确评估，给予有效的抢救措施。哮喘急性发作时严重程度评估，见表 10-5。

表 10-5　哮喘急性发作严重程度的诊断标准

临床特点	轻度	中度	重度	危重
精神状态	可有焦虑/尚安静	时有焦虑或烦躁	常焦虑、烦躁	嗜睡、意识模糊
体位	可平卧	喜坐位	端坐呼吸	
气促	步行、上楼时	稍事活动	休息时	
讲话方式	连续成句	常有中断	单字	不能讲话
出汗	无	有	大汗淋漓	
呼吸频率	轻度增加	增加	常＞30 次/分	
辅助呼吸肌活动及三凹征	常无	可有	常有	胸腹矛盾运动
哮鸣音	散在，呼吸末期	响亮、弥散	响亮、弥散	减弱乃至无
脉率	＜100 次/分	100～120 次/分	＞120 次/分	＞120 次/分或脉率变慢或不规则
奇脉（收缩压下降）	无（10mmHg）	可有（10～25mmHg）	常有（＞25mmHg）	
使用 α2 肾上腺素受体激动剂后 PEF 占正常预计或本人平素最高值%	＞70%	50%～70%	＜50%或 100L/min 或作用时间＜2 小时	
PaO_2（吸空气）	正常	60～80mmHg	＜60mmHg	
$PaCO_2$	＜40mmHg	≤45mmHg	＞45mmHg	
SaO_2（吸空气）	＞95%	90%～95%	≤90%	
pH			降低	

1mmHg= 0.133kPa

【治疗】

（一）常见药物简介

哮喘治疗药物根据作用机制可分为具有抗炎作用的控制药物和缓解症状的缓解药物两大类，某些药物兼有以上两种作用。

1. 糖皮质激素（简称激素）　是最有效的抗变态反应炎症的药物，其主要作用机制包括干扰花生四烯酸代谢，减少白三烯和前列腺素的合成；抑制嗜酸性粒细胞的趋与活化；抑制细胞因子的合成，减少微血管渗漏；增加细胞膜上 α2 受体的合成等。给药途径包括吸入、口服和静脉应用等。

（1）吸入给药：这类药物局部抗炎作用强；通过吸气过程给药，药物直接作用于呼吸道，所需剂量较小；通过消化道和呼吸道进入血液药物的大部分被肝脏灭活，因此全身不良反应较少。口咽部局部的不良反应包括声音嘶哑、咽部不适和念珠菌感染。吸药后及时用清水含漱口咽部，选用干粉吸入剂或加用储雾罐可减少上述不良反应。

（2）口服给药：急性发作病情较重的哮喘或重度持续（4 级）哮喘吸入大剂量激素治疗无效的患者应早期口服糖皮质激素，以防止病情恶化。一般使用半衰期短的糖皮质激素，如泼尼松、泼尼松龙或甲泼尼松等。对糖皮质激素依赖型哮喘，可采用每天或隔天清晨顿服给药的方式，以减少外源性激素对垂体-肾上腺轴的抑制作用。泼尼松的维持剂量最好每天≤10mg。对伴有结核病、寄生虫感染、骨质疏松、青光眼、糖尿病、严重忧郁或消化性溃疡的哮喘患者，全身给予糖皮质激素治疗时应慎重，并应密切随访。

（3）静脉用药：严重急性哮喘发作时，应经静脉及时给予大剂量琥珀酸氢化可的松（400～1000mg/d）或甲泼尼龙（80～160mg/d）。无糖皮质激素依赖倾向者，可在短期（3～5 天）内停药；有激素依赖倾向者应延长给药时间，控制哮喘症状后改为口服给药并逐步减少激素用量。地塞米松抗炎作用较强，但由于血浆和组织中半衰期长，对垂体–肾上腺轴的抑制时间长，故应尽量避免使用或短时间使用。

2. 受体激动剂　通过对气道平滑肌和肥大细胞膜表面的 α2 受体的兴奋，舒张期减少肥大细胞、嗜碱性粒细胞脱颗粒和介质的释放、降低微血管的通透性、增加气道上皮纤毛的摆动等，缓解哮喘症状。此类药物较多，可分为短效（作用维持 4～6 小时）和长效（维持 12 小时）α2 受体激动剂。短效药常见有沙丁胺醇、特布他林、丙卡特罗等；长效药常见有福莫特罗、沙美特罗。

3. 氨茶碱　具有舒张支气管平滑肌作用，并具有强心、利尿、扩张冠状动脉、兴奋呼吸中枢和呼吸肌等作用。有研究资料显示，低浓度茶碱具有抗炎和免疫调节作用。

口服给药：包括氨茶碱和控（缓）释型茶碱。用于轻、中度哮喘发作和维持治疗。一般剂量为每天 6～10mg/kg。控（缓）释型茶碱口服后昼夜血药浓度平稳，平喘作用可维持 12～24 小时，尤适用于夜间哮喘症状的控制。

静脉给药：氨茶碱加入葡萄糖溶液中，缓慢静脉注射[注射速度不宜超过 0.25mg/（kg·min）]或静脉滴注，适用于哮喘急性发作且近 24 小时内未用过茶碱类药物的患者。由于茶碱的"治疗窗"窄及茶碱代谢存在较大的个体差异，可引起心律失常、血压下降、甚至死亡，在有条件的情况下应监测其血药浓度，及时调整浓度和速度。茶碱有效安全的浓度范围在 6～15mg/L。

4. 抗胆碱能药物　吸入抗胆碱能药物如溴化异丙托品、溴化氧托品和溴化泰乌托品等，可阻断节后迷走神经传出支，通过降低迷走神经张力而舒张支气管。其舒张支气管的作用比 α2 受体激动剂弱，起效也较慢，长期应用不易产生耐药，对老年人的疗效低于年轻人。

5. 白三烯调节剂　包括半胱氨酰白三烯受体拮抗剂和 5-脂氧化酶抑制剂，是一类新的治疗哮喘药物。目前在国内应用主要是半胱氨酰白三烯受体拮抗剂，其通过对气道平滑肌和其他细胞表面白三烯（Cys LT1）受体的拮抗，抑制肥大细胞和嗜酸性粒细胞释放出的半胱氨酰白三烯的致喘和致炎作用，产生轻度支气管舒张和减轻变态反应原、运动和 SaO_2 诱发的支气管痉挛等作用，并具有一定程度的抗炎作用。

本品可减轻哮喘症状、改善肺功能、减少哮喘的恶化。但其作用不如吸入型糖皮质激素，也不能取代糖皮质激素。作为联合治疗中的一种药物，可减少中、重度哮喘患者每天吸入糖皮质激素的剂量，并可提高吸入糖皮质激素治疗的临床疗效。本产品服用方便。尤适用于阿司匹林过敏性哮喘和运动性哮喘患者的治疗。

6. 抗组胺药物　口服第二代抗组胺药物（H_1 受体拮抗剂），如酮替芬、氯雷他定、阿司咪唑、特非那丁等具有抗变态反应作用，其在哮喘治疗中的作用较弱。可用于伴有变应性鼻炎哮喘患者的治疗。这类药物的不良反应主要是嗜睡。阿司咪唑和特非那丁可引起严重的心血管不良反应，应谨慎使用。

（二）治疗原则

总原则包括：①有效控制急性发作症状并维持最轻的症状，甚至无症状；②防止哮喘的加重；③尽可能使肺功能维持在接近正常水平；④保持正常活动（包括运动）的能力；⑤避免哮喘药物的不良反应；⑥防止发生不可逆的气流受限；⑦防止哮喘死亡，降低哮喘病死率。

1. 氧疗　重症哮喘患者由于存在气道炎症、痰液黏稠及支气管收缩等导致气道阻塞的因素，可引起肺内通气/血流（V/Q）比例失调和不同程度的低氧血症，原则上都应吸氧。但对于伴有CO_2潴留的低氧血症患者应持续低浓度吸氧，以便呼吸衰竭的患者既解除致命的低氧血症，又保持一定的缺氧刺激。

2. 解除支气管痉挛，降低气道阻力，改善通气功能　在治疗的过程中，可以应用 α2-受体激动剂、茶碱类药物、抗胆碱能药、糖皮质激素等药物。糖皮质激素是危重型哮喘抢救中不可缺少的药物，一旦确诊为危重型哮喘，就应在应用支气管解痉剂的同时，及时足量地从静脉快速给予糖皮质激素；在给予危重型哮喘的第一瓶液体中往往同时加入支气管解痉剂和糖皮质激素。在应用时应注意早期、足量、短程静脉给药，并注意防止激素的不良反应。

3. 纠正脱水、酸碱失衡和电解质紊乱。

4. 去除病因　仔细分析和发现哮喘病情加重或持续不缓解的原因并去除，这是重症哮喘治疗的重要环节，也是容易忽视的环节。

5. 控制感染　一般而言，触发哮喘呼吸道感染的主要病原体是病毒，因此，目前国外学者不主张常规使用抗生素。如患者痰量增多合并肺部细菌感染，则必须应用抗生素。抗生素的选择依病情而定，可参考血常规、痰细菌培养及药敏试验结果。

6. 促进排痰　痰液堵塞是急重症哮喘病情难以缓解的重要原因之一。因此，加强排痰、保持气道通畅甚为必要。具体措施有：①补液，纠正脱水；②药物祛痰，可选用沐舒坦、溴己新、氯化铵、α-糜蛋白酶等药物；③雾化吸入，可选用生理盐水加入 α-糜蛋白酶或乙酰半胱氨酸；④机械性排痰、翻身拍背、经气管插管或气管切开处吸痰。

7. 针对诱发因素的处理和并发症的预防　及时脱离致敏环境，注意并防治脑水肿、颅内高压、消化道出血、休克、心律失常、肺水肿、心力衰竭、DIC 等。

8. 机械通气　重度哮喘患者经支气管扩张剂、激素、氧疗，充分补液和碱剂等积极治疗后，大多数患者可得到缓解，但仍有部分患者治疗无效。对这类患者应及时建立人工气道，保持呼吸道通畅并进行机械通气，以取得满意疗效。但即使使用机械通气，危重症哮喘仍有 10%～15% 的病死率。

一般认为当哮喘患者出现心搏呼吸停止、严重意识障碍、谵妄或昏迷、发绀明显，$PaO_2 <$ 7.98kPa（60mmHg）；$PaCO_2 > 6.67$kPa（50mmHg）；pH<7.25，且在继续降低；心动过速（成人≥140 次/分，儿童≥180 次/分）或有血压下降等情况之一时可考虑做气管插管、应用机械辅助呼吸。

（1）建立人工气道：①气管插管：对病程短，估计在 1～3 天内病情可改善者，可采用气管插管。但清醒者不宜耐受，且插管后留置时间不能过久（一般不超过 72 小时），否则有损伤声带或发生喉头水肿的危险。②气管切开：适用于痰液黏稠，难以咳出及估计辅助呼吸时间超过 3 周的哮喘患者。气管切开固定稳定可靠，患者的耐受性好，且可减少无效腔 100～150ml，对改善通气有好处。对估计辅助呼吸时间在 3～21 天者应酌情灵活掌握。气管切开术本身可有多种并发症，且切开后失去上呼吸道对空气的过滤、加温及湿润的作用，易加重肺部感染，同时危重哮喘患者经常反复发作呼吸衰竭，不可能多次切开，因此必须严格掌握气管切开的指征。

（2）机械通气的方式：常用的通气方式有：①带有压力表的简易手控呼吸囊装置：具有吸氧浓度较高，潮气量小，调节方便，可与患者的呼吸基本同步，能较快地改善缺氧，减少 CO_2 潴留等优点。但它难以长时间坚持；对操作的手法要求较高。②持续气道正压通气（CPAP）和呼气末正压通气（PEEP）：这是近年来才采用的治疗支气管哮喘的新方法。哮喘患者作 CPAP 治疗，呼气末压力为 0.506±0.274kPa（5.2±2.8cmH₂O）时，患者感觉最舒适，PEEP 一般 0.294～0.490kPa（3～5cmH₂O）较为安全。③高频通气（HFV）：常用参数为频率100 ～600 次/分，压力 0.08～0.25kPa。通常在 15～60 分钟内呼吸困难改善、神志转清，24 小时内病情得以控制。

其优点主要是花费少，使用方便，无须气管插管或气管切开，不与自主呼吸拮抗，不需应用镇静剂及肌肉松弛剂，患者及家属易于接受；缺点是无法排出潴留的 CO_2，氧气湿化不充分。④体外生命支持（extracorporeal life support，ECLS）：该法是把患者的静脉血抽出，经过膜肺（ECMO），排出 CO_2，增加 O_2，再灌回体内。

（3）机械通气常见的并发症：有报告指出：哮喘患者机械通气的并发症发生率可高达 80%。主要有脱管，喉损伤及水肿，碱中毒，气压伤，循环障碍，气道出血，气管食管瘘形成，消化道出血和肺部感染等。

（4）哮喘患者应用呼吸机时的注意事项：①以定容型呼吸机为宜，因其可保证所需通气量。②清醒而烦躁不安的患者或哮喘患者的自主呼吸节律与呼吸机设定的节律产生拮抗时，宜用镇静剂地西泮 10～20mg。③气管插管导管的内径应尽量大些，成人一般不应小于 8mm。④气道阻力过大时，除应及时吸出气道内痰液外，还可通过呼吸机管道附加雾化室装置吸入 α2-受体激动剂。⑤呼吸机最大吸气压不宜超过 4.9kPa（50cmH2O）。

9. 营养支持　危重症哮喘患者不能进食，呼吸肌消耗热量又很大，使用机械通气时，热能消耗更大。因此，在抢救危重症哮喘患者时，应注意补充营养，可给予鼻饲高蛋白、高脂肪和低糖类的饮食；也可给予静脉滴注葡萄糖液、氨基酸、脂肪乳剂和冻干血浆等，必要时可应用深静脉营养支持，并应防治电解质紊乱。

10. 重症哮喘急性发作期的治疗　哮喘急性发作的严重程度决定其治疗方案，表 10-5 为哮喘急性发作时病情严重程度的判定标准，各类别中的所有特征并不要求齐备。如果患者对起始治疗的反应差或症状恶化很快，或者患者存在可能发生死亡的高危因素，应按下一个更为严重的级别治疗及医院治疗，见图 10-8。

【护理评估】

1. 健康史　注意了解患者饮食起居情况、生活习惯、家庭和工作环境；有无饲养动物，接触动物皮毛或长期吸烟、酗酒；在工作中是否接触刺激性气体、化学物质、工业粉尘及吸入花粉、香料、尘螨等致敏原；有无鱼、虾、蛋类食物及青霉素、阿司匹林、磺胺类等药物摄入或过敏史；哮喘发作前有无先兆症状，如干咳、打喷嚏、流涕；哮喘发作时有无气温剧变、剧烈运动、情绪激动或食入过冷食物等诱因的存在。

2. 身体状况　哮喘发作时，注意观察生命体征变化，有无呼吸困难、发绀、端坐呼吸；胸部检查有无肺气肿体征及双肺哮鸣音、湿啰音；若出现脉搏细速、血压下降，并伴有嗜睡、昏睡等意识障碍，提示有呼吸衰竭的可能。

3. 心理　注意发作时患者的精神情状况，有无焦虑、恐惧、烦躁不安或濒死感，了解患者家属对疾病的认识和对患者的关心程度。

4. 辅助检查　血液常规检查，嗜酸性粒细胞是否增高，血液白细胞总数及中性粒细胞有无变化；血气分析、胸部 X 线检查、肺功能检查有无异常变化；血清 IgE 是否增高。

【护理问题】

1. 气体交换受损　与支气管痉挛、气道炎症、黏液分泌增加所致气道阻力增加有关。

2. 清理呼吸道无效　与气道平滑肌痉挛、痰液增多黏稠、无效咳嗽、疲乏无力有关。

3. 知识缺乏　缺乏正确使用雾化吸入器的有关知识。

4. 焦虑　与哮喘反复发作、呼吸困难有关。

【护理措施】

1. 病情观察　是护理最为基础也是最为重要的部分，全面细致并具有预见性的观察能够为患者提供宝贵的救治时间，同时应了解患者复发哮喘的病因和过敏原，避免诱发因素。

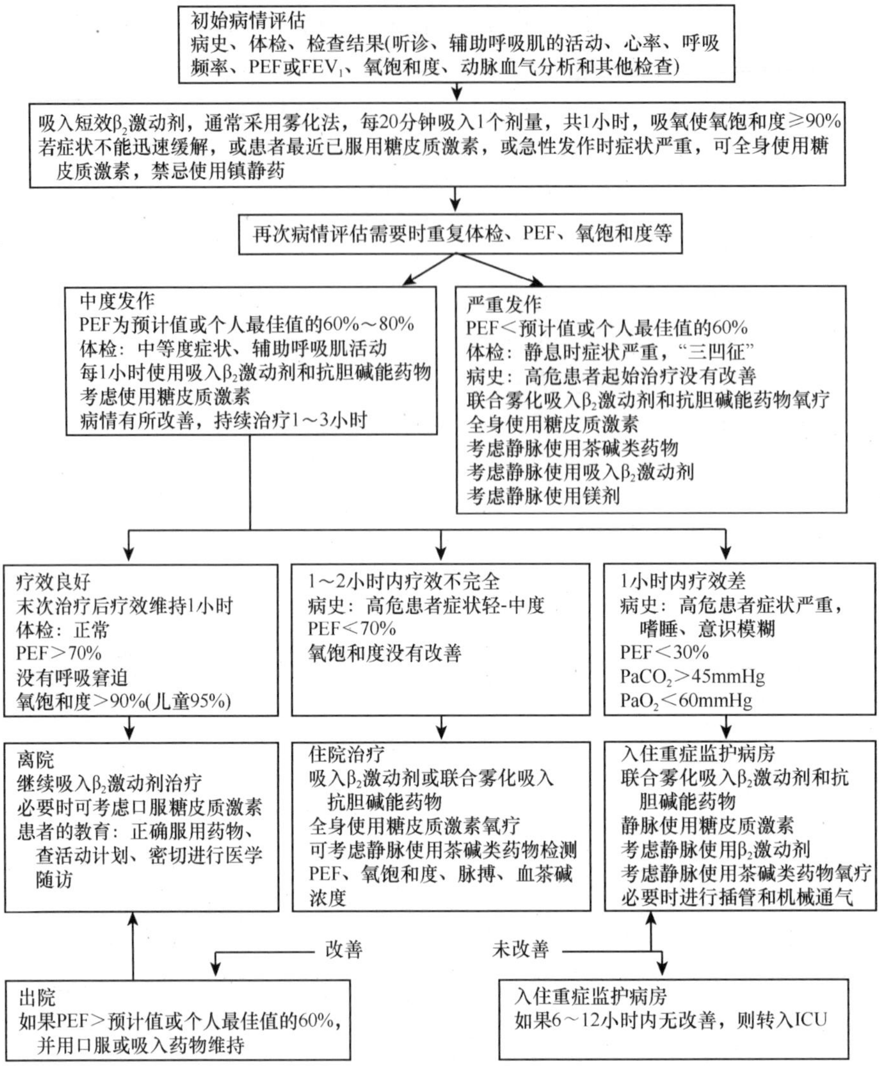

初始病情评估
病史、体检、检查结果(听诊、辅助呼吸肌的活动、心率、呼吸频率、PEF或FEV₁、氧饱和度、动脉血气分析和其他检查)

吸入短效β₂激动剂,通常采用雾化法,每20分钟吸入1个剂量,共1小时,吸氧使氧饱和度≥90% 若症状不能迅速缓解,或患者最近已服用糖皮质激素,或急性发作时症状严重,可全身使用糖皮质激素,禁忌使用镇静药

再次病情评估需要时重复体检、PEF、氧饱和度等

中度发作
PEF为预计值或个人最佳值的60%～80%
体检:中等度症状、辅助呼吸肌活动
每1小时使用吸入β₂激动剂和抗胆碱能药物
考虑使用糖皮质激素
病情有所改善,持续治疗1～3小时

严重发作
PEF<预计值或个人最佳值的60%
体检:静息时症状严重,"三凹征"
病史:高危患者起始治疗没有改善
联合雾化吸入β₂激动剂和抗胆碱能药物氧疗
全身使用糖皮质激素
考虑静脉使用茶碱类药物
考虑静脉使用吸入β₂激动剂
考虑静脉使用镁剂

疗效良好
末次治疗后疗效维持1小时
体检:正常
PEF>70%
没有呼吸窘迫
氧饱和度>90%(儿童95%)

1～2小时内疗效不完全
病史:高危患者症状轻-中度
PEF<70%
氧饱和度没有改善

1小时内疗效差
病史:高危患者症状严重,嗜睡、意识模糊
PEF<30%
PaCO₂>45mmHg
PaO₂<60mmHg

离院
继续吸入β₂激动剂治疗
必要时可考虑口服糖皮质激素
患者的教育:正确服用药物、查活动计划、密切进行医学随访

住院治疗
吸入β₂激动剂或联合雾化吸入抗胆碱能药物
全身使用糖皮质激素氧疗
可考虑静脉使用茶碱类药物检测PEF、氧饱和度、脉搏、血茶碱浓度

入住重症监护病房
联合雾化吸入β₂激动剂和抗胆碱能药物
静脉使用糖皮质激素
考虑静脉使用β₂激动剂
考虑静脉使用茶碱类药物氧疗
必要时进行插管和机械通气

改善   未改善

出院
如果PEF>预计值或个人最佳值的60%,并用口服或吸入药物维持

入住重症监护病房
如果6～12小时内无改善,则转入ICU

图 10-8　哮喘急性发作的救治流程图

（1）密切观察患者血压、脉搏、呼吸、神志等变化，及时采血做动脉血气分析，以掌握病情进展情况。

（2）密切观察药物的作用和不良反应。如应用茶碱类药物时，注意患者有无胃肠道症状、心血管症状等不良反应。尤其注意糖皮质激素药物应用后的不良反应，吸入性糖皮质激素可引起局部不良反应，如咽部的念珠球菌感染，声音嘶哑，一般为可逆性。而长期糖皮质激素全身用药可引起严重的全身不良反应，包括骨质疏松、高血压、液体潴留、体重增加、满月脸、股骨头非化脓性坏死等。

（3）密切观察哮喘发作先兆症状，如胸闷鼻咽痒、咳嗽、打喷嚏等。若出现上述症状，应立刻通知医生，尽早采取相应措施。

（4）密切观察患者有无自发性气胸、脱水、酸中毒、电解质紊乱、肺不张等并发症或伴发症。

2. 对症处理

（1）采取舒适的体位，缓解患者呼吸困难症状。

（2）根据血气分析结果，给予鼻导管或面罩吸氧。氧流量 1～3L/min，为避免气道干燥，吸入的氧气应尽量温暖湿润。

（3）促进排痰：①要保证患者的液体入量，根据心脏和脱水的情况，一般要达到 2000～3000ml/d。②给予患者拍背排痰。③根据医嘱给予患者雾化吸入治疗。对咳嗽，痰液黏稠不易咳出者，可用蒸馏水或生理盐水加抗生素（如庆大霉素）和湿化痰液的药物（α-糜蛋白酶）雾化吸入，以湿化呼吸道，促进排痰。哮喘患者不宜用超声雾化吸入，因颗粒过小，较多的雾滴易进入肺泡或过饱和的雾液进入支气管作为异物刺激，引起支气管痉挛导致哮喘症状加重。

3. 一般护理

（1）病室安排：包括①哮喘患者由于气道炎症导致气道高反应性，因为对正常人"无明显影响"的各种刺激物均可导致哮喘患者气道阻塞，所以病室内应保持空气新鲜、流通，没有刺激性气味。②尽量减少病室内过敏原的种类和数量。病室内物品应简单、不铺地毯、不放花草；避免使用陈旧的被褥，不用羽绒、丝制品；湿式扫除，最好使用吸尘器以免扫地和整理床铺时尘土飞扬；空气流通、降低湿度，可抑制室内螨虫的繁殖和真菌的生长；有条件者应用能防止螨虫繁殖的新型合成材科做床单和被套，定期洒杀螨剂等。③保持室内温暖、干燥，因哮喘患者对冷空气刺激较敏感，易导致气道收缩、哮喘发作。④必备物品：床边备 α2-受体激动剂类气雾剂，如特布他林（喘康速）或甲氯那明（喘乐宁）；备有配套使用的雾化吸入装置，病室内备有氧气瓶，有条件者最好有高压氧或压缩空气为动力的雾化吸入装置，以便哮喘发作时应急使用。峰速仪及其记录表也是哮喘患者必备物品。⑤同一病室不宜同时居住多个哮喘患者，因为哮喘的发作常与精神因素有一定关系。由于哮喘病常常在夜间发作，为避免妨碍其他患者，不宜将病情较重、发作较频繁的哮喘患者安排在大房间内。当然也有例外情况，如为让一些与医务人员配合较好、病情控制较成功的哮喘患者现身说法，教育那些病情尚未控制、缺乏信心的哮喘患者，也可有意识地把他们安排在一个病室内。

（2）饮食护理：大约 20%的成年和 50%的哮喘患儿可因不适当的饮食而激发或加重哮喘。这类食物种类很多，其中以牛奶、蛋类、花生、芝麻及鱼类等为常见。如患者对某种食物过敏，应劝其忌食，但不必过分强调"忌嘴"，以免造成营养不良，抵抗力低下。因此，护理人员应指导患者找出与哮喘发作有关的食物，有选择地"忌嘴"。哮喘患者的饮食要清淡、易消化。过饱、太甜、太咸、过于油腻等都不利于病情的控制。应避免晚饭进食过多、过迟，进食后至少 3 小时方可睡觉。哮喘患者不宜进食刺激性的食物如辣椒、大蒜、洋葱、薄荷等，不宜饮用刺激性的饮料如浓茶、酒、咖啡、可口可乐等。值得注意的是许多食物添加剂如亚硝酸盐及加入到橘子汁和汽水内的酒石黄等，可能诱发部分患者的哮喘发作。

4. 心理护理　由于心理因素在哮喘发作中具有重要作用，因此对支气管哮喘的治疗和护理不仅应当进行躯体治疗和生活护理，还应当针对其精神因素、情绪异常进行心理治疗。培养良好的情绪和战胜疾病的信心是哮喘心理治疗和护理工作的重要内容。具体包括：①在哮喘的诊断和护理过程中除了解其躯体症状的发生发展过程外，还应耐心、细致地了解工作学习情况、家庭生活情况、经济状况等；②训练哮喘患者使其逐渐学会放松疗法，去掉不良的精神刺激；③通过暗示、说服、示范、解释让患者学会转移自己的注意力；④高度同情、体谅患者的痛苦，尤其是对于那些长期慢性哮喘治疗效果不佳的患者应关心和体谅。并向其家属、同事进行宣传，帮助患者努力适应社会环境，改善人际关系。

5. 患者教育　包括①教会患者自我评价病情：哮喘有间歇的、轻度、中度及重度之分，哮喘发作可能是轻、中或重度，患者可以通过症状和临床体征的评估确定哮喘的严重程度。②教会患者使用雾化吸入器：临床常用的有干粉吸入器及定量吸入器。因有些患者存在使用吸入装置有困难，因此有必要示范正确的吸药技术并让患者反复练习，直至能够正确使用吸入器，使用加压定量气雾吸入器的基本步骤见图 10-9；使用干粉吸入器的使用步骤（准纳器）见图 10-10。两种雾化器的优缺点对比见表 10-6。

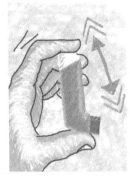
第一步骤：移开喷口的盖，如图所示拿着气雾剂，并用力摇匀

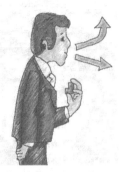
第二步骤：轻轻地呼气直到不再有空气可以从肺内呼出

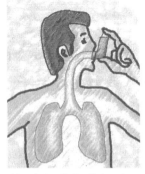
第三步骤：将喷口放在口内，并合上嘴唇含着喷口。在开始通过口部深深地、缓慢地吸气后，马上按下药罐将药物释出，并继续深吸气

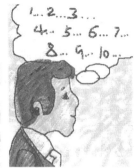
第四步骤：屏息10s，或在没有不适的感觉下尽量屏息久些，然后才缓慢呼气。若需要多吸一剂，应等待至少1分钟后再重做第二、三四步骤。用后，将盖套回喷口上

图 10-9　气雾吸入器的使用步骤

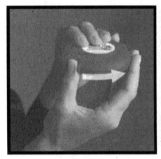
打开
用一手握住外壳，另一手的大拇指放在拇指柄上，向外推动拇指直至完全打开

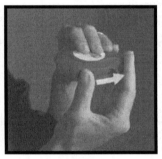
推开
握住准纳器®的吸嘴对着自己。向外推滑动杆直至发出咔哒声。表明准纳器™已做好吸药的准备

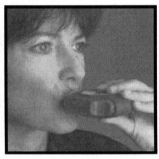
吸入
将吸嘴放入口中。从准纳器®深深地平稳地吸入药物。切勿从鼻吸入。然后将准纳器®口中拿出，继续屏气约10s，关闭准纳器

图 10-10　干粉吸入器的使用步骤

表 10-6　加压定量气雾吸入器与准纳器的优缺点

	优点	缺点
加压定量气雾吸入器	1. 使用快捷，携带方便 2. 输出剂量与标示量一致 3. 储存方便，不怕潮湿 4. 多剂量装置 5. 价格便宜	1. 吸入技巧要求高，患者不易掌握 2. 需要抛射剂，易引起患者呛咳 3. 口咽部沉积量高，局部及全身不良反应大 4. 受极端温度影响大
准纳器	1. 低吸气阻力，吸气力量小的老人、孩子都可使用 2. 每个剂量都预先设置好，不会导致使用前定量时产生错误 3. 不同吸气流速下输出剂量稳定性好 4. 每一剂量铝箔塑封包装，防潮性能好 5. 有准确计数装置	1. 吸气流速仍有依赖性，不适合<4 岁儿童及严重哮喘发作 2. 最大肺沉积率低于都保

6. 出院指导　包括①增强体质，积极防治感染：平时注意增加营养，根据病情做适量体力活动，如散步、做简易操、打太极拳等，以提高机体免疫力。当感染发生时应及时就诊。②注意防寒避暑：寒冷可引起支气管痉挛，分泌物增加，同时感冒易致支气管及肺部感染。因此，冬季应适当提高居室温度，秋季进行耐寒锻炼防治感冒，夏季避免大汗，防止痰液过稠不易咳出。③尽量避免接触过敏原：患者应戒烟，尽量避免到人员众多、空气污浊的公共场所。保持居室空气清新，室内可安装空气净化器。④防止呼吸肌疲劳：坚持进行呼吸锻炼。⑤稳定情绪：一旦哮喘发作应控制情绪，保持镇静，及时吸入支气管扩张气雾剂。⑥家庭氧疗，又称缓解期氧疗：对患者的病情控制，存活期的延长和生活质量的提高有着重要意义。家庭氧疗时应注意氧流量的调节，严禁烟火，防止火灾。⑦缓解期处理：哮喘缓解期的防治非常重要，对防止哮喘发作及恶化，维持正常肺功能，提高生活质量，保持正常活动量等均具有重要意义。哮喘缓解期患者，应坚持吸入糖皮质激素，可有效控制哮喘发作，吸入色甘酸钠和口服酮替酚亦有一定的预防哮喘发作的作用。

【护理评价】

1. 患者呼吸困难是否缓解。

2. 患者能否进行有效咳嗽、排痰。

3. 患者焦虑是否减轻或消失。

4. 患者是否掌握哮喘相关用药知识及仪器的使用。

案例分析 10-3

　　1. 本案例患者存在以下护理问题

　　（1）气体交换受限　与支气管痉挛、气道炎症、黏液分泌增加所致气道阻力增加有关。

　　（2）清理呼吸道无效　与其气道平滑肌痉挛、痰液增多黏稠等有关。

　　（3）焦虑　与哮喘反复发作、呼吸困难有关。

　　2. 其护理措施包括　病情观察、对症处理、用药护理、心理护理。

第五节　急性肺损伤与急性呼吸窘迫综合征

急性呼吸窘迫综合征（acute respiratory distress syndrome，ARDS）为急性肺损伤（acute lung injury，ALI）进一步趋于恶性进展的阶段。急性肺损伤（ALI）/急性呼吸窘迫综合征（ARDS）是指由心源性以外的各种肺内外致病因素所导致的急性、进行性缺氧性呼吸衰竭，临床表现为顽固性低氧血症、呼吸紧促和呼吸窘迫，胸部 X 线显示双肺弥漫性浸润影，后期多并发多器官功能障碍。由于其病急骤，发展迅猛，病死率高达 50%～70%。

【病因】

ARDS 的主要发病因素是全身性感染，其次多发性创伤、肺炎、休克、输血、误吸、溺水等均为其常见危险因素，可分为肺直接损伤和肺外间接损伤。

1. 严重感染　是导致 ARDS 最常见的原因。具体包括肺部感染、全身感染伴全身炎症反应综合征（SIRS），如重症胆管炎、烧伤后脓毒症、腹腔脓肿等。

2. 多发性损伤　是引起 ARDS 的第二位原因。具体包括肺内损伤，如肺挫伤、呼吸道烧伤、侵袭性烟气吸入、胃内容物的误吸、溺水、肺冲击伤等；肺外损伤，如大面积烧伤或创伤、骨折后并发脂肪栓塞症；大手术，如体外循环术后、大血管手术或其他大手术后。

3. 其他

（1）有毒气体：如吸入高浓度氧、烟、光气、氨、有机氟等。

（2）药物过量：如海洛因、美沙酮、巴比妥类药物、水杨酸盐、秋水仙碱等药物中毒。

（3）代谢紊乱：如急性肾衰竭、急性肝衰竭等。

【病理生理】

ALI/ARDS 的基本病理生理改变是肺泡上皮和肺毛细血管内皮通透性增加所致的非心源性肺水肿。由于肺泡水肿、肺泡塌陷导致严重通气/血流比例失调，特别是肺内分流明显增加，从而产生严重的低氧血症。肺血管痉挛和肺微小血栓形成引发肺动脉高压。

ARDS 重要的生理特征是肺内皮、上皮通透性增高导致血浆蛋白漏至肺泡腔，故检测肺血管通透性（PVP）是肺损伤的实用性方法。非侵入性的核医学技术已被用于检测患者，PET 可检测蛋白在肺血管内和血管外的流动。有报道 ARDS 患者 PVP 较正常对照组高。这种 PVP 检测技术也被试用于 ARDS 的诊断，并用于 ARDS 与充血性心力衰竭和肺炎的鉴别。

ARDS 早期的特征性表现为肺毛细血管内皮细胞与肺泡上皮细胞屏障的通透性增高，肺泡与肺间质内积聚大量的水肿液，其中富含蛋白及中性粒细胞为主的多种炎症细胞。中性粒细胞黏附在受损的血管内皮细胞表面，进一步向间质和肺泡腔移行，释放大量促炎介质，如炎症性细胞因子、过氧化物、白三烯、蛋白酶、血小板活化因子等，参与中性粒细胞介导的肺损伤。除炎症细胞外，肺泡上皮细胞及成纤维细胞也能产生多种细胞因子，从而加剧炎症反应过程。凝血和纤溶紊乱也参与 ARDS 的病程，ARDS 早期促凝机制增强，而纤溶过程受到抑制，引起广泛血栓形成和纤维蛋白的大量沉积，导致血管堵塞及微循环结构受损。

少数 ALI/ARDS 患者在发病第 1 周内可缓解，但多数患者在发病 5～7 天后病情仍然进展，进入亚急性期。在 ALI/ARDS 的亚急性期，病理上可见肺间质和肺泡纤维化，Ⅱ型肺泡上皮细胞增生，部分微血管破坏并出现大量新生血管。部分患者呼吸衰竭持续超过 14 天，病理上常表现为严重的肺纤维化，肺泡结构破坏和重建。

【临床表现】

呼吸窘迫是 ARDS 最常见的症状，主要表现为气急和呼吸次数增快，呼吸次数大多在 25～50 次/分。其严重程度与基础呼吸频率和肺损伤的严重程度有关，基础呼吸频率越快和肺损伤越严重，气急和呼吸次数增快越明显。

咳嗽、咳痰、烦躁和神志变化为另一些常见的症状。有作者报道 ARDS 患者可有不同程度的咳嗽甚至咯出血水样痰液或少量咯血，认为可构成 ARDS 的典型症状之一。但在咯血水样痰液时，应与充血性心力衰竭肺水肿的血性泡沫痰相区别。有报道提示：烦躁、神志恍惚或淡漠等症状也是 ARDS 常见的临床表现。

发绀是未经治疗 ARDS 患者的常见体征，除非有严重贫血或治疗纠正了低氧血症，否则很容易见到发绀。如果患者的病情较重，治疗不能纠正氧合功能障碍，发绀也可伴随着整个病程。

ARDS 患者也常出现呼吸类型改变，主要为呼吸浅快或潮气量变化。病变越严重这一改变越明显，甚至伴有吸气时鼻翼扇动及肋间隙、锁骨上窝、胸骨上窝凹陷等呼吸困难体征。在早期自主呼吸能力强时，常表现为深快呼吸；但是出现呼吸肌疲劳后，则表现为浅快呼吸。半数患者肺部可闻及干啰音、湿啰音或捻发音。

心脏听诊时可发现大多数患者有心率增快。其原因主要与低氧血症有关，心率增快的幅度依低氧血症的程度而定，也可受到临床用药的影响。

【辅助监测】

1. 血液检查

（1）血常规检查：ARDS 早期外周血白细胞呈短暂、一过性下降；随着病情发展，外周血白细胞数很快恢复至正常。同时由于合并感染和其他应激因素，白细胞计数也可高于正常。

（2）动脉血气分析：典型的改变为 PaO_2 降低、$PaCO_2$ 降低、pH 升高。根据动脉血氧分析可以计算出肺泡-动脉氧分压差[PA-aDO$_2$]、肺内分流[Qs/Qt]、氧合指数（PaO$_2$/FiO$_2$）等派生指标，对诊断和评价病情严重程度十分有帮助。目前在临床上以氧合指数（PaO$_2$/FiO$_2$）为最常用，PaO$_2$/FiO$_2$ 是指动脉血氧分压与吸入氧浓度的比值，正常值为 400～500mmHg，PaO$_2$/FiO$_2$ 降低是诊断 ARDS 的必要条件，在 ALI 时，PaO$_2$/FiO$_2$≤300mmHg；ARDS 时，PaO$_2$/FiO$_2$≤200mmHg。

2. 影像学检查 早期 X 线胸片无异常或出现边缘模糊的双肺纹理增多，发病 12～24 小时两肺出现边缘模糊的小斑点片状浸润，逐渐融合成大片状阴影，大片阴影中可见支气管征。必要时作胸部 CT，确定有无肺部感染。X 线胸片表现可分为 3 期：①早期：ARDS 发病 24 小时内，可无异常，或肺血管纹理呈网状增多，边缘模糊。重症可见小片状模糊阴影。②中期：发病 1～5 天，显示以肺实变为主的两肺散在大小不等、边缘模糊、浓密的斑片状阴影，常融合成大片呈现致密磨玻璃样影。实变影常呈区域性、重力性分布，以中下肺野和肺外带为主。③晚期：多在 5 天以上，两肺野或大部均匀、密度增加的毛玻璃样改变，支气管充气相明显，心影边缘不清或消失，呈"白肺"（white lung）样改变。并发感染时，呈网状阴影或多发性肺脓肿、空洞形成及纵隔气肿、气胸等。

3. 床边功能检查监测 ARDS 时肺顺应性降低，无效腔通气量比例（VD/VT）增加，但无呼气流速受限。顺应性的改变，对严重性评价和疗效判断有一定的意义。

4. 血流动力学监测 通常仅用于与左心衰竭鉴别有困难时。通过置入四腔漂浮导管，测定并计算肺动脉毛细血管楔压（pulmonary artery wedge pressure，PAWP），这是反映左心房压较可靠的指标。PAWP 一般<12mmHg；若>18mmHg，则为急性左心衰竭，可排除 ARDS。

5. 血流动力学监测

（1）动脉血压监测：正常情况下，大多数器官在灌注压较宽的范围内可以保持相对稳定的血流。监测血压以保证有足够的灌注压。无创血压是国内常用的测量血压方法，但是与患者真实的血压还有一定的差别，特别是在循环功能不稳定的情况下，因此重症 ARDS 时应该进行有创血压的测量。有创血压监测是最常见的直接测压方法。通过内置动脉套管借充满液体的管道与外部压力换能器相连接，压力换能器将压力转换成电信号，再经滤波后显示于屏幕上。适应证为严格控制血压者（如动脉瘤），血流动力学不稳定者，需频繁采集动脉血标本者。

（2）中心静脉压（CVP）监测：CVP 本身并不能表明患者的容量状态，但 CVP 包含一些有关心脏功能状态并以此进行评价。ARDS 时需要严格控制出入量，监测 CVP 很有价值。

1）CVP 降低：表明心脏实际功能增强，静脉回流阻力增高，或体循环平均压力（容量）下降。若同时伴血压升高，CVP 降低最可能表明心脏实际功能增强；若血压亦下降，CVP 降低则提示容量减少或静脉回流阻力增加。以上情况是先假定体血管阻力（SVR）恒定条件下分析的结果。

2）CVP 升高：表明心脏实际功能减弱，静脉回流下降或体循环平均压力（容量）增高。若同时伴血压下降，则 CVP 升高原因可能是心脏实际功能降低；若 CVP 升高同时血压亦升高，则可能是由于容量增多或静脉回流阻力下降。

【诊断】

（一）诊断标准

凡符合以下 5 项可诊断为 ALI 或 ARDS。

1. 有发病的高危因素。

2. 急性起病，呼吸频数和（或）呼吸窘迫。

3. 低氧血症 ALI 时，$PaO_2/FiO_2 \leq 300mmHg$；ARDS 时，$PaO_2/FiO_2 \leq 200$ mmHg。轻度 ARDS 氧合指数：200 mmHg$<PaO_2/FiO_2 \leq 300mmHg$ 伴 PEEP 或 CPAP$\geq 5cmH_2O$；中度 ARDS 氧合指数：100mmHg$<PaO_2/FiO_2 \leq 200mmHg$ 伴 PEEP$\geq 5cmH_2O$；重度 ARDS 氧合指数：$PaO_2/FiO_2 \leq 100mmHg$ 伴 PEEP$\geq 10cmH_2O$。

4. 胸部 X 线检查 两肺浸润阴影。

5. 肺毛细血管楔压（PCWP）$<18mmHg$ 或临床上能除外心源性肺水肿。

（二）肺损伤评分

为提高抢救成功率，在确定 ARDS 定义时应致力于提高诊断的敏感性和特异性，应该包括早期的 ARDS 患者和所谓的临床急性肺损伤者。1998 年 Murry 及同事倡导扩展 ARDS 的定义并制订量表衡量轻、中、重度肺损伤（表 10-7）。该量表由胸片、低氧、PEEP、呼吸系统顺应性四项指标组成，其中胸片和低氧为所有 ARDS 患者所必备。每项评分幅度 1~4 分，总分除以项目数得出总评分。0：代表无肺损伤，0.1~2.5 分代表轻、中度肺损伤，>2.5 分代表 ARDS。

表 10-7 肺损伤评分量表

项目	分数	项目	分数
胸部 X 线		60~79	1
无肺泡实变	0	40~59	2
1 个区域肺泡实变	1	20~39	3
2 个区域肺泡实变	2	>19	4
3 个区域肺泡实变	3	PEEP（cmH_2O）	
4 个区域肺泡实变	4	<5	0
低氧（mmHg）		6~8	1
$PaO_2/FiO_2>300$	0	9~11	2
PaO_2/FiO_2 225~299	1	12~14	3
PaO_2/FiO_2 175~224	2	>15	4
PaO_2/FiO_2 100~174	3	最后评分	
PaO_2/FiO_2 <100	4	无肺损伤	0
呼吸系统顺应性（ml/ cmH_2O）>80	0	急性肺损伤	0.1~2.5
		严重肺损伤	>2.5

【治疗原则】

控制原发病，改善肺氧合功能，纠正缺氧，防止肺损伤和水肿，预防并发症。

1. 氧疗 迅速给予高浓度氧气吸入，通常面罩给氧法氧浓度应>50%，目的是改善低氧血症，使动脉氧分压（PaO_2）达到 60~80mmHg。若 PaO_2 仍<8.0kPa（60mmHg），$SaO_2<90\%$ 时，应及早应用肺保护性机械通气。

2. 当 ARDS 患者神志清楚、血流动力学稳定，并能够得到严密监测和随时可行气管插管时，并预计患者的病情能够在 48~72 小时内缓解，可以考虑试 NIV 治疗。若低氧血症不能改善或全身情况恶化，提示 NIV 治疗失败，应及时改为有创通气。

3. 机械通气 呼气末正压通气（positive end-expiratory pressure，PEEP）为抢救 ARDS 的重要措施，通过其吸气末正压使内陷的支气管和萎缩的肺泡张开，减轻肺泡水肿、减少分流，改善呼吸功能。由于 PEEP 可增加胸腔正压，减少回心血量，影响通气/血流比例，故应从低水平开始调节，逐渐增加并维持在 0.98kPa（10cmH_2O）水平，避免压力过高引起发生气胸、静脉回流减少等不良反应。通气量为 6～8ml/kg，气道平台压控制在 2.94～3.43kPa（30～35cmH_2O）以下。

4. 可采用肺复张手法促进 ARDS 患者塌陷肺泡复张，改善氧合。肺复张是指在限定时间内通过维持高于潮气量的压力或容量使尽可能多的肺单位实现最大的生理膨胀以实现所有肺单位的复张。保持吸气压与 PEEP 差值不变，每 30s 递增 PEEP 5cmH_2O，直到 PEEP 达 35cmH_2O，维持 30s，随后吸气压与 PEEP 每 30s 递减 5cmH_2O。

5. **使用能防止肺泡塌陷的最低 PEEP**　有条件情况下，应根据静态 P-V 曲线低位转折点压力+2cmH_2O 来确定 PEEP。应用适当水平 PEEP 防止呼气末肺泡塌陷，改善低氧血症，并避免剪切力，防治呼吸机相关肺损伤，见图 10-11。

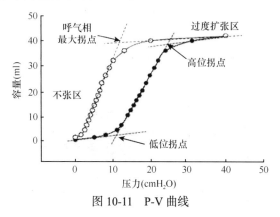

图 10-11　P-V 曲线

6. 轻/中度 ARDS 患者机械通气时应尽量保留自主呼吸，重度 ARDS 患者早期应抑制过强的自主呼吸，自主呼吸过程中膈肌主动收缩可增加 ARDS 患者肺重力依赖区的通气，改善通气血流比例失调，改善氧合。

7. **镇静剂的应用**　重度 ARDS 早期，过强的自主呼吸可能导致跨肺压过大，应力增加并导致肺损伤。

8. **体外膜肺（ECMO）的应用**　体外膜肺（extracorporeal membrane oxygenation，ECMO）是一种不需要开胸手术的循环呼吸辅助系统。该系统通过体外循环协助肺脏使血液氧合并排出二氧化碳，即用膜式氧合器和血泵将血液从体内引到体外，经膜肺氧合后再用血泵将血灌注入体内，对一些呼吸或循环衰竭患者进行有效支持，使心肺得到充分休息，为肺功能和心功能的恢复创造条件。

ECMO 支持使重度 ARDS 患者保留自主呼吸成为可能，可实现重度 ARDS 患者早期自主呼吸，避免长期控制通气导致的膈肌功能不全。ECMO 可通过 CO_2 的排出，明显降低通气需求，降低重度 ARDS 患者的自主呼吸驱动。ECMO 联合神经调节辅助通气（NAVA）可自动根据二氧化碳分压反馈调节潮气量，保留重度 ARDS 患者早期自主呼吸。动物实验显示，无论健康动物还是 ARDS 动物模型，均可以通过增加 ECMO 的 CO_2 清除（调节气流量），减少机械通气分钟通气量，降低重度 ARDS 的呼吸中枢驱动，实现清醒状态的自主呼吸，减少控制通气的危害。

9. **消除水肿、维持血容量**　在保证血容量稳定血压前提下，控制液体入量，要求出入液量轻度负平衡-500～1000ml/d。为促进水肿消退可使用呋塞米，每日 40～60mg。必要时须放置肺动脉导管监测肺动脉楔压（pulmonary artery wedge pressure，PAWP），以调节液体入量。输液、输血切忌过量、过快，输血宜选择新鲜血，避免微血栓发生加重 ARDS。早期因内皮细胞受损，毛细血管通透性增高，应避免输入胶体，防止加重肺水肿。

10. 肾上腺皮质激素的应用 一般主张早期、大剂量、短程用药，地塞米松 60～80mg/d，或氢化可的松 1000～2000mg/d，6 小时 1 次，连用 2 天，有效者继续使用 1～2 天停药，无效者应早停用。

11. 其他 积极预防和纠正酸碱和电解质紊乱，提供良好的营养支持妥善处理原发病，积极控制感染。

【护理评估】

1. 一般病史 了解本次发病的肺内、外致病因素如有无溺水、休克、毒气吸入或呛咳史等。

2. 身体状况 检测生命体征，了解呼吸类型、频率、节律，有无发绀、呼吸困难，程度如何。了解患者意识状况有无注意力不集中、昏迷等情况，尿量如何。

3. 心理及社会因素 了解患者对疾病的认知情况，尤其是对建立人工气道的态度和情绪变化、主要压力源、家庭支持状况，有无应对经验、有无恐惧等不良情绪等。

4. 实验室及其他检查 了解患者血气分析情况、尿液检查、血电解质情况。

【护理问题】

1. 低效性呼吸状态 与肺水肿、肺不张、呼吸道分泌物潴留等有关。

2. 气体交换受损 与肺泡-毛细血管壁等病理改变有关。

3. 有感染的危险 与呼吸道不畅、肺水肿、全身抵抗力降低及某些治疗护理操作等有关。

4. 焦虑/恐惧 与意外创伤或病情加重等因素有关。

【护理措施】

1. 通气监测

（1）采取保护性通气策略：ARDS 患者实施保护性通气的同时也会使 $PaCO_2$ 轻度升高，这种高碳酸血症可引起酸中毒，外周血管扩张，心肌收缩力下降，心排血量和血压下降。因此，通气过程中密切注意潮气量及气道压力，严密监测心率、血压、呼吸、血氧饱和度、血气等指标。使平台压≤30cmH$_2$O，pH 不低于 7.1～7.2，SpO$_2$ 波动在 0.88～0.95。如出现严重高碳酸血症，应及时通知医生给予碱性药物，或适当增加潮气量或呼气末正压。

（2）采取肺复张策略：虽然高水平 PEEP 在治疗 ARDS 中明显效果，但 PEEP 过高可增加胸腔内压，导致心搏量减少、气胸、纵隔积气、颅内压增高等不良后果。在使用 PEEP 过程中除了严密观察气道压力及双肺呼吸音以外，还要加强血流动力学的监测，高水平 PEEP 可引起心输出量的降低，导致低血压，意识改变，尿量减少，末梢循环不佳。护理中应持续监护心率、血压、中心静脉压、末梢循环和知觉水平等。若患者出现以上症状，及时补充液体，调节补液速度，适当应用血管活性药物，经以上处理仍不能改善，应降低 PEEP。

2. 气道管理 妥善固定气管插管，每次交接班时，交接护士应检查、核对气管插管的深度，气囊压力；及时有效吸痰，采用专用的密闭式吸痰装置，在吸痰过程中使吸痰管、呼吸机、患者的人工气道处于密闭的空间，使血氧饱和度及血流动力学保持相对稳定，对 ARDS 机械通气患者此吸痰方法更有利，并可减少感染机会。由于 ARDS 的病理机制，患者不能长时间耐受缺氧，痰液多时可间隔 3 分钟再吸痰，并观察心率、心律、血氧饱和度和皮肤黏膜颜色，如心率＞130 次/分，出现心律失常，SPO$_2$＜90%，应暂停吸痰，予以机械通气，短时吸入 100%氧气，待病情稳定后再予吸痰。

3. 液体管理 保持循环系统较低的前负荷可减少肺水肿的含量，有报道指出可以缩短上机时间和降低病死率。可在早期给予高渗晶体液，此后可给予胶体液，同时限制入量，辅以利尿剂，使出入量保持一定水平的负平衡。尿量可反映体液平衡及心、肾功能指标，尤其在调整 PEEP 后，观察尿量变化可间断判断回心血量，记录 24 小时出入量，维持水电解质平衡。

4. 体位管理　机械通气的 ARDS 患者应采用 30°～45° 半卧位。常规机械通气治疗无效的重度 ARDS 患者，若无禁忌证，可考虑采用俯卧位通气。

（1）俯卧式通气（prone ventilation）：指在施行机械通气时，把患者置于俯卧式体位。其最早由 Bryan 于 1974 年提出，并由 Douglas 等证实，他们的研究显示：替 ARDS 患者施行俯卧式通气能够增加患者的氧合（oxygenation）。

氧合增加的原因：①肺内的分泌物清除更有效；②肺内的分流（shunting）减少；③肺部的功能性残余容积（functional residual capacity）增加。其后类似的研究显示，应用俯卧通气的 ARDS 患者中有 70% 患者的氧合得到改善。

（2）俯卧通气的原理：①肺部血流灌注重新分配；②肺部通气随机分配；③心脏加于受压的肺部的压力减少。

当肺内的通气减少（如肺扩张不全）或血流灌注不足（如肺栓塞），都会导致通气及血流灌注比例不均，引致气体交换失调。

有专家利用 CT 扫描发现 ARDS 患者（仰卧体位）两肺的背侧部皆已实变，导致通气不足，通气及血流灌注比例不均，所以把 ARDS 患者处于俯卧式体位，患者背部已实变的肺便会被转到身体的上方，而上方正常的肺便会转到身体的下方或底部，这时底部正常的肺便能产生正常的通气，而上方已实变的肺，会因地心引力和水压减低的关系而重新慢慢张开。

（3）何时开始俯卧通气：当患者发生 ARDS 时，应即时实施俯卧通气以达到此治疗的最佳效果。但也有一些患者不适合接受此治疗，包括：①脊椎受伤；②腹部受伤或腹部手术后；③脑压高的患者。

（4）如何实施：使用镇静药物，以减低患者因被置于俯卧式体位而产生的不适。应用人手转换体位，或特制的体位转换床。如用人手转换体位，应组成一个五人小组，小组的组长站在患者的床头位置，两位组员站在患者床位的左边，另外两位组员站在患者床位的右边。组长的责任包括观察患者情况，给予患者头部及颈部足够的支持及防扭伤，固定气管内插管防止脱管，并发出口令，使全组成员能把患者在同一时间转到俯卧式体位。两旁的组员应在转位时给予患者足够的支持，以防止患者受伤及身体的其他导管或仪器脱落。

（5）如何安置于理想的体位：根据 Agostoni Mead 所说，当把患者置于俯卧式体位时，应该让患者的腹部有空间移动，以带动膈肌下移，使肺部扩张。为达到这个目标，应该用厚垫支持患者的头部、胸部、盆骨部及小腿部，以确保其没有接触到厚垫及床褥，以达到腹部自由移动好方便检查腹部的目的。

（6）所需时间长度及频率：俯卧式通气最佳施行时间及频率尚无报道，所以在临床尚无任何准则。一般 4～6 小时转换 1 次体位，有的是把患者持续维持于俯卧式位 1～2 天，或直到气体交换改善才停止。

（7）何时应停止使用俯卧式通气：患者出现以下几种情况时，应停止俯卧式通气：气体交换有改善；俯卧式通气对患者没有任何帮助；有严重的并发症出现（如血压低）。

5. ECMO 的管理

（1）在 ECMO 的应用过程中，管理工作十分重要。除要熟悉机体的血流动力学改变外，还要十分注重精确地调整转流量与氧流量，并应定时检查动脉血气分析以了解氧合效果。患者进行体外膜肺治疗时，床边必须始终有高年资的专业护士和医师监护，认真详细地做好各项指标的记录，定时抽血送检，观察机器运转情况和精细调节，全面掌握患者生命体征的变化；同时应定时评估治疗效果。另外，应用体外膜肺进行治疗时，应始终保持患者处于麻醉状态，这样既保证患者能够安静地接受治疗，避免因发生躁动和意外拔除循环血路等问题，也不会使患者受到过强的恶性刺激而发生精神方面的异常等。

（2）体外膜肺的转流量应根据患者的实际情况而定，如果是单纯静脉系统回路氧合方式，可以考虑应用患者的 1/3 血容量，同时要根据患者的 PaO_2 和静脉氧饱和度（SvO_2）进行调整。如果患者除应用体外膜肺进行呼吸辅助以外，还需要进行一定量的循环辅助者，则体外膜肺的转流量可以相应增大，以达到临床检验结果满意和患者情况改善为度。在转流的过程，要经常进行 ACT（激活凝血酶原时间）、血细胞比容（Hct）、血电解质浓度和动脉血气等检查，以保证患者的安全和体内环境。

6. 一般护理

（1）关心、体贴患者，给患者及家属心理安慰和支持。

（2）严格执行无菌操作技术，注意避免并发其他感染。

（3）营养支持，可通过肠内或肠外途径提供足够营养，增强机体免疫力。

（4）患者卧床休息，提供安静舒适的环境，保证患者充分休息和睡眠，减轻焦虑情绪。

【护理评价】

1. 患者呼吸、血氧饱和度是否正常，咳嗽咳痰症状改善。

2. 患者是否出现感染等症状。

3. 患者焦虑/恐惧是否减轻或缓解。

第六节　肺　栓　塞

引导案例 10-4

患者男，55 岁，因胸闷、气促、呼吸困难伴胸痛入院。患者既往有心房颤动病史，2 个月前开始出现活动后胸闷气促，并出现左下肢水肿，近 1 个月来症状加重并伴胸痛。入院查体：患者神志清醒，心率 100 次/分，血压 124/90mmHg，SPO_2 95%，呼吸 28 次/分，体温 36.8℃。听诊双肺呼吸闻及哮鸣音及湿啰音。血气分析：pH 7.48，$PaCO_2$ 42mmHg，PaO_2 72mmHg，HCO_3^- 24mmol/L，BE 4mmol/L。心脏彩超示两侧肺动脉分支血栓栓塞，双下肢血管彩超示左侧股动脉血栓形成。诊断：①肺栓塞；②心房颤动。入院后予吸氧、平喘、抗炎等对症处理。

问题： 肺栓塞溶栓的护理措施有哪些？

【概述】

肺栓塞（pulmonary embolism，PE）是以各种栓子阻塞肺动脉系统为其发病原因的一组疾病或临床综合征的总称，包括肺血栓栓塞症、脂肪栓塞综合征、羊水栓塞、变气栓塞等。

肺血栓阻塞症（pulmonary thromboembolism，PTE）为血栓阻塞肺动脉或其分支所致的疾病，以肺循环和呼吸功能障碍为其主要临床和病理生理特征。PTE 为肺栓塞的最常见类型，占 PE 中的绝大多数，通常所称 PE 即指 PTE。

大面积 PTE 临床上以休克和低血压为主要表现，即体循环收缩压＜90mmHg，或较基础值下降≤40mmHg，持续 15 分钟以上，须除外新发生的心律失常、低血容量或感染重症所致血压下降。

【病因】

各类心脏病，合并心房颤动、心力衰竭和亚急性细菌性心内膜炎者发病率较高，以右心腔血栓最多见，是我国肺栓塞的最常见原因。其次是长期卧床、静脉曲张、静脉插管、盆腔和髋部手术、肥胖、糖尿病、避孕药或其他原因的凝血机制亢进等，都容易诱发静脉血栓形成。另外，还可见于肿瘤细胞脱落，妊娠和分娩导致的静脉血栓形成和羊水栓塞，以及长骨骨折致脂肪栓塞，意外事故和减压病造成空气栓塞，寄生虫和异物栓塞，静脉输注时的空气和异物等。

【病理生理】

急性肺栓塞的病理生理学变化由解剖学上的肺血管床面积减少和神经、体液因素参与两部分作用所构成。

解剖学上肺血管床堵塞和神经、体液因素的作用导致气管和肺血管床的收缩，最终表现为肺动脉压的升高和低氧血症。肺动脉压升高是由于栓塞造成的解剖学肺血管床的减少，以及神经、体液因素和低氧血压所致的肺血管痉挛，功能性的肺血管床面积减少导致血管阻力增大所引起的。

引起临床肺动脉压升高，需要解剖学 25%～30% 的血管床堵塞。既往无心肺疾病、又有正常壁厚的右室，肺动脉平均压以 40mmHg 为界线，超出该界线以上的后负荷可造成右室扩大、三尖瓣关闭不全、急性右心衰竭和心排出量下降。

低氧血症可使肺血管反射性痉挛，神经、体液因素使气管收缩，由此通气低下和非堵塞部位的代偿性增加，引起通气血流不均衡。肺泡表面活性物质生成下降，导致肺泡萎缩，造成右向左分流，这也是溶栓成功后，低氧血症迁延的原因。在此种状态下，PaO_2 多低于 80mmHg；也有 13% 的患者 PaO_2 大于 80mmHg，但这些患者肺泡-动脉氧分压差（$AaDO_2$）多为增大。这种弥散功能的下降与肺毛细血管功能的降低和毛细血管血流低下有关。

肺动脉干被堵塞时，由高压系统的支气管动脉侧支循环向较大范围的肺动脉分支提供血液供应，所以毛细血管压力轻度上升，而肺动脉末梢栓塞，侧支循环流入的范围小，毛细血管压显著上升，容易造成毛细血管破裂，出现肺实质出血性坏死。

【临床表现】

PTE 的临床表现缺乏特异性，主要与被栓塞动脉的大小、数目及发生缓急有关，临床表现复杂多样。

1. 小的 PTE（栓塞面积<20%）可无明显症状，或仅有发热、短暂气急、胸背疼痛、咳嗽咯血、心悸、多汗和血压下降等。

2. 大块或多发性 PTE 时，可出现以下症状：①阵发性呼吸困难、呼吸急促、发绀，此为肺栓塞最常见的症状，占 84%～90%。②胸背疼痛：吸气时加重，常胸膜炎样疼痛，少数类似心绞痛发作，可出现剧烈的胸骨后疼痛，向肩及胸部扩散，占 65%～88%。③咯血：一般为小量的鲜红色血，数日后可变成暗红色血，多在栓塞后 24 小时内发生，占 25%～30%。④干咳或有少量白痰，有时伴有喘息，占 50%。⑤约 13% 的患者有晕厥，系由大面积栓塞引起的脑供血不足所致，也可能是慢性栓塞性。⑥肺动脉高压：唯一或最早出现的症状，常伴有低血压、右心衰竭和低氧血症。⑦约有半数患者出现惊恐，发生原因不明，可能与胸痛或低氧血症有关。⑧约 40% 的患者有心率增加，当有大块肺栓塞时可出现低血压，甚至引起休克，常伴有烦躁、恶心、出冷汗等。

3. 体征 患者可有颈静脉怒张和低血压。听诊可闻及肺动脉瓣第 2 心音（P_2）亢进或胸膜摩擦音。有些患者可无症状及体征。

【辅助监测】

1. 血浆 D-二聚体（D-dimer，DD）**检查** 是交联纤维蛋白在纤溶系统作用下产生的特异性降解产物。在健康人群，血浆 DD 罕有升高。但当存在纤维蛋白形成和降解时，如静脉血栓栓塞症（VTE）、感染、妊娠、恶性肿瘤、外科手术、创伤、休克和急性心肌梗死等，血浆 DD 可以升高。所以，DD 对 PTE 诊断的特异性差，在临床应用中，DD 对 PTE 有较大的排除诊断价值。

2. 血气分析 临床上 PTE 患者常表现为低氧血症,低碳酸血症,肺泡-动脉血氧分〔P(A-a) O_2〕增大。尤其是年纪较轻、既往无肺部疾患的中青年 PTE 患者。所以单纯依靠 PaO_2 诊断 PTE 缺乏足够的依据。

3. 心电图 大多数病例表现有非特性的心电图。

4. 胸部 X 线片 在 PTE 诊断中是较为重要的诊断手段。PTE 在 X 线胸片上可表现为:区域性肺血管纹理变细、稀疏或消失,肺野透亮度增加;肺野局部浸润性阴影;尖端指向肺门的楔形阴影;肺不张或膨胀不全;右下肺动脉干增宽或伴 Wamptark's 征;肺动脉段膨隆以右心室扩大征;患侧横膈抬高;少至中量胸腔积液征等。

5. 超声心动图 在提示和除外其他心血管疾患方面有重要的价值。在 PTE 症状发生初期常被作为首选的检查手段,起到提示和筛查的作用;通过右心系统血栓和周同静脉血栓,直接提示 PTE 诊断;无创评估心脏功能,监测血流动力学改变。

6. CT 肺动脉造影(CTPA) 是诊断 PTE 的直接征象,是在纵隔窗内出现管腔部分充盈缺损;管腔完全性充被缺损;若肺小动脉受累,可表现为分支段缺失或扩张增粗;可见血栓游离于肺动脉内的所谓漂浮征,又称"轨道征";主肺动脉及左右肺动脉管壁不规则;血栓钙化,为慢性 PTE 征象,很少见。

7. 磁共振肺动脉造影 适用于碘造影剂过敏的患者。

8. 肺动脉造影 是被公认的诊断 PTE 的金标准。

【诊断】

病史、临床表现结合辅助检查可做出诊断。

【治疗原则】

使患者度过危险期,缓解栓塞和防止再发,尽可能地恢复和维持足够的循环血量及组织供氧。

1. 一般处理和呼吸循环支持治疗 密切监护,监测生命体征。对大面积 PTE 者收入 ICU,绝对卧床休息,保持大便通畅,避免用力;对有焦虑和惊恐症状的患者应予安慰并可适当使用镇静剂;胸痛者可予止痛剂;对发热、咳嗽等症状可给予相应的对症治疗;对有低氧血症的患者,采用经鼻导管或面罩吸氧;当合并严重的呼吸衰竭时,可使用经鼻/面罩无创性机械通气或经气管插管行机械通气。应用机械通气中需注意尽量减少正压通气对循环的不利影响。对右心功能不全者,可予具有一定肺血管扩张作用和正性肌力作用的多巴酚丁胺和多巴胺。若出现血压下降,可增大剂量或使用其他血管加压药物。对液体负荷疗法需持审慎态度,一般所予负荷量限于 500ml 之内。

2. 溶栓治疗 主要适用于大面积 PE 者,伴休克和(或)血流动力学不稳定者。溶栓治疗的最佳时间为 14 天内。溶栓的并发症为出血。

(1)适应证:目前溶栓治疗主要用于 2 周内的新鲜血栓栓塞。指征是确诊肺栓塞,具体包括大块肺栓塞、肺栓塞伴休克、原有心肺疾病的次大块肺栓塞引起的循环衰竭者。

(2)禁忌证:①绝对禁忌证:活动性内出血,近期的自发性颅内出血。②相对禁忌证:大手术、分娩、器官活检或不能压迫的血管穿刺(10 天内),10 天内出现过胃肠道出血,15 天内发生过严重外伤、2 个月内出现过缺血性中风、控制不好的重度高血压(收缩压>180mmHg,舒张压>110mmHg)、近期心肺复苏、出血性疾病、肝肾疾病、糖尿病出血性视网膜病等。

3. 抗凝治疗 防止血栓复发和血栓的再形成,是血流动力学稳定患者的基本治疗方法。常用药物为普通肝素、低分子肝素、华法林。

4. 肺动脉血栓摘除术　如有施行手术的条件与经验,对大面积 PTE 经溶栓和其他积极的内科治疗无效,肺动脉主干或主要分支次全堵塞,不合并固定性肺动脉高压者(尽可能通过血管造影确诊)或有溶栓禁忌证者可考虑手术治疗。

5. 介入治疗　经静脉导管碎解和抽吸血栓或行球囊血管成型,同时还可进行局部小剂量溶栓。适应证:肺动脉主干或主要分支大面积 PTE 并存在以下情况者,①溶栓和抗凝治疗禁忌;②经溶栓或积极的内科治疗无效;③缺乏手术条件。

6. 静脉滤器　适用于下肢近端静脉血栓,而抗凝治疗禁忌或有出血并发症;经充分抗凝仍反复发生 PTE;近端大块血栓溶栓治疗前;伴有肺动脉高压的慢性反复性 PTE;行肺动脉血栓切除术或肺动脉血栓内膜剥脱术的病例。上肢 DVT 病例可应用上腔静脉滤器。置入滤器后,如无禁忌证,可长期口服华法林抗凝。

【护理评估】

1. 健康史　注意患者饮食起居情况、生活习惯、家庭和工作环境;有无创伤、手术、长期卧床、静脉曲张和静脉炎、肥胖、糖尿病、长期口服避孕药物或其他凝血机制亢进容易诱发静脉血栓的因素的存在。

2. 身体状况　肺栓塞形成时,注意观察生命体征变化,有无呼吸困难、胸痛、咯血;若出现脉搏细速、血压下降,并伴有嗜睡、昏睡等意识障碍,提示有休克的可能。

3. 心理　害怕甚至恐惧。不良的情绪常会诱发或加重血栓形成。注意患者的精神状况,有无焦虑、恐惧、烦躁不安或濒死感,了解患者家属对疾病的认识和对患者的关心程度。

4. 辅助检查　血液常规检查,关注凝血功能检查结果;血气分析、胸部 X 线检查、肺功能检查有无异常变化。

【护理问题】

1. 气体交换受损　与肺栓塞导致肺通气/血流比降低和肺泡萎陷有关,表现为低氧血症。

2. 心排血量降低　与肺动脉高压,右心衰竭,左心前负荷降低有关,表现为低血压。

3. 疼痛　与内脏、肌肉缺血有关。

4. 潜在并发症:出血　与应用溶栓药和抗凝剂有关。

【护理措施】

(一)肺栓塞急救流程

1. 此病起病急,需紧急处理,应立即卧床休息,要求患者在绝对卧床期间髋关节和膝关节不能进行任何形式的屈曲及外展运动。即刻给氧。大面积 PTE 患者应收入 ICU,严密监测呼吸、心率、血压、静脉压、心电图及血气的变化;为防止栓子再次脱落,要求绝对卧床,不可过度屈曲下肢;保持大便通畅。

2. 对有低氧血症患者予鼻导管或面罩吸氧,严重呼吸衰竭时可予无创通气或气管插管。尽可能避免气管切开,以免在抗凝或溶栓过程中局部大量出血。应用机械通气过程中需注意尽量减少正压通气对循环的不利影响。

3. 选择较粗大的外周静脉留置套管针建立通畅的静脉通道,尽量避免不必要的动静脉穿刺,尤其是不易压迫止血的部位。对出现右心功能不全、心排血量下降、但血压尚正常的患者,可遵医嘱给予具有一定肺血管扩张作用和正性肌力作用的多巴酚丁胺和多巴胺;若出现血压下降,可增大剂量或使用其他血管加压药,如肾上腺素等。

4. 患者应慎用镇静剂,尤其是巴比妥酸盐类药物;镇痛剂选择非甾体类药物效果为佳;有严重胸痛时可注射吗啡止痛,但休克者禁用。其次,可遵医嘱注射阿托品以降低迷走神经张力,防止肺血管和冠状动脉反射性痉挛。

5. 完善各项检查，测定基础 APTT、血生化、血常规、血小板计数，作为溶栓前后对照值。充分评估出血的危险性，查血型，必要时配血备用。

6. 于距髌骨上缘 15cm 处和距髌骨下缘 10cm 处测量双下肢腿围，做好记录并交班。如两腿围差别超过 2cm 或较前增粗，应引起重视，可行下肢超声检查，及时发现下肢深静血栓。

7. 备好溶栓药和急救物品及药品，如除颤器、鱼精蛋白等，保证急救用品处于备用状态。转科或外出做检查时应备好抢救物品及药品，如氧气、简易呼吸器、除颤器、尿激酶等。遵医嘱给予溶栓治疗常用药物有尿激酶（UK）、链激酶（NK）和重组组织型纤溶酶原激活剂（rt-PA）。

（二）溶栓的护理

1. 溶栓中的护理

（1）绝对卧床休息，一般绝对卧床 2～3 周。

（2）观察有无胸痛、咳嗽、咯血、气短加重等症状，预防新的血栓栓塞。

（3）观察下肢的变化，如有无酸胀、乏力、肿胀、双下肢不对称等，每班测量腿围。

2. 出血并发症的观察与护理
可发生在溶栓治疗过程中，也可发生在溶栓治疗结束后。应注意复查血常规、血小板计数，出现不明原因血红蛋白、红细胞下降时，应注意是否有出血并发症。

（1）皮肤、黏膜出血：最常见，包括皮肤、穿刺点、牙床、鼻腔等，尤其要注意曾进行深部血管穿刺的部位是否有血肿形成。注意测血压时袖带不可长时间捆绑，必要时采用手动测血压。应尽量减少穿刺次数，穿刺后应延长按压时间，特别是动脉穿刺后。

（2）脑出血：注意观察神志及瞳孔变化。

（3）消化道出血：注意观察胃内容物、呕吐物及粪便的颜色。

（4）腹膜后出血：隐匿，多表现为原因不明的休克。

（5）泌尿系统出血：注意观察尿色。

（6）呼吸道出血：可有血性痰，偶见小量咯血。

3. 溶栓结束后
即刻复查心电图，并定时复查，观察心电图变化。溶栓治疗结束后，应每 2～4 小时测定一次凝血酶时间（PT）或活化部分凝血酶时间（APTT）。当其水平低于正常值的 2 倍时，应重新开始规范的肝素治疗。

（三）抗凝治疗的护理

对临床或实验室高度怀疑 PTE 而尚未确诊者或已经确诊 DVT 但尚未治疗者，如无抗凝治疗禁忌证，均应立即开始抗凝治疗，同时进行下一步的确诊检查。对有溶栓治疗适应证的确诊的急性 PTE 和 DVT 患者，可停用抗凝药更改溶栓治疗；但在溶栓治疗后仍需序贯抗凝治疗，以巩固加强溶栓效果，避免栓塞复发。

1. 抗凝治疗中的监测

（1）监测部分活化凝血激酶时间（APTT）：在应用普通肝素抗凝治疗时，要注意对 APTT 的监测，APTT 正常参考值 30～45s；当受检者的测定值与正常值对照延长 10s 以上为异常（因 APTT 对肝素抑制凝血酶 Xa 和 IXa 的作用较敏感，故常作为肝素抗凝治疗时的监测指标）。

（2）监测凝血酶原时间（PT）：口服抗凝药物华法林需监测 PT，PT 正常参考值 11～13s，超过正常对照值 3s 为延长。

（3）现临床多采用国际标准化比值（INR）作为评估口服抗凝药用量最好的表达方式，理想的 INR 维持在 2.0～3.0。

2. 口服抗凝药物护理　口服抗凝药物华法林时，应告知患者每天固定同一时间服药的原则，未经医生许可不应自行停药。如有漏服应及时补上，但不应为弥补漏服而加倍药量。

3. 皮下注射低分子肝素钙的方法　低分子肝素的抗凝作用可使注射部位出现小血肿及坚硬的小结等不良反应。为避免上述不良反应的发生，对皮下注射低分子肝素的方法有特殊的要求，即有别于常规皮下注射操作，两者的区别见表10-8。

表 10-8　低分子肝素皮下注射法与常规皮下注射法的区别

区别 ＼ 分类	常规皮下注射法	低分子肝素皮下注射法
注射部位	上臂三角肌附着处或大腿外侧缘及腹壁前外侧	腹壁前外侧，脐周 5cm 外避开静脉丛
进针角度	30°～40°	垂直进针
注射时间	无特殊要求	10～15s
针管排气	需排除出管内气体	不需排出针管内气体，预设置的气体确保药量的准确
注射方法	不需捏起皮肤呈皱折	需捏起皮肤呈皱折直到注射完成
拔针后按压	可按压片刻	不可用力按压

4. 抗凝治疗并发症的监测　出血和血小板减少是 PTE 抗凝治疗中的常见并发症。严重的出血，特别是颅内出血，可直接导致患者死亡。普通肝素和低分子肝素均有一定程度的严重出血的发生，所以在抗凝治疗过程中要密切观察患者神志、生命体征的变化，以便及时发现各部位的出血并处理。过量华法林可导致机体任何部位的出血，其中以局部组织器官如皮肤、泌尿系统、溃疡病变等的出血为多见。普通肝素会可能引起血小板减少症，因此应监测血小板的变化。皮下注射低分子肝素对大多数患者来说无须常规监测，因为血小板减少症并不常见。

（四）肺栓塞的预防措施

预防肺栓塞的方法通常包括药物方法和物理方法两种。药物方法的治疗药物包括：低分子肝素（LMWHS）、低剂量肝素（LDUH）、华法林等，药物预防一般需要在医生指导下进行。物理方法包括使用序贯加压袜（GCS）和间歇充气压缩泵（IPC）等，可由护士在预防肺栓塞中使用。在使用前护士首先要了解肺栓塞有哪些易患因素，应针对易患因素进行预防。

针对易患因素的预防包括：预防经济舱综合征时，长途旅行的衣着、鞋袜应宽松，身心应放松。经常做腿部及全身活动，如有可能每隔一小时起来走动走动。避免吸烟（引起缺氧及血液黏稠度增加），应多饮水，防止脱水，但要避免饮用酒精性或含有咖啡因的饮料及碳酸饮料（胃肠道扩张，膈肌向下活动，影响下肢静脉回流）。分级弹力袜、间歇充气压缩泵等机械方法，也能够增加下肢血流、减少血液淤滞，其主要优势在于无出血危险，可辅助抗凝剂预防肺栓塞；有研究也显示这些方法能够减少肺栓塞的发生。预防肺栓塞的方法安全、有效、容易使用、便宜、监测简单，患者、护士和医生都可接受。

（五）疼痛的护理

通过询问或观察患者的面色、体态和生命体征等客观表现及结合疼痛评估工具（如视觉模拟评分法、脸谱示意图评分法等），判断疼痛的部位、性质、程度。疼痛评分>4分时须报告医生予药物止痛处理。观察止痛的效果及用药后有无不良反应。

【护理评价】

1. 患者胸闷、胸痛、气促、呼吸困难是否缓解。

2. 患者血压、呼吸、血氧饱和度是否正常。

3. 患者有无发生出血并发症。

案例分析 10-4

溶栓的护理措施包括：

（1）绝对卧床休息，一般绝对卧床2~3周；观察有无胸痛、咳嗽、咯血、气短加重等症状，预防新的血栓栓塞；观察下肢的变化，如有无酸胀、乏力、肿胀、双下肢不对称等，每班测量腿围。

（2）出血并发症的观察与护理，应注意复查血常规、血小板计数，出现不明原因血红蛋白、红细胞下降时，应注意是否有出血并发症。注意曾进行深部血管穿刺的部位是否有血肿形成。注意测血压时袖带不可长时间捆绑，必要时采用手动测血压。应尽量减少穿刺次数，穿刺后应延长按压时间，特别是动脉穿刺后。

（3）如发生脑出血，注意观察神志及瞳孔变化；发生消化道出血，注意观察胃内容物、呕吐物及粪便的颜色；发生泌尿系统出血，注意观察尿色等。

（4）溶栓结束后即刻复查心电图，并定时复查，观察心电图变化。溶栓治疗结束后，应每2~4小时测定一次凝血酶时间（PT）或活化部分凝血酶时间（APTT）。当其水平低于正常值的2倍时，应重新开始规范的肝素治疗。

（曾　琨　吴丽娟）

第十一章　循环系统疾病患者的重症监护

【目标要求】

掌握：急性心力衰竭、急性冠状动脉综合征、高血压危象、常见先天性心脏病和后天性心脏瓣膜病的临床表现及护理措施；体外循环与体外膜肺的定义及围手术期护理。

熟悉：急性心力衰竭、急性冠状动脉综合征、高血压危象、常见先天性心脏病和后天性心脏瓣膜病的定义、治疗原则、护理评估和护理问题。

了解：先天性心脏病和后天性心脏瓣膜病的分类；急性心力衰竭、急性冠状动脉综合征、高血压危象、常见先天性心脏病和后天性心脏瓣膜病的病因、病理生理、辅助检查；体外循环和体外膜肺的主要装置、实施过程及体外循环后的病理生理变化。

第一节　急性心力衰竭

引导案例 11-1

患者男，70岁，因反复胸闷、气促3天，加重2小时余急诊抬送入院。患者无明显诱因出现胸闷、气促，活动后明显，不能平卧，伴咳嗽，咳少许白黏痰。入院时脉搏102次/分，呼吸24次/分，血压140/80mmHg，体温37.2℃。神志清醒，精神差，口唇轻度发绀，颈静脉怒张，肝颈静脉回流征阳性。心电监测示窦性心动过速，频发室性期前收缩。入院诊断：冠心病（缺血性心脏病型），心功能不全，心功能Ⅳ级，频发室早，肺部感染。

问题：

1. 心力衰竭分为哪几种？
2. 心力衰竭的紧急处理措施有哪些？
3. 洋地黄中毒有哪些表现？

急性心力衰竭（acute heart failure，AHF）简称急性心衰，是指由于急性心脏病变引起的急性血流动力学异常，导致以急性肺水肿、心源性休克为主要表现的临床综合征。急性心衰通常危及患者的生命，抢救是否及时合理与预后密切相关。对慢性心功能不全基础上加重的急性心衰，若治疗后症状稳定，不应再称为急性心衰。

【病因】

急性心衰通常由一定的诱因引起急性血流动力学变化。

1. 心源性急性心衰　包括①急性心肌收缩力减退，如急性弥漫性心肌炎、大面积心肌梗死。②急性机械性阻塞，如严重的二尖瓣狭窄或主动脉瓣狭窄、左心室流出道梗阻。③急性容量负荷过重，如新发心脏瓣膜反流（急性缺血性乳头肌功能不全、感染性心内膜炎伴发瓣膜腱索损害）、慢性心衰急性失代偿（约占70%）。④急性心室舒张受限，如急性大量心包积液或积血、快速异位心律。

2. 非心源性急性心衰　无心脏病患者由于高心排出量状态（甲状腺功能亢进危象、贫血、感染败血症）、快速大量输液/输血导致容量陡增、急性肺静脉压显著增高（药物治疗缺乏依从性、容量负荷过重、大手术后、急性肾功能减退、吸毒、哮喘、急性肺栓塞），引起急性肺水肿。

【病理生理】

心肌收缩力突然严重减弱，或左室瓣膜急性反流，心排血量急剧减少，左室舒张末压迅速升高，肺静脉回流不畅，肺静脉压快速升高，肺毛细血管压随之升高，使血管内液渗入到肺间质和肺泡内，形成急性肺水肿。肺水肿早期因交感神经激活，血压升高；随着病情持续进展，血压将逐步下降。

【临床表现】

1. 症状　发病急剧，患者突然出现严重呼吸困难、端坐呼吸、烦躁不安，呼吸频率达 30～40 次/分，严重时咳白色泡沫痰或粉红色泡沫痰，患者有恐惧和濒死感。

2. 体征　患者面色灰白、发绀、大汗、皮肤湿冷。心率增快、心尖部第一心音减弱、舒张期奔马律（S_3）、P_2 亢进。双肺满布湿啰音和哮鸣音。心源性休克时血压下降（收缩压＜90mmHg，或平均压＞30mmHg）、少尿（尿量＜17ml/h）、神志模糊。

急性右心衰主要表现为低心血量综合征，右心循环负荷增加，颈静脉怒张、肝大、低血压。

【辅助检查】

1. 心电图　主要了解有无心肌缺血、心肌梗死和心律失常，可提供急性心衰病因诊断依据。

2. X 线胸片　急性心衰患者可显示肺门血管影模糊、蝶形肺门、重者弥漫性肺内大片阴影等肺淤血症。

3. 超声心动图　床旁超声心动图有助于评价急性心肌梗死的机械并发症、室壁运动失调、心脏的结构与功能、心脏收缩舒张功能的相关数据，了解心包压塞。

4. 脑钠肽检测　检查血浆 BNP 和 NT-proBNP，有助于急性心衰快速诊断与鉴别，阴性预测值可排除 AHF，诊断急性心衰的参考值为 NT-proBNP＞300pg/ml，BNP＞100pg/ml。

5. 心肌标志物检测　心肌肌钙蛋白和 CK-MB 异常有助于诊断急性冠脉综合征。

6. 有创的导管检查　安置 SWAN-GANZ 漂浮导管进行血流动力学监测，有助于指导急性心衰的治疗。急性冠脉综合征的患者酌情可行冠状动脉造影及血管重建治疗。

7. 其他实验室检查　动脉血气分析：急性心衰时常有低氧血症；酸中毒与组织灌注不足可有二氧化碳潴留。常规检查：血常规、电解质、肝肾功能、血糖、高敏 C 反应蛋白。

【治疗原则】

1. 体位　取坐位，双脚下垂，减少静脉回心血量，减轻心脏前负荷。

2. 吸氧　开始氧流量为 2～3L/min，也可高流量给氧 6～8 L/min，需要时予以面罩加压给氧或正压呼吸。应用 50%～70%的乙醇溶液湿化氧气吸入，或有机硅消泡剂湿化氧气吸入，使肺泡表面张力降低而破裂，有利于肺泡通气的改善。吸氧后保持血氧饱和度（SaO_2）在 95%～98%。

3. 病情观察　严密观察病情变化，监测生命、血氧饱和度、咳痰的性质和量，及时检查血电解质、血气分析等；安置漂浮导管者，监测其血流动力学指标的变化，准确记录 24 小时出入水量；观察患者意识和精神状态、肺部啰音、皮肤颜色及温度变化。

4. 正确用药

（1）吗啡：皮下或肌内注射吗啡 5～10mg，或静脉缓慢注射 3～5mg。吗啡可扩张外周血管，减少回心血量，减轻心脏负担，并使患者镇静，减轻烦躁不安。老年患者应减量或肌内注射，并观察有无呼吸抑制或心动过速。

（2）利尿剂：呋塞米 20～40mg，稀释后静脉注射，4 小时后重复 1 次。利尿剂能减少回心血量，减轻心脏前负荷，并可扩张静脉，缓解肺水肿。

（3）血管扩张剂：静脉输液，或用输液泵控制滴数，根据血压调节剂量，维持收缩压在 90～

100mmHg。①硝普钠：为动、静脉血管扩张剂。静脉注射后 2～5 分钟起效，起始剂量 0.3μg/（kg·min）静脉输液。硝普钠含有氰化物，大剂量长期使用会发生硫氰酸中毒，连续用药不宜超过 24 小时；硝普钠见光易变质分解，且溶液不稳定，应避光滴注，现用现配。②硝酸甘油：扩张小静脉，减少回心血量。一般从 10μg/min 开始，每 10 分钟调整 1 次，每次增加 5～10μg。③酚妥拉明：为 α 受体阻滞剂，以扩张小动脉为主，降低心脏后负荷。以 0.1mg/min 开始，每 5～10 分钟调整一次。最大增至 1.5～2.0mg/min。

（4）洋地黄制剂：毛花苷丙稀释后静脉输液，首次剂量 0.4～0.8mg，两小时后酌情再给予 0.2～0.4mg。

（5）氨茶碱：可有效缓解支气管痉挛，并有一定正性肌力、利尿和扩血管作用。0.25g 加入溶液 50% 葡萄糖 40ml 稀释后，缓慢静脉输液。

【护理评估】

1. 了解患者的病因。

2. 评估患者的身体状况　是否存在严重呼吸困难、端坐呼吸，是否有咳嗽、咳泡沫痰，评估生活自理程度等。

3. 评估患者情绪及能获得的心理支持力度　患者对疾病相关知识与预后的了解情况，评估患者情绪与心理状况，包括经济与家庭成员的支持力度等。

【护理问题】

1. 气体交换受损　与左心功能不全致肺淤血有关。

2. 体液量过多　与右心衰竭致体循环淤血、水钠潴留有关。

3. 活动无耐力　与心排血量下降有关。

4. 有药物中毒或药物不良反应的危险　与洋地黄类抗心力衰竭药物应用不当有关。

5. 潜在并发症　水电解质代谢紊乱，与长期应用利尿剂、限水限钠有关。

【护理措施】

1. 一般护理

（1）休息与活动：保证患者身心充分休息，以降低基础代谢率，减少骨骼肌耗氧，增加肾血流量，利于排钠排水，减轻心脏容量负荷。长期卧床者易致静脉血栓形成和肺栓塞、直立性低血压等，同时降低消化功能、肌肉萎缩。因此，应根据心功能分级情况确定活动量，并制订切实可行的活动计划。①Ⅰ级：不限制日常活动，但应避免过重的得体力劳动。②Ⅱ级：适当限制体力活动，增加休息时间，但不影响轻体力工作和家务劳动。③Ⅲ级：应限制日常活动，已卧床休息为主。④Ⅳ级：绝对卧床休息，日常生活由他人照顾，可在床上做肢体被动运动，待病情缓解后，尽早做适量活动。

（2）饮食护理：饮食原则为少食多餐，限制总热量，进食易消化、低钠、高维生素、高纤维素、高蛋白质、不胀气的食物。热量以 5021～6270kg/d 为宜。根据水肿程度、心力衰竭程度及利尿剂治疗情况控制钠盐摄入，轻度心力衰竭患者摄入食盐量限制 5g/d 以内，中度者限制在 2.5g/d 以内，重度者限制在 1g/d 以内；水肿不十分严重或利尿效果良好时，无须特别严格限盐。钠盐含量较高的食物有腌制品、罐头、味精、海产品、啤酒、碳酸饮料等，限制钠盐时可用糖、醋、蒜等调味品增进食欲。保持大便通畅，必要时使用缓泻剂。

2. 病情观察　密切观察病情变化，监测血氧饱和度、血气分析；观察水肿的消长情况，每日测量体重，准确记录出入量，适当控制液体摄入量；观察心率、心律、血压、尿量等变化。

3. 用药护理

（1）利尿剂药物和护理：长期使用利尿剂容易出现电解质紊乱等不良反应。非紧急情况下，利尿剂不应在夜间使用，以免影响睡眠。①排钾利尿剂（袢利尿剂和噻嗪类）：主要不良反应是低钾血症，从而诱发心律失常或洋地黄中毒。低血钾临床表现为乏力、腹胀、肠鸣音减弱等，应多补充富含钾盐的食物，如鲜橙汁、香蕉、枣、无花果、西红柿汁、菠菜等；必要时遵医嘱补钾盐，口服补钾应在饭后或将水剂与果汁同饮，以减轻胃肠道反应；静脉补钾时应注意钾盐浓度及输液速度。②保钾利尿剂（氨苯蝶啶和螺内酯）：主要不良反应是高钾血症，故应监测血钾及有无高血钾症的表现；出现高血钾时，遵医嘱停用保钾类利尿剂，嘱患者禁食含钾的食物，严密观察心电图的变化。螺内酯的不良反应为嗜睡、面部多毛、男性乳房发育等，肾功能不全及高钾血症者禁用。

（2）洋地黄药物和护理

1）洋地黄中毒的表现为：①消化道症状：是洋地黄中毒最早的表现，如食欲缺乏、恶心、呕吐等，需与心力衰竭本身或其他药物引起的胃肠道反应鉴别。②心律失常：是洋地黄中毒最严重、最主要的反应，最常见的心律失常是室性期前收缩，多呈二联律或三联律，其他如房室传导阻滞、心房颤动、房室期前收缩伴高度房室传导阻滞等，快速房性心律失常伴有传导阻滞是洋地黄中毒的特征性表现。③神经系统症状：如头痛、头昏、嗜睡、精神改变、视物模糊、黄视、绿视。

2）预防洋地黄中毒：①洋地黄用量个体差异很大，老年人、心肌缺血缺氧、重度心力衰竭、低钾低镁血症、肾功能减退等情况对洋地黄较敏感，使用时须严密观察患者用药后反应。②与奎尼丁、胺碘酮、维拉帕米、阿司匹林等药物合用可增加中毒机会，在给药前应询问患者有无服用上述药物及洋地黄用药史。③必要时监测血清地高辛浓度。④严格遵医嘱给药，给药前测量脉搏，脉搏＜60次/分或节律不规则者，暂停服药，并告诉医生；如果漏服药物，不能补服。⑤用毛花苷丙或毒毛花苷K时，务必稀释、在10～15分钟内缓慢静脉输液完，同时监测心率、心律及心电图变化。

3）洋地黄中毒护理：遵医嘱立即停用洋地黄类药物；低血钾者补充钾盐，停用保钾利尿剂；纠正心律失常，快速性心律失常者用利多卡因或苯妥英钠，传导阻滞及缓慢性心律失常者用阿托品。

（3）血管扩张剂用药和护理：使用时严密监测心率和血压，根据心率和血压调节剂量和滴速。硝酸酯类药物容易导致面部潮红、头痛、心动过速、血压下降等，静脉输液时应严格掌握滴速。

4. 对症护理　心源性呼吸困难时协助患者取斜坡或半坐卧位，双下肢下垂，为了减少回心血量减轻心脏负荷，必要时可行四肢轮扎。遵医嘱吸氧，开始氧流量为 2～3L/min，也可高流量给氧 6～8L/min，需要时予以面罩加压给氧或正压呼吸。应用 50%～70%的乙醇溶液湿化氧气吸入，或有机硅消泡剂湿化氧气吸入，使肺泡表面张力降低而破裂，有利于肺泡通气的改善。遵医嘱使用强心药物。

5. 心理护理　给予患者及家属足够的关心，向患者及家属讲解焦虑和恐惧可导致交感神经系统兴奋性增高，加重呼吸困难；鼓励家属安慰并陪伴患者，避免一切不良的精神刺激，避免在患者面前讨论病情，保持情绪稳定；医护人员抢救急性心力衰竭患者的过程中，必须保持镇静、动作稳准快，给患者以信任和安全感，必要时留家属陪护，以提供情感支持。

6. 健康指导

（1）疾病知识指导：指导患者积极治疗原发病，避免诱发因素。避免诱因对预防心力衰竭尤为重要，如感染（尤其呼吸道感染）、过劳、情绪激动、输液过多过快等；预防感冒，尽量不去公共场所，避免交叉感染；育龄妇女应在医生指导下决定是否妊娠和自然分娩；鼓励家属给予患者积极支持，保持情绪稳定；嘱患者定期门诊随访，防止病情发展。

（2）饮食指导：饮食宜低盐、清淡、易消化、富含营养，多食蔬菜、水果，防止便秘，戒烟酒。

（3）运动指导：合理安排活动与休息，告知患者即使心功能恢复也应避免重体力劳动，可以做日常家务及轻体力劳动。建议患者进行散步、打太极拳、练气功等运动，活动要以不出现心悸、气急为原则，适当活动有利于提高心脏储备能力，提高活动耐力，改善心理状态和生活质量。

（4）用药指导：告知患者及家属药物的名称、剂量、用法及不良反应；严格遵医嘱服药、不能随意增减或撤换药物；教会患者在服用地高辛前自测脉搏，当脉搏在 60 次/分时暂停服药，及时到医院就诊；如出现中毒反应，立即就诊；发现体重增加或症状恶化时，及时就诊。

案例分析 11-1

1. 心力衰竭分心源性急性心衰和非心源性心力衰竭。
2. 紧急处理措施：取坐位，双脚下垂，减少静脉回心血量，减轻心脏前负荷，必要时行四肢轮扎。遵医嘱予扩血管、强心、利尿药物。吸氧，合并肺水肿者用 50%～70% 的乙醇溶液湿化氧气吸入，或有机硅消泡剂湿化氧气吸入，使肺泡表面张力降低而破裂，有利于肺泡通气的改善。严密观察病情变化，准确记录 24 小时出入水量；观察患者意识和精神状态、肺部啰音、皮肤颜色及等温度变化。
3. 洋地黄中毒的表现：①消化道症状：是洋地黄中毒最早的表现，如食欲缺乏、恶心、呕吐等。②心律失常：是洋地黄中毒最严重、最主要的反应。③神经系统症状：如头痛、头昏、嗜睡、精神改变、视物模糊、黄视、绿视。

第二节 急性冠状动脉综合征

引导案例 11-2

患者男，60 岁，5 小时前无明显诱因突然出现胸痛，程度剧烈，不能缓解，伴大汗淋漓、乏力急诊入院。入院时体温 36℃，脉搏 60 次/分，血压 130/90mmHg，体重 83kg。急性病容，精神差，实验室检查示肌酸激酶（CK）190U/L，谷草转氨酶（AST）30U/L，乳酸脱氢酶（LDH）300U/L；心电图示Ⅱ、Ⅲ、aVF 导联 ST 段弓背向上抬高，V2～V6 导联 ST 段压低，V3R、V4R、V5R 导联 ST 段抬高。入院诊断：急性下壁、右心室心肌梗死。

问题：

1. 心肌梗死与心绞痛如何鉴别？
2. 该患者首要的护理问题是什么？
3. 该患者重要护理措施有哪些？

急性冠状动脉综合征（ACS）是以冠状动脉粥样硬化斑块破裂或侵袭，继发完全或不完全闭塞性血栓形成病理基础的一组临床综合征，包括急性 ST 段抬高性心肌梗死（STEMI）、急性非 ST 段抬高性心肌梗死（NSTEMI）和不稳定型心绞痛（UA）。

【病因】

绝大多数 ACS 是冠状动脉粥样硬化斑块不稳定的结果。极少数 ACS 由非动脉粥样硬化性疾病所致，如动脉炎、外伤、夹层、血栓栓塞、先天异常、滥用可卡因，或心脏介入治疗并发症。当冠状动脉的供血与心肌的需血之间发生矛盾，冠状动脉血流量不能满足心肌代谢的需要，引起心肌急剧的、暂时的缺血缺氧时，即可发生心绞痛。冠状动脉粥样硬化可造成一支或多支血管管腔狭窄和心肌血供不足，一旦血供急剧减少或中断，使心肌严重而持久地急性缺血达

20～30 分钟以上，即可发生急性心肌梗死（AMI）。主要危险因素包括年龄、性别、脂质代谢异常、高血压、吸烟、糖尿病和糖耐量异常、肥胖等。

【病理生理】

ACS 有着共同的病理生理学基础，即在冠状动脉粥样硬化的基础上，发生斑块破裂或糜烂、溃疡，并发血栓形成、血管收缩、微血管栓塞等导致急性或亚急性的心肌供氧减少。

STEMI 是由于心肌血供完全停止后，所供区域心室壁心肌透壁性坏死，心肌丧失收缩功能所产生的左心室收缩功能降低、血流动力学异常和左心室重构所致。不同于 STEMI 患者，非 ST 抬高性 ACS 患者的冠状动脉管腔往往未完全闭塞，附壁血栓多为白血栓，管腔完全闭塞者也往往已有良好的侧支循环形成。

病变血管供应的心肌是否有坏死，取决于冠状动脉阻塞程度和持续时间，以及侧支循环的开放程度。如果冠状动脉阻塞时间短、累计心肌缺血<20 分钟、组织学上既无心肌坏死也无心肌标志物的释出，ECG 呈一过性心肌缺血改变，临床上就表现为 UA；如果冠状动脉严重阻塞时间较长、累计心肌缺血>20 分钟、组织学有心肌坏死、血清心肌标志物异常升高、ECG 呈持续性心肌缺血改变而无 ST 抬高和病理性 Q 波出现，临床上即可诊断为 NSTEMI 或非 Q 波型 MI。NSTEMI 虽然心肌坏死面积不大且常为非透壁性，但心肌缺血范围往往不小，临床上依然很高危。这可以是冠状动脉血栓性闭塞已有早期再通，或痉挛性闭塞反复发作，或在严重狭窄基础上急性闭塞后已有充分的侧支循环建立的结果，也有可能是斑块成分或血小板血栓向远端所致。

【临床表现】

本病典型表现为发作性胸骨后闷痛，紧缩压榨感或压迫感、烧灼感，可向左上臂、下颌、颈、背、肩部或左前臂尺侧放射，呈间断性或持续性，伴有出汗、恶心、呼吸困难、窒息感，甚至晕厥，持续>10～20 分钟，含硝酸甘油不能完全缓解时常提示 AMI。部分患者在 AMI 发病前数日有乏力，胸部不适，活动时心悸、气急、烦躁、心绞痛等前驱症状。

不典型表现有：牙痛、咽痛、上腹隐痛、消化不良、胸部针刺样痛或仅有呼吸困难。这些常见于老年、女性、糖尿病、慢性肾功能不全或痴呆症患者。临床缺乏典型胸痛，特别当心电图正常或临界改变时，常易被忽略和延误治疗，应注意连续观察。大多数 ACS 患者无明显的体征。

重症患者可出现皮肤湿冷、面色苍白、烦躁不安、颈静脉怒张等，听诊可闻肺部啰音、心律不齐、心脏杂音、心音分裂、第三心音、心包摩擦音和奔马律。

【辅助检查】

1. 心肌标志物检查 AMI 时会出现心肌损伤标志物的升高，且其增高水平与心肌梗死范围及预后明显相关。①肌钙蛋白 I（cTnI）或 T（cTnT）：起病 3～4 小时后升高，cTnI 于 11～24 小时达高峰，7～10 天降至正常，cTnT 于 24～48 小时达高峰，10～14 天降至正常。肌钙蛋白增高是诊断心肌梗死的敏感指标。②肌酸激酶同工酶（CK-MB）：起病后 4 小时内增高，16～24 小时达高峰，3～4 天恢复正常。

2. 心电图

（1）STEMI：①ST 段抬高呈弓背向上型，在面向坏死区周围心肌损伤区的导联上出现；②宽而深的 Q 波（病理性 Q 波），在面向透壁心肌坏死区的导联上出现；③T 波倒置，在面向损伤区周围心肌缺血区的导联上出现。在背向梗死区的导联则出现相反的改变，即 R 波增高、ST 段压低和 T 波直立并增高。

（2）NSTE-ACS：ST-T 波动态变化是 NSTE-ACS 最有诊断价值的心电图异常表现。症状发作时可记录到一过性 ST 段改变（常表现 2 个或以上相邻导联 ST 段下移≥0.1mV），症状缓解后

ST 段缺血性改变改善，或者发作时倒置 T 波是"伪正常化"，发作后恢复到原倒置状态更具有诊断意义，并提示有急性心肌缺血或严重冠脉疾病。初始心电图正常或临界改变，不能排除 NSTE-ACS 的可能性；患者出现症状时应再次记录心电图，且与无症状时或既往心电图对比，注意 ST-T 波的动态变化。

3. 冠状动脉造影和其他侵入性检查　考虑行血运重建术的患者，尤其是经积极药物治疗症状控制不佳或高危患者，应尽早行冠状动脉造影明确病变情况以帮助评价预后和指导治疗。冠状动脉造影正常或无阻塞性病变者，可能 UA 的诊断有误，但也可能是冠状动脉内血栓自发性溶解、微循环灌注障碍、病变遗漏或冠状动脉痉挛等，IVUS、血管镜或 OCT 可提高病变的诊断率。

4. 超声心动图　AMI 及严重心肌缺血时可见室壁节段性运动异常。同时有助于了解左心室功能，诊断室壁瘤和乳头肌功能失调等。

5. 其他　对于低危患者，在早期药物治疗控制症状后，也要根据无创性负荷试验（ECG、放射性核素等）的检查结果评价预后并指导下一步治疗；若有大面积心肌缺血者应建议进一步行冠状动脉造影。多排螺旋 CT 造影技术被越来越多地用于无创诊断冠状动脉病变。

【治疗原则】

（一）急救

发生疑似急性缺血性胸痛症状时应立即停止活动、休息，并尽早向急救中心呼救。对无禁忌证的 ACS 患者应立即舌下含服硝酸甘油，每 5 分钟重复 1 次，总量不超过 1.5mg。

（二）治疗方法

治疗方法包括药物治疗、手术治疗、介入治疗、其他治疗等。

1. ACS 患者评估与处理流程见图 11-1。

2. STEMI 的治疗

（1）住院后初始处理：所有 STEMI 患者到院后应立即给予吸氧和心电图、血压和血氧饱和度监测，伴有严重低氧血症者，需面罩加压给氧或气管插管并机械通气。镇痛治疗。

（2）溶栓治疗：STEMI 急性期行直接 PCI 已成为首选方法，但由于能开展直接 PCI 的医院不多，当前尚难以普遍应用。溶栓治疗具有快速、简便、经济、易操作的特点，静脉溶栓仍然是较好的选择。

发病 3 小时内行溶栓治疗，其临床疗效与直接 PCI 相当。发病 3～12 小时内行溶栓治疗，其疗效不如直接 PCI，但仍能获益。发病 12～24 小时内，如果仍有持续或间断的缺血症状和持续 ST 段抬高，溶栓治疗仍然有效。STEMI 发生后，血管开通时间越早，则挽救的心肌越多。目标是在救护车到达的 30 分钟内开始溶栓。

（3）经皮冠状动脉介入（PCI）治疗：PCI 可快速有效开通梗死相关动脉，是 STEMI 急性期的首选治疗。

直接 PCI：①如果即刻可行，且能及时进行（就诊–球囊扩张时间＜90 分钟），对症状发病 12 小时内的 STEMI（包括正后壁心肌梗死）或伴有新出现或可能新出现左束支传导阻滞的患者应行直接 PCI。②年龄＜75 岁，在发病 36 小时内出现休克，病变适合血管重建，并能在休克发生 18 小时内完成者，应行直接 PCI，除非因为患者拒绝、有禁忌证和（或）不适合行有创治疗。③症状发作＜12 小时。伴有严重心功能不全和（或）肺水肿 killip Ⅲ级）的患者应行直接 PCI。无血流动力学障碍患者，在直接 PCI 时不应该对非梗死相关血管进行 PCI 治疗。发病＞12 小时、无症状、血流动力学和心电稳定的患者不宜行直接 PCI 治疗。

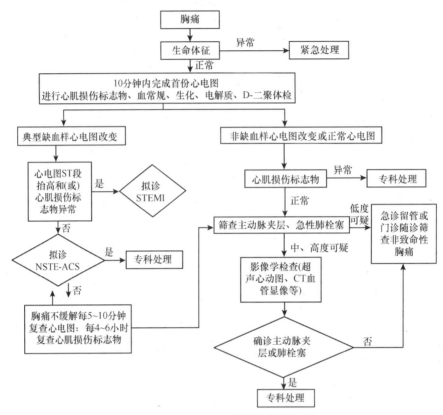

图 11-1 ACS 患者评估与处理流程

转运 PCI：高危 STEMI 患者就诊于无直接 PCI 条件的医院，尤其是有溶栓禁忌证或虽无溶栓禁忌证但已发病>3 小时的患者，可在抗栓（抗血小板或抗凝）治疗同时，尽快转运患者至可行 PCI 的医院。

（4）抗栓治疗

1）抗血小板治疗：①阿司匹林：所有患者只要无禁忌证，均应立即口服水溶性阿司匹林或嚼服肠溶阿司匹林 300mg，继以 100mg/d 长期维持。②噻吩并吡啶类：在首次或再次 PCI 之前或当时应尽快服用氯吡格雷初始负荷量 300mg（拟直接 PCI 者最好 600mg）。住院期间，所有患者继续服用氯吡格雷 75mg/d。出院后，未置入支架患者，应使用氯吡格雷 75mg/d 至少 28 天，条件允许者也可用至 1 年。因急性冠状动脉综合征接受支架置入的患者，术后使用氯吡格雷 75mg/d 至少 12 个月。置入药物洗脱支架的患者可考虑氯吡格雷 75mg/d，15 个月以上。对阿司匹林禁忌者，可长期服用氯吡格雷。③GPⅡb/Ⅲa 受体拮抗剂：阿昔单抗、依替非巴肽、替罗非班等，可选择性用于血栓负荷重的患者和噻吩并吡啶类药物未给予适当负荷量的患者。

2）抗凝治疗：①普通肝素；②低分子量肝素；③磺达肝癸钠；④比伐卢定；⑤口服抗凝剂治疗：STMI 急性期后，以下情况需口服抗凝剂治疗：超声心动图提示心腔内有活动性血栓，口服华法林 3~6 个月；合并心房颤动者；不能耐受阿司匹林和氯吡格雷者，可长期服用华法林，维持 INR 2~3。若需在阿司匹林和氯吡格雷的基础上加用华法林时，需注意出血的风险，严密监测 INR，缩短监测间隔。

（5）抗心肌缺血和其他治疗

1）硝酸酯类：如患者收缩压低于 90mmHg 或较基础血压降低＞30%，拟诊右心室梗死，则不应使用硝酸酯类药物。

2）β受体阻滞剂：缩小心肌梗死面积，减少复发性心肌缺血、再梗死、心室纤颤及其他恶性心律失常，对降低急性期病死率有肯定的疗效。无该药禁忌证时，应于发病后 24 小时内常规口服应用。

3）血管紧张素转换酶抑制剂（ACEI）和血管紧张素受体阻滞剂（ARB）：可减少充盈性心力衰竭的发生，降低病死率。如无禁忌证，所有 STEMI 患者均应给予 ACEI 长期治疗。如果患者不能耐受 ACEI，可考虑换用 ARB。

4）醛固酮受体拮抗剂：对 STEMI 后左室射血分数（LVEF）≤0.4，有心功能不全或糖尿病，无明显肾功能不全[血肌酐男性小于等于 221μmol/L（2.5mg/dl），女性小于等于 177μmol/L（2.0mg/dl）、血钾小于等于 5mmol/L]的患者，应给予醛固酮受体拮抗剂。

5）钙拮抗剂：不推荐使用短效二氢吡啶类钙拮抗剂。

6）他汀类药物：除调脂作用外，他汀类药物还具有抗炎、改善内皮功能、抑制血小板聚集的多效性，因此，所有无禁忌证的 STEMI 患者入院后应尽早开始他汀类药物治疗，且无须考虑胆固醇水平。他汀类治疗的益处不仅见于胆固醇升高患者，也见于胆固醇正常的冠心病患者。所有心肌梗死后患者都应该使用他汀类药物将低密度脂蛋白胆固醇水平控制在 2.6mmol/L（100mg/dl）以下。

（6）冠脉搭桥术（CABG）：对少数 STEMI 合并心源性休克不适宜 PCI 者，急诊 CABG 可降低病死率。机械性并发症（如心室游离壁破裂、乳头肌断裂、室间隔穿孔）引起心源性休克时，在急性期需行 CABG 和相应心脏手术治疗。

（7）治疗并发症。

3. NSTE-ACS 的治疗 NSTE-ACS 的处理旨在根据危险分层采取适当的药物治疗和冠脉血运重建策略。可使用 TIMI 或 GRACE 积分系统对 NSTE-ACS 患者的缺血风险进行危险分层。使用 CRUSADE 出血积分系统对 NSTE-ACS 患者的出血风险进行危险评估。

（1）抗栓治疗：与 STEMI 相似。

（2）抗心肌缺血和其他治疗：与 STEMI 相似。

（3）溶栓治疗：由于发病机制与 STEMI 存在不同，NSTE-ACS 不建议使用溶栓治疗。

（4）PCI 治疗

1）高危患者：对高危 NSTE-ACS [包括有血清 cTn 或心电图 ST-T 波变化，糖尿病、肾功能不全[eGFR＜60ml/（min·1.73m^2）]、心功能减退（LVEF＜40%）、梗死后早期心绞痛、最近 PCI、以往 CABG 史和中至高 GRACE 危险积分]患者主张于症状发生最初 72 小时内行诊断性冠脉造影，然后根据病变情况作血运重建治疗。对心肌缺血极高危患者，即难治性心绞痛伴心力衰竭、危及生命的室性心律失常或血流动力学不稳定，可行紧急侵入性策略（＜2 小时）。对 GRACE 积分＞140 合并多项其他高危因素（如 cTnT 或 ST-T 波变化）的患者，推荐早期（＜24 小时）侵入性策略。

2）早期稳定患者：对发生临床事件高风险的 NSTE-ACS 患者，如无严重合并症或血运重建禁忌证，应及早冠脉造影或血运重建。对最初稳定的高危 NSTE-ACS 患者，应早期介入（入院 12～24 小时内）。对最初稳定且无严重合并症和血运重建禁忌证的 NSTE-ACS 患者，最初可考虑保守治疗，以后的治疗决策（保守或介入）由医生根据病情或患者的意愿决定。

3）低至中危患者：对低至中危且无症状复发的 NSTE-ACS 患者，行无创性心肌缺血评估。心肌血运重建策略（PCI 或 CABG）应基于临床症状和冠脉病变严重性。

4）严重并存疾病患者：肝功能和肺功能衰竭或癌肿患者，不主张行早期诊断性冠脉造影和血运重建。

（5）CABG。

（6）治疗并发症。

【护理评估】

1. 了解患者的病因。

2. 评估患者的生命体征 是否存在恶性心律失常、休克等危及生命的紧急情况。

3. 评估患者症状 是否存在胸痛、心悸、出汗、恶心、呼吸困难等，评估自理程度。

4. 评估患者神志、情绪及能获得的心理支持力度 患者对疾病相关知识与预后的了解情况，评估患者情绪与心理状况，包括经济与家庭成员的支持力度等。

【护理问题】

1. 舒适的改变：疼痛 与心肌缺血缺氧有关。

2. 焦虑或恐惧 与 ACS 导致的窒息、濒死感有关。

3. 气体交换功能受损 与心肌缺血血氧导致心力衰竭有关。

4. 知识缺乏 与对疾病认识不足或患者角色意识过于强化有关。

5. 潜在并发症：心律失常 与心肌缺血血氧有关。

6. 潜在并发症：心力衰竭及心源性休克 与心肌缺血血氧、心肌收缩力降低、心排出量减少等有关。

7. 潜在并发症：心跳骤停 与严重心律失常有关。

【护理措施】

1. 快速和有效的急救处置 ACS 患者常急诊入院，将患者安置在床位后，护士迅速地评估是否有高度危险性或低度危险性非常重要。根据评估情况严格按照专科护理路径。迅速采取相应措施。立即让患者采取舒适体位，合并心力衰竭者给半卧位。常规给予吸氧，3～5L/min。连接好心电监护电极和测血压的袖带（注意电极位置应避开除颤区域和心电图胸前导联位置）。开启心电监护和无创血压监护。必要时给予血氧饱和度监护。协助给患者做全导联心电图作为基础心电图，以便对照。在左上肢和左下肢建立静脉通路，均留置 Y 型静脉留置针（以备抢救和急诊介入手术中方便用药）。备好急救药品和除颤仪。

2. 严密病情监护和持续心电、血压、呼吸监护 ACS 患者病情危重、变化迅速、随时都可能出现严重的并发症。要认真细致地观察患者精神状况、面色、意识、呼吸、注意有无出冷汗、四肢末梢发凉等。常规持续心电图、血压监护 3～5 天，严密观察心率（律）、心电图示波波型变化，对各种心律失常及时识别，并报告医生及时处理。有低血压者给予血压监护直到血压波动在正常范围。有心力衰竭者给血氧饱和度监测，以保证血氧饱和度在 95%～99%。急性心肌梗死患者还要定时进行心电图检查和心肌酶的检测，了解急性心肌梗死的演变情况。

3. 急诊冠状动脉介入治疗（PCI）的术前准备 对 ACS 患者的治疗，尤其是急性心肌梗死，尽快地重建血运极为重要。急诊 ACS 患者，尤其是急性心肌梗死者，采用急诊 PCI 治疗能取得良好效果。因此，对行急诊 PCI 的患者应迅速做好术前各项准备。首先向患者及家属介绍介入诊断和治疗的目的、方法、优点。急查血常规，凝血全套，心肌酶学，甲、乙、丙肝抗体，抗 HIV 等，术区备皮，做碘过敏试验。让患者排空膀胱，必要时留置导尿管。嚼服肠溶阿司匹林 0.3g，口服氯吡格雷片 300mg，备好沙袋或止血绷带，氧气袋，全程监护，护送患者到导管室。

4. 用药监护 ACS 患者在监护期间，用药种类多，用药途径多，剂量要求精确。因此，护士应熟知心血管常用药物的作用、用途、不良反应、使用方法。由于患者多需口服肠溶阿司匹林 75mg 加氯吡格雷 75mg，1 次/天，皮下注射低分子肝素针 5000U，1 次/12 小时。因此，用药过程中应注意观察患者有无出血倾向。经常观察患者的皮肤、黏膜、牙龈有无出血。观察尿的颜色。询问有无腹痛、腰痛、头痛现象。如经股动脉穿刺操作 PCI 的，注意术后出现腹膜后渗血、出血。及时发现，便于抢救。对行尿激酶溶栓治疗的急性心肌梗死患者，更应严密观察。

5. 急诊 PCI 术后监测　急诊 PCI 患者术后常规进行心电、血压的监测，注意心率（律）变化。术区加压包扎，要观察有无渗血，触摸双侧足背（或腕动脉）动脉搏动情况，皮肤颜色和肢体温度的变化。保持包扎局部清洁无菌，严格交接班并做好记录。及时发现皮下血肿、假性动脉瘤等，应重新包扎，使血肿渐消失。

6. 心理疏导 ACS　患者处于 CCU 的特殊环境，对室内的各种设施、仪器、导线比较陌生，尤其是突然发病、症状重、手术风险、医疗费用、环境和生活习惯改变等均会引起各种不同的负性情绪，如恐惧、焦虑、紧张、烦躁、抑郁甚至绝望等。不良的情绪给患者的康复带来许多不利的影响。因此，护理上应重视对患者个体的心理护理，掌握患者的心理特点，了解患者的心理需要，并给予心理支持，使患者的负性心理向积极的方向转化。如对急诊入院的患者允许家属在旁边陪护，满足其归属感。将仪器声音调至最低，保持室内安静、舒适。胸痛明显、烦躁不安的患者给哌替啶或吗啡止痛镇静。多和患者及家属沟通，建立良好护患关系，关心体贴患者，有针对性地进行耐心解释、安慰和鼓励，增强患者康复的信心。

7. 健康教育和康复训练相结合　协助患者做好生活护理，同时采用一对一因人施教、做好具体健康指导，结合患者病情和不同特点着重在以下几个方面实施健康教育和康复指导：①对绝对卧床的患者，示范、协助和指导患者活动肢体、按摩腰背部以下预防下肢静脉血栓和缓解腰背酸痛症状，介绍便秘的防治知识等。②对患者进行健康宣教，尽量改变患者的不良饮食习惯，向患者介绍可进饮食的种类、进餐量、科学搭配的方法。并将食物中含胆固醇量制成表格给患者参考，使患者能够合理膳食。③疾病的知识：包括 ACS 的疾病发生的简单过程、诱因、监护的意义，用药的目的、作用及注意事项。下床活动的时间、量，戒除不良嗜好等。④ PCI 术的目的，以及术前、术后的注意事项。

案例分析 11-2

1. 心绞痛与心肌梗死的鉴别见表 11-1。

表 11-1　心绞痛与心肌梗死的鉴别

	心绞痛	心肌梗死
胸痛特点		
部位	胸骨中上段	相同，但可在之后较低位置或上腹部
性质	压榨性或窒息性	相似，但更剧烈
诱因	劳力、情绪、不常有	激动、受寒、饱食等
时限	短，1~5 分钟以内	长，20 分钟以上
发作频率	频繁	不频繁
硝酸甘油疗效	显著缓解	作用较差
气喘或肺水肿	极少	常有
血压	高或无显著改变	常降低，甚至发生休克
心包摩擦音	无	可有
坏死物质吸收表现		

续表

	心绞痛	心肌梗死
发热	无	常有
血白细胞增加	无	常有
血红细胞沉降率	无	常有增快
血清心肌酶增高	无	有
心电图变化	无变化或暂时性 ST 段和 T 波变化	有特征性和动态性变化

2. 首要护理问题：①舒适的改变；②焦虑与恐惧；③潜在并发症。

3. 护理措施：①快速和有效的急救处置；②严密病情监护和持续心电图、血压、呼吸监护；③急诊冠状动脉介入治疗（PCI）的术前准备；④用药监护；⑤急诊 PCI 术后监测；⑥心理疏导；⑦健康教育和康复训练相结合。

第三节　高血压危象

引导案例 11-3

患者女，67 岁，发现高血压 20 余年，与家人发生争执后突发心慌、头痛、呕吐，随后伴意识丧失 10 分钟急诊入院。入院时体温 37.1℃，脉搏 110 次/分，呼吸 28 次/分，血压 208/106mmHg（左上肢），210/112mmHg（右上肢）。神志已恢复清楚，情绪烦躁，心电图示窦性心动过速。入院诊断：高血压，3 级，极高危，高血压危象。

问题：

1. 高血压危象有何临床表现？

2. 如何应急处理高血压危象？

3. 使用硝普钠药物的注意事项有哪些？

高血压危象指的是短期内血压骤然升到 26.6/16kPa（200/120mmHg）以上，并出现心、脑、肾的急性损害等一系列严重症状，甚至危及生命的临床现象。

【**高血压危象分型**】

1. 高血压脑病　血压突然急剧升高，发生严重血管病变导致脑水肿而出现。

2. 神经系统症状　头痛为最初主诉，伴呕吐、视力障碍、视神经乳头水肿、神志改变，出现病理征、惊厥、昏迷等。脑脊液压力可高达 3.92kPa（400mmH$_2$O），蛋白增加。经有效的降压治疗，血压下降，症状可迅速缓解。

3. 高血压危象伴颅内出血　包括脑出血或蛛网膜下腔出血。

4. 儿茶酚胺突然释放所致高血压危象　见于嗜铬细胞瘤。肿瘤可产生和释放大量去甲基肾上腺素和肾上腺素，常见的肿瘤部位在肾上腺髓质，也可在其他具有嗜铬组织的部位，如主动脉分叉、胸腹部交感神经节等。表现为血压急剧升高，伴心动过速、头痛、苍白、大汗、麻木、手足发冷。发作持续数分钟至数小时。某些患者发作有刺激诱因，如情绪激动、运动、按压肿瘤、排尿、喷嚏等。发作间歇可无症状。通过发作时尿儿茶酚胺代谢产物 VMA 和血儿茶酚胺的测定可确诊此病。

5. 高血压危象伴急性肺水肿。

6. 高血压危象伴肾脏损害。

7. 高血压危象伴主动脉夹层动脉瘤。

8. 妊娠高血压综合征　妊娠后期出现高血压、蛋白尿和水肿，严重时发生子痫。

【病因】

高血压危象的诱因包括过度劳累、精神创伤、情绪变化、气候变化、寒冷刺激及内分泌失调（如绝经期或经期）等。

【病理生理】

本病主要是由于交感神经功亢进、儿茶酚胺分泌过多引起小动脉短暂而强烈痉挛，外周血管阻力骤然升高，导致短期内血压急剧上升。血压极度升高以致发生致命的血管坏死。高血压危象可发生在缓慢型或急进型高血压，也可发生在过去血压完全正常者，多为急进性肾小球肾炎、肾盂肾炎或结缔组织病。肾血管性高血压或嗜铬细胞瘤也可以发生高血压危象。由于原发性高血压占高血压的90%以上，故高血压危象也以原发性高血压为多。

【临床表现】

本病多突然起病，病情凶险，通常表现为剧烈头痛，伴有恶心呕吐，视力障碍和精神及神经方面异常改变。主要特征如下所述。

1. 血压显著增高　收缩压升高可达 200mmHg 以上，严重时舒张压也显著增高，可达 120mmHg 以上。

2. 自主神经功能失调征象　发热感，多汗，口干，寒战，手足震颤，心悸等。

3. 靶器官急性损害的表现　包括：①视物模糊，视力丧失。眼底检查可见视网膜出血，渗出，视神经乳头水肿；②胸闷，心绞痛，心悸，气急，咳嗽，甚至咳泡沫痰；③尿频，尿少，血浆肌酐和尿素氮增高；④一过性感觉障碍，偏瘫，失语，严重者烦躁不安或嗜睡；⑤胃肠道：有恶心，呕吐；⑥心脏：心脏增大，可出现急性左心衰竭。

【辅助检查】

1. 血常规　红细胞和血红蛋白一般无异常，但急进型高血压时可有 Coombs 试验阴性的微血管病性溶血性贫血，伴畸形红细胞、血红蛋白高者血液黏度增加，易有血栓形成并发症（包括脑梗死）和左心室肥大。

2. 尿常规　肾浓缩功能受损时尿比重逐渐下降，可有少量尿蛋白、红细胞，偶见管型。

3. 肾功能　多采用血尿素氮和肌酐来估计肾功能。肾实质受损到一定程度可开始升高。成人肌酐＞114.3μmol/L，老年人和妊娠者＞91.5μmol/L 时提示有肾损害。酚红排泄试验、尿素廓清率、内生肌酐廓清率等可低于正常。

4. 胸部 X 线检查　可见主动脉，尤其是升、弓部迂曲延长，其升、弓或降部可扩张。出现高血压性心脏病时有左心室增大，有左心衰竭时左心室增大更明显，全心衰竭时则可左右心室都增大，并有肺淤血征象。肺水肿时则见肺间明显充血，呈蝴蝶形模糊阴影。应常规摄片检查，以便前后检查时比较。

5. 心电图　左心室肥厚时心电图可显示左心室肥大或兼有劳损，可有心律失常如室性期前收缩、心房颤动等。

6. 超声心动图　是诊断左心室肥厚最敏感、可靠的手段。在出现左心衰竭后，超声心动图检查可发现左室、左房心腔扩大，左室壁收缩活动减弱。

7. 眼底检查　测量视网膜中心动脉压可见增高，在病情发展的不同阶段可见眼底变化。

【治疗原则】

高血压危象如不及时治疗，患者易出现严重的心脑肾并发症，严重者将导致死亡。如及时治疗，血压下降，高血压脑病恢复。恶性高血压的预后与肾脏损害程度密切相关，一组高血压资料表明尿氮素低于 180mg/L，5 年存活率为 64%；尿氮素高于 180mg/L 者，5 年存活率仅 23%。

1. 应尽快降低血压，做到迅速、安全、有效 血压下降的程度要因人而异，如肾功能正常，无脑血管病或冠心病者则血压可降至正常。但如患者为 60 岁以上高龄，有冠心病，或脑血管病，或肾功能不全，血压下降过快过猛可导致冠状动脉或脑动脉供血不足或少尿，其安全的血压水平是 21.3～24.0/13.3～14.7kPa（160～180/100～110mmHg）。开始时降压药剂量宜小，使舒张压降至 16.0kPa（120mmHg）。密切观察是否有神经系统症状，心输出量降低，少尿等现象。然后逐渐增加剂量，使舒张压降至 14.7kPa（110mmHg）。1～2 天内逐渐降至 13.3kPa（100mmHg），应使患者能够耐受血压下降的速度。静脉用药者 1～2 天内应加上口服降压药，争取短期内停用静脉给药。如一药无效可合并用药以提高疗效减少不良反应。

2. 根据病情选择用药，以适宜的速度达到降压目的 硝普钠数秒钟起作用，硝酸酯类数分钟起作用，利血平、甲基多巴、米诺地尔数小时起作用。

3. 监护 患者以在 CCU 或 ICU 治疗为宜，以获得密切的监测，避免脱水或补液过多，前者可引起肾前性氮质血症，后者可使血压进一步升高，并可引起心力衰竭。

4. 防治脑水肿 高血压脑病时加用脱水剂甘露醇、呋塞米等治疗；脑水肿、惊厥者镇静止惊，如肌内注射苯巴比妥钠、地西泮、水合氯醛灌肠等。

5. 抗心衰 合并急性左心衰竭时予强心、利尿及扩血管治疗，选用硝普钠最为理想。

6. 合并氮质血症者 根据患者病情给予血液透析治疗。

嗜铬细胞瘤合并高血压危象时由于瘤体分泌大量儿茶酚胺引起血压急剧升高，手术前应选用 α 受体阻滞剂酚妥拉明降低血压。

合并妊娠高征时早期通过限制活动和盐的摄入足以增加子宫、胎盘和肾的血流。如蛋白尿加重、血压升高、视力下降、尿量减少，体重增加或头痛应住院治疗，尤其是头痛应引起重视，提示可能发生子痫，在子痫发生之前应终止妊娠。若患者发生子痫，应静脉注射硫酸镁（10% 10ml），给予镇静剂（以地西泮较适宜，必要时静脉注射 10～20mg）、中枢神经抑制剂，患者应绝对卧床休息，避免激惹而再度发生子痫。舒张压大于或等于 15.35kPa（115mmHg）者应积极降压治疗。子痫发生后应延缓分娩，以子痫停止发作 24～48 小时分娩为宜。

7. 恶性高血压 往往迅速发生高血压危象，必须积极治疗，根据临床症状的轻重决定降压速度。病情危急的恶性高血压，舒张压高于 20kPa（150mmHg），需数小时内下降；对处在恶性高血压早期，病情尚不十分危急，血压可在数天内下降，可口服或间断静脉给药。恶性高血压伴氮质血症者即使积极治疗，远期存活率仍低，故应在肾功能损害前积极降压治疗。恶性高血压出现栓塞性微血管病变、血管内膜损伤、血小板聚集、纤维蛋白沉积、内膜细胞增生容易导致肾小动脉狭窄，氮质血症，故有人提出溶栓和抗凝治疗可减少或抑制内膜增生。恶性高血压 75% 患者起病时有体重下降，由于丢钠、丢水之故，尿内丢钠 500mmol/d，1/3 患者有低钠血症，故对体重下降的恶性高血压患者不宜限制钠盐摄入，因为低钠可促使肾素分泌，加重恶性高血压的血管病变。

【护理评估】

1. 了解患者的病因。

2. 评估患者的生命体征 是否存在左心衰竭、尿少、偏瘫、嗜睡、失语等紧急情况。

3. 评估患者症状 是否存在头痛、恶心、呕吐、心悸、胸闷等，评估自理程度。

4. 评估患者情绪及能获得的心理支持力度 患者对疾病相关知识与预后的了解情况，评估患者情绪与心理状况，包括经济与家庭成员的支持力度等。

【护理问题】

1. 头痛 与血压升高及颅内压升高有关。

2. 有受伤的危险　与血压过高或降压过度有关。

3. 焦虑　与血压控制不满意，已发生并发症有关。

4. 营养失调：高于机体需要量　与摄入过多，缺少运动有关。

5. 潜在并发症　急性脑血管病，心力衰竭，慢性肾衰竭。

【护理措施】

1. 对症护理

（1）剧烈头痛并伴有恶心、呕吐时，为血压突然升高或高血压脑病表现，应立即让患者卧床休息，监测血压及脉搏、心率、心律变化，尽快与医师联系，迅速采取镇静与降压措施。

（2）呼吸困难、发绀时，常为高血压心脏病引起左心衰竭的表现。同第一节"急性心力衰竭的护理"。

（3）如有心悸，应严密观察脉搏、心率及心律变化，做好记录。安慰患者，令其卧床休息，消除紧张情绪，一般可很快缓解。

（4）高血压危象伴心、肾衰竭时，可出现水肿。护理中应注意严格记录水的出入量，以便量出为入。饮食中限制钠盐（一天食盐量不高于3g），卧床休息、抬高患肢、注意保护好皮肤，预防压疮的发生。

（5）高血压危象易引起脑血管意外，出现昏迷与偏瘫。对于这类患者，平时应注意安全护理，防止坠床、窒息、肢体烫伤等。病情严重时应转往医院处置。

2. 使用硝普钠的护理

（1）用药前必要准备：首先向患者及家属明确用药的目的，以取得配合。严禁擅自改变滴速。静脉滴注前要用避光输液器避光使用，配制液4～6小时用完。如果液体变蓝、绿或红色不可继续使用。给药前测血压、心率、脉搏，连接监护设备。

（2）严格掌握给药速度：应用速度过快会导致患者血压下降过度，出现恶心、头痛、大汗淋漓、心悸等症状，甚至导致脑部梗死。如果出现这种情况，经及时调整速度症状多可缓解。同时滴注速度也不宜过慢，血液中药物浓度达不到要求而影响疗效。

（3）患者的体位：高血压危象患者可采取半卧位或坐位，这种体位有利症状缓解。患者在使用硝普钠时静脉滴注时间较长，常需改变体位，不同的体位会直接影响静脉滴注的速度，从而波及疗效，因此建议使用输液泵控制滴数。

（4）密切观察心率（律）和血压：在用药前后应多次检测血压心率，开始时每15～30分钟一次（遵医嘱），依血压情况调整静脉滴注速度，确保血压保持在正常范围，而患者又能耐受，从而顺利完成整个过程达到治疗目的。

（5）观察尿量、体重、出汗情况：每日清晨空腹测体重，可反映出体内水负荷变化的情况，同时准确记录尿量，注意有无出汗以及出汗量。注意时水电解质变化，正常情况会体重减轻，尿量增加。

（6）监测不良反应：一般反应为恶心、头痛、食欲下降，经对症处理均可缓解。有时会出现肝肾损伤，需另作处理。

3. 健康指导

（1）要广泛宣教有关高血压的知识，合理安排生活，注意劳逸结合，定期测量血压。

（2）向患者或家属说明高血压需坚持长期规则治疗和保健护理的重要性，保持血压接近正常水平，防止对脏器的进一步损害。

（3）提高患者的社会适应能力，维持心理平衡，避免各种不良刺激的影响。

（4）注意饮食控制与调节，减少钠盐、动物脂肪的摄入，忌烟、酒。

（5）保持大便通畅，必要时服用缓泻剂。

（6）适当参与运动。

（7）定期随访，高血压持续升高或出现头晕、头痛、恶心等症状时，应及时就医。

案例分析 11-3

1. 高血压危象患者多以剧烈头痛为最初主诉，伴有恶心呕吐、视力障碍和精神及神经方面异常改变。

2. 高血压危象的处理：①尽快迅速、安全、有效的降压；②持续心电监护和密切监测生命体征。③预防脑水肿；④必要时行血液透析治疗。

3. 硝普钠使用注意事项：①严格控制滴数，根据血压及患者病情掌握滴注速度；②现配现用，避光输注，每瓶使用时间不超过 8 小时，以防氰化物中毒；③密切观察血压变化，必要时心电监护；④做好健康教育，患者不可自行调整滴数，绝对卧床，床上大小便，防直立性低血压。

（杨　艳）

第四节　体外循环的应用和护理

引导案例 11-4

患者女，56 岁，因"风湿性心脏病，二尖瓣狭窄，心功能Ⅲ级，心脏扩大"入院。在全麻体外循环下行二尖瓣置换术，术后回心外科 ICU 继续观察治疗，给予呼吸机辅助通气，机控 14 次/分，TV 400ml，FiO$_2$ 40%，体温 36℃，脉搏 104 次/分，血压 96/65mmHg，双肺呼吸音粗，持续心包、纵隔引流通畅，导尿通畅，术后 1.5 小时共引流出血性液体 600ml，尿量 40ml，脉搏 124 次/分，血压 70/55mmHg，CVP 12cmH$_2$O，桡动脉、足背动脉脉搏细弱，末梢血管收缩，四肢发冷发绀。急查血气：pH 7.35，PO$_2$ 60mmHg，PCO$_2$ 45mmHg，BE−4.5mmol/L。

问题：

1. 患者体外循环术后发生了什么并发症？

2. 该并发症的观察与护理要点有哪些？

体外循环是心脏外科手术的基础，通过体外循环的帮助，大量先天性和后天性心脏病顺利实施外科治疗。随着科技的进步，体外循环不断发展，其应用范围也不断扩大，不仅广泛应用于心血管领域，而且在非心血管领域如急性呼吸窘迫综合征、肝移植、意外低温和高温及肿瘤治疗等方面也发挥越来越重要的作用，体外循环已成为临床医学的一门重要技术。

【定义】

体外循环（extracorporeal circulation，ECC）是指将回心的静脉血从上、下腔静脉或右心房引出体外，经氧合器（人工肺）进行氧合并排出 CO$_2$，经过调节温度和过滤后，再由血泵（人工心）泵入体内动脉、继续血液循环的生命支持技术。体外循环过程中，人工装置取代了心肺功能，因此也称心肺转流（cardiopulmonary bypass，CPB）。体外循环的主要目的是在实施心内直视手术时，一方面提供无血或少血的术野，另一方面保证全身组织器官的血液供应和气体交换。

【主要装置】

1. 血泵　是体外循环机的主要组成部分，是体外循环中驱动血液流动的动力泵，其主要作用是替代心脏的射血功能。目前临床应用最多的是滚压泵，其次是离心泵。离心泵有减少血液成分破坏的优点。

2. 氧合器　是代替肺进行气体交换的部件，具有氧合静脉血、排出 CO_2 的功能。早期的氧合器是体外循环机的一部分，可反复使用，现在已逐渐发展为可弃式的消耗品。氧合器类型主要包括鼓泡式氧合器和膜式氧合器。后者简称膜肺，是通过特制的高分子薄膜完成气体交换，气体交换面积大、交换能力强；并且氧合过程中血液和氧气不直接接触，能明显减少血液成分破坏和微气栓产生，适合较长时间的体外循环，因此在临床得到广泛应用。

3. 变温水箱和变温器　是用于降低或升高体外循环血液温度的装置。变温水箱能够提供冷水和热水循环，也称热交换水箱，其提供水流的管道与氧合器内的变温器接头连接，降温时通过冷水水温的热传导使流经氧合器的血液降温，复温时则通过温水使血液逐渐升温。变温器一般与氧合器结合成一体化。

4. 滤器　体外循环装置的多个部位均可安装滤器，滤器根据滤除物质的大小可分为一般滤器、微栓滤器和无菌性滤器，用于有效滤除血液成分、异物或气体等形成的微栓。

5. 血液浓缩器又称超滤器　其原理是利用半透膜两侧的压力差，滤出水分和小于半透膜孔隙的可溶性中小分子物质。术后易出现体内液体过多，超滤器能迅速将多余的液体滤出并去除炎症介质。

6. 管道与插管　体外循环的基本管道包括动脉泵管、静脉引流管、心外吸引管和心内吸引管等，插管包括动脉插管、静脉插管和心脏停搏液灌注管等。

【体外循环的建立】

经胸骨正中切口显露心脏，分别游离上、下腔静脉，套绕阻断带。心外探查，从静脉注射肝素 2～3mg/kg（体重）抗凝，待全血活化凝血时间（ACT）延长达 200s，在升主动脉或股动脉插动脉管，再分别经右房或上、下腔静脉插静脉管，与人工心肺机管道相应连接，在 ACT 达 480s 时即开始心肺转流，建立全身体外循环（图 11-2）。根据手术需要，体外循环常结合低温，

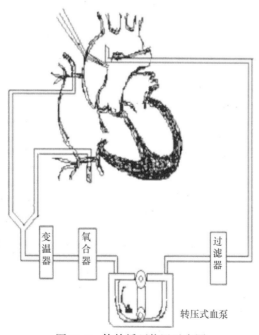

图 11-2　体外循环装置示意图

通过血液降温使机体代谢率降低，保证机体有氧代谢，且减少转流量、左心回血量、血液成分损伤和心肌损伤。人工心肺机灌注流量需根据患者体重或体表面积和体温计算，低温下可适当减少。在转流过程中，平均动脉压应维持在 50mmHg 以上，维持患者与人工心肺机间血液量的动态平衡。动态监测血气、ACT，并随时调整各项参数在正常范围。阻断主动脉后，于主动脉根部或冠状静脉窦灌注心肌停搏液使心搏停止以保护心肌。根据手术时间及心电活动情况，停搏液 20～30 分钟灌注 1 次。心内操作完毕后，回升温度，开放钳夹，恢复心脏循环。各项指标基本恢复正常后停止体外循环。鱼精蛋白中和肝素，拔除动、静脉插管。

【体外循环后的病理生理变化】

体外循环作为一种非生理过程，可能会导致人体产生下列病理生理变化。

1. 酸碱失衡 主要为代谢性酸中毒和呼吸性碱中毒。前者由于组织灌注不良致缺血、缺氧，乳酸增加。后者则常因机器内吹入高浓度氧，二氧化碳易于排出，造成过度换气。

2. 血液有形成分破坏 灌注后血小板数量和功能均下降，纤维蛋白原下降，可以有血红蛋白尿、溶血性黄疸及进行性贫血，凝血功能需 1～7 天才能恢复。

3. 电解质失衡 主要为低血钾，多见于术前长期服用强心、利尿药物而转流过程中尿量多者。

4. 重要器官功能减退 体外循环可对心肌细胞产生损害；同时长时间的低血压、低灌注量、酸中毒造成脑损伤和脑循环障碍；低灌注量和大量游离血红蛋白等可影响肾脏功能，甚至造成肾衰竭；微栓、氧自由基等毒性物质的释放、炎性反应引起的肺间质水肿、出血和肺泡萎缩等可导致呼吸功能不全，甚至呼吸功能衰竭。

【围手术期护理】

（一）术前护理

1. 心理护理

（1）患者的心理护理：不同年龄的患者对所患疾病的认识不同。学龄期儿童和成人一般都知道自己所患的疾病，对接受手术有一定的心理准备，但由于心脏手术的特殊性，仍存在不同程度的焦虑和恐惧。护士应根据不同年龄患者的接受能力，用易于理解的语言进行针对性的心理疏导。婴幼儿和新生儿年龄小，无法用语言进行心理护理，护士应通过微笑、抚摸、拥抱等肢体语言使其获得安全和舒适的感觉。

（2）家属的心理支持和指导：手术效果、疾病转归和医疗费用都会导致家属陷入不安和担心之中，护士应理解家属的心情并帮助其面对现实，积极配合医疗和护理工作，争取手术成功。

2. 饮食护理

（1）指导患者合理调配饮食：进食高热量、高蛋白及丰富维生素食物，以提高机体对手术的耐受力。心功能欠佳者，应限制钠盐摄入；进食少者，可静脉补液。

（2）为预防麻醉时呕吐、误吸及术后腹胀等并发症，麻醉前应按规定禁食禁饮。

3. 预防和控制感染 口腔黏膜、皮肤及呼吸道感染是导致发生感染性心内膜炎的潜在因素；同时呼吸道感染可导致术后呼吸道分泌物增多。故术前患者应注意口腔、皮肤的卫生，避免黏膜及皮肤的破损，积极治疗感染病灶；冬季加强保暖，防止上呼吸道感染。

4. 术前常规准备 完善术前各项常规及特殊检查，并做好术前健康教育。术前 1 日进一步完成各项术前准备，如备皮、药物过敏试验、交叉配血等，测量身高、体重，计算体表面积。

（二）术后护理

1. 体位护理　全身麻醉未清醒时采取平卧位、头偏一侧。清醒后改为半坐卧位，既利于膈肌活动，增加通气量，又促进纵隔、胸腔积血排出。若术后持续呼吸机辅助呼吸，循环稳定可采取间断侧卧位，以利排痰，减少肺不张，促进肺功能恢复。恢复期鼓励患者尽早下床活动。

2. 饮食护理　拔除气管插管后 4～6 小时，饮水无呕吐即可进食，先予流质饮食，逐渐过渡到正常饮食。体外循环及全麻后，可出现暂时的食欲减退，故进食量需适当限制，并注意低盐低脂，逐步增加蛋白质的摄入量。

3. 多系统监护

（1）呼吸系统监护：①密切观察患者有无发绀、鼻翼扇动、点头或张口呼吸等；注意患者的呼吸频率、节律和幅度；定期听诊双肺呼吸音；监测脉搏血氧饱和度（SPO_2）与动脉血气分析。②保持呼吸道通畅：及时清除呼吸道分泌物和呕吐物，吸痰时遵守无菌操作，并观察痰液的性状和数量；每次吸痰前后充分给氧，每次吸痰时间不超过 15s，以免机体缺氧；吸痰时动作要轻柔、敏捷，并注意观察患者反应。③妥善固定气管插管：定时测量气管插管位置，并检查胶布或系带的固定效果，以防止气管插管脱出或移位。④机械通气期间，合理设定呼吸机各项参数，严密观察患者情况及呼吸机工作情况，并随时根据具体变化调整相应参数。⑤预防肺部并发症：病情允许，定时翻身、拍背或震颤，以帮助肺内的分泌物移动或松动；痰多、黏稠时，可行雾化吸入或经气管滴入糜蛋白酶后再吸痰；机械通气时注意呼吸道加温湿化，湿化器温度一般以 32～35℃为宜，相对湿度＞70%，湿化器保持在 2/3 容量液体。

（2）循环系统监护：①心率和心律：术后常发生不同类型的心律失常，心电图是病情判断和治疗的重要依据。持续心电监测常选用 P 波、QRS 波清楚、明显的Ⅱ导联，观察内容包括频率、节律和波形异常等。②血压：是术后衡量循环功能的重要指标之一，体外循环术后患者血压变化快，应严密监测，常采用动脉内插管直接测压法。③中心静脉压（CVP）：是判断血容量、左心功能和外周血管阻力的重要指标，是体外循环术后的常规监测项目。CVP 测定包括开放式和密闭式测压法两种，其正常值为 3.5～8.5mmHg（5～12cmH₂O）。④体温：对心血管功能影响较大，术后 3 天持续监测体温，体温不升或过高应及时给予处理。⑤微循环状态：注意观察患者口唇、指甲颜色及肢体末梢皮肤的温度和色泽。

（3）泌尿系统监护：①尿量：每 30～60 分钟观察并记录尿量一次，并累积总量。正常成人尿量应＞0.5ml/（kg·h），小儿＞1ml/（kg·h），如发现尿量少，应结合全身情况进行处理。②尿的颜色和比重：尿的颜色如清水样或淡黄色，常为稀释尿；尿量少时，尿色较深，呈橘黄色；体外循环后血细胞被破坏所致的血红蛋白尿呈红色、棕色甚至黑色。③导尿管粗细适宜，插管成功后应妥善固定，避免脱落或扭折。④做好会阴部清洁，预防逆行感染。

（4）中枢神经系统监护：①密切观察患者的神志、表情、瞳孔大小、对光反射及肢体活动情况，注意有无头痛、呕吐、抽搐等临床表现。②生命体征：主要观察呼吸、脉搏、血压的改变。颅内压增高时，血压不稳定，血压先升高，随病情进展转为血压下降，脉搏加快；呼吸可出现深、慢或节律不齐等改变；颅内出血或脑疝时，体温可明显升高。

（5）消化系统监护：①注意观察患者有无应激性溃疡的表现：恶心、呕吐、上腹部疼痛，呕吐物为血性，大便呈柏油样，出血较多者面色苍白、血压下降。②危重患者留置胃管者持续监测胃液的量和性状。③观察患者有无腹胀、肠鸣音恢复时间及强弱。

（6）水、电解质与酸碱平衡监护：①准确记录 24 小时出入水量，尤其是尿量。②应用输液泵严格控制输液速度和量。③定时进行动脉血气分析及生化检查，及时发现各种类型的水、电解质及酸碱平衡失调。

4. 并发症的观察与护理

（1）出血与急性心包压塞：出血是术后早期常见并发症。发生原因除外科出血外，部分由于凝血功能紊乱所致。引起凝血功能紊乱的因素包括术前应用抗凝药、术中血液稀释、体外循环对凝血因子及血小板的破坏、肝素的残留或反跳作用等。其观察与护理：①密切观察心包与纵隔引流液的量和性状，保持引流管通畅，定时挤压引流管，以防血凝块阻塞。若引流量＞4～5ml/（kg·h），连续 3 小时无减少趋势，颜色鲜红，有血凝块，考虑活动性出血的可能，应立即通知医生酌情处理。②持续监测血流动力学变化。③观察有无急性心包压塞的表现，若患者出现颈静脉怒张，动脉压降低，心音遥远，CVP 持续升高，引流量由多突然减少或挤压引流管有血凝块流出等症状时，应高度警惕并立即通知医生。

（2）心律失常：在体外循环术后比较常见。以心房颤动、室性心律失常、室上性心动过速多见。发生原因与术前心功能差、体外循环对心脏的损伤、血容量过多或不足及电解质失衡等有关。其观察与护理：①术后持续心电监护，尤其术后 24 小时是各种心律失常发生的高峰，应加强观察，发现异常及时通知医生处理。②密切观察血压、意识等变化。③避免或及时消除导致心律失常的诱因：防止缺氧，控制好体温，定时进行血气分析以防水、电解质酸碱失衡，避免因切口疼痛、躁动引起的心率增快。④必要时遵医嘱使用抗心律失常的药物。

（3）低心排血量综合征（low cardiac output syndrome, LCOS）：简称低心排综合征，是体外循环术后严重并发症之一，较为常见。正常人的心排出量按每平方米面积计算，也就是心指数为 3～4L/（min·m²），如心指数降低至 3L/（min·m²）以下而有周围血管收缩，组织灌注不足的现象，称为低心排综合征。低心排综合征发生原因复杂多样，是原发于心肌损害的心泵功能低下，伴有周围组织对低灌注状态的反应。早期临床表现为烦躁不安、面色苍白、心动过速、呼吸浅快，尿量正常或减少，血压正常；晚期表现为神志淡漠、皮肤发绀、脉搏细速、血压下降、尿量进一步减少。其观察和护理：①注意病情观察，持续心电监护和血流动力学监测，做到早发现、早处理。②保持静脉输液通道始终通畅，应用血管活性药物时，建议专用通道。③保持呼吸道通畅，积极改善通气功能，必要时机械通气。④改善末梢循环，定时按摩与活动肢体，注意保暖，促进静脉血液回流。

（4）肾功能不全：体外循环的低流量和低灌注压、红细胞破坏所致血浆游离血红蛋白的增多、低心排综合征或低血压、肾毒性药物的使用等均可造成患者肾功能不全。主要表现为少尿、无尿、高血钾、血尿素氮和肌酐升高等。其观察和护理：①术后留置无菌导尿管，每小时测尿量 1 次，每 4 小时测尿 pH 和比重，密切观察尿色和性状。②定时进行血尿素氮和肌酐、血钠、钾、钙、二氧化碳结合力及血气分析的测定。③加强心电图的监测。④怀疑肾衰竭者应限制水和电解质的摄入，若确诊为急性肾衰竭，应积极配合医生治疗。

（5）低氧血症和肺不张：由于体外循环及手术创伤，使肺功能受损，产生一系列肺部并发症，最常见为低氧血症和肺不张，严重者可致急性呼吸窘迫综合征，表现为胸闷、气促、口唇发绀、难以缓解的呼吸窘迫，病情危重者可出现意识障碍，甚至死亡。其观察和护理：①密切观察病情变化，监测呼吸功能。②患者清醒后，病情允许，尽早给予半坐卧位。③保持呼吸道通畅，及时有效清除气道的分泌物。④吸入氧浓度适宜的氧气，必要时面罩给氧或机械通气。⑤病情允许，鼓励患者多咳嗽，定时做深呼吸练习。

（6）感染：由于心脏手术创伤较大、手术时间长、体外循环的实施，以及心衰、缺氧引起患者自身抵抗力降低等因素，增加了患者术后感染的机会。主要表现为伤口感染，术后体温上升至 38℃以上、且持续不退，伤口局部隆起、触痛明显并溢出白色分泌物等。极少数患者出现感染性心内膜炎，表现为体温持续升高在 39℃以上，畏寒、乏力、贫血，皮肤黏膜有红斑、瘀点、脾大、动脉栓塞等。其观察和护理：①密切监测体温变化。②治疗和护理操作时严格遵守无菌操作原则。③保持患者口腔和皮肤卫生。④做好管道护理，且病情平稳后及时撤除。⑤遵医嘱合理应用抗生素。⑥加强营养支持。

（7）脑功能障碍：造成脑功能障碍常见的因素有：长时间体外循环及灌注压过低造成脑缺血缺氧损伤，以及体外循环中产生的各种微栓造成脑梗死等。其临床表现与脑病灶的部位、性质和病变程度有关，常见有清醒延迟、昏迷、躁动、偏瘫、失语等症状。其观察和护理：①密切观察患者的神志、瞳孔、肢体活动情况等。②患者若出现头痛、呕吐、躁动、嗜睡等异常表现及神经系统的阳性体征时，应及时通知医生并协助处理。

> **案例分析 11-4**
> 1. 患者体外循环术后发生了出血和低血容量性休克的并发症。
> 2. 观察与护理要点：①密切观察心包与纵隔引流液的量和性状，保持引流管通畅，定时挤压引流管，以防血凝块阻塞。②持续心电监护和血流动力学监测。③观察有无急性心包压塞的表现。④保持呼吸道通畅，积极改善通气功能，必要时机械通气。⑤积极配合医生进行治疗。⑥改善末梢循环，定时按摩与活动肢体，注意保暖，促进静脉血液回流。

（林　琳）

第五节　体外膜肺的应用与护理

> **引导案例 11-5**
> 患儿女，11 岁，因"房间隔缺损、肺动脉狭窄、二尖瓣重度反流、三尖瓣重度反流、中度肺动脉高压"在全麻体外循环下行二尖瓣成形术，患儿术后停机困难，予 ECMO 辅助循环返回 ICU，血压维持在 54/44mmHg，病情危重。术后肢端凉，尿量偏少，心功能差，引流管引流出血性液体较多，未见血凝块，动脉血气分析示血乳酸偏高。
> **问题：**
> 1. 体外膜肺氧合的适应证有哪些？
> 2. 体外膜肺氧合治疗阶段的监测与护理有哪些？
> 3. 体外膜肺氧合治疗期间的并发症有哪些？

体外膜肺氧合（extracorporeal membrane oxygenation，ECMO）是以体外循环系统为其基本设备，采用体外循环技术进行操作和管理的一种辅助手段。ECMO 是将血液从体内引到体外，经膜肺氧合后再用血泵或体外循环机将血液灌入体内的生命支持技术，对呼吸或循环衰竭的患者进行有效的支持，可使心肺得到充分休息，有效地改善低氧血症，避免长期高流量氧气吸入所致的氧中毒，以及机械通气所致的气道损伤；使心脏功能得到有效支持，增加心输出量，改善全身循环灌注，为心肺功能的恢复赢得时间。自 1972 年 Hill 等成功使用部分静脉转流 ECMO 技术对一例创伤性呼吸功能衰竭导致的急性呼吸窘迫综合征进行呼吸辅助以来，随着 ECMO 相关设备的改善及临床对 ECMO 认识的不断加深，ECMO 技术在危重患者救治方面得到进一步推广，并逐渐成为一个跨学科的新技术。

【定义及原理】

ECMO 的基本原理是经导管将静脉血引流到体外，在血泵的驱动下，经膜式氧合器释出 CO_2 并进行氧合，再把血流回输体内，从而在体外完成氧合与 CO_2 的排出。ECMO 装置主要由血泵、氧合器、插管及循环管道等组成。

1. 氧合器 其功能是将非氧合血氧合成氧合血，又称人工肺，有硅胶膜型与中空纤维型两种。硅胶膜型膜肺相容性好，少有血浆渗漏，血液成分破坏小，适合长时间辅助；其缺点是排气困难，价格昂贵。中空纤维型膜肺易于预冲，安装简便，由于纤维表面易于涂层的优点可减少血液接触异物产生活化的发生，且具有更好的气体交换功能，其缺点是 2～3 天可发生血浆渗漏，血液成分破坏相对大，由于其安装简便仍首选为急救套包。

2. 血泵（人工心脏） 其作用是形成动力驱使血液向管道的一方流动，类似心脏的功能。临床上主要有滚轴泵和离心泵两种类型的动力泵。由于滚轴泵不易移动，管理困难。在急救专业首选离心泵作为动力泵。离心泵的优势是安装移动方便，管理方便，血液破坏小；在合理的负压范围内有抽吸作用，可解决某些原因造成的低流量问题。

【管道回路模式】

ECMO 的管道回路模式主要分两种，即静脉-动脉体外氧合（veno-arterial ECMO，VA-ECMO）模式和静脉-静脉体外氧合（veno-venous ECMO，VV-ECMO）模式。

1. VA-ECMO 模式 既可用于体外呼吸支持，也可用于心脏支持，对患者的心脏和肺都有支持作用。经静脉置管到达右心房引流静脉血，通过动脉置管到达主动脉弓处将排出了 CO_2 的氧合血回输入动脉系统。新生儿一般选择右侧颈内静脉和颈总动脉置管，而成人可选择股动静脉。

2. VV-ECMO 模式 主要用于体外呼吸支持，仅对患者的肺有支持作用。临床上主要用于成人 ARDS 及新生儿呼吸衰竭的治疗。常规的插管通路有：颈静脉–股静脉、股静脉–颈静脉或股静脉–股静脉等，这取决于患者的个体情况及所用插管的长度与大小等。

【适应证和禁忌证】

（一）适应证

1. 高危心脏手术或心肺移植前的过渡。
2. 心脏手术后急性心肺功能衰竭，预计短时间内可以恢复者。
3. 急性呼吸窘迫综合征。
4. 心肌炎。
5. 可逆性肺动脉高压等。
6. **其他** 包括新生儿胎粪吸入、气管内异物吸入、婴幼儿室上性心动过速、重症心脏介入手术、先天性膈疝、严重心肺外伤、烧伤科患者的吸入性肺损伤、全身性中毒、不同原因的严重肺炎及多器官功能衰竭等多种病症。

（二）禁忌证

1. 禁忌抗凝者。
2. 没有救治希望的终末期疾病。
3. 潜在的中重度慢性肺部疾病。
4. 高龄多器官功能衰竭综合征。
5. 对治疗无反应的脓毒性休克。
6. 无法控制的代谢性酸中毒。
7. 中枢神经系统损伤。
8. 重度免疫抑制。

9. 严重的肺纤维化或其他不可治愈的肺部疾病、坏死性肺炎、高氧浓度机械通气 1 周以上造成不可逆肺损伤。

（三）应用指征

1. 应用大剂量正性肌力药物心功能得不到改善，心脏指数 $<2L/(m^2 \cdot min)$。

2. 平均动脉压低（$<60mmHg$）或血压不能维持。

3. 心脏畸形矫正满意但不能脱离体外循环。

4. 血乳酸水平进行性升高，尿量 $<0.5ml/(kg \cdot h)$。

【ECMO 的操作】

（一）ECMO 前的准备

1. ECMO 前讨论并明确适应证；制订具体的 ECMO 计划；杜绝意外发生的可能。

2. 明确 ECMO 支持的方式和途径。

3. 由体外循环医师、外科医师、ICU 医师和护士组成 ECMO 工作小组，分工明确。

4. 器材准备　目前常用的 ECMO 系统有美国 Medtronic 公司的 Bio-MedicusPBS，日本 Turemo 公司的 Capiox-EBS。

（1）膜式氧合器：主要有中空纤维氧合器、硅胶氧合器 2 种。

（2）血泵：滚压泵适合于儿童及新生儿输入流量较低者；离心泵适合于成人使用。

（3）插管及管道系统：目前多采用肝素涂抹的管道材料，延长使用时间。

（4）变温水箱：维持血温恒定。

（5）监测系统：包括 ACT、动静脉血氧饱和度、氧合器跨膜压差、静脉管路负压监测等。

5. ECMO 物品管理　专门的 ECMO 库房；各类插管、耗材消毒放好；准备一套便携设备；列出 ECMO 清单；各类设备牢固地固定于病床上，以便于患者转运。

（二）建立 ECMO

1. VA-ECMO　同时支持循环和呼吸功能，维持较高的动脉血氧分压，为患者提供足够的氧供和有效的循环支持。按插管位置可分为：

（1）股静脉–股动脉：适用于成人或体重较大儿童。存在上半身冠状动脉和脑组织灌注不充分的缺点。

（2）颈内静脉–颈动脉：婴幼儿常用。不足之处是非搏动灌注成分较多，血流动力学不易保持稳定。

（3）右心房–升主动脉：插管及撤除操作复杂，但由于在主动脉根部灌注，有利于改善心肌供血。尽量采用外周血管插管，以减少出血和感染的概率。

2. VV-ECMO　适用于肺部病变，仅需要呼吸功能支持的患者。代替肺功能，为低氧的血液提供氧合。插管位置一般采用左股静脉–右股静脉或颈内静脉–右股静脉。循环辅助一般为 5 天左右，可选用离心泵和中空纤维氧合器；呼吸辅助一般为 10 天左右，可选用滚压泵和硅胶氧合器。

3. 管路安装与预充　一般采用配套管路，连接患者前晶体液预充，虽然管路为肝素涂层管道，仍可加入白蛋白进行表面涂层，以进一步避免血液与异物的接触。开始体外循环前加入葡萄糖酸钙或氯化钙来维持正常钙离子浓度。成人患者一般采用无血预充；如果患者血红蛋白极低或为婴幼儿，也可采用含血预充。

4. ECMO 开始时，首先打开静脉路上的钳子。泵速逐渐增加到 1000～1500r/min，然后打开动脉路上的钳子，泵速逐渐增加至所需的流量。

5. 麻醉 多数中心 ECMO 建立及运转开始后一般使用芬太尼和咪达唑仑维持麻醉镇静。也有部分患者建立时全身麻醉，建立后维持清醒状态。

【监测与护理】

在应用前应严格掌握 ECMO 的适应证和禁忌证，使用过程中严密监测患者生命体征的变化，保证 ECMO 正常运行和治疗效果，严格抗凝监测治疗，尽量减少并发症的发生。护士在 ECMO 治疗全过程中发挥了非常重要的作用，护理质量直接关系 ECMO 治疗的成功。

（一）开始阶段的监测与护理

1. 安装 ECMO 前，医护人员应充分做好准备工作。组成医护小组，制订诊疗护理计划。由于 ECMO 支持时间长，患者身上的管路比较多，多脏器衰竭导致抵抗力低下，为预防感染，患者应安排在单间内，安装前对房间进行消毒。

2. 安装进行时，应适量给予患者镇静、止痛、肌松药，减轻疼痛给患者带来的痛苦。患者采取仰卧位，头部抬高 35°，减少脑部充血。

3. 插管过程中护士应密切监测生命体征的变化，准备好各种抢救药品和设备。插管完成后，可通过 X 线确定插管位置是否合适。

4. ECMO 运行后，护士应严密观察患者心率、心律、血压、中心静脉压、肺动脉压及动脉血气、电解质等的变化。每小时记录出入量，保持液体平衡，避免发生水电解质紊乱。常规检测血气、血生化、血常规、胶体渗透压。配合医师调节辅助流量，直到循环稳定，酸碱电解质恢复平衡，使 ECMO 进入支持阶段。

（二）支持阶段的监护与护理

1. ECMO 参数的设置与护理

（1）初始流量设置为 120ml/（kg·min），只有达到此流量时，心脏才能处于休息状态。患者病情稳定后，根据心脏功能的恢复情况逐渐减慢流速。

（2）护士应认真记录 ECMO 参数设定数据及各种特护记录，密切观察 ECMO 治疗前后血流动力学及氧代谢指标的变化。

持续监测 ECMO 血流量。保持转流速度和流量的稳定。如同一转速下流量减少，可能为血栓形成、管道移位；如膜肺出端血液颜色暗红，则表明氧合不良，应及时通知医师给予处理。

观察氧合器前后压力，泵前负压压力不超过 -30mmHg，氧合器后正压不超过 300mmHg，如果压力过高检查是否有血凝块，必要时更换氧合器。此外 ECMO 中膜肺可出现血浆渗漏，严重时也应及时更换膜肺。

2. 连续监测患者生命体征和循环功能

（1）严密观察患者意识，心率、血压、脉搏、呼吸的变化：所有患者均有留置动脉置管、中心静脉置管，监测有创血压、中心静脉压（CVP）、平均动脉压（MAP）、左房压等。MAP 是反映机体主要脏器和组织血液供应的重要指标，要求 MAP 维持在 50～60mmHg，CVP 维持在 5～12cmH$_2$O。应保持各监测管道通畅，动脉压力换能器要及时调整零点，保证监测数据的准确性。

（2）如发生心律失常，应及时行床旁十二导联心电图，分析诱因，积极治疗，及时纠正心律失常。

（3）连续监测混合静脉血氧饱和度，使其维持在 65%～75%，该数据综合反映了血液气体交换、组织循环状态和氧利用情况，是 ECMO 效果及其稳定性的重要保障。

（4）ECMO 辅助期间尽量减少血管活性药物用量，以使心脏得到充分休息。

3. 呼吸机参数的设置与护理

（1）采用肺保护性通气策略，呼吸机参数的设置，采用低压低频的通气方式，使肺得到充分休息。呼吸机的设置为：气道峰压控制在 30cm H_2O 以内，维持较低的潮气量（8ml/kg）和呼吸频率（8～12 次/分），FiO_2 为 0.21，PEEP 为 3～5cmH_2O。

（2）每小时监测动脉血气及电解质，根据血气分析结果调整呼吸机的参数，通过调节膜肺 FiO_2 控制 PaO_2 在 80～120mmHg，调节通气量控制 $PaCO_2$ 在 35～45mmHg。持续监测动脉氧饱和度，保持动脉氧饱和度大于 97%。同时监测气道压、气道峰压、平台压等，以免发生气压伤。

（3）加强呼吸道管理：注意及时吸痰，加强气道湿化及翻身拍背体疗，以利于痰液排出。

4. 管道护理

（1）外周血管插管时应避免使用过大口径的动、静脉插管，防止肢体出现缺血性损伤。

（2）对患者实行保护性约束，防止管道移位。术侧肢体制动，密切观察术肢血运情况：下肢有无肿胀、僵硬、苍白；足背动脉搏动情况；足温等，发现异常及时报告医师。

（3）每日拍摄胸片，既能观察心肺功能情况，又能观察体内各种管路是否发生移位。

（4）保持 ECMO 系统管道装置的密闭及机器转流正常。注意观察氧合器和各管路连接是否紧密，严禁在管路里加药、输液、输血和抽取血标本。

5. 抗凝治疗　ECMO 环路中要使用肝素抗凝，为避免出血、血栓或栓塞形成，每天监测出凝血功能，每小时给肝素 30～60U/kg，使全血激活凝固时间（ACT）维持在 200～250s。每 4小时监测血常规，维持血小板计数为（5～7）×10^9/L，Hct 35%左右。Hct 过高易致血液黏稠度升高，过低则携氧不足，必要时可进行输血。长期肝素化或气管插管可使口腔、鼻腔出血，护士应及时清理，每日行口鼻咽腔冲洗 2 次。

6. 镇静、镇痛管理　注意适度镇静、镇痛，定时评估镇静、镇痛水平和效果，及时调整药物用量。ECMO 使用期间，应避免使用异丙芬镇静，因含脂肪成分，会加剧膜式氧合器血浆渗漏的发生。

7. 体温的监测　通过变温水箱调节患者的体温。测量肛温，使体温保持在 35～36℃。温度太高将增加氧耗，温度太低易发生凝血机制和血流动力学紊乱。

8. 尿量的监测　严密监测每小时尿量。ECMO 对全身灌注是否充足可以通过肾脏灌注反映出来。充足的尿量反映肾脏的灌注良好，尿量维持在＞1ml/（kg·h）。若＜0.5ml/（kg·h），提示肾功能受损。若出现血红蛋白尿或肉眼血尿，提示溶血。遵医嘱给予 5%碳酸氢钠碱化尿液，减少肾小管堵塞的危险。若出现严重的血红蛋白尿应及时报告医师进行处理。

9. 营养支持　根据 CVP、血压、尿量、皮肤弹性等适当补充液体。计算每日正常需要和消耗量，给予高蛋白、高热量、高维生素和低脂肪饮食，首选胃肠营养，可促进胃肠功能的恢复，又可中和胃内的消化液，预防消化道出血。禁止使用脂肪乳，以减少膜式氧合器血浆渗漏的发生。

10. 严格无菌操作　定期更换穿刺处敷贴及监测管道，预防感染发生。

11. 皮肤压疮的预防和护理　ECMO 治疗期间患者需绝对仰卧，置管侧肢体制动特别是各种监测、治疗性插管，不易对患者进行较大幅度的翻身。为预防压疮发生，对受压骨突部位术前给予减压贴保护，使用防压气垫床，在不影响患者血流动力学稳定及 ECMO 血流量的情况下定时给予翻身。

12. 并发症的观察及预防措施

（1）出血：是最常见的并发症，可以是手术部位或其他脏器的出血，最严重的是脑出血。出血的原因包括：①血液在体外与大量非生理的异物表面接触，管路需要全身肝素化以避免血液凝固和血栓形成；②管道固定不牢固，患者活动造成穿刺处出血；③血小板的严重消耗；④血细胞的破坏造成血小板功能下降，凝血机制受损。预防措施：①对患者实行保护性约束，避免管道移位；②严密观察有无出血倾向，注意伤口、针眼穿刺处、大便、引流液、皮肤等处有无出血倾向；③注意观察有无活动性出血，发现问题及时报告医师进行手术处理；④严密观察神志、瞳孔的变化；⑤监测凝血功能。密切监测 ACT（200～250s）和血小板计数。初期每小时测 1 次 ACT，24 小时后每 2 小时测 1 次 ACT。ACT 小于 300s，血小板高于 $10×10^9$/L，不易发生出血。血小板低于 $5×10^9$/L，应及时补充新鲜血浆或血小板；ACT 大于 300s，应停用肝素直到 ACT 恢复正常范围。

（2）感染：患者因疾病导致免疫力降低，再加上 ECMO 置管增加了感染的危险性。预防措施：①严格无菌操作，密切观察伤口有无红、肿、热、痛等感染征象，及时更换伤口处被污染的敷料；②观察体温的变化，一旦发现感染征象，应及时进行细菌培养，合理选用抗生素治疗；③尽量缩短 ECMO 辅助时间，帮助患者尽早恢复进食，加强护理和营养。

（3）脑损伤：ECMO 经颈动、静脉体外循环，撤除后结扎颈部血管，引起脑部血流的变化，对脑组织有一定的损伤。预防措施：观察患者瞳孔、神志、肢体活动的变化，必要时降低头部温度或脱水治疗。

（4）栓塞：ECMO 运行中凝血功能发生变化，因血液与异物表面接触、血小板活性物质释放和凝血因子被消耗可形成体内血栓，包括脑血管栓塞、肢体血管栓塞、左心大量血栓。预防措施：①密切观察患者意识、心率、血压、左房压、肢体活动的变化；②监测 ACT，避免肝素不足造成血栓的形成；③严密监测管道之间的衔接是否紧密，避免管道脱开，造成空气栓塞。

（5）溶血：长时间 ECMO 运转过程中造成血细胞破坏，患者表现为血红蛋白下降、血红蛋白尿、血浆游离血红蛋白升高，严重的出现急性肾衰竭。预防措施：①在满足灌流的情况下，尽可能使静脉引流的负压绝对值最小；②每天查血常规，发现血红蛋白下降，及时输成分血。

【ECMO 的撤除】

ECMO 撤除前需要对患者的情况进行综合评价。通过调整 ECMO 有关通气和循环参数、呼吸机通气参数，了解患者心肺功能的恢复情况，以确定是否可以撤除 ECMO 辅助。撤除指征：

1. ECMO 灌注流量减少至机体正常血流量的 10%～25%，血流动力学仍维持稳定。

2. 血管活性药物用量不大，且依赖性小。

3. 心电图无心律失常或心肌缺血的表现。

4. X 线胸片正常，肺顺应性改善，气道峰压下降。

5. 膜式氧合器的吸入氧浓度已降至 21%，机械通气的 FiO_2<50%，PIP<30cmH_2O，PEEP<8cmH_2O，血气正常。

6. 在 ECMO 支持 7～10 天后有下述情况时，应终止并撤除辅助：不可逆的脑损伤、顽固性出血、肺部出现不可逆损害、其他重要脏器功能严重衰竭。

案例分析 11-5

1. ECMO 的适应证：①高危心脏手术或心肺移植前的过渡；②心脏手术后急性心肺功能衰竭，预计短时间内可以恢复者；③急性呼吸窘迫综合征；④心肌炎；⑤可逆性肺动脉高压等；⑥其他：包括新生儿胎粪吸入、气管内异物吸入、婴幼儿室上性心动过速、重症心脏介入手术、先天性膈疝、严重心肺外伤、烧伤科患者的吸入性肺损伤、全身性中毒、不同原因的严重肺炎及多器官功能衰竭等多种病症。

2. ECMO 治疗阶段的监测与护理：①严密观察 ECMO 的工作状态、认真记录 ECMO 参数设定数据及各种特护记录。②严密监测患者生命体征和循环功能，观察 ECMO 治疗前后血流动力学及氧代谢指标的变化，辅助期间尽量减少血管活性药物用量，以使心脏得到充分休息。③采用肺保护性通气策略，采用低压低频的通气方式，使肺得到充分休息，加强呼吸道管理及血气分析监测。④妥善固定各管道，确定管道连接紧密，实行保护性约束，患侧肢体制动并密切观察术肢血运情况，严禁在管路里加药、输液、输血和抽取血标本。⑤使用肝素抗凝，ACT 维持在 200~250s，并观察有无出血表现，及时监测血常规，维持血小板计数为 $(5~7) \times 10^9$/L，Hct 35%左右。⑥镇静、镇痛管理，避免使用异丙酚镇静。⑦体温监测，保持肛温在 35~36℃。⑧严密监测尿量，尿量维持在 >1ml/(kg·h)。⑨保证营养供给，首选肠内营养，给予高蛋白、高热量、高维生素和低脂肪饮食。肠外营养禁止使用脂肪乳，以减少膜式氧合器血浆渗漏的发生。⑩严格无菌操作，定期更换穿刺处敷贴及监测管道，定期消毒各管道接口，预防感染发生。⑪预防压疮。⑫预防并发症。

3. ECMO 治疗期间并发症：出血、感染、脑损伤、栓塞、溶血等。

（谢　霞）

第六节　先天性心脏病

引导案例 11-6

患儿女，6 岁，因发现心脏杂音 6 年，经心脏彩超检查诊断为"先天性心脏病，室间隔缺损"收入院手术治疗。入院后查体：患儿生命体征平稳，发育偏差，营养中等，胸骨左缘第三肋间可触及轻度震颤，听诊在胸骨左缘第三、四肋间可闻及收缩期喷射性杂音（Ⅲ级以上），肺动脉瓣第 2 心音无亢进及分裂。腹平软，肝脾未触及，全腹无压痛，心电检查：左心室肥厚。心脏彩超检查：先天性心脏病、室间隔缺损（膜周部），二尖瓣少量反流。胸部 X 线检查：肺动脉段凸出，左右心室增大，左心室为主，肺血增多，为二尖瓣型心影。诊断：先天性心脏病、室间隔缺损。经术前充分准备，于入院第 3 天在全麻体外循环下行心脏直视下室间隔修补术，手术顺利，术后由呼吸机辅助呼吸 3 小时后，恢复自主呼吸，平稳过渡返 ICU 病房监护，给予强心、利尿，预防水电解质紊乱及酸碱失衡等对症治疗。

问题：

1. 如何协助和指导患儿进行术前准备？
2. 简述术后 3 小时停用呼吸机后针对呼吸系统的监护措施。

先天性心脏病（congenital heart disease，CHD）简称先心病，是胎儿心脏及大血管在母体内发育异常所造成的先天性畸形，是先天性畸形中最常见的一类。先天性心脏病发病率不容小视，占出生活婴的 0.4%~1%，这意味着我国每年新增先天性心脏病患者 15 万~20 万。先天性心脏病谱系特别广，包括上百种具体分型，有些患者可以同时合并多种畸形，症状千差万别，轻者可以终身无症状，重者出生即出现严重症状如缺氧、休克甚至夭折。根据血流动力学结合病理生理变化，可分为发绀型和非发绀型，也可根据有无分流分为三类：无分流型（如肺动脉狭窄、主动脉缩窄）、左向右分流型（如房间隔缺损、室间隔缺损、动脉导管未闭）和右向左分流型（如法洛四联症、大动脉转位）。

一、动脉导管未闭

动脉导管未闭（patent ductus arterious，PDA）是常见的小儿先天性心脏病之一，占先天性心脏病发病率的 12%～15%。动脉导管是胎儿期连接升主动脉峡部和左肺动脉根部之间的正常结构，是胎儿期血液循环的重要通道。足月产婴儿一般在出生后 2 个月内动脉导管闭合，成为动脉韧带；逾期不闭合者即成为动脉导管未闭。动脉导管未闭可单独存在，或与其他畸形并存。

【病因】

遗传是主要内因，在胎儿期任何影响心脏胚胎发育的因素均可能造成心脏畸形，如孕母患病、接触放射线或服用抗癌药物等。

【病理生理】

动脉导管未闭的患儿，出生后主动脉压力升高，肺动脉压力下降，主动脉血持续流向肺动脉，形成左向右分流，分流量取决于主动脉和肺动脉之间的压力差和动脉导管粗细。左向右分流致体循环血流减少，左心室代偿性做功，加之分流至肺循环的血流回心增多，左心室容量负荷加重，导致左心室肥厚、扩张，甚至左心衰竭。肺循环血量增加使肺动脉压力升高，并引发肺小动脉反应性痉挛，长期痉挛导致肺小动脉管壁增厚和纤维化，造成右心阻力负荷加重和右心室肥大。随着肺循环阻力持续升高，若肺动脉压接近或超过主动脉压力，呈现双向甚至逆转为右向左分流，患儿可出现发绀、艾森曼格（Eisenmenger）综合征，最终可致右心衰竭而死亡。

【临床表现】

1. 症状　动脉导管细、分流量小者，多无明显症状；动脉导管粗、分流量大者，可出现心悸、气促、咳嗽、乏力和多汗等症状。婴儿可出现喂养困难及生长发育迟缓等，易反复发生肺部感染、呼吸窘迫和心力衰竭。

2. 体征

（1）心脏杂音：在胸骨左缘第 2 肋间可闻及双期连续的机器样杂音，杂音的特点是收缩期强而舒张期渐弱；向颈部和背部传导，局部可触及震颤；肺动脉高压者仅闻及收缩期杂音或无杂音，肺动脉瓣区第二心音亢进。

（2）周围血管征：由于动脉舒张压降低，脉压增大，出现周围血管征，如颈动脉搏动加强，水冲脉，股动脉枪击音，毛细血管搏动现象。但会随着肺动脉压力的增高和分流量的下降而不明显，甚至消失。

（3）差异性发绀：仅见于并发有重度肺动脉高压及双向分流者，下半身肢体发绀，上半身发绀不明显。

【辅助检查】

1. 心电图　正常心电图或左心室肥大；肺动脉高压者表现为左、右心室肥大。

2. X 线　心影随分流量增加而增大，左心缘向左下延长；主动脉结突出，可呈漏斗状；肺动脉圆锥平直或隆出；肺血管增粗。

3. 超声心动图　左心房、左心室内径增大；二维切面可显示未闭的动脉导管，并可测得其长度和内径；多普勒超声能发现异常血液信号。

【治疗原则】

本病主要为手术治疗：早产儿、婴幼儿反复发生肺炎、呼吸窘迫、心力衰竭或喂养困难者应及时手术治疗。无明显症状者，多主张于学龄前择期手术。近年来，也有人主张更早期手术。但并发艾森曼格综合征者禁忌手术。其手术方法有：动脉导管结扎术、动脉导管直视闭合术、动脉导管切断缝合术和体外循环下经肺动脉直视闭合术。

【护理评估】

1. 术前评估　症状、体征、发育营养的评估；既往病史、家族史、用药史、过敏史、手术史；辅助检查结果；心理和社会支持状况。

2. 术后评估

（1）术中情况：手术方式、麻醉方式、是否采用体外循环和术中各器官系统功能状况等。

（2）术后病情：包括全麻后清醒程度，对疼痛的耐受力；生命体征、循环和呼吸功能、伤口及引流情况；心理和社会支持状况等。

【护理问题】

1. 有感染的危险　与心脏疾病引起肺充血和机体免疫力低下有关。

2. 低效性呼吸型态　与缺氧、手术、麻醉、应用呼吸机、术后伤口疼痛有关。

3. 潜在并发症　高血压、喉返神经损伤等。

【护理措施】

1. 围手术期一般护理　参见本章体外循环的围手术期护理。

2. 术后并发症的观察和护理

（1）高血压：是术后最常见的并发症。其可能原因：动脉导管关闭后，体循环血量增加，动脉压力及容量感受器对血流动力学变化的神经反射，术后疼痛反射，术后输液、输血偏多等。观察和护理：①监测血压：术后密切监测血压变化，并观察患儿有无烦躁不安、头痛、呕吐等高血压脑病的表现。②控制血压：控制液体入量。若血压偏高时，遵医嘱用输液泵给予硝普钠或酚妥拉明等降压药。给药后，密切观察血压变化、药物疗效和不良反应。根据血压变化，遵医嘱随时调整药物剂量。硝普钠现配现用，注意避光，4小时后更换药液，以免药物分解降低疗效。③保持患儿镇静，必要时遵医嘱给予镇静、镇痛药物。

（2）喉返神经损伤：左喉返神经从迷走神经分出后，紧绕动脉导管下缘，向后沿食管、气管上行，支配左侧声带。由于其解剖位置的特殊性，手术时若不慎极易损伤。因此术后拔除气管插管后，先鼓励患儿发音，及时发现异常。若术后1~2天出现单纯性声音嘶哑，则可能是术中牵拉、挤压喉返神经或局部水肿所致，告知患儿应禁声休息，一般1~2个月可逐步恢复。如术后发音低微、失声且有喝水呛咳，考虑术中将喉返神经误扎或切断所致，常不易恢复。应尽可能做好患者的心理疏导，嘱其少饮水，多进食糊状食物，进食时头偏一侧，以免进食时呛咳，食物误入气管。

（3）出血：原因包括动脉导管粗大合并肺动脉高压；动脉内膜炎或动脉周围炎，动脉导管组织脆弱；或者手术中缝合欠牢、术中止血不彻底；术后发生反应性高血压使缝合残端破裂出血等。其观察和护理参见本章体外循环的围手术期护理。

二、房间隔缺损

房间隔缺损（atrial septal defect，ASD）是指在胚胎期由于房间隔发育异常导致左、右心房之间仍残留未闭的房间孔，简称房缺，分为继发孔缺损（中央型、下腔型、上腔型、混合型）和原发孔缺损。通常所指的房缺即指继发孔缺损。房缺是最常见的先心病之一，可单独存在，也可与其他心血管畸形合并存在，一般多发生于女性。

【病因】

房缺与胎儿发育的宫内环境因素、母体情况和遗传基因有关。

【病理生理】

房缺最基本的血流动力学改变是心房水平的左向右分流，分流量视缺损的大小和两心房压力差有所不同。初生婴儿两心房压力接近，缺损几乎无分流；随年龄增大，房压差增大，血液自左向右分流量增多，可达体循环血流量的 2~4 倍。右心容量负荷加重，造成右心房、右心室和肺动脉扩张；肺循环血量增加使肺动脉压力逐渐升高，引发肺小动脉反应性痉挛并继发管壁内膜增生和中层肥厚、纤维化，管腔狭小，肺血管阻力增加，最终导致梗阻性肺动脉高压。当右心房压力高于左心房时，出现右向左逆流，引发发绀、艾森曼格综合征，最终可因右心衰竭而死亡。

原发孔缺损伴二尖瓣大瓣裂缺时，因存在二尖瓣反流，心房压力差更大，增加了左向右的分流量，肺动脉高压出现较早，病理生理和病程进展重于继发孔缺损。

【临床表现】

1. **症状**　继发孔缺损分流量小者，儿童期可无明显症状，常在体检时发现；一般到了青年期，才出现劳力性气促、乏力、心悸等症状，易出现呼吸道感染和右心衰竭。原发孔缺损伴有严重二尖瓣关闭不全者，早期可出现心力衰竭及肺动脉高压等症状。严重肺动脉高压时，可引起右向左分流，出现发绀。

2. **体征**　胸骨左缘第 2、3 肋间可闻及Ⅱ~Ⅲ级收缩期杂音，性质较柔和，为吹风样。肺动脉瓣区第二心音亢进，伴有固定分裂，一般无震颤可及。晚期患者可出现发绀、杵状指（趾）及肝大、水肿等右心衰竭体征。

【辅助检查】

1. **心电图**　继发孔缺损示电轴右偏呈不完全性或完全性右束支传导阻滞、右心室肥大、P波高大。原发孔缺损则表现为电轴左偏、P-R间期延长，呈Ⅰ度房室传导阻滞。

2. **X线**　肺血流量增多，右心房、右心室增大，肺动脉段突出，主动脉弓缩小，大量分流者透视下可见"肺门舞蹈征"。

3. **超声心动图**　可查出房间隔回声中断的征象，并可确定缺损的类型。

4. **右心导管**　测定血氧含量和肺动脉压力，目前仅用于 ASD 伴重度肺动脉高压患者，以判断是否适合手术及预后。

【治疗原则】

房缺主要为手术治疗，适宜的手术年龄为 2~5 岁。原发孔缺损、继发孔缺损合并肺动脉高压者应尽早手术。艾森曼格综合征是手术禁忌证。其手术方法为体外循环下直接缝合或修补缺损；近年来也可通过介入性心导管术，应用蘑菇伞关闭缺损，此方法具有创伤小、术后恢复快的特点，但费用较高。

【护理评估】

房缺护理评估参见本节动脉导管未闭的相关内容。

【护理问题】

1. 低效性呼吸型态。

2. **潜在并发症**　急性左心衰竭、心律失常、低心排血量综合征等。

【护理措施】

1. **围手术期一般护理**　参见本章体外循环的围手术期护理。

2. 术后并发症的观察和护理

（1）急性左心衰竭：往往见于缺损较大者。此类患者左心发育一般较差，房缺修补术后，若输血输液过快，则易造成左心容量负荷过重而诱发急性左心功能不全，临床表现为呼吸困难、咳嗽、咳痰、咯血等。其观察和护理：①严格控制输液量及速度。②持续监测 CVP、动脉压和尿量。术前可疑左心房高压（＞20～25mmHg）或左心功能不全者，可 24 小时监测左心房压。③密切观察症状和体征，若出现呼吸困难、发绀、咳泡沫痰时，警惕急性肺水肿，立即通知医生并协助治疗。④一旦发生急性肺水肿，嘱患者绝对卧床休息，半卧位或坐位，鼻导管或面罩给氧，有泡沫痰者可在湿化瓶内加入 20%～50%的乙醇，清除泡沫，增加换气效果。⑤遵医嘱及时应用吗啡、强心药、利尿药和血管扩张药等，并及时清除气管内分泌物。⑥应用呼吸机辅助呼吸者，采用呼吸末正压通气。

（2）心律失常：由于手术损伤传导系统、低血钾、心肌缺氧、洋地黄过量等原因，较易引起心律失常。ASD 术后常见的心律失常有心房颤动、房性期前收缩或室性期前收缩、窦性或交界性心动过缓、房室传导阻滞。①术后 72 小时内持续心电监护，详细记录心律、心率变化，发现异常及时处理。②维持静脉输液通道，以便及时遵医嘱使用抗心律失常药物。③密切观察血钾水平。④安置心脏起搏器者要注意观察起搏信号是否正常，患者对起搏器是否适应，记录起搏器的频率、阈值和电压，并持续监测心律以观察起搏器性能及效果。

（3）低心排血量综合征：参见本章体外循环术后并发症的观察和护理。

三、室间隔缺损

室间隔缺损（ventricular septal defect，VSD）是指室间隔在胎儿期因发育不全导致的左、右心室之间形成异常交通，在心室水平产生左向右的血液分流。按其发生的解剖部位可分为膜部缺损、漏斗部缺损及肌部缺损。室间隔缺损可单独存在，也可合并其他心血管畸形，是最常见的先心病之一，占我国先心病发病率的 20%～30%。

【病因】

室间隔缺损与胎儿发育的宫内环境因素、母体情况和遗传基因有关。

【病理生理】

室间隔缺损引起血液自左向右分流，分流量取决于左、右心室的压力差、缺损大小和肺血管阻力。分流量大者，肺动脉压力逐渐上升，肺小动脉早期发生痉挛，管壁内膜和中层增厚，阻力增大，形成梗阻性肺动脉高压，左向右分流减少，甚至出现右向左逆向分流，即艾森曼格综合征。心室水平左向右分流的结果是使肺血流量增加，超过体循环血量，同时通过左房和二尖瓣的血流量也增加，左、右心室负荷增加，左心房和肺静脉压升高引起肺间质液体存留，于是引起反复肺部感染。

【临床表现】

1. 症状　缺损小、分流量小者一般无明显症状。缺损大、分流量大者在出生后即出现症状，婴儿期可表现为反复发生呼吸道感染、充血性心力衰竭、喂养困难和发育迟缓；能度过婴幼儿期的较大室间隔缺损则表现为活动耐力较同龄人差，有活动后心悸、气短；晚期可出现艾森曼格综合征和右心衰竭。

2. 体征　胸骨左缘第 3、4 肋间可闻及Ⅲ级以上粗糙响亮的全收缩期杂音。心尖冲动范围大，心前区可触及震颤。肺动脉高压导致分流量减少者，收缩期杂音逐渐减轻，甚至消失，而肺动脉瓣区第二心音显著亢进，分裂明显。

【辅助检查】

1. 心电图 缺损小者心电图正常或电轴左偏；缺损大者左心室高电压，左心室肥大。重度肺动脉高压时，显示双心室肥大、右心室肥大或伴劳损。

2. X线 缺损小、分流量小者，X线改变轻；缺损较大者，心影轻度到中度扩大，左心缘向左下延长，肺动脉段凸出，肺纹理增多，肺野充血；重度梗阻性肺动脉高压时，肺门血管影明显增粗，肺外周血管影减少，肺血管影呈残根征。

3. 超声心动图 左心房、左心室内径增大。二维超声可明确缺损部位及大小。多普勒超声可判断血液分流方向和分流量，并可了解肺动脉压力。

【治疗原则】

直径<0.5cm的VSD 1岁以内自发变小或闭合的可能性较大，大多数不需要手术；缺损大、分流量大或伴有肺动脉高压的婴幼儿应尽早手术；缺损小，但有房室扩大者需在学龄前手术；有合并症者需控制病情后方能手术；艾森曼格综合征禁忌手术。主要手术方法是在低温体外循环下行心内直视修补术。

【护理评估】

室间隔缺损护理评估参见本节动脉导管未闭的相关内容。

【护理问题】

1. 焦虑和恐惧。

2. 低效性呼吸型态。

3. 潜在并发症 心律失常、急性左心衰竭、低心排血量综合征、低氧血症和肺不张等。

【护理措施】

1. 围手术期一般护理 参见本章体外循环的围手术期护理。

2. 术后并发症的观察和护理

（1）心律失常：与术中低温、缺氧、酸中毒、手术损伤传导系统等有关。最常见为房室传导阻滞，表现为心率缓慢，常在60次/分以下，心电图上P波与QRS波无固定关系。其观察和护理参见房间隔缺损相关内容。

（2）急性左心衰竭：VSD修补术后，左向右分流消除，左心血容量增大，输液量过多、速度过快可诱发急性左心衰竭。其临床表现、观察和护理参见房间隔缺损相关内容。

（3）低心排血量综合征：常见原因为肺动脉高压，手术损伤心肌，冠状动脉气栓及心律失常等。其临床表现、观察和护理参见体外循环术后并发症相关内容。

（4）低氧血症和肺不张：常见于缺损大者，术前近期有呼吸道感染，术后呼吸道分泌物多，导致低氧血症、肺不张、肺部感染，甚至进展为急性呼吸窘迫综合征。此外，心功能差、体外循环对肺功能的损害及手术创伤等也是相关原因。其临床表现、观察和护理参见体外循环术后并发症相关内容。

四、法洛四联症

法洛四联症（tetralogy of Fallot，TOF）包含4种畸形，即室间隔缺损、右室流出道狭窄、主动脉骑跨和右心室肥厚，是临床上最常见的发绀型先天性心脏病。1888年，法洛首先对此症的病理解剖及临床表现进行了详细的描述，故称法洛四联症。

【病因】

法洛四联症与胎儿发育的宫内环境因素、母体情况和遗传基因有关。

【病理生理】

由于右室流出道狭窄、室间隔缺损及主动脉骑跨的存在，右心室工作负荷加重，收缩期压力增高，尤其是缺损大者两心室压力可相等。随着心室的逐渐增厚，右心室压力可能超过左心室，右心室的静脉血直接或经过室间隔缺损进入主动脉。主动脉同时接受左心室和部分右心室的血液，使动脉血与静脉血在主动脉内混合并被输送到全身，造成动脉血氧含量下降，临床上出现发绀和红细胞增多症，其程度与右室流出道狭窄程度及室间隔缺损大小有关。肺血流量减少使血液氧含量减少，进一步加重发绀。体循环血量增加，静脉回流量也增加，右心房负担加重，因而逐渐扩大甚至衰竭。

【临床表现】

1. 症状　包括：①发绀：是法洛四联症的主要症状。患儿多在出生后6个月出现发绀，有些患者在儿童期或成人期才出现发绀。发绀在哭闹与运动时加重，平静休息时减轻，随年龄增长，发绀有加重趋势。②呼吸困难和乏力：因缺氧，患儿多无力，不善活动，好安静。出现发作性缺氧时突然呼吸困难，发绀加重，晕厥甚至昏迷、抽搐、死亡。③蹲踞：是法洛四联症的特征性姿势。蹲踞时，患儿下肢屈曲，静脉回心血量减少，减轻了心脏负荷；同时增加体循环阻力，提高肺循环血流量，使发绀和呼吸困难暂时有所缓解。

2. 体征　生长发育迟缓，杵状指（趾），缺氧越严重，杵状指（趾）越明显。胸骨左缘第2~4肋间可闻及Ⅱ~Ⅲ级喷射性收缩期杂音，肺动脉瓣第二心音减弱甚至消失。

【辅助检查】

1. 实验室检查　红细胞计数、血红蛋白和血细胞比容均升高，并与发绀程度成正比；动脉血氧饱和度下降。

2. 心电图　电轴右偏，右心室肥大。

3. X 线　心影正常或稍扩大，肺动脉段凹陷，心尖钝圆，呈"靴状心"。升主动脉增宽，肺血管纹理纤细。

4. 超声心动图　绝大多数法洛四联症可通过超声心动图检查明确诊断。二维/切面超声心动图显示升主动脉内径增宽，骑跨于室间隔上方，室间隔连续性中断，右心室增大，右心室流出道、肺动脉瓣或肺动脉主干狭窄。多普勒超声可见心室水平右向左分流的血流信号。

5. 心导管及心室造影检查　心导管检查可测定两心室及肺动脉压力；选择性右心室造影可显示右室流出道的形态、主动脉骑跨的程度、室间隔缺损的位置和大小，但因其有创性现应用逐渐减少。

【治疗原则】

手术是治疗法洛四联症的唯一方法。绝大多数肺动脉及左右分支发育正常的法洛四联症患儿均应在1岁内行矫治术，即低温体外循环下疏通右室流出道、修补室间隔缺损，同时矫正所合并的其他心内畸形。对于出生后病情发展严重、婴儿期严重缺氧、屡发呼吸道感染和昏厥，或不具备手术医疗条件者可先行姑息手术，即全麻下锁骨下动脉–肺动脉吻合术或右心室流出道补片扩大术。

【护理评估】

法洛四联症护理评估参见本节动脉导管未闭的相关内容。

【护理问题】

1. 焦虑和恐惧　与陌生环境、心脏疾病、手术和使用呼吸机等仪器有关。

2. 气体交换障碍　与缺氧、手术、麻醉、应用呼吸机、术后伤口疼痛等有关。

3. 潜在并发症　灌注肺、低心排血量综合征、心律失常、出血与急性心包压塞等。

【护理措施】

1. 围手术期一般护理 参见本章体外循环的围手术期护理。

2. 术后并发症的观察和护理

（1）灌注肺：是法洛四联症矫治术后一种严重并发症，死亡率高。发生的原因可能与肺动脉发育差、体–肺侧支多、手术时间长或术后液体输入过多等有关。临床表现为急性进行性呼吸困难、发绀、血痰和难以纠正的低氧血症。其观察和护理：①密切观察症状和体征，注意生化检查和血气分析结果。②充分给氧，保持呼吸道通畅，及时清除呼吸道分泌物。③严格控制出入水量，输液速度采用微量泵控制；遵医嘱加强利尿，补充白蛋白和血浆以适当提高胶体渗透压。④一旦发生灌注肺，应立即气管插管、呼吸机辅助呼吸，根据病情调节呼吸机参数，设置呼吸末正压（PEEP）。⑤加强基础护理，定时翻身、拍背、吸痰，吸痰时注意无菌操作，动作轻柔。

（2）低心排血量综合征：与术前肺血管发育不良、左室发育不全，术中心肌保护不好，术后血容量补充不足或过量等有关。其临床表现、观察和护理参见体外循环术后并发症相关内容。

（3）心律失常：较常见为房室传导阻滞，与手术损伤传导系统、术中低温、缺氧等有关。其观察和护理参见房间隔缺损相关内容。

（4）出血与急性心包压塞：TOF 患者自身凝血机制差，侧支循环丰富，体外循环时间长，凝血因子、血小板破块较多及手术复杂等都可导致术后出血及急性心包压塞。其临床表现、观察和护理参见体外循环术后并发症相关内容。

案例分析 11-6

1. 术前准备 ①对患儿及家属进行针对性的心理护理。②指导患儿进食高热量、高蛋白及丰富维生素食物，以增强机体对手术耐受力。③注意保暖，防止呼吸道感染；保持口腔和皮肤卫生，避免损伤。④指导患儿深呼吸及有效咳嗽，保持呼吸道通畅。⑤术前常规准备：备皮、药物过敏试验、交叉配血，测量身高、体重，计算体表面积等。

2. 术后呼吸系统的监护措施 ①密切观察患儿的呼吸频率、节律和幅度，SPO_2，有无缺氧表现等。②采取半坐卧位，协助患儿翻身、拍背，鼓励咳嗽咳痰，咳痰时，指导患儿用双手按在胸壁切口处，以减轻切口疼痛。③吸氧。④指导患儿进行深呼吸锻炼。⑤保暖防寒，避免呼吸道感染。

（林 琳）

第七节 心脏瓣膜病

引导案例 11-7

患者女，53 岁，反复胸闷气促 5 年余，患者 5 年前长时间散步后出现胸闷、气促，休息可缓解，当时未予以重视。此后反复出现胸闷、气促，尤以上楼梯、爬坡时加剧，伴咳嗽、咳痰，无咯血及咳粉红色泡沫痰。病情随时间加重，并出现下肢水肿，夜间尚能平卧。查体：体温 36.1℃，心率 80 次/分，血压 137/73mmHg，叩诊心界向左下扩大，律不齐，心尖区可闻及收缩期 3/6 级杂音，心尖区有低调的隆隆样舒张中晚期杂音，主动脉瓣区可闻及收缩期 3/6 级杂音，在胸骨右缘第 2 肋间可闻及粗糙而响亮的吹风样杂音。

问题：

1. 患者的主要诊断是什么？

2. 此类患者的护理措施有哪些？

心脏瓣膜病（valvular heart disease）是由于炎症、黏液样变性、退行性改变、先天性畸形、缺血性坏死、创伤等原因引起的单个或多个瓣膜结构（包括瓣叶、瓣环、腱索或乳头肌）的功能或结构异常，导致瓣口狭窄及（或）关闭不全。心室和主、肺动脉根部严重扩张也可产生相应房室瓣和半月瓣的相对性关闭不全。二尖瓣最常受累，其次为主动脉瓣。

风湿性心脏病（rheumatic valvular heart disease）简称风心病，是风湿性炎症过程所致的瓣膜损害，主要累及 40 岁以下人群。风心病是我国常见的心脏病之一，其患病率已有所下降，但瓣膜黏液样变性和老年人的瓣膜钙化在我国日渐增多。

一、二尖瓣狭窄

【病因和病理生理】

二尖瓣狭窄（mitral stenosis）最常见病因为风湿热。2/3 的患者为女性。约半数患者无急性风湿热史，但多有反复链球菌扁桃体炎或咽峡炎史。急性风湿热后，至少需 2 年始形成明显二尖瓣狭窄。二尖瓣狭窄的病理解剖改变可表现为瓣膜交界处粘连、瓣叶游离缘粘连、腱索粘连融合等，导致二尖瓣开放受限，瓣口截面积减少。狭窄的二尖瓣呈漏斗状，瓣口常呈"鱼口"状。瓣叶钙化沉积有时可延展累及瓣环，使瓣环显著增厚。慢性二尖瓣狭窄可导致左心房扩大及左心房壁钙化，尤其在合并心房颤动时左心耳及左心房内可形成附壁血栓。

正常人的二尖瓣口面积为 4～6cm^2，当瓣口面积减小一半即对跨瓣血流产生影响而定义为狭窄。瓣口面积 1.5cm^2 以上为轻度、1～1.5cm^2 为中度、小于 1cm^2 为重度狭窄。当二尖瓣严重狭窄时，左房压升高致肺静脉压升高，肺顺应性减低，从而发生劳力性呼吸困难。由于左房压和肺静脉压升高，引起肺小动脉反应性收缩，最终导致肺小动脉硬化，肺血管阻力增高，肺动脉压力升高。重度肺动脉高压可引起右室肥厚、三尖瓣和肺动脉瓣关闭不全和右心衰竭。

【临床表现】

1. 症状　一般在二尖瓣中度狭窄（瓣口面积<1.5cm^2）时方有明显症状。

（1）呼吸困难：为最常见的早期症状。首次呼吸困难发作常以运动、精神紧张、感染、妊娠或心房颤动为诱因，并多先有劳力性呼吸困难，随狭窄加重，出现静息时呼吸困难、端坐呼吸和阵发性夜间呼吸困难，甚至发生急性肺水肿。

（2）咯血：可表现为血性痰或血丝痰，伴有夜间发作性呼吸困难。突然咯大量鲜血，常见于重度二尖瓣狭窄，可为首发症状。急性肺水肿时咳大量粉红色泡沫痰。

（3）咳嗽：常见，尤其在冬季明显，有的患者在平卧时干咳，可能与支气管黏膜淤血水肿易患支气管炎或左心房增大压迫左主支气管有关。

（4）声嘶：较少见，由于扩大的左心房和肺动脉压迫左喉返神经所致。

2. 体征　重度二尖瓣狭窄者常有"二尖瓣面容"，双颧绀红。

（1）二尖瓣狭窄的心脏体征：望诊心尖搏动正常或不明显；心尖区可闻及第一心音亢进和开瓣音，提示瓣膜前叶柔顺、活动度好；心尖区可有低调的隆隆样舒张中晚期杂音，局限，不传导，常可触及舒张期震颤。

（2）肺动脉高压和右心室扩大的心脏体征：右心室扩大时可见心前区的心尖搏动弥散，肺动脉高压时肺动脉瓣区第二心音亢进或伴分裂。当肺动脉扩张引起相对性的肺动脉瓣关闭不全时，可在胸骨左缘第 2 肋间闻及舒张早期吹风样杂音，称 Graham steell 杂音。右心室扩大伴相对性三尖瓣关闭不全时，在三尖瓣区可闻及全收缩期吹风样杂音。

3. 并发症

（1）心房颤动：为相对早期的常见并发症。起始可为阵发性，之后可转为慢性心房颤动；

突发快速心房颤动常为左房衰竭和右心衰竭甚至急性肺水肿的常见诱因。

（2）心力衰竭：是晚期常见并发症及主要死亡原因。

（3）急性肺水肿：为重度二尖瓣狭窄的严重并发症，如不及时救治，可能致死。

（4）血栓栓塞：20%的患者发生体循环栓塞，以脑动脉栓塞，其余依次为外周动脉和内脏（脾、肾和肠系膜）动脉栓塞。1/4 的体循环栓塞为反复发作和多部位的多发栓塞。心房颤动、大左心房、栓塞史或心排血量明显降低为其危险因素。

（5）感染性心内膜炎：较少见，在瓣叶明显钙化或心房颤动患者更少发生。

（6）肺部感染：较常见，可诱发或加重心力衰竭。

【辅助检查】

1. X 线检查 轻度二尖瓣狭窄时，X 线可无异常。中、重度二尖瓣狭窄左心房显著增大时，心影呈梨形（二尖瓣型心脏），是肺动脉总干、左心耳和右心室扩大所致。

2. 心电图 左心房扩大，可出现"二尖瓣型 P 波"，P 波宽度>0.12s，伴切迹，QRS 波群示电轴右偏和右心室肥厚表现。

3. 超声心动图 为明确和量化诊断二尖瓣狭窄的可靠方法。M 型超声示二尖瓣城墙样改变（EF 斜率降低，A 峰消失），后叶向前移动及瓣叶增厚。二维超声心动图可显示狭窄瓣膜的形态和活动度，测量二尖瓣口面积。彩色多普勒血流成像可实时观察二尖瓣狭窄的射流，经食管超声有利于左心耳及左心房附壁血栓的检出。

4. 心导管检查 当症状、体征与超声心动图测定和计算二尖瓣口面积不一致，在考虑介入或手术治疗时，应经心导管检查同步测定肺毛细血管压和左心室压以确定跨瓣压差和计算瓣口面积，正确判断狭窄程度。

【治疗】

1. 预防风湿热复发 近年来风湿热的临床表现常不典型。有风湿活动的患者应长期甚至终身应用苄星青霉素 120 万 U，每月肌内注射一次，预防感染性心内膜炎。

2. 并发症的处理 大量咯血应取坐位，用镇静剂、静脉注射利尿剂，以降低肺静脉压。急性肺水肿应注意避免使用以扩张小动脉为主、减轻心脏后负荷的血管扩张药物，应选用扩张静脉系统、减轻心脏前负荷为主的硝酸酯类药物；正性肌力药物对二尖瓣狭窄的肺水肿无益，仅在心房颤动伴快速心室率时可静脉注射毛花苷丙，以减慢心室率。慢性心房颤动者可行电复律或药物转复；不宜复律或复律失败或复律后不能维持窦性心律且心室率快者，可口服 β 受体阻滞剂；如无禁忌证应长期服用华法林，预防血栓栓塞。右心衰竭者应限制钠盐摄入，应用利尿剂和地高辛。

3. 介入和手术治疗 包括经皮球囊二尖瓣成形术、闭式分离术、直视分离术、人工瓣膜置换术等。

（1）经皮穿刺二尖瓣球囊分离术：其适应证为单纯二尖瓣狭窄。此方法能使二尖瓣口面积扩大至 $2.0cm^2$ 以上，明显降低二尖瓣跨瓣压力阶差和左心房压力，提高心脏指数，有效地改善临床症状。

（2）二尖瓣分离术：有闭式和直视式两种。闭式多采用经左心室进入使用扩张器方法，对隔膜型疗效最好。手术适应证为患者年龄不超过 55 岁，心功能在 Ⅱ～Ⅲ 级，近半年内无风湿活动或感染性心内膜炎，术前检查心房内无血栓，不伴有或仅有轻度二尖瓣关闭不全或主动脉瓣病变且左心室不大。合并妊娠而需手术者宜在孕期 6 个月以内进行。对中度或重度二尖瓣关闭不全；疑有心房内血栓形成；瓣膜重度钙化或腱索明显融合缩短的患者，应行直视式分离术。

（3）人工瓣膜置换术：指征为：心功能在 Ⅲ～Ⅳ 级，伴有明显二尖瓣关闭不全和（或）主动脉瓣病变且左心室增大；瓣膜严重钙化以致不能分离修补；钙化粥样瘤引起狭窄者。常用机械瓣或生物瓣。前者由钛合金或热解碳制成，优点是耐用，不引起机体排异反应，不致钙化或感染；缺点是终生抗凝治疗；伴有溃疡病或出血性疾病者忌用；以后接受其他手术治疗有困难，增加发生出血性并发症的危险。生物瓣是用牛心包膜或猪心瓣经消除抗原性处理或用经过组织配型选择的人硬脑膜制成，优点是不需术后长期抗凝，极少排异反应；缺点是可因感染性心内膜炎或在若干年后因钙化和（或）机械性损伤而失效。凡风心病患者心功能在Ⅲ～Ⅳ级且合并有明显主动脉瓣病和（或）二尖瓣关闭不全致左室明显增大，或瓣膜广泛重度钙化以致不能分离修补者，以及钙化粥样瘤引起狭窄者，均适用瓣膜置换术。

（4）微创二尖瓣修复术小切口二尖瓣修复术、电视辅助胸腔镜二尖瓣修复术和机器人辅助下的二尖瓣修复术是目前微创心脏瓣膜手术的新潮术式，正在蓬勃发展及应用中。

【护理评估】

1. 病史评估　了解患者的年龄、职业等基本情况；评估患者有无反复的链球菌感染病史；了解患者有无瓣膜疾病的家庭史。询问患者有无发热、心绞痛、晕厥、咯血等病史；评估居住条件是否干燥，有无充足的阳光。

2. 身体评估　了解脉搏的频率、节律、强弱及四肢、两侧是否对称，血压及脉压有无异常。评估有无"二尖瓣面容"，了解各瓣膜区病理性杂音的性质。

3. 心理-社会状况评估　注意观察患者面色及表情，评估患者是否有恐惧或焦虑心理，了解家庭应对情况，是否存在无能性家庭应对。

4. 辅助检查　超声心动图能明确狭窄的程度及关闭不全时反流情况；X线检查能了解心影的大小、形状；心电图检查了解有无心律失常；心导管检查能定量检测反流量、压力差等。

【护理问题】

1. 心输出量低　与心功能低下，低心排血量有关。

2. 体温过高　与风湿活动或并发感染有关。

3. 低效呼吸形态　与原发疾病及体外循环手术影响肺功能有关。

4. 清理呼吸道无效　与原发病及体外循环手术引起呼吸道分泌物多、咳嗽无力有关。

5. 活动无耐力　与瓣膜功能障碍、氧的供需失调有关。

6. 潜在并发症　心力衰竭、出血、栓塞。

7. 焦虑　与病情反复发作及担心疾病预后有关。

8. 知识缺乏　缺乏有关疾病知识及保健知识。

【护理措施】

1. 术后监护

（1）循环系统的维护：①补充血容量：患者回ICU后常常血容量不足。主要原因有术中失血、体外循环时血液被稀释、停止体外循环后输血不足、术后尿量多、术后出血、扩血管药物用量过大等。术后应分析容量不足的原因并有针对性地进行处理。患者回ICU后护士需了解术中情况，尤其是液体出入是否平衡、有无术中补充容量不足等情况，作为术后补充容量的参考。当CVP<5cmH_2O、尿量多、心率快、血压不稳定时，要加快补液速度。术后容量不足一般先补充胶体，既可补充血容量又可减轻组织水肿。当CVP>12cmH_2O时，输血输液的速度宜减慢，以免引起容量负荷过重。当患者CVP在10cmH_2O以上、心率100次/分以下、平均动脉压（MAP）达75mmHg、末梢温暖、尿量充足时一般表示血容量已补足。②心功能的维护术后小剂量使用多巴胺、多巴酚丁胺强心治疗，剂量为3～5μg/（kg·min），一般无明显收缩血管的作用。术后第1天开始应用毛花苷C，病情稳定后改为地高辛口服。以上药物效果不佳可加用米力农。

血容量补足后，控制液体入量，保持出量稍大于入量，以减轻心脏负荷。尿量偏少时可静脉注射小剂量利尿药，如用呋塞米 5～10mg。

（2）呼吸功能的维护：术后常规应用呼吸机辅助通气，既有利于呼吸功能的恢复，也可减轻心脏负担。现提倡使用同步间歇指令通气（SIMV），让患者清醒后逐步锻炼呼吸功能直到撤机。呼吸机辅助期间注意监测动脉血气，根据血气结果及时调整呼吸机参数。$PaO_2 < 80mmHg$ 时加用 PEEP 治疗，PEEP 一般用 3～5cmH_2O。一般术后 4～6 小时、自主呼吸得力、肌力恢复可、循环稳定、无呼吸系统并发症时可予考虑撤机。撤机后要加强肺部体疗。

（3）维持水电解质和酸碱平衡：术后维持血钾 4.0～5.0mmol/L。输血后要及时补钙。每输入 400ml 库血后应静脉注射葡萄糖酸钙 0.5～1.0g 或氯化钙 0.5g 以中和库血保养液中的枸橼酸钠。

（4）防治心律失常：由于术前心功能差、手术损伤、电解质紊乱等原因，术后患者易发生心律失常。常见心律失常及处理：①心房颤动伴心室率增快：分析病因，血容量不足者加快输血输液；低血钾者补钾治疗；心功能不全引起的予以强心药治疗，强心药效果不佳可予以胺碘酮静脉推注，并持续微量泵泵入。经过对因治疗一般可逆转。②窦性或室上性心动过速：血容量不足者补足容量，躁动患者予以镇静。也可予以胺碘酮静脉注射。③心动过缓：瓣膜术后患者宜维持心率 80～100 次/分。心动过缓，舒张期回流入心脏的血液增加，心脏饱胀，增加心脏前负荷。可静脉注射 3～5mg 山莨菪碱，效果不佳者予以异丙肾上腺素微量泵泵入。④室性心律失常：偶发室性期前收缩者要密切观察其变化，积极治疗多元性、RonT、频发的室性期前收缩，首先立即静脉注射利多卡因 50mg，无效时再用 50mg，仍未控制者 10 分钟后可再用 100mg，维持效果较短的可予以 4∶1 利多卡因，即 100ml 0.9%氯化钠注射液中加入 400mg 利多卡因，以 1mg/min 的速度静脉滴注维持治疗。对于顽固性室性期前收缩要备好除颤仪。

（5）引流管的护理：术后需常规放置心包、纵隔或胸腔引流管。取半卧位引流，并密切观察引流液的颜色、量。术后早期引流瓶接中等强度的负压吸引，每 20～30 分钟挤捏引流管 1 次，预防引流管堵塞，确保引流通畅，避免心包压塞的发生。如引流量持续 2～3 小时大于 4ml/（kg·h），引流液呈鲜红色，并伴有血块排出、血红蛋白降低、CVP 下降、心率加快等现象，经输血及应用止血药处理无好转，应考虑有活动性出血的可能。如引流量突然减少，引流管内附有大量凝血块、心率快、脉搏弱、MAP 下降、CVP 上升、心音低，加大升压药治疗无好转，心包压塞的可能性较大。若引流液浑浊或呈乳白色，并伴有发热，应采取积极的抗感染措施。

（6）抗凝治疗：机械瓣置换术后需终身抗凝，生物瓣若为窦性心律抗凝 3～6 个月，生物瓣合并房颤需终生抗凝。通常术后第 1 天开始服用华法林，根据测定凝血酶原时间和凝血酶原活动度来调整华法林的剂量，通常 PT—INR 控制在 1.8～2.5，华法林的起始剂量为 2.5～5mg/d。

（7）防治并发症：①感染性心内膜炎：无特异性临床表现，术后听诊发现新的反流性杂音或杂音性质突然改变，结合反复出现的发热常提示可能有心内膜炎。食管超声发现感染性赘生物等有利于诊断。预防措施主要是：合理使用抗生素，控制好术前感染，术中严格无菌操作。一旦怀疑有感染性心内膜炎发生，应积极使用抗生素，合理选择杀菌性抗生素，使用时间要足够长，体温正常后持续使用 6～8 周，血培养连续阴性后至少应用 1 个月，并加强支持疗法。②心脏破裂：分为急性心脏破裂和延迟性心脏破裂。它是瓣膜手术后的一种严重并发症，一旦出现病死率很高。急性心脏破裂多发生于心搏复跳体外循环停止时。一经发现立刻重新建立体外循环进行修补。延迟性心脏破裂发生在术后数小时，一旦发生，病死率可达 100%。表现为引流管内突然有大量血液流出，血压急剧下降。延迟性心脏破裂重在预防，其主要措施包括：术中尽量减少对心肌的牵拉；术后积极控制血压；保持适宜的前后负荷；多巴胺微量泵匀速泵入，切忌一次注入较大剂量；泵入的扩血管药物更换时速度要快，以免因短时停药引起血压波动。③瓣周漏：瓣膜置换术后若患者心功能不全不易纠正，并有溶血性贫血、黄疸、甚至肝脾大的表现，听诊瓣膜区有异常心脏杂音应考虑瓣周漏的可能。食管超声可明确诊断。无明显症状，仅于超声检查时发现少量反流者可随诊观察，症状严重者需再次手术治疗。

2. 生活护理

（1）体位：出现呼吸困难时，给予半坐卧位，以减少回心血量，减轻肺淤血；同时，胸腔容积扩大，有利于呼吸功能的恢复。

（2）活动与休息：评估患者日常活动能力，予以适当的协助，在活动之后安排休息的时间，避免过度疲倦，与患者一同设计每日活动量，保证患者有充足的睡眠。限制探视，有感冒、发热及上呼吸道感染者禁止探视。对关节肿痛者，应让其保持舒适体位，采取热敷、按摩、理疗等方法改善关节局部的血液循环，减轻疼痛。

3. 饮食护理

（1）以少量多餐为原则，限制脂肪摄入，少食腊制品和罐头食品，宜高蛋白、富含维生素、易消化清淡饮食以维持营养，增强机体抵抗力。

（2）鼓励患者多喝水，预防发热、出汗引起脱水。

（3）患者有心衰时，宜低钠饮食，限制水分。

（4）保持大便通畅，多食蔬菜、水果等纤维素食物。

4. 用药护理

（1）瓣膜置换术后患者需定时口服抗凝药华法林，需定时监测 PT 时间。仔细观察有无牙龈、眼结膜、皮下、鼻等出血征象，询问女患者是否月经过多等抗凝药过量的现象，并及时处理。

（2）长期服用地高辛患者，应严格按医嘱服药，注意药物不良反应，每日清晨测心率，如心率小于 60 次/分时，当日停服地高辛。

5. 心理护理　心脏瓣膜病大多数为慢性疾病，病程迁延不愈，易出现各种并发症。其中风湿性心脏病占绝大多数。而风湿性心脏病易发生于居住环境和经济条件较差的人群，因经济、环境等原因使疾病得不到及时治疗，病情反复发作，患者及其亲属承受沉重的经济负担和心理压力，因而易产生焦虑、恐惧、消极等不良情绪，对患者恢复不利。护士应关心患者，评估患者存在的心理问题，采取针对性措施，嘱患者注意休息，保持精神愉快，避免情绪激动，防止活动和激动而引发急性心力衰竭。鼓励患者闲暇时听广播、看轻松、愉快的电视节目，与病友聊一些休闲话题以转移患者注意力。护理人员应与患者多交流、解释，说明风湿热反复发作的危害，使患者意识到积极防治上呼吸道感染、扁桃体炎、咽炎的重要性，让患者树立信心，战胜疾病。

6. 健康指导

（1）疾病知识指导：告诉患者及家属本病的病因和病程进展特点，鼓励患者树立信心，做好长期与疾病做斗争以控制病情进展的思想准备。告诉患者坚持按医嘱用药的重要性，并定期门诊复查。劝有手术适应证患者尽早择期手术，提高生活质量，以免失去最佳手术时机。

（2）预防感染：尽可能改善居住环境中潮湿、阴暗等不良条件，保持室内空气流通、温暖、干燥，阳光充足。日常生活中适当锻炼，加强营养，提高机体抵抗力。注意防寒保暖，避免感冒，避免与上呼吸道感染、咽炎患者接触，一旦发生感染应立即用药治疗。在拔牙、内镜检查、导尿术、分娩、人工流产等手术操作前应告诉医生自己有风湿性心脏病史，以便预防性使用抗生素，劝告反复发生扁桃体炎者在风湿活动控制后 2～4 个月手术摘除扁桃体。

（3）避免诱因：避免重体力劳动、剧烈运动或情绪激动。女患者注意不要因家务劳动过重而加重病情。育龄妇女要根据心功能情况在医师指导下选择好妊娠与分娩时机，病情较重不能妊娠与分娩者，做好患者及其配偶的思想工作。

二、二尖瓣关闭不全

二尖瓣关闭不全是由于反复风湿性炎症后所遗留的二尖瓣瓣膜损害，使瓣膜发生僵硬、变形、瓣缘卷缩，瓣口连接处发生融合及缩短，同时伴腱索、乳头肌的缩短、融合或断裂，造成二尖瓣的闭合不全，从而引起血流动力学的一系列改变。

【病因】

收缩期二尖瓣关闭依赖二尖瓣装置（瓣叶、瓣环、腱索、乳头肌）及左心室的结构和功能的完整性，其中任何部位的异常可致二尖瓣关闭不全。

1. 瓣叶 风湿性病变引起瓣膜僵硬、变性、瓣缘卷缩、连接处融合及腱索融合缩短，使心室收缩时两瓣叶不能紧密闭合，是最为常见的原因。二尖瓣脱垂、感染性心内膜炎破坏瓣叶、肥厚型心肌病、先天性心脏病、心内膜垫缺损并二尖瓣前叶裂等均可导致二尖瓣关闭不全。

2. 瓣环扩大 任何病因引起左室增大或伴左心衰竭可造成二尖瓣环扩大而导致二尖瓣关闭不全；二尖瓣环退行性变和瓣环钙化也可引起。

3. 腱索 先天性或获得性腱索病变，如腱索过长、断裂缩短和融合。

4. 乳头肌 冠状动脉灌注不足可引起乳头肌功能失调，出现二尖瓣关闭不全，常见的原因为急性心肌梗死。

【病理生理】

慢性二尖瓣反流时，左室对慢性容量负荷过度的代偿为左室舒张末期容量增大，根据Frank-Starling 机制使左心室心搏量增加。心肌代偿性离心性肥大，更有利于左室舒张末期容量的增加。此外，左室收缩期将部分血液徘入低压的左心房，室壁应力下降快，有利于左心室排空。因此，在代偿期可维持正常心搏量多年。慢性二尖瓣反流时，左心房的顺应性增加，左心房扩大。在较长的代偿期，同时扩大的左心房和左心室可适应容量负荷增加，使左心房压和左心室舒张末压不致明显上升，肺淤血也暂不会出现。但持续严重的过度容量负荷终致左心衰竭，左心房压和左心室舒张末压明显上升，导致肺淤血、肺动脉高压，持续肺动脉高压又必然导致右心衰竭。因此，二尖瓣关闭不全首先累及左心房和左心室，继之影响右心，最终为全心衰竭。

【临床表现】

1. 症状 慢性二尖瓣关闭不全患者临床症状的轻重，取决于二尖瓣反流的严重程度、二尖瓣关闭不全进展的速度、左心房和肺静脉压高低、肺动脉压力水平及是否合并有其他瓣膜损害和冠状动脉疾病等。

慢性二尖瓣关闭不全的患者在出现左心室衰竭以前，临床上常无症状。部分慢性二尖瓣关闭不全合并肺静脉高压或心房颤动患者可于左室衰竭发生前出现症状。从罹患风湿热至出现二尖瓣关闭不全的症状，一般常超过 20 年。二尖瓣关闭不全的无症状期比二尖瓣狭窄长，急性肺水肿亦比二尖瓣狭窄少见，可能与左房压较少突然升高有关，咯血和栓塞的概率远比二尖瓣狭窄少，而由于心排血量减少所致的疲倦、乏力则表现较突出。

轻度二尖瓣关闭不全的患者，可能终身无症状，多数患者仅有轻度不适感。但如有慢性风湿活动、感染性心内膜炎或腱索断裂，则可使二尖瓣关闭不全进行性加重，由低心排血量或肺充血引起之症状亦会逐渐明显，有时甚至发展为不可逆的左心衰竭。

严重二尖瓣关闭不全的患者，由于心排血量很低，因此患者有极度疲乏、无力的感觉，活动耐力也大受限制，一旦左心衰竭，肺静脉压力升高，患者即可出现劳力性呼吸困难，亦可有夜间阵发性呼吸困难，进而可出现右心衰竭的征象，表现为肝脏淤血肿大、踝部水肿，甚至出现胸腔积液、腹水；合并冠状动脉疾病患者，可出现心绞痛的临床症状。

2. 体征　心尖区可闻及全收缩期吹风样杂音；第一心音减弱或消失，肺动脉瓣区第二心音增强；重度反流者，心尖部可出现短促舒张期隆隆样杂音（二尖瓣相对狭窄所致）。

3. 并发症　包括：①心房颤动：见于75%的慢性重度二尖瓣关闭不全患者；②感染性心内膜炎；③体循环栓塞：见于左心房扩大、慢性心房颤动者；④心力衰竭：急性二尖瓣关闭不全者出现较早，而慢性患者晚期才发生心力衰竭；⑤二尖瓣脱垂患者可发生感染性心内膜炎、脑栓塞、心律失常、猝死、腱索断裂、心力衰竭等并发症。

【辅助检查】

1. X线检查　透视下可见收缩期左心室搏动增强和左心房膨胀性搏动。如X线摄片：后前位见左心房、左心室阴影增大；右心缘可见双心房影，可见肺淤血；前斜位示左心房扩张而使食管向后、向右移位。晚期出现右心室增大。急性二尖瓣关闭不全时，左心房、左心室可不大或仅有轻度增大，主要表现为肺水肿征象。

2. 心电图　轻度二尖瓣关闭不全心电图可正常；中、重度有左心房肥大和左心室肥厚、劳损。

3. 超声心动图（UCG）　M型和二维超声心动图不能确定二尖瓣关闭不全。脉冲式多普勒超声和彩色多普勒血流成像可于二尖瓣心房侧和左心房内探及收缩期反流束，诊断二尖瓣关闭不全的敏感性几乎达到100%，且可半定量反流程度。二维超声可显示二尖瓣装置的形态特征，有助于明确病因。

4. 放射性核素心室造影　可测定左心室收缩、舒张末容量和静息、运动时射血分数，以判断左心室收缩功能。

5. 左心室造影　右前斜位及左侧位，左心室造影时根据造影剂在左房出现的情况，将反流分为4级：

（1）1/4度：造影剂反流束未及左心房后壁，且在下一个心室舒张时被清除掉。

（2）2/4度：反流的造影剂抵达左心房后壁，但达不到与左心室相同的灰度。

（3）3/4度：左心房造影剂递增至与左室相同的灰度。

（4）4/4度：第1个心收缩期反流的造影剂已达整个左心房，且在肺静脉中可见有造影剂。

【治疗】

1. 内科治疗　慢性瓣膜病由于相当时期内可无症状，因此，在诊断确立后仅需定期随访，内科治疗的重点是预防风湿热和感染性心内膜炎的发生及适当地限制体力活动。血管扩张剂特别是减轻后负荷的血管扩张剂，通过降低射血阻抗可减少反流量和增加心排出量，对急性二尖瓣关闭不全可产生有益的血流动力学效应，对于慢性二尖瓣关闭不全是否如此，目前尚无定论。洋地黄类药物对负荷过重的左室具正性肌力作用，故控制本病的心力衰竭症状较二尖瓣狭窄者更适宜，对伴有心房颤动着更有效。

2. 外科手术治疗

（1）人工瓣膜置换术：置换的瓣膜有机械瓣和生物瓣。机械瓣包括球瓣、浮动碟瓣和倾斜碟瓣，其优点为耐磨损性强，但血栓栓塞的发生率高，需终身抗凝，术后10年因抗凝不足致血栓栓塞或抗凝过度发生出血所致的死残率可高达50%；其次，机械瓣的偏心性血流，对血流阻力较大，跨瓣压差较高。生物瓣包括猪主动脉瓣、牛心包瓣和同种硬脑膜瓣，其优点为发生血栓栓塞率低，不需终身抗凝和具有与自体瓣相仿的中心性血流，但不如机械瓣耐磨损，10～15年多需再次手术。年轻患者，由于生物瓣易发生退行性变；有心房颤动或发生血栓栓塞高危者，由于本身即需抗凝治疗，故宜选用机械瓣；若瓣环小，则宜选用血流动力学效果较好的人工瓣；

如年轻女性，换瓣术后拟妊娠生育，或有出血倾向或有抗凝禁忌者，宜选用生物瓣。

（2）瓣膜修复术：该法的优点为能尽量保存天然瓣，主要适用于二尖瓣松弛所致的脱垂、腱索过长或断裂所致的二尖瓣反流；风湿性二尖瓣病变，如具体观察病损不超过瓣叶的 1/2，前叶仍柔软并未皱缩，腱索的钙化或纤维化仅在瓣叶表面并未挛缩，则也可行修复术；感染性心内膜炎所致的二尖瓣赘生物或穿孔，并非修复的禁忌证，若感染部位局限，前叶病损不严重，也可考虑进行修复术。一般报道瓣膜修复术组较人工瓣膜置换术组在围手术期死亡率、长期生存率、术后心内膜炎发生率、因抗凝不当产生出血或血栓栓塞的发生率均为优，且经济支出前者为后者 1/3～1/2。

【护理评估】

二尖瓣关闭不全护理评估参见本章二尖瓣狭窄的护理评估。

【护理问题】

二尖瓣关闭不全护理问题参见本章二尖瓣狭窄的护理问题。

【护理措施】

二尖瓣关闭不全护理措施参见本章二尖瓣狭窄的护理措施。

三、主动脉瓣狭窄

【病因与病理解剖】

风湿性炎症导致瓣膜交界处粘连融合，瓣叶纤维化、僵硬、钙化和挛缩畸形，因而瓣口狭窄。风湿性主动脉瓣狭窄（aortic stenosis）大多伴有关闭不全或二尖瓣损害。先天性二叶瓣畸形为最常见的先天性主动脉瓣狭窄的病因。由于瓣叶结构的异常，即使血流动力学正常，也可引起瓣膜增厚、钙化、僵硬及瓣口狭窄，为成人孤立性主动脉瓣狭窄的常见原因。退行性老年钙化性主动脉瓣狭窄是 65 岁以上老年人单纯性主动脉瓣狭窄的常见原因。

【病理生理】

成人主动脉瓣口面积 $>3.0cm^2$。当瓣口面积减少一半时，收缩期仍无明显跨瓣压差。瓣口 $\leqslant1.0cm^2$ 时，左心室收缩压明显升高，跨瓣压差显著。主动脉瓣狭窄使左室射血阻力增加，左室向心性肥厚，室壁顺应性降低，引起左心室舒张末压进行性升高，因而使左心房的后负荷增加，左心房代偿性肥厚，最终由于室壁应力增高、心肌缺血和纤维化等导致左心室功能衰竭。

【临床表现】

1. 症状 出现较晚。呼吸困难、心绞痛和晕厥为典型主动脉瓣狭窄常见的三联症。

（1）呼吸困难：劳力性呼吸困难为晚期肺淤血引起的常见首发症状，见于 90% 的有症状患者。进而可发生阵发性夜间呼吸困难、端坐呼吸和急性肺水肿。

（2）心绞痛：见于 60% 的有症状患者。常由运动诱发，休息后缓解。主要由心肌缺血所致。

（3）晕厥或接近晕厥：见于 1/3 的有症状患者。多发生于直立、运动中或运动后即刻，少数在休息时发生，由于体循环动脉压下降，脑循环灌注压降低，发生脑缺血引起。

2. 体征 心尖搏动相对局限、持续有力。第一心音正常，第二心音常为单一性，严重狭窄者呈逆分裂。肥厚的左心房强有力收缩产生明显的第四心音。在胸骨右缘第 2 或左缘第 3 肋间可闻及粗糙而响亮的吹风样杂音，主要向颈动脉传导，常伴震颤。动脉脉搏上升缓慢、细小而持续，在晚期，收缩压和脉压均下降。

【辅助检查】

1. X 线检查 心影正常或左心室轻度增大，左心房可能轻度增大，升主动脉根部常见狭窄后扩张。

2. 心电图　重度狭窄者有左心室肥厚伴 ST-T 继发性改变和左心房大。

3. 超声心动图　为明确诊断和判定狭窄程度的重要方法。二维超声心动图探测主动脉瓣异常敏感，有助于显示瓣膜结构，多普勒超声可测定跨膜压差及瓣口面积。

4. 心导管检查　可同步测定左心室及主动脉内压力并计算压差。

【治疗】

1. 内科治疗　包括预防感染性心内膜炎和风湿热复发。如有频发房性期前收缩，应予抗心律失常药物，预防心房颤动，一旦出现应及时转复为窦性心律。心绞痛可试用硝酸酯类药物。心力衰竭者应限制钠盐摄入，可小心应用洋地黄类药物和利尿剂。过度利尿可因低血容量致左心室舒张末压降低和心排血量减少，发生直立性低血压。不可使用小动脉扩张剂，以防血压过低。

2. 外科治疗　人工瓣膜置换术为治疗成人主动脉瓣狭窄的主要方法。

3. 经皮球囊主动脉瓣成形术　经股动脉逆行将球囊导管报送至主动脉瓣，用生理盐水与造影剂各半的混合液体充盈球囊，裂解钙化结节，伸展主动脉瓣环和瓣叶，解除瓣叶粘连和分离融合交界处，减轻狭窄。

【护理评估】

主动脉瓣狭窄护理评估参见本章二尖瓣狭窄的护理评估。

【护理问题】

主动脉瓣狭窄护理问题参见本章二尖瓣狭窄的护理问题。

【护理措施】

主动脉瓣狭窄护理措施参见本章二尖瓣狭窄的护理措施。

四、主动脉瓣关闭不全

【病因】

1. 主动脉瓣疾病　约 2/3 的主动脉瓣关闭不全（aortic incompetence）为风心病所致。由于瓣叶纤维化、增厚和缩短，影响舒张期瓣叶边缘对合造成主动脉瓣关闭不全。感染性心内膜炎，先天性畸形，主动脉瓣黏液样变性，强直性脊柱炎等也可引起。

2. 主动脉根部扩张　引起瓣环扩大，瓣叶舒张期不能对合。原因有梅毒性主动脉炎，马方综合征，强直性脊柱炎，特发性升主动脉扩张，严重高血压和（或）动脉粥样硬化导致升主动脉瘤等。

【病理生理】

主动脉瓣反流引起左心室舒张末容量增加，使每搏容量增加和主动脉收缩压增加，而有效每搏血容量降低。左心室扩张，不至于因容量负荷过度而明显增加左心室舒张末压。左心室心肌重量增加使心肌氧耗增多，主动脉舒张压低使冠状动脉血流减少，两者引起心肌缺血、缺氧，促使左心室心肌收缩功能降低，直至发生左心衰竭。

【临床表现】

1. 症状　早期可无症状。最先的症状表现为与心搏量增多有关的心悸、心前区不适、头部动脉强烈搏动感等。晚期可出现左心室衰竭的表现。常有体位性头晕，心绞痛较主动脉瓣狭窄时少见，晕厥罕见。

2. 体征　心尖搏动向左下移位，呈抬举性搏动。胸骨左缘第 3、4 肋间可闻及高调叹气样舒张期杂音，坐位前倾和深呼气时易听到。重度反流者，常在心尖区听到舒张中晚期隆隆样杂音（Austin-Flint 杂音），其产生机制被认为系严重的主动脉反流使左心室舒张压快速升高，导致二尖瓣处于半关闭状态，对于快速前向跨瓣血流构成狭窄。收缩压升高，舒张压降低，脉压增大。周围血管征常见，包括随心脏搏动的点头征、颈动脉和桡动脉扪及水冲脉、毛细血管搏动征、股动脉枪击音，听诊器轻压股动脉闻及双期杂音和毛细血管搏动征等。

3. 并发症 感染性心内膜炎、室性心律失常较常见，心脏性猝死少见。

【辅助检查】

1. X 线检查 左心室增大，升主动脉继发性扩张明显。

2. 心电图 左心室肥厚及继发性 ST-T 改变。

3. 超声心动图 M 型超声显示舒张期二尖瓣前叶或室间隔纤细扑动；二维超声可显示瓣膜和主动脉根部的形态改变；脉冲多普勒和彩色多普勒血流成像在主动脉瓣的心室侧可探及全舒张期反流束，为最敏感的确定主动脉瓣反流的方法，并可通过计算反流量与搏出血量的比例，判断其严重程度。

4. 放射性核素心室造影 可测定左心室收缩、舒张末容量和静息运动的射血分数，判断左心室功能。

5. 磁共振成像 诊断主动脉疾病如主动脉夹层极为准确。

6. 主动脉造影 当无创技术不能确定反流程度，并考虑外科治疗时，可行选择性主动脉造影，半定量反流程度。

【治疗原则】

内科治疗参照主动脉瓣狭窄，人工瓣膜置换术为严重主动脉瓣关闭不全的主要治疗方法。

【护理评估】

主动脉瓣关闭不全护理评估参见本章二尖瓣狭窄的护理评估。

【护理问题】

主动脉瓣关闭不全护理问题参见本章二尖瓣狭窄的护理问题。

【护理措施】

主动脉瓣关闭不全护理措施参见本章二尖瓣狭窄的护理措施。

五、三尖瓣狭窄

【病因】

三尖瓣狭窄（tricuspid stenosis）几乎均由风湿病所致，少见的病因有先天性三尖瓣闭锁、右房肿瘤及类癌综合征。右房肿瘤的临床特征为症状进展迅速，类癌综合征更常伴有三尖瓣反流。偶尔，右室流入道梗阻可由心内膜心肌纤维化、三尖瓣赘生物、起搏电极及心外肿瘤引起。

风湿性三尖瓣狭窄几乎均同时伴有二尖瓣病变，在多数患者中主动脉瓣亦可受累。尸检资料提示，风湿性心脏病患者中大约 15% 有三尖瓣狭窄，但临床能诊断者大约仅 5%。

风湿性三尖瓣狭窄的病理变化与二尖瓣狭窄相似，腱索有融合和缩短，瓣缘融合，形成一隔膜样孔隙，瓣叶钙化少见。

三尖瓣狭窄也较多见于女性，可合并三尖瓣关闭不全或与其他任何瓣膜的损害同时存在。右心房明显扩大，心房壁增厚，也可出现肝脾大等严重内脏淤血的征象。

【病理生理】

当运动或吸气使三尖瓣血流量增加时，右心房和右心室的舒张期压力阶差即增大。若平均舒张期压力阶差超过 5mmHg 时，即足以使平均右房压升高而引起体静脉淤血，表现为颈静脉充盈、肝大、腹水和水肿等体征。

三尖瓣狭窄时，静息心排血量往往降低，运动时也难以随之增加，这就是为什么即使存在二尖瓣病变，左房压、肺动脉压、右室收缩压正常或仅轻度升高。

【临床表现】

1. 症状　三尖瓣狭窄致低心排血量引起疲乏，体静脉淤血可引起消化道症状及全身不适感，由于颈静脉搏动的巨大"α"波，使患者感到颈部有搏动感。虽然患者常同时合并有二尖瓣狭窄，但二尖瓣狭窄的临床症状如咯血、阵发性夜间呼吸困难和急性肺水肿却很少见。若患者有明显的二尖瓣狭窄的体征而无肺淤血的临床表现时，应考虑可能同时合并有三尖瓣狭窄。

2. 体征　主要体征为胸骨左下缘低调隆隆样舒张中晚期杂音，可伴舒张期震颤，可有开瓣拍击音。增加体静脉回流方法可使之更加明显。三尖瓣狭窄常有明显体静脉淤血体征，如颈静脉充盈、有明显"α"波，吸气时增强，晚期病例可有肝大、腹水及水肿。

【辅助检查】

1. X 线检查　主要表现为右房明显扩大，下腔静脉和奇静脉扩张，但无肺动脉扩张。

2. 心电图检查　示 P、V_1 电压增高（>0.25mV）；由于多数三尖瓣狭窄患者同时合并有二尖瓣狭窄，心电图亦常示双房肥大。

3. 超声心动图检查　其变化与二尖瓣狭窄时观察到的相似，M 型超声心动图常显示瓣叶增厚，前叶的射血分数斜率减慢，舒张期与隔瓣呈矛盾运动，三尖瓣钙化和增厚；二维超声心动图对诊断三尖瓣狭窄较有帮助，其特征为舒张期瓣叶呈圆顶状、增厚、瓣叶活动减低、开放受限。

【治疗】

限制钠盐摄入及应用利尿剂，可改善体循环淤血的症状和体征。严重三尖瓣狭窄（舒张期跨三尖瓣压差>5mmHg，瓣口面积<2.0cm^2），应考虑手术治疗。由于几乎总合并有二尖瓣病，两个瓣膜病变应同期进行矫治。

【护理评估】

三尖瓣狭窄护理评估参见本章二尖瓣狭窄的护理评估。

【护理问题】

三尖瓣狭窄护理问题参见本章二尖瓣狭窄的护理问题。

【护理措施】

三尖瓣狭窄护理措施参见本章二尖瓣狭窄的护理措施。

六、三尖瓣关闭不全

【病因和病理】

三尖瓣关闭不全（tricuspid regurgitation）罕见于瓣叶本身受累，而多由肺动脉高压致右心室扩大、三尖瓣环扩张引起，常见于二尖瓣狭窄及慢性肺源性心脏病。一般来说，当肺动脉收缩压超过 55mmHg，即可引起功能性三尖瓣关闭不全。少见者如风湿性三尖瓣炎后瓣膜缩短变形，常合并三尖瓣狭窄；先天性如艾伯斯坦畸形；亦可见于感染性心内膜炎所致的瓣膜毁损，三尖瓣黏液性退变致脱垂，此类患者多伴有二尖瓣脱垂，常见于马方综合征；亦可见于右房黏液瘤、右室心肌梗死及胸部外伤后。

后天性单纯性三尖瓣关闭不全可发生于类癌综合征，因类癌斑块常沉着于三尖瓣的心室面，并使瓣尖与右室壁粘连，从而引起三尖瓣关闭不全，此类患者多同时有肺动脉瓣病变。

【病理生理】

三尖瓣关闭不全引起的病理生理变化与二尖瓣关闭不全相似，但代偿期较长；病情若逐渐进展，最终可导致右室右房扩大，右室衰竭。肺动脉高压显著者，病情发展较快。

【临床表现】

1. 症状 三尖瓣关闭不全合并肺动脉高压时,方才出现心排血量减少和体循环淤血的症状。三尖瓣关闭不全合并二尖瓣疾患者,肺淤血的症状可由于三尖瓣关闭不全的发展而减轻,但乏力和其他心排血量减少的症状可更为加重。三尖瓣关闭不全若不伴肺动脉高压,患者可长期无症状。

2. 体征 主要体征为胸骨左下缘全收缩期吹风性杂音,吸气及压迫肝脏后可增强;如不伴肺动脉高压,杂音见于收缩早期,有时难以闻及。当反流量很大时,有第三心音及三尖瓣区低调舒张中期杂音。颈静脉脉波图 v 波增大;可扪及肝脏搏动。瓣膜脱垂时,在三尖瓣区可闻及非喷射性喀喇音。其体循环淤血体征与右心衰竭相同。

【辅助检查】

1. X 线检查 可见右心室、右心房增大。右房压升高者,可见奇静脉扩张和胸腔积液;有腹水者,横膈上抬。透视时可看到右心房收缩期搏动。

2. 心电图检查 无特征性改变,可示右心室肥厚劳损,右心房肥大;并常有右束支传导阻滞。

3. 超声心动图检查 可见右心室、右心房、三尖瓣环扩大;上下腔静脉增宽及搏动;二维超声心动图声学造影可证实反流,多普勒可判断反流程度。

4. 右心导管检查 当超声检查尚难得出明确结论性意见,或临床判断与超声检查有矛盾时可考虑行右心导管检查。随着三尖瓣关闭不全程度加重,右房压力波形越来越类似于右室压力波形。令患者深吸气,右心房压力不似正常人那样下降,而是升高或者变化不大,是三尖瓣关闭不全的特征性表现。若肺动脉或者右室收缩压高于 55mmHg,提示三尖瓣关闭不全为继发性(或功能性);若肺动脉或右室收缩压低于 40mmHg,说明三尖瓣关闭不全为原发性,即三尖瓣本身或其支持结构病变。

【治疗】

三尖瓣关闭不全若不伴肺动脉高压,一般无症状,无须手术治疗;若伴肺动脉高压,可行三尖瓣环成形术,后者为目前广泛应用的术式,实践证明疗效良好。

某些严重的原发性三尖瓣关闭不全可能需行人工瓣膜置换术。鉴于三尖瓣位人工机械瓣发生血栓栓塞的风险大,因此多采用生物瓣,生物瓣的优势是无须长期抗凝治疗,而且耐久性也不错(可达 10 年以上)。

【护理评估】

三尖瓣关闭不全护理评估参见本章二尖瓣狭窄的护理评估。

【护理问题】

三尖瓣关闭不全护理问题参见本章二尖瓣狭窄的护理问题。

【护理措施】

三尖瓣关闭不全护理措施参见本章二尖瓣狭窄的护理措施。

七、肺动脉瓣疾病

【病因】

原发性肺动脉狭窄,最常见的是先天性肺动脉瓣狭窄,可合并房间隔缺损或主动脉骑跨;可继发或伴发漏斗部狭窄。风湿性心脏病多累及多个瓣膜;其他少见的病因有右心感染性心内膜炎后粘连、类癌综合征、马方综合征等。

肺动脉瓣关闭不全,多由肺动脉高压引起的肺动脉干根部扩张所致,常见于二尖瓣狭窄,亦可见于房间隔缺损等左至右分流先天性心脏病。罕见的病因有风湿性单纯肺动脉瓣炎、马方综合征、先天性肺动脉瓣缺如或发育不良，感染性心内膜炎引起瓣膜毁损、瓣膜分离术后或右心导管术损伤致肺动脉瓣关闭不全。

【病理生理】

肺动脉瓣狭窄时，右心室收缩压升高，右心室肥大；肺动脉压正常或偏低，收缩期肺动脉瓣两侧出现压力阶差。在严重狭窄时，其跨瓣压力阶差可高达240mmHg。狭窄越重，右心衰竭的临床表现出现越早。如合并先天性房间隔缺损等左至右分流先天性心脏病，则右至左分流出现较早。

肺动脉瓣关闭不全不伴肺动脉高压者，由于反流发生于低压低阻力的小循环，故血流动力学改变通常不严重。若瓣口反流量增大可致右室容量负荷增加，引起右室扩大、肥厚，最后导致右心衰竭。伴发肺动脉高压、出现急性反流或反流程度重者，病情发展较快。

【临床表现】

轻中度肺动脉瓣狭窄，一般无明显症状，其平均寿命与常人相近；重度狭窄者，运动耐力差，可有胸痛、头晕、晕厥、发绀。主要体征是肺动脉瓣区响亮、粗糙、吹风样收缩期杂音，肺动脉瓣区第二心音（P_2）减弱伴分裂，吸气后更明显。肺动脉瓣区喷射音表明瓣膜无重度钙化，活动度尚可。先天性重度狭窄者，早年即有右心室肥厚，可致心前区隆起伴胸骨旁抬举性搏动。持久发绀者，可伴发杆状指（趾），但较少见。

不伴肺动脉高压的单纯肺动脉瓣关闭不全，右室前负荷虽有所增加，但患者耐受良好，可多年无症状。伴肺动脉高压的肺动脉瓣关闭不全，其临床症状多为原发疾病所掩盖，这种继发性肺动脉瓣关闭不全通常伴有右室功能不全发生，前者可使后者进一步加重。主要体征为肺动脉瓣区舒张早期递减型哈气样杂音，可下传至第4肋间。伴肺动脉高压时，肺动脉瓣区第二心音亢进、分裂。反流量大时，三尖瓣区可闻及收缩期前低调杂音（右侧Austin-Flint杂音）。如瓣膜活动度好，可听到肺动脉喷射音。

【辅助检查】

1. X线检查　肺动脉瓣疾病示右室肥厚、增大。单纯狭窄者，肺动脉干呈狭窄后扩张，肺血管影稀疏；肺动脉瓣关闭不全伴肺动脉高压时，可见肺动脉段及肺门阴影尤其是右下肺动脉影增大。

2. 心电图检查　示右室肥厚劳损、右心房增大，肺动脉瓣狭窄者，常有右束支传导阻滞。

3. 超声检查　肺动脉瓣狭窄，超声心动图检查可发现右心房、右心室内径增大，右室壁肥厚，室间隔与左室后壁呈同向运动；肺动脉干增宽；肺动脉瓣增厚，反光增强，开放受限，瓣口开放面积缩小；采用多普勒技术可测量跨肺动脉瓣的压力阶差。肺动脉瓣关闭不全，若有肺动脉高压，超声检查除可发现原发病表现外，还可发现肺动脉增宽，右心室肥厚，扩大；若无肺动脉高压，右心室改变相对较轻。采用多普勒技术可半定量测定肺动脉瓣口反流量。

【治疗】

肺动脉瓣狭窄者，当静息跨瓣压力阶差达40mmHg以上时，可作直视下瓣膜分离术或切开术，或行经皮球囊瓣膜成形术，但以后者为首选。

无肺动脉高压的肺动脉瓣关闭不全，患者通常无症状，无须治疗。有肺动脉高压的肺动脉瓣关闭不全，治疗包括：①酌情治疗原发病（如二尖瓣狭窄、房间隔缺损、室间隔缺损）；②治疗肺动脉高压，可使用血管扩张剂（包括血管紧张素转化酶抑制剂）；③治疗右室衰竭。

【护理评估】

肺动脉瓣疾病护理评估参见本章二尖瓣狭窄的相关内容。

【护理问题】

肺动脉瓣疾病护理问题参见本章二尖瓣狭窄的护理问题。

【护理措施】

肺动脉瓣疾病护理措施参见本章二尖瓣狭窄的护理措施。

案例分析 11-7

1. 患者的主要诊断：①联合瓣膜病变：主动脉瓣狭窄、二尖瓣关闭不全、二尖瓣狭窄；②左心室增大；③心功能Ⅲ级。

2. 此类患者的护理措施

（1）术前护理：①指导患者合理调配饮食，进食高热量、高蛋白及丰富维生素食物，以提高机体对手术的耐受力。心功能欠佳者，应限制钠盐摄入；进食少者，可静脉补液。②注意口腔、皮肤的卫生，避免黏膜及皮肤的破损，积极治疗感染病灶。冬季加强保暖，防止上呼吸道感染。③心功能不全者取半卧位，有晕厥史者需绝对卧床，心房颤动合并血栓者需严格限制活动。④心理护理，减轻焦虑情绪。⑤完善术前准备。

（2）术后监护：①循环系统维护，评估容量负荷，补充血容量，强心利尿治疗。②呼吸功能的维护，呼吸机辅助期间注意监测动脉血气，及时调整呼吸机参数，加强肺部体疗。③维持水电解质和酸碱平衡，术后维持血钾 4.0～5.0mmol/L，输血后及时补钙。④防治心律失常。⑤引流管护理，保持通畅引流，密切观察引流液的颜色、量。⑥抗凝治疗，术后第 1 天拔除气管插管后开始服用华法林，监测凝血酶原时间和凝血酶原活动度。⑦并发症防治：感染性心内膜炎、心脏破裂、瓣周漏等。

（3）术后护理：①适量运动，避免过度劳累。②指导患者进食高蛋白、富含维生素、易消化清淡饮食以维持营养，促进术后恢复。限制钠盐摄入，避免食用含维生素 K 较多的绿色蔬菜，如西兰花、菠菜及动物肝脏，以免影响华法林抗凝效果。③环境清洁，讲究卫生，注意保留，预防感染。

（谢 霞）

第十二章　消化系统疾病患者的重症监护

【目标要求】

掌握：消化系统疾病的临床表现，消化系统疾病的护理。

熟悉：消化系统疾病的预防、治疗及相关的监测指标。

了解：消化系统疾病的评分与分级。

第一节　重症患者的肠功能障碍

> **引导案例 12-1**
>
> 　　患者女，70岁，回族。因"剑突下胀痛1天"于2015年12月4日10时35分入院。查体：体温36.1℃，脉搏84次/分，呼吸20次/分，血压170/96mmhg，腹平，软，肝脾肋下未触及，中上腹压痛，无反跳痛，肝区无叩击痛，墨菲征（−），麦氏点无压痛，移动性浊音阴性，肠鸣音3次/分。2015年12月5日18时30分患者腹痛转移至右下腹，复查腹部B超示胆囊结石并胆囊炎。2015年12月6日15时40分患者胆囊炎体征明显，急诊送剖腹探查，术中诊断：急性化脓性胆囊炎并胆囊结石，低位不完全性肠梗阻，急性单纯性阑尾炎，腹膜炎。随行胆囊切除术，阑尾切除术，肠减压术。术后转ICU进一步治疗。2015年12月12日患者经积极治疗多日仍间断中低热，腹胀不能缓解，肠鸣音0次/分，无法脱离呼吸机，体温39.1℃，SPO_2在93%左右，心率及血压稳定，复查CT提示肠管积气积液明显，有液平，双肺炎症。患者经积极治疗肠动力不能恢复，尚不能脱离呼吸机，病情进一步加重，存在脓毒性休克危险。
>
> **问题：**
>
> 1. 肠功能障碍的类型是什么，有什么临床表现？
> 2. 肠功能障碍的护理措施包括哪些？

【肠衰竭与肠功能障碍概念的演变】

　　"肠功能衰竭"一词在20世纪50年代即已出现，然而，迄今肠功能衰竭并没有明确的定义，也没有可以明确监测的参数。Irving 对肠衰竭的定义是"功能性肠道减少，不能满足食物的消化吸收"。Fleming 等则认为肠功能衰竭是"肠道功能下降至难以维持消化、吸收营养的最低需要量"。Nightingale 将其定义为由于肠吸收减少，需要补充营养与水、电解质以维持健康和（或）生长。上述定义均将肠功能局限于消化和营养吸收方面。在 Deitch 的诊断标准中，肠功能障碍定义为"腹胀，不耐受食物5天以上"；而肠功能衰竭则为应激性溃疡出血与急性胆囊炎。有学者将肠功能衰竭分为两型，一型是以短肠综合征（SBS）为代表的功能性肠道减少；另一型则是各种因素导致的运动功能受损和广泛实质损伤所致的肠衰竭。黎介寿（2004年）认为胃肠功能障碍的概念比"肠衰竭"的概念更准确，应包括黏膜屏障功能障碍、消化、吸收障碍和动力障碍三个方面。南京军区南京总医院等认为肠功能障碍可分为3型：①功能性小肠长度绝对减少型，如SBS。②小肠实质广泛损伤型，如放射性肠损伤、炎性肠病所致的肠功能障碍。各种原因所致的肠外瘘、肠梗阻当属此型，但多数为急性，可逆转。③以肠黏膜屏障功能损害为主，可同时伴有肠消化吸收功能的障碍，如严重创伤、出血、休克所致的肠功能障碍。

【肠功能障碍的评分和分级】

目前，对重症患者的肠功能障碍评分有许多标准，但均未被广泛应用。Goris 等的诊断标准规定：胃肠功能正常为 0 分；无结石性胆囊炎，应激性溃疡为 1 分；应激性溃疡出血，必须输血 2 个单位/24 小时以上，坏死性小肠结肠炎，和（或）胰腺炎，和（或）自发胆囊穿孔为 2 分。北京协和医院诊断标准规定：不耐受饮料和食物，肠蠕动消失，或者应激性溃疡，或者无结石性胆囊炎为 1 分；应激性溃疡出血或穿孔，坏死性肠炎，急性胰腺炎或者自发性胆囊穿孔等为 2 分。我国 1995 年重修的 MODS 病情分期诊断及严重程度评分标准规定：腹部胀气，肠鸣音减弱为 1 分；腹部高度胀气，肠鸣音接近消失为 2 分；麻痹性肠梗阻，应激性溃疡出血（具有 1 项即可确诊）为 3 分。这些评分方法最大的局限性在于主观指标为主，而且没有分级标准，不适合临床应用不方便。

有研究者通过建立重症患者胃肠功能障碍的流行病学资料数据库，初步得出危重患者胃肠功能障碍的发生率、严重程度、表现类型等一般情况，并在此基础上建立了胃肠功能障碍的分级标准，见表 12-1。

表 12-1　胃肠功能评分方法

事件	评分（分）	事件	评分（分）
禁食	1	腹痛	2
胃肠减压	1	反流	2
肠鸣音减弱	1	腹泻	2
		胃潴留	2
		肠鸣音减弱	2
		腹胀	2
		便秘	2

有关定义：胃潴留即胃残留量超过 200ml 者。便秘即连续 3 天无排便者。腹泻即 1 日排稀便次数超过 3 次，伴或不伴有粪便超过 200g/d 者。肠鸣音减弱即肠鸣音数分钟才听到 1 次。肠鸣音消失即持续听诊 3～5 分钟未听到肠鸣音。

将以上分级标准的评分进行累计求和，所得分数即为该患者胃肠功能障碍评分。根据得分高低进行分级：0 级：0，正常；1 级：1～4，轻度；2 级：5～9，中度；3 级：≥10，重度。该标准经临床初步应用与重症患者的病情严重度和预后相关性良好，使用方便，符合通常使用的"正常、轻度、中度和重度"的分级习惯。

【肠功能障碍的临床表现类型】

肠功能障碍的常见临床表现类型包括：消化吸收功能障碍、肠道动力障碍、肠黏膜屏障受损、应激性溃疡等。

1. 消化吸收障碍　主要表现为腹泻或对肠内营养不耐受。在 Montejo JC 等报道中，其发生率为 40%；流行病学调查表明，ICU 患者腹泻的发生率高达 30.7%。他们往往都有相同的病理生理基础，包括肠黏膜结构改变；消化酶活力减弱；肠系膜血流减少等。还有其他影响因素，如低蛋白血症、肠道水肿、菌群紊乱，以及不适当的肠内营养制剂和输注方式等。

2. 肠道动力障碍　主要表现为腹胀。在 Montejo JC 等报道中，几乎每例重症患者都存在不同程度的腹胀、肠鸣音减弱及大便不通；流行病学调查表明，ICU 患者腹胀的发生率高达 60.9%。王宝恩等（1999 年）对休克模型 Wistar 大鼠研究发现，制模大鼠肠道对灌胃碳末推进速度较正常组下降 50%以上，肠推进速度明显减慢，单独注射内毒素后动物十二指肠、空肠电快波的振幅指数明显降低，快波频率减慢。胃肠动力障碍可引起腹腔内压力增高，并对全身各系统功能产生重要的影响。

以下是影响胃肠动力诸多因素中最重要的因素。

（1）腹腔内炎症/感染，包括出血，急性胰腺炎等。

（2）食物消化吸收不良。

（3）电解质紊乱：特别是低血钾。

（4）肠系膜血流减少，休克、脓毒症。

（5）肠道菌群改变。

（6）颅内压增高。

（7）药物：镇静剂、钙离子拮抗剂、抗胆碱类。

3. 肠黏膜屏障损伤　主要表现为肠道细菌、内毒素易位（translocation），肠源性感染等。正常情况下，肠道的蠕动是肠道非免疫防御的重要机制，正常肠蠕动功能的意义不仅在于参与食物的消化、吸收和排泄，也是肠腔内环境的"清道夫"，尤其是消化间期的肠蠕动，可防止肠内有害物质（包括内毒素）的积聚，限制细菌生长。肠蠕动过慢、过弱或肠梗阻可引起肠内细菌过度生长而导致"小肠细菌污染综合征"。临床上观察到存在肠运动功能障碍甚至肠麻痹患者似乎更容易出现细菌和内毒素易位。

早期肠黏膜屏障损伤由以下因素所致：①肠道有效血循环量不足，处于缺血、缺氧状态，激活黄嘌呤氧化酶，产生过量氧自由基，损伤肠黏膜。②各种原始打击降低肠摄取和利用氧的能力，减少肠上皮细胞能量供给，影响肠黏膜修复。③肠腔细菌过度繁殖，黏附到肠壁的细菌增多，定植机会增加，产生大量代谢产物和毒素，破坏肠黏膜结构。④肠道抗原递呈细胞激活，释放血小板活化因子（PAF）、肿瘤坏死因子（TNF）等细胞因子，引起肠黏膜屏障功能损伤。

肠黏膜上皮坏死，肠黏膜通透性增加、修复能力降低，肠黏膜屏障受损，为致病微生物的入侵敞开大门，进一步导致肠源性内毒素血症。内毒素进入血液后可引起发热反应、激活补体系统，并作用于粒细胞系统、血小板、红细胞，触发全身炎症反应，加快了 MODS 的发展进程。

对肠道细菌和内毒素易位途径，早年都普遍接受"肠道–门静脉–肝脏–血液循环"假说（1991年）。然而近年来，该假说不断受到质疑后，研究人员开始对肠道淋巴系统在肠黏膜损伤、肠道菌群易位机制中的作用进行一系列的研究。2005 年，Deitch 等总结提出"肠道–肠系膜淋巴–血液循环"假说。较好补充了前者的不足。现已明确淋巴系统在细菌和内毒素易位过程中起到重要的作用。

尽管目前已经明确肠黏膜屏障损伤在 MODS 进程中的重要作用，但临床上尚缺乏诊断肠黏膜屏障损伤特异、敏感的检测指标。虽然双糖试验、D-乳酸水平、瓜氨酸、血内毒素、血细菌 DNA、细菌代谢物、核素标记细菌等已广泛应用于研究，但无一能作为临床实用的诊断指标。

4. 应激性溃疡　应激性溃疡（stress ulcer，SU）是指机体在各类严重创伤、危重疾病等严重应激状态下，发生的急性消化道糜烂、溃疡等病变，最后可导致消化道出血、穿孔，并使原有病变恶化。SU 又称急性胃黏膜病变、急性糜烂性胃炎、急性出血性胃炎等。有临床学者认为它是 MODS 的一部分，也有的认为是胃肠功能衰竭的表现（Deitch，2000），黎介寿（1998 年）认为应激性溃疡不但是胃肠道功能障碍的一种表现，也代表着全身有微循环灌注不良、组织氧供不足的现象。

应激性溃疡的发病机制至今尚未完全了解，但越来越多的研究说明它是由多因素引起的。胃黏膜屏障功能受损，H^+反流的因素较胃酸分泌增多更为明显。临床上，多数应激性溃疡发生在出血性休克、感染或心功能不全的患者。胃黏膜缺血是应激性胃溃疡的主要病理生理改变，缺血可影响胃黏膜的能量代谢，ATP 与高能磷酸值下降，削弱了黏膜抵御损害的功能。胃底部黏膜的能量不足较胃幽门或肝、肺等其他组织为明显，故该处较幽门窦部好发应激性溃疡。胃黏膜对摒除或缓冲 H^+ 进入组织有重要作用。正常情况下，少量 H^+ 弥散在黏膜上可迅速被有效的黏膜血流清除或中和。因此，胃黏膜缺血、血流量不足时将导致 H^+ 在组织中积蓄、黏膜酸化与产生溃疡。

应激性溃疡以胃黏膜糜烂、有浅表溃疡形成为特征，且是多发。除胃黏膜外，肠黏膜也可发生类似的改变。由于黏膜糜烂，可以有渗血。经胃酸作用后，引流的胃液呈黑褐色或咖啡色且形成絮状。出血量大者可为鲜血，有呕血、黑便，以至发生低血容量休克。偶有穿孔并有急性腹膜炎者。亦有极少严重应激患者可以发生全胃肠道黏膜广泛性损害、出血。

重症患者的胃肠功能障碍尚有其他临床表现：如肠微生态紊乱、胃肠激素紊乱和谷氨酰胺代谢紊乱等。

【肠功能障碍的预防和治疗】

在危重症患者中，胃肠功能障碍被认为是 MODS 的启动因素之一。及早治疗胃肠功能障碍是防止病情发展的关键。治疗原则有：①积极治疗原发病，调整内环境的稳定性，改善组织血供与氧供；②肠内营养；③黏膜上皮特殊营养物；④对症处理等方面。

1. 改善机体的灌注和组织氧供　组织低灌注是重症患者普遍存在的问题，是多器官功能障碍综合征发生发展的重要环节之一，现已证明低灌注也是应激性溃疡、肠道通透性增加的重要原因之一。因此，维持机体良好的组织灌注和氧供是重症患者治疗的基本原则，也是重症患者维护胃肠功能的基本要求。

组织的氧输送涉及呼吸、循环和血液等系统，与氧分压、心脏前负荷、心输出量、血红蛋白等因素密切相关。因此，改善组织灌注和氧供，需要适当的液体负荷、理想的氧分压、心肌收缩力和血红蛋白等，临床上通常通过液体复苏、氧疗/机械通气、血管活性药物和正性肌力药物等环节实现这一目标。

2. 肠内营养　尽管肠道黏膜屏障功能已受到广泛重视，但如何改善与维持肠屏障功能还没有完整、满意的治疗措施。目前已有大量实验研究证实肠内营养可改善肠黏膜屏障功能。肠内营养还有以下较肠外营养优越的地方：促使肠蠕动功能的恢复、加速门静脉系统的血液循环、促进胃肠道激素的分泌、为肠黏膜细胞提供必需的直接养分、营养物质中的营养因子直接进入肝脏等。因此，肠内营养不但能直接供给营养，而且能改善肠道的各种功能，这是单纯肠外营养所不具备的作用。相反，长期的胃肠外营养不但带来肝脏酶学异常、胆汁淤积、胆囊炎和胆结石等并发症的发生，更重要的是造成肠黏膜的失用性萎缩。正是基于对肠内及肠外营养认识的逐渐增加，营养支持方式由 20 世纪 70 年代肠内营养占 20% 的比例向 90 年代 80% 的比例转变。肠黏膜的主要营养方式是腔内营养，即肠道黏膜需从肠腔内摄取营养底物供自身利用，这种营养方式占总营养底物摄取的 70%，其余 30% 来自动脉血液供给。因此重症患者在禁食时，肠腔内无营养底物，而来自动脉的血液代偿又十分有限，此时，肠黏膜细胞在无充分营养供给的情况下发生萎缩、坏死、脱落。此时如果能及时给予肠道提供充分的营养底物以保证肠黏膜的营养供应，那么肠内营养对预防肠黏膜细胞的萎缩坏死、保护肠黏膜屏障将是有积极意义的。同时，二十多年来，肠内营养新型给予途径的建立、肠内营养制剂的进步和输注技术的进步，使重症患者在胃肠功能障碍的条件下进行肠内营养成为了现实。

3. 肠黏膜特殊营养物　近年来的动物试验及临床研究证明，许多特殊营养底物，如谷氨酰胺（Gln）、短链脂肪酸和生长激素等对肠黏膜屏障功能的维护具有重要的意义。另外还有研究在肠内营养的基础上加用正常菌群以改善肠道微生态环境的"微生态免疫营养"，也被认为可能对维护肠道微生态，保护肠黏膜屏障功能有益处。

（1）谷氨酰胺（Gln）：是人体重要的氨基酸，是肠道的主要供能物质。危重症患者机体内谷氨酰胺含量可明显减少至正常人的 20%～80%，而且持续时间可达 20～30 天。在孵育培养基中加入 Gln 可以刺激正常人体回肠、结肠腺管细胞增生，输注谷氨酰胺酶而降低血 Gln 水平，可使实验动物产生腹泻、绒毛萎缩、黏膜溃疡形成，甚至肠坏死。在标准 TPN 液中增加 Gln 或口服 Gln 均能有效地预防肠道黏膜萎缩，增强小肠和结肠细胞的活性。动物和人体研究均表明，Gln 是广泛肠切除后必需的营养基质，可以促进残存小肠的代偿性增生。人体肠内给予的 Gln 中 50%被肠黏膜细胞代谢，许多肠源性腹腔感染的实验研究表明，肠内给予 Gln 可以预防肠道细菌易位，减少肠管通透性，改善生存，通过改善葡萄糖、钠等物质的吸收而最大限度增加肠道功能，这种药理作用对吸收不良、腹泻伴脱水及进行性营养不良的患者有着重要的临床意义。联合应用 Gln 和生长激素（GH）可以明显提高肠切除后残存肠管细胞的蛋白质合成，其效应较单独给药更为明显。因此联合应用 Gln 和 GH 可以更好地改善肠道的结构和吸收功能。

（2）膳食纤维：饮食中水溶性和非水溶性纤维素，对小肠、大肠的黏膜生长和细胞增殖均有刺激和促进作用。非水溶性纤维（如纤维素）可增加粪便容积，加速肠道运送；而特异性水溶性纤维（如果胶）则可延缓胃排空，减慢肠道运送时间，因而具有抗腹泻作用，可以减少应用液体配方饮食者排水样便的次数。可发酵的水溶性纤维及不能吸收的碳水化合物，对短肠综合征患者的治疗颇有益处，特别是有完整结肠的患者。这些在上段肠道内不被消化吸收的纤维和糖被厌氧菌分解代谢，产生短链脂肪酸（乙酸盐、丙酸盐、丁酸盐）、氢气、二氧化碳、甲烷和水。短链脂肪酸（SCFA）易于被结肠黏膜吸收，并作为能量而利用。据估计，正常人体结肠吸收的 SCFA 提供每日所需能量的 5%～10%，然而，在严重吸收不良者或摄高纤维饮食者，由此所获得的能量可超过这一数值。临床研究表明，果胶可增加广泛肠切除后粪便的固体性，改善结肠水分吸收，SCFA 对结肠黏膜有营养作用。单独应用 GH、Gln 及改良的含纤维素饮食，对肠道营养的吸收只产生轻微的改变。因此，在肠管康复的临床研究中，目前主要集中在这些物质的联合应用能否促进营养的吸收。

（3）GH 和胰岛素样生长因子-1（IGF-1）：动物实验表明，外源性给予 GH 及其类似物可以产生以下作用：①促进广泛肠切除后残存肠管的黏膜增生，从而影响适应性代偿改变；②增加结肠的容积和生物机械强度，从而增进结肠的贮积功能和蠕动，延长肠道运行时间；③调节肠腔内氨基酸的吸收，促进水、钠转运；④增加黏膜刷状缘功能性载体的数目，从而增加小肠内氨基酸的转运。IGF-1 受 GH 的调节，可增加小肠和大肠的重量和长度，增加氮的吸收，促进广泛肠切除后残存肠管的增生和代偿。

【肠功能障碍的护理】

1. 护理评估

（1）病史评估：患者患病的起始情况和时间，有无起因或诱因。主要症状及其特点，例如，对主诉腹泻患者，应询问腹泻发生的时间及间隔时间、次数、原因或诱因，病程长短；粪便的颜色性质、次数和量、气味；有无腹胀及疼痛，有无里急后重、恶心呕吐、发热等伴随症状；有无口渴、疲劳无力等失水表现；有无精神紧张、焦虑等心理因素。

（2）身体评估：患者生命体征、神志、尿量、皮肤弹性、营养状况等，注意有无消瘦、贫血的体征。腹部外形，有无膨隆或凹陷；有无肠型及蠕动波。肠鸣音是否正常。肛周皮肤：有无因排便频繁及粪便刺激，导致肛周皮肤失禁性皮炎。

（3）实验室及其他检查：血液、尿液检查，采集新鲜粪便标本作显微镜检查，必要时作细菌学检查。急性腹泻者应注意监测血清电解质、酸碱平衡状况；必要时进行内镜、X 线检查等。

2. 肠功能障碍护理诊断/问题及措施

（1）常见护理诊断/问题

1）体液不足的危险　与腹泻或呕吐导致失水有关。

2）活动无耐力　与腹泻或频繁呕吐导致失水、电解质丢失有关。

3）焦虑　与腹泻或呕吐、腹胀不能进食有关。

（2）护理措施

1）有体液不足的危险

A. 失水监测：①生命体征：定时测量和记录生命体征的变化。血容量不足时出现心率增快、呼吸急促、血压下降，特别易引起直立性低血压。持续呕吐易致大量胃液丢失而发生代谢性碱中毒时，患者呼吸变浅、慢。②准确测量和记录每小时出入量、关注尿比重、体重变化。③观察患者有无失水征象，根据失水程度不同，患者可出现软弱无力、口渴、皮肤干燥和弹性减低、尿比重增高，并有烦躁、神志不清甚至昏迷等表现。④动态观察实验室检查结果，如血清电解质、酸碱平衡状态。

B. 呕吐观察与处理：观察患者呕吐的特点，记录呕吐的次数、呕吐物的颜色性质和量、气味，按医嘱应用止吐药及其他治疗，使患者逐步恢复正常饮食和体力。

C. 积极补充水分和电解质：非禁食者口服补液时，应少量多次饮用，以免引起恶心呕吐。如口服补液未能达到所需补液量时，需静脉输液以恢复机体的液体平衡状态。剧烈呕吐不能进食或严重水电解质失衡时，则主要通过静脉输液给予纠正。

2）活动无耐力

A. 生活护理：根据自理能力评估结果，协助患者进行日常生活护理。若患者呕吐时应帮助其坐起或侧卧，头偏向一侧，以免误吸。吐毕给予漱口，更换污染衣物被褥，开窗通风以去除异味。

B. 安全护理：告知患者起身可能出现头晕、心悸等不适。指导患者做起时动作缓慢，以免发生直立性低血压。

3）焦虑：心理疏导，耐心解答患者及家属提出的问题，消除其紧张情绪，特别是呕吐与精神因素有关的患者，紧张、焦虑还会影响食欲和消化能力，而对于治疗的信心及情绪稳定则有利于缓解症状。必要时使用镇静剂。可以应用放松技术，常用深呼吸法及交谈、听音乐、阅读等方法转移患者的注意力，减轻患者焦虑心理。

3. 护理评价

（1）患者生命体征稳定在正常范围，无口渴、尿少、皮肤干燥、弹性减退等失水表现，血生化指标正常。

（2）呕吐减轻或消失，逐步耐受及增加进食量。

（3）摄入足够的热量、水分、电解质和各种营养素，营养状态改善。

（4）活动耐力增加，活动后无头晕、心悸、气促或直立性低血压。

（5）能认识自己的焦虑状态并运用适当的应对技术。

（6）肠功能恢复标准：腹痛腹胀缓解、肠鸣音恢复（>4 次/分）、肛门排便排气、有饥饿感、能耐受肠内营养、无呕血及黑便的发生。

案例分析 12-1

1. 肠功能障碍的类型：肠道动力障碍。临床表现：腹胀，肠鸣音 0 次/分。

2. 肠功能障碍的护理措施：观察病情，积极补充水分和电解质，指导患者进行活动，进行心理疏导减轻患者的焦虑。

第二节　消化道出血

引导案例 12-2

患者男，53 岁，因双下肢水肿半年，便血 1 天于 2015 年 12 月 3 日 7 时 37 分收院消化内科。入院查：体温 36.2℃，脉搏 130 次/分，呼吸 20 次/分，血压 95/52mmHg，精神状态差，重度贫血貌，皮肤巩膜轻度黄染，口唇苍白，反复解黄色水样便，腹稍胀。CT 检查提示考虑肝硬化，脾大，腹水，胃底及脾门静脉曲张。白细胞 22.28×10^9/L，血红蛋白 83g/L，血小板计数 55.0×10^9/L。诊断：消化道出血，肝硬化失代偿期，失血性贫血。入院后给予输血，止血，抗炎，营养支持等处理。2015 年 12 月 4 日 18 时 30 分患者气促明显，尿少转入 ICU 监护。入科时体温 36.0℃，脉搏 140 次/分，呼吸 27 次/分，血压 85/41mmHg，精神状态差，重度贫血貌，皮肤巩膜重度黄染，口唇苍白，腹胀，反复解黑便。

问题：

1. 消化道出血的原因及临床表现是什么？
2. 消化道出血的护理措施包括哪些？

消化道出血通常指上消化道出血，是指十二指肠悬韧带（Treitz 韧带）以上的消化道，包括食管、胃、十二指肠、胰腺、胆道或胃空肠吻合术的空肠等病变引起的出血。临床上可分为慢性隐性出血或急性显性出血，其主要临床表现包括呕血和（或）黑便，常常伴有血容量减少引起的急性周围循环障碍，是最常见的临床急症之一，发病率及病死率高。

【病因及危险因素】

多种原因可导致上消化道出血。其中消化道溃疡最常见，约占 48.7%；其次为食管、胃底静脉曲张破裂出血，约占 25.4%；再次为胃炎，约占 4.5%；胃肿瘤，约占 3.1%；其他为急性胃黏膜病变、食管贲门黏膜撕裂综合征、血管畸形、胆道出血和上消化道憩息及由全身疾病引起的上消化道出血；另外还有其他少见的原因，如克隆恩病、胃内的恶性淋巴瘤等。

消化性溃疡多因胃酸的过度分泌及不正常的肠胃道黏膜分泌，导致胃酸破坏黏膜层，引发出血；而幽门螺杆菌感染胃黏膜已被证实可导致胃溃疡疾病。胃食管静脉曲张起源于肝脏门静脉的血流增加，当血流因为肝脏疾病而无法顺利地通过肝脏时便会流向压力低的分流血管，分别导致食管静脉、胃静脉及直肠静脉曲张。急性的上消化道出血可能发生于门静脉压力上升所致的食管静脉曲张或胃静脉曲张破裂，而大量的上消化道出血往往与曲张血管出血有关。

另一种常见消化道出血的导因是 Mallory-Weiss syndrome（食管贲门黏膜撕裂综合征）。这是一种平行、非穿孔胃食管联合部位胃黏膜的撕裂，起因于呕吐时胃部压力改变。乙醇滥用及胃与食管的炎症情况均与此疾病有关。

出血性胃炎（hemorrhagic gastritis）常称为压力性溃疡，是一种胃部的损害，但未涉及肌肉层的黏膜，常出现突发性出血。诱发原因包括药物非甾体抗炎药（NSAID）、乙醇滥用及其他病理现象导致严重压力"应激"反应，如烧伤、创伤、手术、败血症、急性肾衰竭、肝衰竭、长期依赖呼吸机等。

常见的上消化道出血原因见表 12-2。

表 12-2　常见的上消化道出血原因

疾病	胃溃疡、十二指肠溃疡
曲张	食管/胃管
食管病变	肿瘤/Malloxy Weiss syndrome/炎症/溃疡

续表

疾病	胃溃疡、十二指肠溃疡
胃部病变	癌症/腐蚀性胃炎/压力性溃疡/肿瘤
小肠病变	慢性溃疡/血管发育不良

无论何种原因导致上消化道出血，突然的失血导致循环到心脏的血量减少，降低心排血量，诱发肾上腺素及去甲肾上腺素所引发的血管收缩及组织缺血，导致后续的低血容量休克。

【评估】

上消化道出血患者一般病情危急，若有休克症状，应积极抢救，迅速补充液体，在监测生命体征的同时抓紧时间询问病史和必要的体格检查。

1. 既往史与临床表现的评估 急性上消化道出血的临床表现取决于出血量和速度，包括全身症状和胃肠道症状等。

（1）胃肠道症状：呕血、黑便。呕血与黑便是上消化道出血的特征性表现。一般认为当出血量在 50～70ml 以上时，可发生黑便（melena），呈柏油样，黏稠而发亮。粪便颜色发黑的原因是由于进入消化道的血液在肠内停留较长时间，血液中血红蛋白的铁与肠内硫化物经细菌作用结合成硫化铁之故。当出血量在 250～300ml 以上时，可发生呕血（hematemesis），即呕吐鲜红色血液或棕褐色，咖啡色或咖啡渣样（coff-ground）胃内用物，这是由于血液潴留胃内，与胃酸接触后转变为酸性血红蛋白，形成正铁血红素之故。当发生快速而大量的出血，加之肠蠕动过快，可发生便血，即经直肠排鲜红色、暗红色或紫红色血液。此时，须与下消化道出血相鉴别。发生呕血必然会出现黑便，而黑便者未必会发生呕血。从出血停止到黑便消失，一般需3～4 天。

（2）全身症状和体征：小量而缓慢的消化道出血，一般无明显全身症状，或仅有轻度头晕、乏力。当急性大量出现时，可出现周围循环衰竭征象，包括心率增快、血压降低、脉压减少、晕厥、口干、尿量减少、冷汗、烦躁、面色苍白、皮肤湿冷等。若短期内失血量超过总循环血量的 1/3，可危及生命。发热时一般不超过 38.5℃，可持续 3～5 天。可能是因循环血容量减少，急性周围循环衰竭，导致体温调节中枢功能障碍；失血性贫血亦为影响因素。如发热超过 39℃，应警惕出血的并发症发生，如有无肺炎、泌尿系统感染等。

（3）原发症状和体征：引起的原发病常常有其特征性的病史和临床表现，通过仔细询问病史，对明确出血部位和出血病因极有帮助，不可一味依赖器械检查。体检应特别注意肝、脾、肝掌、蜘蛛痣、腹壁静脉曲张等。

2. 辅助检查

（1）实验室检查：急性上消化道出血时，化验检查不仅有助于判断出血程度，而且还有助于明确病因。最重要的是常规和血尿素氮的监测。

1）血常规：血红蛋白浓度、红细胞计数、血细胞比容和网织红细胞计数对判断出血量、有无活动性出血有较高的价值。出血早期血常规检查无变化，经3～4 小时后，因组织液渗入血管内，使血液稀释，血红蛋白浓度、红细胞数和血细胞比容下降。因此，血常规检查不能作为早期诊断和病情评估的依据。大出血后 24 小时网织红细胞计数升高，4～7 天时达高峰；并可见骨髓增生征象，表现为幼红细胞、嗜多染色红细胞和网织红细胞增多，后者在出血后4～5 天可达 5%～15%。出血停止后，网织红细胞逐渐降至正常，如出血不止可持续升高，白细胞上升，血小板下降，血钠因血浓度上升而可能上升，患者的呕吐可导致血钾下降。凝血酶原时间及部分激活的凝血酶原时间都延长。

2）血尿素氮：血尿素氮的监测也可用于判断出血量，有无活动性出血和是否发生肾衰竭。上消化道出血后，肠道中血液蛋白质消化产物被吸收，引起血尿中尿素氮浓度增高，称为肠源性氮质血症。其次出血导致周围循环衰竭，使肾血流量和肾小球滤过率减少，是血、尿素氮增高的又一原因。血尿素氮多在一次出血后数小时上升，24～48 小时达到高峰，一般不超过14.3mmol/L，3～4 天恢复正常。在出血停止后，氮质血症持续升高 4 天以上；经过补充血容量、纠正休克而血尿素氮不能恢复正常者，应警惕由于严重而持久的休克造成肾小管坏死（急性肾衰竭）。

　　3）内镜检查：是当前首选的诊断方法，阳性率 80%～90% 及以上。内镜检查不仅可以看到病变的性质，而且可以看到活动或近期出血的可靠征象。同时内镜下还可采取治疗措施。紧急内镜检查应在 12～24 小时内进行。

　　4）胃镜钡餐检查：对诊断溃疡病有 70%～90% 的准确性；对检查食管静脉曲张有一定的困难。此法仅适用于出血停止和病情稳定的患者；对休克状态下，患者不能站立，胃内存积大量血凝块的情况不宜使用。一般病情稳定的患者 48 小时后再作检查。目前对诊断消化道出血已不作为首选，而选择急诊胃镜检查。

　　（2）选择性腹腔动脉造影：此法有助于急性上消化道出血的定位诊断。对内镜，X 线钡餐检查阴性的不明原因的上消化道出血，或患有心肺严重并发症并有活动性出血不宜作内镜检查者，或内镜检查发现有出血但难以作出定位性诊断者，或估计内镜不能达到病变部位者，均可进行该项检查。

　　（3）放射性核素扫描：常用 ^{99m}Tc 标记细胞，经静脉注入后，其在胃肠道出血处溢出。如果扫描探查到胃肠道中的放射性信号，即可知存在消化道出血。

　　3. 病情评估　一经确诊，不仅要明确出血部位和出血病因，而且还应对患者的病情进行评估。失血量和活动性出血是评估病情的重要方面。

　　（1）失血量的评估：一般呕血和黑便的量难以准确估计其失血量。因为呕吐物与粪便分别混有胃内容物与粪便，同时部分血液尚贮留在胃肠道内，仍未排出体外。临床可以根据血容量减少导致周围循环的改变（伴随症状、脉搏和血压、化验检查）来判断失血量。出血程度的评估见表 12-3。

表 12-3　消化道出血程度的评估

分级	轻度	中度	重度
失血量	占总血量 10%～15%，成人 <500ml	占总血量 20% 左右，成人 800～1000ml	占总血量 30% 以上，失血量 >1500ml
血压	基本正常	收缩压下降	收缩压在 80mmHg 以下
脉搏	正常	100 次/分左右	>120 次/分；细弱或摸不清
血红蛋白	无变化	7～10g/dl	<7g/dl

　　（2）活动性出血的判断：消化道出血多为间歇性，临床上不能单凭血红蛋白下降或柏油样大便来判断出血是否继续。因为一次出血后，血红蛋白的下降有一定过程，出血 1000ml 时，柏油样便可持续 1～3 天，大便隐血可达 1 周；出血 2000ml 时，柏油样便可持续 4～5 天，大便隐血达 2 周。临床上如有下列表现，应认为有继续出血：①反复呕血，或黑便次数增多，或排出暗红色以致鲜红色血便；②周围循环衰竭的表现经补液输血而血容量未见明显改善，或虽暂时好转而恶化，经快速补液输血，中心静脉压仍有波动，稍有稳定又再下降；③红细胞计数/血红蛋白测定与血细胞比容继续下降，网织红细胞计数持续升高；④补液与尿量足够的情况下，血尿素氮持续或再次升高；⑤胃管抽出物有较多新鲜血；⑥伴有肠鸣音活跃，但该指征仅作参考，因肠道内有积血时肠鸣音亦可活跃。如果患者自觉症状好转，能安稳入睡，无冷汗及烦躁不安，脉搏及血压恢复正常并稳定不再下降，则可以认为出血已减少、减慢甚至停止。Adamopoulos 提出对活动性出血的危险因子进行计分：鼻胃管抽出新鲜血性计 6 分，血流动力学不稳定记 4

分，血红蛋白<80g/L 计 4 分，白细胞计数>$12×10^9$/L 计 3 分，总分<7 分提示不存在活动性出血；积分≥11 分，表示存在活动性出血。该方法具有很高的敏感性（96%）/特异性（98%）、阳性预测值（96%）和阴性预测值（98%）。

（3）预后的评估：患者的预后主要取决于再出血的危险性和病情的严重程度。不同原发病引起再出血的危险性差别很大。目前出现一些将临床特征与内镜特征相结合，一起评估并进行分级的评分系统。如 Rockall 危险度评分、Baylor 出血评分、Longstreth 评分、Saeed 评分等。其中以 Rockall 危险度评分（表 12-4）应用最为广泛，也最为可靠。根据 Rockall 评分系统，将患者分为高危组或低危组，积分<3 分者，再出血率为 4%，病死率仅 0.1%，预后良好；总分>8 分者，再出血率 29%，病死率 25%，预后极差。

表 12-4　急性上消化道出血患者的 Rockall 再出血和死亡危险性评分系统

变量	评分			
	0	1	2	3
年龄（岁）	<60	60～79	≥80	
休克	无休克(舒张压>100mmHg，脉搏<100 次/分）	心动过速（舒张压>100mmHg，脉搏>100 次/分）	低血压(舒张压<100mmHg，脉搏>100 次/分）	
伴发病	无		心力衰竭、缺血性心脏病和任何主要的伴发病	肝衰竭、肾衰竭和癌肿播散
内镜诊断	Mallory-Weiss 综合征，无病变，无显著近期出血迹象	所有其他诊断	肝衰竭、肾衰竭和癌肿播散	
内镜下近期出血迹象	无或有黑点		上消化道中有血液，黏附血凝块，可见血管出血或喷血	

【处理原则】

急性消化道出血患者的处理需要医生和护士通力合作。其基本处理原则为：①评估失血程度；②稳定血流动力学，有效补充液体、血制品，以防休克；③诊断出血原因；④制订和实施治疗方案。当患者出现血流动力学不稳定症候；或仍有持续性出血且血红蛋白低于 80g/L，收缩压低于 100mmHg；意识障碍和凝血酶原时间延长时需要立即执行以下措施。

1. 建立静脉通道　应立即建立快速静脉通道，尽早输入右旋糖酐、葡萄糖盐水、林格液。输液时应经常观察生命体征的变化。失血量大于 1500ml 时，在补液的同时还应补充血液，有时还需输入红细胞，以建立血液的运氧能力。另外，应根据实验检查结果及病情，补给其他血制品如血小板、凝血因子等，并密切观察凝血情况。同时密切观察体液平衡情况及肾功能，评估尿素、肌酐及每小时的小便量。

2. 内镜治疗　包括药物喷洒和注射、热凝治疗（高频电、微波、热探头、激光、氩气血浆凝固术等）和止血夹等。进行内镜检查时需要适当的镇静处置，可使用咪达唑仑，同时协助患者取左侧卧位、抬高头部避免吸入胃内用物，需要准备好负压吸引器，同时在进行检查时需要观察心电图有无 ST 段波形变化，避免心脏缺血情况。如果内镜检查能找出出血部位，可用硬化剂（如鱼肝油徐化酸钠或四环硫酸钠）治疗。其他的内镜治疗还包括使用先进的材料如钢夹（metal clips）、橡皮筋（rubber banb）、内视环（endoloops）及缝合工具进行出血部位的治疗。但这些治疗材料常见的合并症则为再次出血。另外，较新的处理出血点的方法是使用氩气血浆凝固术（argon plasma coagulation，APC），通过其非离子化气体的高频率能量使组织止血，是一种有效而且安全的止血治疗方法。内镜治疗的合并症包括再出血、穿孔、食管痉挛、烧灼、食管括约肌蠕动异常、吸入胃内容物等。进行内镜治疗时需要密切观察患者的心肺功能，避免心脏传导阻断、心包炎、吸入性肺炎、肺不张、气胸、急性呼吸衰竭等合并症。

3. 胃腔灌注　急性出血期可插入鼻胃管进行洗胃处理，临床常用 100~200ml 室温的生理盐水加去甲肾上腺素分次注入胃腔或做胃内灌注，收缩局部黏膜血管而起止血作用。在止血的同时也可观察出血量与速度。胃内出血或洗胃液的灌注也可引起患者胃内压力增高，极易发生异物吸入，护理时应加强监测腹胀情况，并抬高患者头部，防止胃内容物反流；或取右侧卧位，以促使胃内用物通过幽门。

4. 血管加压素（vasopressin）　常用的血管加压素为垂体后叶素（piterssin）静脉给药，可持续给药直到出血达到较好的控制后 12 小时。垂体加压素对食管、胃底静脉曲张破裂出血有止血效果，可减少血液流向门静脉，降低门静脉压力。由于它造成系统性血管收缩，增加心脏毒性，使用时需要同时使用硝酸甘油以促进门静脉压力下降及消除心脏不良反应。垂体加压素是血管收缩剂，应尽量从中心静脉输入，并观察血压及尿量的变化。

5. 降低胃酸　在上消化道出血中，胃酸会严重刺激出血部位，故需降低胃酸分泌。基础和临床研究均证实：胃黏膜出血时间与胃酸 pH 密切相关。pH 越低，胃内蛋白酶活性越高，胃黏膜出血时间越长。当 pH≥6.0，胃黏膜出血时间显著降低。因此，提高胃内 pH 使其接近中性可预防再出血。目前临床常用的制酸剂主要包括 H_2 受体拮抗剂（hista-mine-2 receptor antagonist，H_2-RA）和质子泵抑制剂（proton pump inhibitors，PPI）。

6. 纠正低凝状态　严重消化道出血患者常伴有因各种凝血因子缺乏而出现的低凝状态。主要问题之一是肝功能障碍不能制造凝血因子；另一个重要的临床问题是长期静脉高营养及复合抗生素的应用导致维生素 K 的缺乏。治疗可用维生素 K10mg 肌内注射或非常缓慢地静脉注射，使凝血酶原时间恢复到正常。如果还有其他主要凝血因子缺乏的可能，应输入新鲜冷冻血浆。

7. 保暖　快速的液体输注及输血都可能导致患者体温降低，因此，需保护患者处于正常的体温，输液时尽可能加温，避免体温下降而影响血凝功能。

8. 三腔气囊压迫止血（esophageal balloon tampomade）　对于肝硬化门静脉高压，食管静脉曲张破裂出血的患者，应及时采用三腔管进行食管，胃低气囊填塞术，压迫贲门部破裂的曲张静脉，以控制出血。

（1）插管方法：插管前，应仔细检查以确认气囊无漏气。将气囊表面涂以润滑油，经鼻腔插入胃内 60cm 左右，回抽胃内容物确认。先向胃气囊内注入空气 250~300ml，或者 6.7~9.3kPa（50~70mmHg），向外加压牵引，压迫胃底固定。若未能止血，再注食管囊 100~150ml 或 4.7~6kPa（35~45mmHg），压迫食管曲张静脉。一般留置时间为 24~72 小时，每隔 12 小时应将气囊放空 10~20 分钟，以防食管及胃黏膜因长时间压迫而糜烂。拔管前先放空食管球囊，再放空气囊，并继续观察 12~24 小时，确认无出血后再拔管。

（2）三腔压迫期间的护理：①使患者处于完全休息状态：因为活动、咳嗽和紧张均可增加腹压，造成进一步出血。②抬高床头，以减少血液流入门静脉系统，并预防反流入食管。③由于置管的刺激，使鼻咽部分泌物增加，患者又不能吞咽，故应经常用吸引器吸尽患者口腔及鼻咽部的分泌物和结痂，防止它们进去肺中，每 2~4 小时执行口腔护理。④胃管每 2 小时冲洗一次，以保持通畅及胃内无滞留物。⑤经常清洁鼻腔，保持清洁，湿润，防止长期受压引起鼻黏膜坏死。⑥肝脏功能损害的患者不能耐受肠道内血液的分解产物，所以确保血液不潴留于肠道内是非常重要的。因为血液被肠道内细菌作用产生氨，氨又被吸收进入血液，而肝脏不能及时将氨转化为尿素，将导致血氨浓度升高，易发生肝性脑病。

9. 外科手术疗法 适用于大量出血面临生命危险的患者，或经过积极的内科治疗仍继续出血的患者。对消化性溃疡或应激性溃疡的患者，手术方法包括胃窦部切除术、胃切除术、胃肠吻合术、迷走神经切断术等。其中迷走神经切断术可减少胃酸分泌，胃窦部切除可去掉胃中的泌酸细胞。食管和胃底静脉曲张破裂出血的患者还可采用内镜治疗或肝内门体静脉分流术。对门静脉高压者可施门静脉血流分流到腔静脉，以降低门静脉压力。而肝移植也可降低门静脉高压，但需要评估其风险及效益。

【上消化道出血护理诊断/问题及措施】

此类患者常面临以上护理问题，需要即刻协助患者解决。

1. 体液不足 与急性循环血量丧失有关。

（1）护理目标：诊断后 12 小时内，患者应有稳定的循环血量，动脉血压应维持＞70mmHg，心率维持每分钟 60～100 次，微细静脉充盈时间＜2s，中心静脉压维持 2～6mmHg，小便量＞0.5ml/（kg·h）。

（2）护理措施：①应迅速建立静脉通路，补充血容量。②抽血送血型与血交叉实验，准备输血。③在输血前，可先输入血浆代用品，如右旋糖酐及复方氯化钠溶液。④在输血输液过程中，应密切观察输液、输血反应，静脉通路是否通畅及输液的速度和输液量，避免因滴速过快、输液输血量过多而引起急性肺水肿或诱发再次出血，同时密切评估患者呼吸音，是否出现湿啰音、颈静脉怒张、周边肢体水肿等液体补充过量的情况。⑤门脉高压患者，输液多时有增加门脉压力而诱发再次出血的可能，应予避免。⑥同时密切观察低血量的生理指标，如皮肤湿冷，毛细血管充盈时间延长、肢体远端脉搏跳动消失或细微及意识改变等体征，预防患者进入低血量休克。

2. 心排血量减少 与长时间大量出血或血管加压素诱发的冠状血管收缩，降低前负荷和心肌缺血有关。

（1）护理目标：在患者治疗后 24 小时内，患者的心排血量需恢复正常，心电图显示正常窦性心率，动脉平均压维持＞70mmHg。

（2）护理措施：①密切观察患者血气分析结果预防低血氧，如 PaO_2 ＜80mmHg，需要通知医师，同时协助患者半侧卧，促进氧合并密切观察血氧饱和度。②由于心排血量降低，需要预防患者出现 EKG 心率异常，注意 ST 段变化及室性心律不齐现象，指导患者如有胸部紧闷不适现象时需即刻报告。③出血急性期患者需要绝对卧床休息并限制活动，以促进心肌的氧合作用。

3. 高危险组织灌注改变 与曲张血管出血导致低血量，食管球囊加压影响动静脉血流有关。

患者的即刻处理包括维持食管球囊的压力（通常 20～45mmHg）。每 2～4 小时观察及记录食管球囊压力放空时间。如球囊使用超过 24 小时，患者容易出现组织坏死。

4. 焦虑 与疾病进展、知识缺乏等情况有关。

护理措施：①指导患者卧床休息，保持安静。②必要时可用镇静剂：患者有肝病时，禁用巴比妥、吗啡类药。③休克患者采取休克卧位时，应注意保暖并保持呼吸道通畅，以免误吸引起窒息。④患者应处于清醒状态，如有意识改变，需要评估原因，是否是低血量与脑病变引起意识改变。

5. 有再次上消化道出血的危险 与疾病进展、疾病配合度及知识概念是否正确有关。

护理措施：①为避免因进食刺激胃肠蠕动增强，使出血加重或再次出血，患者应暂时禁食，利于伤口的愈合。肝硬化患者因门静脉高压会引起食管、胃底静脉曲张破裂出血，故禁食时间更长。②对溃疡病出血者，少量出血无呕吐时，可给予温、凉流质饮食；伴恶心、呕吐时应暂禁食 24～48 小时。③禁食时间过长,饥饿引起胃的收缩运动增强,可引起再度出血,因此建议在出血停止后改为半量流质饮食,然后逐渐恢复正常饮食。④如患者出现再出血现象,应按医嘱准确使用止血药物,并协助医生采取各项止血措施,包括内镜下止血、冰盐水反复洗胃、三腔二囊管压迫止血等。

6. 清理呼吸道无效　与三腔二囊管阻塞气管、支气管,球囊上方咽喉部位口腔分泌物过多阻塞,脑病变影响感官及认知能力有关。

（1）预期护理目标:维持患者呼吸通畅,呼吸速率与深度适当,15～20 次/分,呼吸音正常。

（2）护理措施:①协助患者采取侧卧位或半坐卧位,避免患者呕吐时出现吸入危险,必要时进行咽喉部位吸引以排出血液及分泌物。②密切听诊肺部掌握呼吸音变化,评估患者有无吸入呕吐物的可能,同时密切观察呼吸衰竭的体征,如呼吸费力增加、血氧饱和降低、$PaCO_2$ 上升等现象。③做好口腔护理,清除喉咽部的分泌物,可使用稀释的过氧化氢溶液及生理盐水去除口腔内的积血。

7. 吞咽障碍　与机械性阻塞导致的水肿或硬化治疗后结构改变,以及不舒适的咽喉组织与球囊放置有关。

护理目标是期望患者在转出重症监护室时能恢复吞咽功能。评估患者咽喉的舒适度,是否出现吞咽困难或疼痛情况。在接受过硬化治疗后引导患者进软食。

8. 体温调节无效　与大量输液、输血、灌洗食管与胃部,以及食管静脉曲张大量出血有关。

护理目标是协助患者维持适当体温,所有的液体需要适当加温,尤其是血制品;提供暖毯保暖,保暖时每小时温度不超过 1℃,同时密切测量体温变化。

【评价护理措施与记录】

上消化道出血患者的病情变化快速,尤其是伴有食管静脉曲张出血的患者。因此,病情的密切观察非常关键,尤其是接受复杂治疗措施的患者,更需评价与掌握患者的情况。

1. 生命体征的监测　定时测血压、脉搏、呼吸,每 15～30 分钟一次。特别注意出血性休克的早期体征。如血压正常、脉搏不快,但脉压变小时,应警惕活动性出血,并及时通知医生配合处理。观察患者神志变化,注意皮肤颜色及肢体的温度、湿度;对四肢厥冷的患者应注意保温。若有口唇或指甲发绀,应吸氧。定时观察尿量,如尿少或无尿,说明血容量不足;若经过补液后尿量仍不改善,说明有继续出血。

2. 呕吐物和分泌物的观察　包括呕吐物的量、颜色、性质,大便次数、量、颜色、性质等,必要时应留取标本。

3. 相关症状的观察　由门脉高压引起食管、胃底静脉曲张破裂出血的患者,应注意是否有黄疸、腹水及患者的意识状况,发现异常,要及时和医生联系。注意口腔、皮肤的清洁,清除口腔血迹,以免因血腥味引起恶心、呕吐,同时减少感染的机会。

4. 实验室检查　定期测定血红蛋白及白细胞计数、红细胞计数及网织红细胞等,密切掌握患者的病情变化。

> **案例分析 12-2**
>
> 　1. 消化道出血的病因　食管、胃底静脉曲张破裂出血。临床表现:便血,反复解黑便,重度贫血貌,口唇苍白,血红蛋白 83.00g/L。
>
> 　2. 护理措施　患者的护理问题包括体液不足、有再次上消化道出血的危险、体温调节无效等护理问题,根据相应的护理问题采取护理措施。

第三节　腹腔高压与腹腔间室综合征

引导案例 12-3

　　患者女，55 岁，因肠穿孔，感染性休克收入院，2015 年 12 月 4 日行肠修补术。2015 年 12 月 5 日患者突然出现呼吸费力，为进一步治疗转入我院 ICU 监护。入科时患者呼吸费力、急促，呼吸 40 次/分，脉搏 133 次/分，血压 87/38mmHg，SPO_2 85%，尿量 15ml/h，腹胀明显，腹壁紧张，入科后予监测腹围为 140cm，膀胱压为 25mmHg，静脉注射利尿剂，尿量小于每小时 30ml。

问题：
　　1. 腹腔高压如何影响呼吸变化？
　　2. 腹腔间室综合征是什么？

　　近年来，临床医生对重症患者腹胀等胃肠道症状的重视，很大程度是关注腹腔内的压力升高对循环、呼吸和腹内脏器功能的影响。1911 年，Emerson 等通过一系列实验证明，腹内压过度升高会引起静脉回心血流量的减少，最终导致心力衰竭。1913 年，Wendt 首次提出了腹内高压与肾功能不全的关系；1951 年，Baggot 报道在小肠严重膨胀的情况下强行关腹会产生较高的病死率，其原因就是腹内高压。1984 年，Kron 等第一次提出了腹腔间室综合征（abdominal compartment syndrome，ACS）这一名词，用来描述腹内压增高后所导致的心血管、肺、肾、胃肠及颅脑等多器官系统的功能障碍。本章重点阐述腹腔高压（intra abdominal hypertension，IAH）的定义分级、病理生理改变和处理等。

【定义】

　　腹内压（intra-abdominal pressure，IAP）　在正常情况下为 0 mmHg 到一个大气压。大多数学者认为 IAP≥10mmHg，即为腹腔高压（intra abdominal hypertension，IAH）。

【分级】

　　根据 IAP 的高低，可将 IAH 分为 4 级。IAP 达 10～14mmHg 为 I 级，IAP 达 15～24mmHg 为 II 级，IAP 达 25～35mmHg 为 III 级，IAP＞35mmHg 为 IV 级。腹内压增高并导致循环、肺、肾、胃肠及颅脑等多器官系统的功能障碍的，称为腹腔间室综合征（ACS），ACS 被认为是腹腔高压后期的表现。

【病理生理】

　　1. 腹腔高压对胃肠道的影响　胃肠道是对 IAP 升高最敏感，受 IAH、ACS（腹腔室隔综合征，abdominal compartment syndrome）影响最早的器官。有研究采用有创性的近红外分光镜对猪 IAH 和 ACS 动物模型进行连续性观察发现，当 IAP 达 10mmHg 时，小肠黏膜血流灌注即减少 17%；IAP 达 20mmHg 时血流灌注减少 36%；IAP 达 40mmHg 时血流灌注减少 67%，而此时肠系膜上动脉血流减少 69%，胃组织血流减少 45%。IAP 升高时除肾上腺外，其他腹腔内及腹膜后所有器官的血流均有不同程度的减少。在动脉血氧分压（PaO_2）正常的情况下，小肠组织的 PaO_2 也下降。提示 IAH 时，胃肠血液灌注量下降的原因不全是心输出量减少造成的。在维持平均动脉压正常的情况下，IAP 升高至 25mmHg 并持续 60 分钟，可导致肠黏膜血流量减少 63%，还可引起细菌易位至肠系膜淋巴结。当 IAP＞20mmHg 时肠道通透性显著增加，门静脉血内毒素含量可显著升高，肠道细菌可易位至肠系膜淋巴结及肝脏。而且，IAP 升高除了降低动脉血流之外，还直接压迫肠系膜静脉，从而造成静脉高压。IAP 增高可使肠壁淋巴回流明显下降，组织间隙水肿和肠壁毛细血管压力增加使内脏水肿进一步加剧，从而进一步加重 IAP，因而导致恶性循环，以致胃肠血流灌注减少，组织缺血，肠黏膜屏障受损，发生细菌易位。严重的腹内高压还会导致肠道缺血和梗死。

2. 腹腔高压对呼吸系统的影响　一般情况下，IAP 达 16～30mmHg 时肺实质即开始受压，而且随着 IAP 的升高，PaO$_2$ 下降和二氧化碳分压（PaCO$_2$）升高，胸腔内压力亦随着 IAP 的升高而成比例地升高。IAP 急剧升高造成的呼吸功能障碍主要表现为高通气阻力、低氧血症及高碳酸血症，其直接原因是机械性压迫。IAH 通过膈肌直接将压力传导给胸腔或通过膈肌头侧的上抬传导给胸部，使胸腔内压升高，肺实质被压缩，肺容积减少，肺泡膨胀不全，肺毛细血管氧输送减少，肺血管阻力增加。肺内分流指数增加，通气/血流比值失调，二氧化碳呼出减少，肺泡无效腔增加，气道峰压及平均气道压明显增加，肺部感染机会增多。

3. 腹腔高压对循环系统的影响　IAH 和 ACS 对心血管的直接影响表现在回心血量及心输出量（CO）的减少，当 IAP 达 10mmHg 时即可发生。由于 IAP 增高导致膈肌抬高，可使胸腔内压显著升高，进一步减少了下腔静脉和上腔静脉的回心血流量，压力传导至心脏和中心静脉系统，导致中心静脉压（CVP）、肺动脉压、肺动脉楔压（PAWP）升高。胸腔内压升高可直接压迫心脏，使心脏顺应性下降，收缩力减弱，进而导致 CO 的降低。如未注意到 IAP 的增高，这种血流动力学的改变常可被误认为心力衰竭。胸腔内压增高还可使心室舒张末期容量降低、心脏后负荷显著增加，其结果是导致每搏输出量的减少而代偿性地使心率增快。当 IAP＞30mmHg 时，可导致心室收缩能力的降低，心室曲线向右、向下漂移。研究表明，当 IAP 增高到 40mmHg 时，CO 可减少 36%，腹腔动脉、肠系膜上动脉和肾动脉血流量减少更明显，分别为 42%、61%和 70%。IAP 的升高可直接压迫下腔静脉和门静脉，使下肢回心血量明显减少。这样，一方面使体循环后负荷增加；另一方面静脉血栓形成的危险性增加，促使四肢水肿的形成。当 IAP≥25mmHg 时，CO 明显减少，外周血管阻力指数明显增加，但体循环血压无明显改变，CVP 和 PAWP 则逐渐升高，已不能准确反映血管内容积状况。在这种情况下，应积极实施液体复苏，而不能根据 CVP 和 PAWP 的升高及 CO 的下降来给予快速利尿，否则只会加速患者的死亡。右心室舒张末期容积指数是此时反映血管内容积状态的最佳指标。

4. 腹腔高压对肾脏的影响　ACS 可导致肾功能障碍，主要表现为少尿或无尿、氮质血症。Loi 等报道，当 IAP 升高至 15～20mmHg 时即出现少尿；达 30mmHg 时即出现无尿。此时给予液体复苏，CO 恢复正常，但肾血流灌注及肾小球滤过率均不能恢复正常，应用多巴胺及利尿剂也没有明显效果，只有进行腹腔减压术和肾包膜切除术才有效。如果未能注意到 IAP 升高对肾功能的影响并及时进行腹部减压处理，常可导致不可逆转的肾衰竭。

正常情况下，肾血流量 IAH 影响肾功能的机制可能有输尿管直接受压、肾实质受压、肾静脉受压等多种原因，此时肾素、血管紧张素和醛固酮等分泌增加导致水钠潴留。由于 IAH 时肾动脉血流明显减少，而肾静脉压及肾血管阻力明显增加，引起肾皮质、肾小球血流减少，肾小球、肾小管功能障碍，肾小球滤过率下降，最终导致肾衰竭，出现少尿甚至无尿。

5. 腹腔高压对中枢神经系统的影响　研究发现，在腹部放置水囊导致 IAP 显著升高后，患者的 CVP 和胸腔内压快速升高，颅内压（intracranial pressure，ICP）明显升高达 3～4mmHg，此时肺顺应性下降而平均动脉压升高，这样可以保证在 ICP 升高情况下的脑灌流压（cerebral perfusion pressure，CPP）维持稳定，从而对颅脑外伤患者起到保护作用。ACS 时 ICP 和 CPP 的变化与心肺功能变化无关，而与胸腔内压升高及 CVP 升高导致的脑静脉血回流障碍有关。此外，还与腰静脉丛血流降低致脑脊液压力升高及脑血流量增加有关。

6. 腹腔高压对肝脏的影响　IAH 时由于 CO 下降，肝动脉血流减少；IAH 导致肝脏机械性受压及肝静脉穿过膈肌处的解剖性狭窄，从而使肝静脉和门静脉血流量降低。采用近红外分光镜法测定血流，发现 IAH 时肝动脉、门静脉和肝静脉血流量均下降，而肝血管和门脉血管的阻力却显著增加。肝脏血流减少导致肝线粒体功能障碍，能量物质产生减少，乳酸清除率下降，因而血清乳酸浓度可作为反映 IAH/ACS 病情及液体复苏疗效的有效指标。最近的研究还发现，腹内高压会影响肝部分切除术后肝细胞的再生。

7. 腹腔高压对机体炎症介质的影响 IAP 急剧升高后与单纯休克相比机体应激反应加重，导致全身炎症反应进一步加剧，炎症介质大量释放是导致 ACS 后多器官功能障碍的重要原因，包括 IL-1、IL-6、TNF 等浓度明显升高，肺组织中性粒细胞浸润和炎症细胞丙二醛和髓过氧化物酶活性均明显增加，从而加重肺组织损伤。

【分型和临床表现】

根据 IAP 增高的原因和方式，又可将 ACS 分为原发性 ACS 和继发性 ACS。前者由腹膜炎、肠梗阻、腹部和盆腔外伤所致，其中以腹腔内出血最为常见。后者是腹部手术后在腹壁张力很明显的情况下强行关腹所引起。也有学者将原发性定义为因为腹部创伤或病变引起；而继发性则通常为非腹部因素引起，如继发于休克、颅脑创伤等。IAH/ACS 根据原因的不同，可分胃肠型（Ⅰ型）和腹膜后型（Ⅱ型）。

1. 胃肠型（Ⅰ型）IAH/ACS 由胃肠道功能障碍引起的，可由水电解质酸碱紊乱、腹腔内感染炎症等原因所致，胃肠道蠕动减慢、胃肠高度胀气、肠壁水肿及麻痹性肠梗阻等因素引起腹腔压力增高。临床表现为高度腹胀，叩诊呈鼓音，肠鸣音消失。Ⅰ型 IAH/ACS 对邻近脏器功能的影响主要表现为对呼吸影响较大，患者因限制性呼吸功能障碍而出现呼吸频率明显增快，血氧饱和度显著下降，继发心率增加，但血压变化不明显，尤其是肾功能影响较Ⅱ型小，可以不出现无尿或明显少尿。CT 表现：腹腔膨隆、腹腔纵径/横径≥0.8，还表现为胃肠道大量积气积液，后腹膜渗出、积液较少，腹膜后前后径/腹腔前后径比值较小，肾静脉、下腔静脉受压不明显等。Ⅰ型 IAH/ACS 对纠正水电解质酸碱紊乱、胃肠减压、导泻等治疗措施较敏感，通过以上手段的综合处理往往可以在短期内使病情明显改善。

2. 腹膜后型（Ⅱ型）IAH/ACS 由腹腔后大量组织坏死、渗出出血等因素引起。临床以腰肋部大量水肿、皮下出血、少尿、无尿及循环变化为特征，而对胃肠道和呼吸系统的影响相对较小。腹部叩诊往往呈实音，胃肠蠕动可以存在，血氧饱和度下降不明显。相比Ⅰ型 ACS，CT 示腹膜后大量坏死组织或液体积聚，游离腹腔变小，腹膜后前后径/腹腔前后径比值较大，下腔静脉、肾静脉受压明显。对于Ⅱ型 IAH/ACS，早期可采取抗炎、纠正水电解质酸碱紊乱和穿刺引流等措施；当 IAH 发展至 ACS 时，则需要积极的手术减压。

【诊断和处理】

1. 腹腔间室综合征的诊断 ACS 的诊断通常包括：①IAP≥25mmHg 或 30cmH$_2$O；②出现以下一个或一个以上临床表现：气道压增加、低氧血症、少尿/无尿、心输出量下降、低血压和酸中毒。③经腹腔减压后能改善症状（证实）。

病史和体征对 ACS 的诊断提供有价值的线索。大多数患者都有严重腹部创伤史或手术史，有严重腹腔疾病，如腹主动脉瘤和肠梗阻病史，腹腔感染（胰腺炎、腹膜炎、肠瘘等），凝血功能障碍（腹腔出血）、行腹腔填塞等；少数则有如 APACHEⅡ积分较高、大剂量液体复苏、大面积烧伤、颅脑损伤等高危致病因素存在。体征随病情发展而有所区别。ACS 典型的临床表现有腹部膨胀，腹壁张力明显增加。呼吸道阻力增加、肺顺应性下降，高碳酸血症，CO 减少、周围循环阻力增加，ICP 增高，少尿甚至无尿。早期可表现为呼吸道阻力增加伴少尿，后期体征是腹胀、少尿或无尿、呼吸衰竭、肠道和肝脏血流量降低及低心排综合征。少尿对液体复苏、多巴胺、袢利尿剂均无效。合并有 ICP 增高时，甚至有昏迷、精神症状等脑缺血改变出现。临床上有下述表现者往往提示可能存在 ACS：①急性腹胀和腹壁紧张；②液体复苏后心率加快和（或）血压下降；③PIP 逐步增加、出现低氧血症必须增加吸入氧浓度；④出现少尿或无尿，液体复苏后应用利尿剂无效。

2. 腹腔间室综合征的预防　液体复苏过程中，在维持尿量、CO 等基本稳定的前提下，尽量减少液体尤其是晶体输注量可减少由于脏器水肿、血管内液体向组织间隙渗漏增加导致的 IAP 增高趋势。对于可疑 ACS，尤其是大量液体复苏的患者，当晶体液输入量>1000ml 和输注红细胞>10U 者，应常规监测 ICP。ACS 中部分是因为强行关腹所致。在手术后甚至在手术过程中，应当注意监测 UBP 和 PIP。有研究表明，手术过程中当 PIP>20mmHg 时应放弃强行关腹，否则术后极易发生 ACS。存在 ACS 危险因素时，强行全层关腹时 ACS 发生率为 80%，急性呼吸窘迫综合征（ARDS）或多器官功能衰竭（MOF）的发生率为 90%；而此时如仅缝合皮肤则 ACS 的发生率降为 24%，ARDS 或 MOF 的发生率为 36%；而以无菌塑料袋缝合于腹壁腹腔临时关闭，则 ACS 的发生率仅为不到 20%，ARDS 或 MOF 的发生率为 40%左右。当存在发生 ACS 的风险时，应全层缝合而不是分层缝合腹壁，当需要腹腔减压时可迅速拆除缝线，及时有效降低 IAP。

其他的预防措施还包括腹腔出血时选择合适的腹腔填塞材料和方法避免过度填塞，脏器移植时选择合适的供体器官，及时纠正休克、凝血功能障碍等。对于腹裂或腹壁巨大切口疝的患者采取分期关腹手术有助于减少术后 IAH/ACS 的发生。

3. 腹腔间室综合征的处理

（1）监测：通常在 ICU 内进行监护与治疗，常用措施包括生命体征、IAP 和血流动力学监测。传统的方法如 PAWP、CVP 易受 IAP 升高的影响，结果可信度小。右室舒张末期容积指数（RVEDVI）是反映血管内容积状态的最佳指标，它不受 IAP 升高的影响，但是目前没有一个固定的正常值，一般认为应使 RVEDVI>120ml/m^2。

（2）液体复苏：对器官功能的维护是十分重要的。利尿剂对 IAH/ACS 有害而无益。一般情况下，PAWP 和 CVP 升高，CO 下降，提示液体过多，应予立即利尿。但在 IAH/ACS 时则相反，要求给予液体输入，而不是利尿。

（3）机械通气：任何原因不明的呼吸功能衰竭都要想到 IAH/ACS 的可能。由于气管内压力升高，患者易发生高碳酸血症、肺泡萎陷、功能残气量下降、肺内分流（Qs/Qt）升高。因此，要求降低患者的潮气量，并采用压力控制机械通气，推荐使用呼气末正压(positive end-expiratory pressure, PEEP)。应用 PEEP 可以有效改善 ACS 时的呼吸功能障碍。但是在采用较高的 PEEP 时，应注意避免气压伤和对循环功能的不利影响。此时胸腔压力可能进一步提高，因此将导致回心血量进一步减少而加重循环功能障碍。

（4）奥曲肽和肌松药物：最近研究表明，腹腔减压时使用奥曲肽不仅可以减少胃肠道消化液分泌从而降低 IAP，还可以通过抑制中性粒细胞浸润而减轻腹内脏器再灌注时的氧化损伤。也有人尝试采用肌松药物，通过松弛腹壁来降低 IAP。尽管近期效果较好，IAP 明显降低，但是患者此后死于严重的感染和心肺并发症。

（5）穿刺引流：患者存在明显的腹腔内积液时可在 CT 或超声的引导下进行腹腔穿刺。存在明显的腹膜后液体积聚时，也可行腹膜后穿刺引流。

（6）血液滤过的作用：有研究尝试床旁血液滤过治疗 ACS 取得好的效果。血滤可以通过对流或吸附降低炎症介质浓度和减轻机体炎症反应。同时通过超滤作用来减轻腹腔内脏器和腹壁水肿从而可以降低 IAP。

（7）剖腹减压手术：有学者认为当 IAP>25mmHg 时通常要考虑行腹部减压术；而当 IAP>35mmHg 时，应当立即进行腹部减压手术，同时还要进行腹部探查，但近年国内外的实践表明，剖腹减压手术有很多并发症，同时有相当一部分的 ACS 可通过非手术治疗。因此，笔者认为，剖腹减压手术是不得已而为之的治疗，在非手术治疗尚有效，或在严密观察病情没有继续恶化的情况下，需要慎重考虑，而不应该依靠单一的 IAP 测量数据决定手术，通常腹膜后型的 ACS，特别是腹膜后出血应该积极手术，而胃肠型的 ACS 的手术更应慎重。

【护理】

1. 护理评估 IAH 和 ACS 是 ICU 患者病情加重和死亡的重要原因之一，文献报道，83 例住院超过 24 小时的 ICU 患者，IAH 的发生率达 23%，IAH 持续增高达 54%，ACS 发生率为 12%。虽然 ACS 的凶险预后已被临床普遍认识和重视，但 IAH 和 ACS 在诊断标准、评估流程等方面缺乏共识。2007 年国际腹腔间室综合征协会（WSACS）基于医学证据和专家观点，对 IAH 和 ACS 评估流程达成共识。评估要点如下。

（1）血流动力学：IAH 使腔静脉、门静脉受压，致回心血量及心输出量减少，使心率代偿性加快，血压由开始保持稳定发展为降低，心肌收缩力也随 IAP 的增加，先代偿性增强发展为减弱，出现继发性心力衰竭。IAH 还使胸腔内压力增加，使反映心脏充盈的非直接参数如中心静脉压、肺动脉楔压变得不准确，会在血容量严重下降时表现为上升，造成评估前负荷时的困扰，易被误诊为心力衰竭。

（2）肺功能呼吸功能：肺功能呼吸功能障碍是 ACS 的首发表现。早期表现为呼吸急促、PaO_2 下降，后期表现为 $PaCO_2$ 和 PAP 增高，此时应与呼吸窘迫综合征（ARDS）相鉴别。ARDS 患者是以肺弥散障碍为特征的 I 型呼吸衰竭，表现为 PaO_2 和 $PaCO_2$ 均下降。观察血气分析、呼吸频率、指端血氧饱和度是肺功能评估重点，可早期发现低氧血症、高碳酸血症、酸中毒和呼吸衰竭。机械通气患者的潮气量、气道压力峰值升高程度和 PEEP 水平均非常重要，由于 PEEP 会加重内环境紊乱，因此不宜过高，控制在 $8\sim10cmH_2O$ 较为适宜。

（3）肾功能：ACS 致肾功能不全主要表现为尿量及肾小球滤过率等特异性肾功能指标降低，血清肌酐、尿素氮升高。其特征性表现是呈进行性氮质血症，即少尿→无尿→氮质血症进行性加重。评估时特别注意，肾功能不全是继发于肺功能衰竭之后或与其同时发生，不伴有呼吸功能不全的肾衰竭一般不是 IAH 的并发症。

（4）胃肠功能及腹部评估：胃黏膜 pH 为反映 ACS 时胃肠缺血的灵敏指标，监测胃黏膜 pH 能够早期预警机体系统的缺氧状态，可发现 ACS 的早期征象，能作为预测 ACS 发生的一个因子。一般 IAP 为 10mmHg 时，胃黏膜 pH 下降至 7.0；IAP 为 20mmHg 时，胃黏膜 pH 下降至 6.8；IAP 为 30mmHg 时，胃黏膜 pH 下降至 6.5。患者可出现对称性全腹膨胀，腹腔前后径/左右径＞0.8；腹肌紧张；肠鸣音减弱或消失等体征；腹部手术患者易发生切口裂开、切口疝及坏死性筋膜炎。腹围的动态监测非常必要。

（5）中枢神经系统：胸腔内压力增高，使颈部压力升高，导致脑静脉回流受阻，颅内压增高，脑灌注压降低，加重了神经损伤，神经系统受损的临床表现是中枢神经系统观察的要点。

2. 护理问题

（1）气体交换受损：与腹腔压力增高使胸腔内压升高，肺实质被压缩，肺容积减少，肺泡膨胀不全，肺毛细血管氧输送减少，肺血管阻力增加有关。

（2）疼痛：与腹腔压力增高导致腹腔脏器移位有关。

（3）体液不足：与致膈肌抬高，使胸腔内压显著升高，进一步减少了下腔静脉和上腔静脉的回心血量导致各脏器功能受损有关。

3. 护理措施

（1）膀胱压（intravesical pressure，IVP）的测量和判定：IVP 测量简便易行，能准确反映IAP。连续监测 IVP 可以反映 IAP，被认为是早期发现 ACS 的金标准。测量时遵守 WSACS 提出的操作要点：①用 mmHg 表示 IAP 值；②呼气末读取 IVP 值；③取仰卧位；④髂嵴水平的腋中线为零点；⑤膀胱排空后注入生理盐水 25ml（20kg 以下儿童为 1ml/kg），注水过多将导致 IVP

偏高；⑥注水 30～60s 后，待膀胱松弛再测量 IVP；⑦勿腹肌紧张下测量；⑧机械通气患者应脱机再测量。床旁测量为 cmH_2O，与 mmHg 有差别，须注意换算（ $1mmHg=0.133kPa$；$1cmH_2O=0.098kPa$；即 $1mmHg=1.36cmH_2O$，或 $1cmH_2O=0.74mmHg$ ）。

（2）呼吸护理：IAP 增高使膈肌上升、胸腔和肺顺应性下降、气道阻力增加，导致有效通气不足、通气血流比例失调、低氧血症和高碳酸血症，发生 ARDS。因此，应进行人工气道开放机械通气，并做好气道管理。

（3）液体复苏护理：循环护理重点是准确把握液体复苏。IAH/ACS 时腹腔灌注压下降，静脉回流不畅，造成器官功能损害；下腔静脉回心血量减少和膈肌上升也对全身循环造成影响。为改善循环状况，液体复苏是必要的。

（4）肾功能护理：护理中应通过留置尿管监测和记录每小时尿量；密切关注肾功能检查结果，尿素氮、肌酐增高则随时复查。

（5）肠道护理：早期应进行减压，重视肠道护理。减少肠内营养或暂禁食，胃肠减压，放置鼻肠管可达到更好的肠减压效果；结肠充气明显时，做肛管排气；无梗阻时可适当使用促肠蠕动药物。肠腔内减压既可改善肠壁血供，也有助于降低 IAP。TPN 营养液中添加谷氨酰胺和适当使用肠道消毒剂，有利于保护肠黏膜屏障，减少细菌和内毒素异位。

（6）非手术减压护理：除了肠道护理是非手术减压的一部分外，有指征的患者可行超声或 CT 引导下腹腔穿刺置管引流，对腹腔有大量渗液、胃肠液或胆汁等积聚时效果明显。

（7）腹腔减压术后护理

1）将患者安置在装备有空气净化设备的单人房间内。严格遵守无菌操作，做好消毒隔离工作，避免感染的发生。

2）术后应继续生命体征、神志、尿量、循环、呼吸等病情观察；床头抬高 45°进行体位引流，引流管予以持续负压吸引，使腹腔渗液不断被引出。

3）做好腹腔减压效果评估及暂时性关腹伤口的观察：通过 3L 袋观察腹腔内、肠道血循环情况，肠道是否完全回复腹腔，观察切口周围的渗液量，保持切口周围皮肤清洁干燥。

4）为防止腹腔开放后出现低体温状态，对体温<35℃的患者采取积极复温措施。

5）做好腹腔开放创面和伤口特殊护理，为保持暴露肠管及覆盖敷料湿润，在膨出的腹腔最高处放置 4～6 根滴水管 24 小时持续滴注生理盐水。

6）SAP 并发 ACS 患者病情凶险，进展迅速。特别是当患者接受开腹减压术后入住 ICU，失去家人陪伴，加上腹腔脏器裸露，均担心死亡来临，出现不同程度的紧张、焦虑、抑郁心理，甚至会产生轻生念头。护士应加强心理疏导，同时应具有人文关怀理念，更换敷料时肠管裸露，患者会感到恐惧，注意给予视觉遮挡和心理支持。

7）加强基础护理，预防下肢深静脉血栓（DVT）和肺栓塞（PE），腹内高压可直接压迫下腔静脉和门静脉，导致静脉回流受阻、血液淤滞，患者可能发生 DVT。而 DVT 形成后，给予大量液体复苏时，栓子可能脱落，进而导致 PE。护士应提高警惕，备好紧急抢救药品及器材，及时配合医生抢救。

4. 护理评价 由 IAH 发展至 ACS 时能早期发现危重患者的严重并发症，避免导致呼吸、循环障碍和肾衰竭，并影响腹腔脏器血供甚至肠坏死。

> **案例分析 12-3**
> 1. 腹腔高压对呼吸的影响。IAP 达 16～30mmHg 时肺实质即开始受压，而且随着 IAP 的升高，PaO_2 下降和二氧化碳分压（$PaCO_2$）升高，胸腔内压力亦随着 IAP 的升高而成比例地升高。

2. 腹腔间室综合征。腹内压增高并导致循环、肺、肾、胃肠及颅脑等多器官系统的功能障碍的，称为腹腔间室综合征（ACS），ACS 被认为是腹腔高压后期的表现。

第四节　重症急性胰腺炎

引导案例 12-4

患者男，70 岁，因"突发腹痛伴恶心、呕吐 1 小时多"入院。患者 6 小时前饱餐和饮酒后突然发作，腹痛剧烈，呈持续性、刀割样，位于上腹正中，放射至腰背部。呕吐剧烈而频繁。入院时意识不清，脉搏 53 次/分，血压 86/56mmHg，呼吸 31 次/分，SpO_2 94%。实验室检查：血清淀粉酶 6000U/L，血钙 0.97mmol/L。腹部 CT 示：胰腺呈弥漫性肿大，密度不均匀，边界不清。

问题：

1. 该患者突发急性胰腺炎原因及临床表现是什么？
2. 现患者最主要的护理问题是什么？

重症急性胰腺炎（severe acute pancreatitis，SAP）是多种病因引起的胰腺局部炎症、坏死和感染，并伴全身炎症反应和多个器官功能损害的疾病。尽管近年来 SAP 的综合治疗已取得重要进展，但病死率仍高达 17%，同时存在住院时间长，治疗费用高等问题，对社会及家庭是巨大的负担。近年来随着对 SAP 病理生理和疾病发展过程认识的加深，重症急性胰腺炎的治疗模式、治疗理念和器官功能支持手段都有明显的进展；同时手术和非手术治疗措施都有显著的进步；与此同时，过去许多基于 SAP 病理生理所制订的非循证治疗方案不断受到质疑，近年来遵循循证原则的研究否定了一些过去常规采用的治疗方案。

【概念和分类】

1963 年在法国马赛召开的第一届国际胰腺炎研讨会，将胰腺炎分为急性胰腺炎、复发性急性胰腺炎、复发性慢性胰腺炎和慢性胰腺炎 4 大类。1984 年在马赛召开第二届国际胰腺炎研讨会，同年又在剑桥召开另一国际胰腺炎讨论会。这两个会议均废止了急性复发性胰腺炎和慢性复发性胰腺炎的名称，在病理学上认识到轻度胰腺炎为间质性水肿，可以发展为坏死性。1991 年，德国乌尔姆大学的 BegeR 根据 1099 例急性胰腺炎的分析，提出将其分为 4 类：间质水肿性胰腺炎、坏死性胰腺炎、胰腺脓肿、胰腺假性囊肿；并把坏死性胰腺炎分为无菌性和感染性，胰腺坏死后是否合并感染是影响预后的分水岭，受到临床学者的广泛认可。1992 年 9 月在亚特兰大召开的国际急性胰腺炎研讨会，将急性胰腺炎分为轻型和重型。同时把局部并发症分为：急性液体积聚、坏死、急性假性囊肿、胰腺脓肿，同时对定义、临床表现做出了明确的说明。中华外科学会胰腺外科学组在 1992 年第四届全国胰腺外科学术会议上提出重症急性胰腺炎临床诊断及分级标准。1996 年在第六届胰腺外科会议上，以亚特兰大的分类为基础提出新的分类。

1992 年 9 月在亚特兰大的国际性急性胰腺炎专题讨论会上，制订了急性胰腺炎临床分类标准如下：

1. 急性胰腺炎　是胰腺的急性炎症过程，并涉及各种局部组织或远处器官系统。起病急、上腹痛和不同程度的腹部体征，呕吐、发热、心率快、白细胞增多，血、尿淀粉酶升高。胰腺大体观：胰腺和胰周坏死和出血。镜检：胰间质水肿和脂肪坏死。

2. 重症急性胰腺炎　急性胰腺炎伴有器官衰竭和（或）局部并发症，如坏死、脓肿或假性囊肿；Ranson 标准≥3，APACHE1≥8；器官衰竭有休克（收缩压＜90mmHg）、肺功能不全

（$PaO_2 \leqslant 8kPa$）、肾衰竭（肌酐＞$177\mu mol/L$）、胃肠道出血（＞$500ml/24h$）、DIC（血小板 $\leqslant 10 \times 10^9/L$）、纤维蛋白原＜$1.0g/L$、纤维蛋白分解产物$\geqslant 80\mu g/ml$、严重代谢紊乱（血钙 $1.87mmol/L$）。局部并发症有坏死、脓肿或假性囊肿。

3. 轻型急性胰腺炎　伴有轻度器官功能损害，无上述重症急性胰腺炎的临床表现，对恰当的补液反应良好。若48～72小时内未见好转，则应考虑有并发症的可能。CT 增强扫描显示胰实质正常。病理变化以水肿为主，偶见胰实质及胰周围脂肪坏死。

4. 胰腺坏死　是弥漫性或局灶性胰实质无生机，多伴有胰周围脂肪坏死。临床症状严重。在静脉注射增强剂后，坏死区的增强密度不超过 50Hu（正常区的增强密度为 50～100Hu），坏死区一般位于胰腺组织外周。临床上应区分无菌性坏死和感染性坏死，前者不需手术治疗，后者病情严重必须手术引流。两者的区别可根据经皮穿刺抽吸培养的结果而定。

5. 急性液体积聚　发生于胰腺炎病程的后期，位于胰腺内或胰周，无囊壁包裹的液体积聚。通常靠影像学检查发现。影像学上为无明显囊壁包裹的急性液体积聚。急性液体积聚多会自行吸取，少数可发展为急性假性囊肿或胰腺脓肿。

6. 急性胰腺假性囊肿　指急性胰腺炎后形成的有纤维组织或肉芽囊壁包裹的胰液积聚。急性胰腺炎患者的假性囊肿少数可通过触诊发现，多数通过影像学检查确定诊断。假性囊肿常呈圆形或椭圆形，囊壁清晰。

7. 胰腺脓肿　是发生于急性胰腺炎胰腺周围的包裹性积脓，含少量或不含胰腺坏死组织。感染征象是最常见的临床表现。它发生于重症胰腺炎的后期，常在发病后 4 周或 4 周以后。有脓液存在，细菌或真菌培养阳性，含极少或不含胰腺坏死组织，这是区别于感染性坏死的特点。胰腺脓肿多数情况下是由局灶性坏死液化继发感染而形成的。

【发病机制和病理生理】

1. 重症急性胰腺炎发病机制认识的进展　有关急性胰腺炎的确切发病机制目前尚未十分明确。近年来的研究已由"胰酶消化学说"、"自由基损伤学说"转至"胰腺微循环障碍学说"、"胰腺腺泡内钙超载学说"、"白细胞内皮细胞间相互作用学说"和"细胞因子学说"等方面。

（1）胰腺的自身消化：100 年前有学者认为胰腺炎的发病机制是由胰管和胆管的共同开口堵塞，引起胆汁在胰管内逆流，激活胰酶，并引起胰腺和胰周组织的自身消化所致。但近年的研究发现，在急性胰腺炎的早期阶段，胰蛋白酶原的活化是在腺泡的亚细胞器中，有活性的胰蛋白酶再被释放入胞质中而发挥作用。虽然活化的胰蛋白酶可以激活其他蛋白酶，但直接损伤胰腺腺泡的并非胰蛋白酶而是其他酶类，如弹性蛋白酶、糜蛋白酶、磷脂酶等。

（2）磷脂酶 A_2（PLA_2）：PLA_2 是调控花生四烯酸代谢和血小板激活因子（PAF）生成的限速酶，在生理情况下以无活性的前体形式存在。PLA_2 是一个强有力的炎性介质，在 AP 等严重疾病时，有活性的 PLA_2 释放明显增加，AP 的严重程度与其活性呈正相关。PLA_2 拮抗剂对实验性 AP 的治疗作用，结果发现 PLA_2 拮抗剂可以明显减轻胰腺组织损伤，保护胰腺细胞。PLA_2 被催化激活的过程及其致损伤机制，目前尚无统一认识。很多学者认为活化的 PLA_2 可以将胆汁中的卵磷脂和脑磷脂转变为溶血卵磷脂和溶血脑磷脂，而后两者具有细胞毒性，可导致胰腺细胞膜的溶解和破坏，最终发生胰腺的自身消化。

（3）自由基的作用：氧自由基及其攻击细胞膜后形成的 LPO，可以破坏多不饱和脂肪酸、蛋白质、黏多糖等重要的生物分子；可以引起微血管痉挛，损伤微血管内皮细胞，使毛细血管通透性增加；另外还可以促使白细胞的黏附，引起胰腺的微循环紊乱。过多的氧自由基还可使腺泡细胞破坏，以及引起胰酶的细胞外和细胞内激活，导致 AP 时胰腺损伤的一系列恶性循环。

（4）胰腺的微循环紊乱：由于胰腺小叶的小叶内动脉属终动脉，所以，胰腺组织对缺血高度敏感。胰腺微循环障碍不仅可以作为 AP 的始动环节，也是水肿性 AP 向出血坏死性转化的重要因素等。多种因素可导致胰腺的血液循环紊乱，尤其得到公认的是下列各种体液因子的作用。花生四烯酸代谢产物的平衡紊乱：TXA_2 和前列环素（PGI_2）是花生四烯酸的代谢产物。TXA_2 是血小板产生的强烈的血管收缩剂，它能进一步刺激血小板的聚集，导致血栓的形成。内皮素（ET）和一氧化氮（NO）：生理情况下，ET 和 NO 的合成与释放处于动态平衡，以维持胰腺血流的相对恒定。在 AP、ET 或 NO 明显增加时，使胰血管的舒缩调节失衡，成为 AP 发展的一个促进因素。

（5）胰腺腺泡内钙超载：一些学者把研究的重点放在胰腺细胞内变化，尤其是细胞内 Ca^{2+} 超负荷在 AP 的病理生理中的作用受到普遍重视。认为胰腺细胞内胰蛋白酶原的过度活化与过量的 Ca^{2+} 有关，腺泡细胞内钙超载可能是急性胰腺炎发病机制中的早期环节。

（6）白细胞和内皮细胞相互作用：白细胞内皮细胞相互作用是指在细胞因子、氧自由基等诱导下的中性白细胞（PMNs）在血管内皮细胞表面的滚动、黏附及 PMNs 变形，并经内皮细胞间隙向血管外游走的过程。缺血再灌注时，多种黏附因子被催化，单独或交叉与 PMNs 及内皮细胞（EC）相互作用，首先使 PMNs 在 EC 上滚动，继之在 EC 上牢固地黏附，最后 EC 与 EC 之间的间隙扩大，PMNs 游走跨出血管壁进入间质，造成间质的出血水肿，即形成黏附的连锁反应。AP 时发生缺血再灌注及细胞因子的生成增多，使"白细胞内皮细胞相互作用"加剧，直接导致大量白细胞黏聚、活化、破坏产生大量氧自由基及蛋白水解酶，损伤胰腺血管及周围组织。另外，白细胞的黏附可使毛细血管后微静脉淤滞，血栓形成，导致或加重胰腺的微循环障碍，进而加重胰腺炎的病理损伤。

（7）炎症介质：急性胰腺炎无论病因如何，它的最终结果总是局部和全身性炎症反应，这与炎性介质的过度生成有关，这些炎性介质主要包括源于血浆或组织液的如缓激肽、补体等，以及源于炎区细胞的溶酶体成分、血管活性胺、花生四烯酸代谢产物、细胞因子（TNF、IL-6、IL-1、）PAF 等，大量的研究表明，AP 时病损的胰组织可作为抗原或炎性刺激物，激活巨噬细胞等炎症细胞释放 CK，进而触发炎症介质的瀑布样级联反应，它还能直接损害血管内皮细胞，而且可以通过上调多形核粒细胞表面的黏附分子和内皮细胞配位子，使两者接触时间延长、且黏附更紧密，加剧内皮损伤，从而使毛细血管通透性增加，进一步加重胰腺的微循环障碍及远隔脏器的损伤。

大多数学者认为，急性胰腺炎是致病因素引起胰腺腺泡细胞内的胰蛋白酶过度激活，进而导致腺体自身消化和局部炎症反应。当细胞内阻止胰蛋白酶原活化或降低胰蛋白酶活性的保护机制被抑制后，急性胰腺炎随即发生。这些保护机制包括：无活性的胰蛋白酶原的合成，胰蛋白酶的自溶，酶的区室作用，降低细胞内游离 Ca^{2+} 浓度，合成特殊的胰蛋白酶抑制剂，如丝氨酸蛋白酶抑制剂 Kazal 1 型（serine proteaseinhibitorKazal type 1，SPINK1）。图 12-1 表示了这个过程。

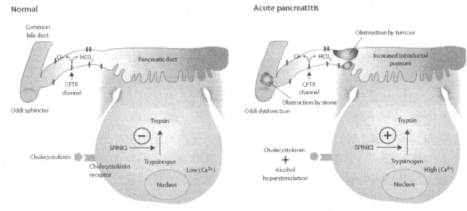

Figure 1: Pathophysiology of acute pancreatitis

图 12-1　急性胰腺炎的发生机制

当胰蛋白酶原在腺泡细胞内被激活为有活性的胰蛋白酶后，其他一些酶，如弹性蛋白酶、磷脂酶 A2、补体和激肽途经也被激活。另外，中性粒细胞、巨噬细胞和淋巴细胞等释放的炎症介质如 IL-1、IL-6、IL-8，胰腺组织内的淋巴细胞释放 TNF-α，导致了全身的炎症反应和远隔器官的损害。

2. 重症急性胰腺炎早期的病理生理

（1）全身炎症反应综合征（SIRS）：重症急性胰腺炎通常是以局部非感染性炎症开始，在数分钟到数小时内就可能出现全身性炎症反应，并逐渐影响全身多个器官的功能。炎症反应期从病程的开始到 7～10 天。可表现为发热、心动过速、白细胞增多等，甚至发展为 MODS。病情虽然危重，但在现代 ICU 内可争取较高的生存率。

（2）血流动力学的变化：急性重症胰腺炎时的循环功能改变是以血液分布异常为特点，循环容量不仅因为局部渗出、腹水、呕吐等原因而绝对不足。而且，由于血管的异常扩张导致相对不足，可以表现为心动过速、少尿、休克等。这时应根据临床表现密切注意循环容量的改变，应及时进行血流动力学监测，可以有效地指导早期治疗中的容量复苏及整个治疗过程中的精细容量调节。

急性重症胰腺炎时心脏可出现明显的损伤。重症胰腺炎可见骤然死亡病例，尸检时发现心脏有明显的损害，如心肌梗死、心内膜炎或传导系统损害。急性胰腺炎对心血管的损害，原因尚不甚明了。现今认为系胰酶进入血循环，引起冠状动脉痉挛，胰蛋白酶及多肽类物质直接损害心肌；胰腺炎性渗出液积存于腹膜后，刺激腹腔神经丛，反射性广泛性血管痉挛等因素。有人认为系胰腺内含有心肌抑制因子，其根据是将胰腺做成匀浆，注入动脉体内可抑制心肌用氧。亦有人提出在急性胰腺炎时，释放某种物质，使心肌传导系统兴奋而致心律紊乱，以至心室颤动。

重症急性胰腺炎和创伤对心肌的影响不同。创伤后机体的即刻反应是心肌收缩力增强。SAP 往往与感染的情况相似，心室射血分数明显下降。尽管内源性儿茶酚胺增多，但心肌收缩力并不增加，提示心肌 β 受体功能减弱。与创伤相比，SAP 早期需要更高的前负荷。SAP 患者经过早期容量复苏后，体循环阻力（SVR）往往是降低的。这是由于炎性介质的作用使周围血管异常扩张，血液重新分布。这是 SAP 合并感染性休克时出现顽固性低血压的主要原因。

（3）呼吸功能的变化：SAP 是 ARDS（急性呼吸窘迫综合征）的强烈诱因，患者在早期所表现的过度换气往往被忽视。但随之而来的常是 ARDS 的典型临床过程。随着病程的延续，可在 ARDS 基础上出现肺部感染，甚至成为主要的感染源，对重症胰腺炎时呼吸系统的监测主要是炎症反应期对 ARDS 发生发展的监测和感染期对 ARDS 继续恶化及合并肺部感染的监测。在 SAP 初期，患者可表现为轻度呼吸频率加快，多无明显呼吸困难，两肺多清晰，无啰音。血气检查仅表现为过度换气，$PaCO_2$ 下降，PaO_2 在正常范围。这段时间可维持 3～5 天，如果观察不仔细极易漏诊。之后，低碳酸血症逐渐加重并发生低氧血症，提高吸入氧浓度，PaO_2 不能提高到相应水平。呼吸困难逐渐加重，可出现发绀，双肺啰音开始增多，胸部 X 线表现为双肺弥漫性、对称性密度增高，以间质水肿为主。有时由于肺部合并感染，可使胸部 X 线表现不典型。此时已经表现出明显的 ARDS，需用机械通气方能维持 PaO_2 在正常范围。如果病情进一步恶化，肺部感染加重，可出现大片肺实变、肺不张，低氧血症与高碳酸血症并存，出现昏迷、混合性酸中毒等。呼吸动力学监测是根据物理学的原理，采用物理学的参数对呼吸器官的功能进行监测。其监测指标主要包括容积、压力、阻力、顺应性和呼吸做功等项指标。目前，临床上已经可以同步、连续地测量上述有关指标的变化。如描记压力 2 容量曲线不仅可以及时了解病情的演进，还可以反馈性指导临床治疗，目前较多用于对机械通气过程的监测。这些指标与血流动力学指标相结合会给治疗带来更大的帮助。

【诊断和病情严重程度评估】

1. 重症急性胰腺炎的诊断和鉴别诊断　凡遇到急性上腹痛、恶心、呕吐、发热患者，都要考虑急性胰腺炎，及时作血淀粉酶、尿淀粉酶检查，必要时作腹水淀粉酶检查，若淀粉酶升高达到诊断标准即可确诊。如空腹可作腹部 B 超协助诊断。出血坏死型胰腺病情凶险，有时因症状不典型及淀粉酶正常不易诊断，出现以下征象有利于出血坏死型胰腺炎的诊断：休克、腹膜炎、胸膜炎和肺不张、消化道出血及皮肤紫癜、弥散性血管内凝血、血钙下降及血糖升高、急性肾衰竭等。

需要与下面疾病进行鉴别诊断。

（1）消化道溃疡急性穿孔：有溃疡病史，常因进食不当而突发上腹部刀割样疼痛，腹部有明显压痛、反跳痛及肌紧张，可呈板状腹。肝浊音界缩小或消失，X 线可见膈下游离气体，血清淀粉酶虽升高，但不超过 500U。

（2）急性胃肠炎：急性胃肠炎有进食不洁饮食史，上腹部痛为阵发性，可伴恶心、呕吐和腹泻，呕吐后腹痛缓解。而急性胰腺炎腹痛剧烈，向腰背部放射，呕吐后腹痛不缓解。急性胃肠炎血淀粉酶、尿淀粉酶均正常。

（3）胆囊炎和胆石症：右上腹胀痛或绞痛，向右肩背部放射，可伴有黄疸。查体，墨菲征阳性，B 超可以确诊。血清淀粉酶可升高，但不超过正常值的 2 倍。

（4）急性肠梗阻：肠扭转等机械性肠梗阻出现脐周绞痛，呈阵发性加重。肠鸣音亢进，停止排气或排便。X 线显示液气平面，血清淀粉酶轻度升高，不超过 500U。出血坏死型胰腺炎可出现麻痹性肠梗阻，腹部膨隆，肠鸣音减弱或消失，X 线也可显示液气平面，但血清淀粉酶明显升高。

（5）急性心肌梗死：有冠心病病史，突发心前区疼痛。若下壁梗死可出现上腹部疼痛。但心电图可出现病理性 Q 波，血清淀粉酶正常。

2. 重症急性胰腺炎病情严重度的评估　重症急性胰腺炎病情的变化迅速，预后凶险，单凭临床经验有时难以正确估计，严重度的评估有利于了解病情，对指导临床治疗具有十分重要的临床意义。严重度的估计包括 3 个方面：全身评分系统、局部估计及多器官功能不全评分系统。有学者曾经研究过血清标志物，希望用 C 反应蛋白、中性粒细胞弹力蛋白酶和胰蛋白酶激活肽等单项生化指标评估严重度，但目前仍无法作为临床应用的可靠指标。

（1）全身评分系统

1）Ranson 评分：20 世纪 70 年代初，Ranson 提出的评分被认为是急性胰腺炎严重度估计指标的里程碑。当时普遍采用腹腔灌洗治疗胰腺炎，但哪些胰腺炎患者需要灌洗治疗呢？Ranson评分就在此背景下产生。该评分系统包括入院时的 5 项临床指标和入院 48 小时的 6 项临床指标，合计 11 分。当评分在 3 分以上时，即为重症胰腺炎，需要作灌洗治疗。同时发现胰腺炎患者的 Ranson 评分与病死率有明显的关系，3 分以下的病死率为 0.9%，3~4 分为 16%，5~6 分为 40%，6 分以上为 100%。

2）APACHE Ⅱ评分：1985 年，Knaus 对最初提出的 APACHE Ⅱ评分进行修改，采用 12 个急性生理指数，结合年龄因素、慢性健康评分和 Glasgow 昏迷评分，共 15 项。由于 APACHE Ⅱ评分能对急性胰腺炎的严重度进行临床评估，在 1992 年美国亚特兰大举行的急性胰腺炎国际会议上，将 Ranson 评分在 3 分或 3 分以上，或 APACHE 评分在 8 分或 8 分以上规定为重症胰腺炎。会议指出 Ranson 评分在发病 48 小时后不能应用（上述指的入院 48 小时等同于发病 48 小时是假设患者发病后马上入院），而 APACHE Ⅱ评分能在急性胰腺炎病程的任何时间内应用。会议还指出，在患者入院及采用任何治疗方法时进行严重度评分，以便于不同医院和部门间、国内和国际间比较临床资料，是学术交流的必备临床资料。

（2）局部严重度估计：所有的全身评分系统都是针对疾病严重度，不具备对急性胰腺炎的特异性，因而研究人员又从胰腺病变的局部来研究对急性胰腺炎严重度的估计。

CT 评分：20 世纪 80 年代中期，CT 的临床应用已相当成熟，动态的增强 CT 扫描已经是临床诊断胰腺有无坏死和坏死程度的金标准，Balthazar 的评分系统包括了胰腺和胰外的病变，定量较为准确，评分方法简单易掌握。由于 CT 检查是非创伤性，可以动态观察、多次检查、观察胰腺病变是恶化还是改善，所以在局部估计的方法中具有独特的优点。在众多的 CT 检查评分中，Balthazar 的 CT 评分系统在全世界范围影响较广，已广泛地应用于科研和临床工作中。

（3）多器官功能障碍的评价：全身评分系统和局部估计对急性胰腺炎严重度的评分和预测不能代替对伴发多器官功能不全综合征（MODS）及其病死率的评估和预测，APACHE Ⅱ 评分中的慢性健康状况虽然涉及器官系统功能衰竭或免疫障碍，急性生理指标中包括部分脏器功能指标，如血肌酐、心率、Glasgow 评分等，但也未能代表完整的器官功能。唯有 MODS 的评分系统能全面估测器官功能的变化。关于器官功能衰竭的评分系统非常多，如 AOSF（acute organ system failure）评分、多器官功能衰竭（MOF）评分等都是针对终末期患者所制订，不适合早期重症胰腺炎的器官功能评估。重症胰腺炎的患者往往在发生 MOF 前先出现 MODS，因此目前多采用 Marshall 的 MODS 评分系统评估器官功能。

由于重症胰腺炎患者既存在局部病变，又有全身病变和（或）伴器官功能损伤，重症急性胰腺炎的评估应结合全身、局部和多器官功能评估，目前通常分别采用 APACHE Ⅱ 评分、Balthazar 的 CT 评分和 Marshall 的评分系统，可以获得良好的病情判断和预后评估。

【重症急性胰腺炎的治疗历史变迁】

100 多年来 SAP 的治疗是在争议中发展的。1889 年，Fitz 最系统地描述了 SAP，通过对 53 例患者的总结认为："在该病的早期进行手术十分有害。"但随后 14 年的临床观察和实践，他推翻了过去的观点，并提出："正像大多数腹部手术能缓解急性症状一样，早期手术治疗对 SAP 患者更有益。"当时这一观点得到普遍的认同。

1925 年，Moynihan 正式提出了小网膜囊内清创和腹腔引流的经典手术方式。然而，随着不断的临床实践，人们发现早期手术的效果并不理想，死亡率并没有因积极的早期手术而下降，甚至反而升高。于是在 1938 年德国外科大会上，以 Nordmann 的总结报告为代表，开始走向全面保守治疗。随后 30 年间，发现许多患者死于休克、腹膜炎和器官功能衰竭，人们又开始意识到保守治疗并不能解决 SAP 的问题，认识到"坏死组织溶解吸收是造成休克、肺和其他脏器致命性损害的重要原因，清除坏死组织是治疗休克的一个重要组成部分"。随后在 20 世纪 60 年代至 80 年代，外科手术在 SAP 中的作用得到重新确立，手术治疗变得积极，手术的方式也由单纯的清创引流发展到了胰腺大部分切除，甚至全胰切除。这一阶段的死亡率由以往的 80%～90%降至 40%～50%。

20 世纪 90 年代后，随着重症监护技术的进步，休克和早期器官功能障碍不再是 SAP 死亡的主要原因，胰腺和胰周的坏死感染成为死亡的主要原因，从预防和治疗胰腺坏死感染的视角去重新审视胰腺炎的治疗，使 SAP 的治疗观念又一次转变，即在 SAP 的早期，采取以脏器功能维护为中心的非手术治疗，无菌性坏死尽量非手术治疗。感染很可能来自于肠道细菌易位，出现坏死感染后采用外科治疗。国际和国内都基于这一治疗观念制订了新的治疗规范，明确规定了手术适应证和手术时机，总体死亡率也下降到 20%左右，取得很大的成绩。但十多年来，重症急性胰腺炎的手术指征和时机尚有不少问题需要进一步认识、研究和探索。

【重症急性胰腺炎治疗的进展及其评价】

1. 重症急性胰腺炎的治疗模式的改变　重症急性胰腺炎是涉及全身多系统多器官的危重病，传统的以单一学科为基础的患者管理模式很难适应重症胰腺炎的治疗和技术的发展。在外科和内科普通病房治疗的患者，生命体征和器官功能监测和维护有诸多的困难，在消化内科和ICU 治疗的 SAP 患者，其外科问题经常被忽视，或得不到及时的处理。总之，外科引流优势、消化内科的内镜技术优势和 ICU 的器官功能支持优势很难有机结合，影响了疗效的进一步提高。国际胃肠病学会急性胰腺炎的诊治指南和重症急性胰腺炎管理指南明确建议，重症急性胰腺炎患者的初始复苏必须在 ICU 内进行，并由多专业小组来治疗，小组人员由具备内镜、ERCP 技能的内科医师、外科医师和介入放射医师组成。

南京军区南京总医院 1997 年开始成立了由外科重症监护、普通外科、内镜和影像等专科医师组成的专业治疗小组，使各专业的优势有机结合，保证了患者得到系统和最优化的治疗。与1988～1996 年相比，治疗病例增长 10 倍，死亡率从 20.4% 下降到 4.2%，同时还不断发展了新的技术和治疗手段，为进一步提高救治水平奠定基础。

2. SAP 的重症监护治疗的进步

（1）早期液体复苏和组织供氧的维护：组织供氧的维护是 MODS 防治的重要环节，及时纠正低血容量和低氧血症有助于维护氧输送。现已证明不充足的液体复苏往往导致组织低灌注和早期器官功能障碍，过度的液体复苏可能造成腹腔高压和急性肺损伤的加重。应用早期目标指导的液体复苏能更好掌握液体治疗的量、程度和速度，具有重要的意义。适当增加胶体的补充，避免或减轻因组织低灌注所致脏器功能的损害。

（2）器官功能维护：通过呼吸频率、呼吸形态、血气分析和氧合指数的计算了解肺功能；通过尿量、血肌酐和尿素氮的监测，了解肾功能状况。一旦出现脏器功能障碍，要给予相应的器官功能支持治疗；如一旦有 ARDS 存在要作呼吸机治疗；一旦有肾功能障碍要作血液滤过治疗，同时要在治疗策略上考虑如何使脏器功能障碍逆转，要观察是否存在腹内高压和感染灶的存在等。

（3）血液净化治疗急性胰腺炎早期的应用：连续性血液净化（CBP）已经成为 ICU 中危重患者救治的成熟技术之一，其应用范围大大超越了持续性肾脏替代治疗（CRRT）的范畴，并发展为一种新型的免疫调节技术，即通过调节促炎和抗炎因子的平衡，改善机体免疫麻痹，减轻器官功能损害。在实验性胰腺炎中，CBP 的有效作用包括：①CBP 对促炎因子有显著的清除作用；②对机体免疫紊乱的调节作用；③CBP 对器官有显著的保护作用；④可显著延长 SAP 猪的存活时间。目前多数的临床研究和临床应用报告表明，在急性胰腺炎早期应用 CBP 有助于改善患者的炎症反应，减轻器官功能损害，并改善患者的预后。就 CBP 清除效率而言，持续的高流量的血液滤过具有明显的优越性，代表了 CBP 技术今后的发展方向。但 CBP 应用于重症急性胰腺炎的临床治疗远比 CBP 技术本身复杂，尚有很多问题没有解决。如什么样的 SAP 患者需要 CBP 治疗？要多大的置换量最合适？CBP 开始的指征是什么？CBP 停止的指征是什么？等等，尚需要许多研究，特别是多中心的随机对照临床研究。但无论如何，CBP 将逐渐成为伴有 MODS 的重症急性胰腺炎重要的辅助治疗措施。

（4）腹内高压的监测和腹腔室隔综合征的防治：腹内高压在一定程度反映重症急性胰腺炎患者的病情严重程度。因此，在监护治疗中，要注意腹内压的监测。一方面，腹内压的进行性升高，预示腹部情况未得到有效控制；另一方面，液体复苏过程中，同样可以导致腹腔压力的增高。腹内高压还会引起或加重脏器功能障碍，最常受累的是心、肺和肾功能；还可以引起肝、肠道和神经系统的功能障碍或紊乱。腹内高压和腹腔室隔综合征常常继发或加重脏器功能障碍，是 SAP 病情加重的重要因素。腹腔压力增高伴有呼吸频率增快，气道峰压增高，心排量下降或少尿时，应考虑是否有腹腔室隔综合征，并加强相关监测，积极有效地处理。

3. 抑制胰酶和血小板活化对 SAP 作用的重新评价 胰蛋白酶及血小板活化因子的激活被认为是胰腺坏死形成的重要步骤。因此，多年来，对确诊的急性胰腺炎患者，给予蛋白酶抑制剂加贝脂、抗胰酶分泌药物奥曲肽及血小板活化因子的拮抗剂，被认为是特异性的治疗，在一些临床研究中显示出一定的疗效。但近年的循证医学研究并不支持这些药物作为常规治疗。

4. 早期空肠营养在重症急性胰腺炎的应用　通过肠道休息来抑制胰腺外分泌一直被认为是控制 SAP 进展的重要手段。因此，早年提倡采用全静脉营养（TPN）支持。动物实验和临床研究均显示禁食期间肠道黏膜会发生萎缩，而肠内营养（EN）可以保持肠道黏膜正常结构。同时，近年研究显示，导致胰腺坏死继发感染的病菌来源于胃肠道，EN 可以减少这种严重并发症的发生。因此，人们越来越期望 EN 除了为 SAP 患者提供营养外，还能进一步改善肠黏膜屏障功能，调节全身炎症反应，预防肠源性感染。

（1）早期肠内营养对 SAP 预后的影响：重症急性胰腺炎早期肠内营养的临床研究中，有 2 项Ⅰ级研究，6 项Ⅱ级研究和 2 项Ⅲ级研究。除了 Eatock 的研究采用鼻胃营养外，其余研究均在入院 48 小时内选择鼻空肠营养。对 Kalfarentzos 和 McClave 进行 EN 与 TPN 比较的 Meta 分析发现，接受 EN 的患者相对死亡危险度下降，但这种差异没有统计学意义。Abou-Assi 的研究包括 53 例轻症至重症 AP 患者，结果显示 EN 可以减少代谢并发症（如高血糖）、导管感染发生率及降低住院费用。Kalfarentzos 的研究是唯一的随机试验，共有 38 例重症 AP 患者，随机纳入 EN 组或 TPN 组，给予相同热量（24.1kcal/kg vs. 24.5kcal/kg）和蛋白质量（1.43g/kg vs. 1.45g/kg），研究发现 EN 可以减少总体并发症及感染并发症的发生。有 3 项研究比较了 EN 和 TPN 的费用，结果均显示 EN 较 TPN 费用较低。Olah 在轻症和重症 AP 患者中进行随机双盲试验，在给予含有纤维素成分的 EN 制剂基础上添加活性或灭活的植物乳杆菌（109/天）（1 级）结果显示添加活性乳杆菌可以降低感染率和手术治疗比例。因此，目前较一致的观点认为，EN 与 TPN 相比，可以降低感染并发症的发生，多个重症急性胰腺炎治疗指南也都推荐 SAP 患者应该优先选择肠内营养。尽管只有 1 项相关研究，但在 EN 制剂中添加一些特殊成分（如植物乳杆菌）有可能进一步减少感染并发症。

（2）早期肠内营养的实施方法

1）早期肠内营养的开始时机：多个指南推荐在 SAP 初步复苏后，血流动力学和内稳态稳定时，立即建立空肠营养通道，开始 EN；只有当 EN 不能实施时，才考虑用 TPN。然而，考虑到重症急性胰腺炎患者存在腹腔高压，因此，作者认为，SAP 患者开始肠内营养应具备的条件包括血流动力学稳定、胃肠功能的初步恢复、无腹腔高压。

2）早期肠内营养的途径：目前已证实"如果将营养管置于空肠内，EN 不会刺激胰腺外分泌功能"。在目前文献中，尽管有一个关于经鼻胃管肠内营养的研究，认为在绝大多数情况下，急性胰腺炎患者经鼻胃管肠内营养是可行的，但值得注意的是这一组研究患者的病情较轻。多数学者都认为空肠营养比较安全；多个指南也明确指出，应将喂养管放置到 Treitz 韧带下方。目前最常用的途径是鼻空肠管和经皮内镜下空肠造口术（percutaneous endoscopic jejunostomy，PEJ）两种途径。在内镜引导下或 X 线引导下放置鼻空肠管当前已经成为比较实用而成熟的操作。

5. 对预防性使用抗生素的新认识　胰腺坏死伴感染及脓毒症是重症 AP 最严重的并发症，死亡率很高。虽然通过使用抗生素来防止感染应该可以降低死亡率，但目前对其实际效果仍有争议。

Golub 将 1966～1997 年间发表的所有关于抗生素预防使用的文献进行 Meta 分析。其中对早期应用青霉素的研究单独评估，结果未显示出有益作用。其他研究结果显示抗生素的预防使用降低了死亡率，而对感染性并发症没有影响。Sharma 等对 3 项试验进行 Meta 分析也发现，预防性抗生素使用可以降低脓毒症发生率和死亡率。2 项开放研究（Ⅱ级）随机比较抗生素预防与对照组治疗效果，其手术指征为感染性胰腺坏。此外还有 1 项Ⅱ级试验在有明确胰腺坏死的患者中比较预防性抗生素使用和抗生素治疗的效果,患者接受环丙沙星+甲硝唑治疗或不使用抗生素,结果显示 2 组感染性坏死发生率相同。Nordback 试验的研究终点是手术治疗,其指征是感染性坏死,患者随机分为亚胺培南治疗组或观察组。在治疗组中以感染性坏死为手术指征,而观察组中在坏死组织发生感染后先接受亚胺培南治疗,若抗生素治疗失败则行手术治疗。观察组较治疗组死亡率明显增高(P=0.04)。然而在观察组中由于亚胺培南的治疗,64%伴有感染性坏死的患者无须手术。

最近 Dellinger EP 等报道了在北美和欧洲 32 个中心的随机、双盲、安慰剂对照的临床研究,100 个证实有胰腺坏死的急性胰腺炎患者随机分成美罗培南组(n=50,1g IV 每 8 小时 1 次)和安慰剂组(n=50),治疗从发病后 5 天内开始,持续 7～21 天,观察的终点随机后 42 天内胰腺或胰周的感染。结果美罗培南组的感染率为 18%,而安慰剂对照组的感染率为 12%,两组没有显著差异(P=0.401)。结果提示,重症的坏死性胰腺炎预防性应用抗生素并不能起到预防感染的作用。

6. 选择性肠道去污(select intestinal decontamination,SDD)**作用的重新评价** Luiten 等于 1990～1993 年间,将来自 16 家医院的 102 个重症急性胰腺炎患者,随机分为标准治疗组和 SDD 组,采用口服和直肠给药(多黏菌素 E、两性霉素和诺氟沙星)的途径肠道去污。结果发现 SDD 组死亡率明显下降(22% vs35%,P = 0.048),显著降低革兰阴性杆菌感染(P = 0.003)。平均开腹的次数也显著降低(P<0.05),结果表明,重症急性胰腺炎患者肠道选择性去污可以明显减少感染性胰腺坏死的发生率,并显著降低死亡率。2006 年,Hidehiro Sawa 等将 90 例 SAP 患者随机分成 3 组,A 组:SDD(-)EN(-),B 组:SDD(+)EN(-),C 组:SDD(+)EN(+),结果显示 SDD 降低器官功能障碍的发生率(从 70%到 59%)、死亡率(从 40%到 28%),但没有统计学差异,而添加肠内营养后降低了胰腺坏死感染的发生率(从 31%到 24%)和胰腺手术率(从 28%到 18%),更进一步降低了死亡率(从单独用 SDD 的 28% 降低到 16%),但也没有统计学上的显著差异。SDD 和 EN 虽没有显著影响 SAP 的治疗结果,但研究结果提示 SDD 和 EN 有可能降低重症急性胰腺炎患者的并发症和死亡率。SDD 和肠内营养的确切作用,尚需更多的多中心随机对照的临床研究证实。

7. 胆源性急性胰腺炎行急诊逆行内镜胆管造影 ERCP 和括约肌切开术(EST)**的评价** 胆石经过 Vater 壶腹及乳头部是胆源性 AP 发病的初始环节。近年来内镜技术已广泛取代了传统的开腹胆管探查手术。但内镜括约肌切开(endoscopicsphincterotomy,EST)及胰管内注射造影剂亦存在其他并发症及可能因此而加重 SAP 的风险。多个研究评估 ERCP 和 EST 在胆源性急性胰腺炎中的应用。

现有文献包括 1 项 Meta 分析,4 项随机临床研究,入选的研究均在胆源性 AP 患者中比较急诊 ERCP+EST(发病后 24～72 小时)与保守治疗或择期 ERCP 的效果。Neoptolemos 的研究显示急诊 ERCP 可以减少并发症发生率。11 例(9%)胆管炎患者被分至 2 个治疗组,ERCP 治疗后并发症发生率降低(15%vs. 60%,P=0.003)。FOlsch 的研究不包括胆道梗阻患者,只有 Neoptolemos 和 Fan 的研究单独评价了急诊 ERCP 对重症患者的治疗结果。在轻症胆源性 AP 病例中,并发症和死亡率均无差异。相对而言,在重症 AP 病例中 2 项研究均发现并发症率有所下降而死亡率无差异。此外,Fan 还发现重症胆源性 AP 患者中胆道脓毒症的发生有所减少,Sharma 和 Howden 对 4 项随机试验进行 Meta 分析表明,早期 ERCP 与择期 ERCP 比较,前者可以减少并发症率(38.5% vs. 25%;P<0.001)和死亡率(9.1% vs. 5.2%;P<0.05)。但是该研究没有对重症急性胰腺炎病例单独评估。因此,目前认为对于重症的胆源性胰腺炎应急诊 ERCP 降低并发症率。

8. 手术治疗 SAP 新的共识 坏死性胰腺炎的外科治疗从广泛的胰腺切除演变为目前以保

存腺体为目标的保守治疗。既往手术的主要指征是胰腺坏死和患者一般情况恶化。随着无菌性和感染性胰腺坏死概念的建立，有不少证据表明无菌性坏死的患者不需要手术治疗也可以恢复。因此，与 80 年代及 90 年代初的观念不同，目前认为胰腺坏死本身并不是手术治疗的指征，在所有关于坏死性急性胰腺炎外科治疗的研究中，坏死组织感染是手术的绝对指征。

然而，对于感染性坏死患者是否需要立即手术，有 2 项研究认为坏死组织感染不是手术的严格指征。在 Nordback 的第一项试验中，当患者有手术指征时（明确的坏死组织感染、MOF 或炎症指标复发），开始抗生素治疗。25 例患者中，有 3 例（12%）最初有手术指征，但未接受手术治疗，继续保守治疗并恢复，有 5 例（23%）接受手术治疗后死亡。在另一个临床研究中，无菌性坏死患者随机分为观察组或亚胺培南预防组，亚胺培南预防组与观察组相比，需手术治疗者（感染性坏死）减少，但死亡率相当（8% vs. 15%）。此外，对照组中感染性坏死患者通过亚胺培南治疗，64%无须手术。由于缺乏随访资料，这些患者远期是否会因感染性坏死需要手术仍不清楚。这种方法可能使一小部分患者避免手术，但对于多数患者可能延误手术时机，具有很大的风险。

目前，对重症急性胰腺炎患者手术治疗的共识包括：①有感染症状及体征的感染性胰腺坏死是手术治疗及放射介入引流的指征，对有感染表现的患者作细针穿刺加细菌学检验，区分无菌性和感染性坏死。②无菌性胰腺坏死（细针穿刺细菌学阴性）的患者应采用保守疗法，仅对一些特殊病例手术治疗。③除非有特定指征，在发病后 14 天内对坏死性胰腺炎患者不推荐施行早期手术。④手术或其他干预手段应尽量有利于脏器的保护，包括坏死组织的清除与术后持续腹膜后引流相结合，充分清除坏死组织和渗液。⑤为预防胆源性胰腺炎复发应行胆囊切除术。

纵观重症急性胰腺炎治疗的历史，经历了非手术治疗、手术治疗、非手术治疗、扩大的手术治疗和合理的手术治疗几个阶段，每个阶段的共识都是在当时技术和认识背景下相对合理的选择，每次认识和治疗观念的变化都带来了疗效的进步。但也看到，目前仍然有一部分的患者不能存活，住院日依然很长，治疗费用依然高昂。因此，当前国内外有关治疗原则，也是相对于我们这个时代的技术和认识条件下较合理的共识，还有许多临床实际问题没有解决，还需要进一步研究和实践。

【护理】

1. 护理评估　对重症急性胰腺炎的评估包括病史询问、体格检查和辅助检查。还有对病情的严重度进行判断和评估。

（1）病史评估：询问是否存在可能引起重症急性胰腺炎的所有病因和诱惑，特别是胆道系统疾病、胆结石、高胆固醇、使用激素、利尿剂、非甾体类消炎药（NSAID）、腮腺炎或病毒性肝炎感染、胰脏外伤、原发性高副甲状腺亢进、尿毒症，以及暴饮暴食、酗酒史等患者。应详细询问患者是否有脂肪痢、恶心、呕吐和腹胀、腹痛等主诉，尤其是腹痛等症状需要仔细询问疼痛部位、持续时间、诱发因素及与饮食和体位的关系。还需注意询问尿液的颜色改变，评估是否与阻塞性黄疸有关。

（2）症状评估

1）腹痛：大多突然发作，常于饱餐和饮酒 1～2 小时发病；疼痛为持续性，有阵发性加剧，呈钝痛、刀割样痛或绞痛；常位于上腹或左上腹，亦有偏右者，可向腰背部放射，仰卧位时加剧，坐位或前屈位时减轻。当有腹膜炎时疼痛弥漫全腹。少数老年体弱患者可能无腹痛或疼痛极轻微。胰腺炎极度疼痛时可导致并发急性呼吸衰竭、呼吸困难或青紫。同时患者可能出现不同程度的腹水现象。出血坏死型胰腺炎患者上腹部压痛显著；出现腹膜炎时，压痛可遍及全腹，并有肌紧张及反跳痛；并发肠麻痹时，腹胀明显，肠鸣音减少；严重者渗出物透过腹膜后渗入腹壁，可见肋腹部皮肤呈灰紫斑（Grey-Turner症）或脐周皮肤青紫（Cullen症）。如有低血钙，可引起手足抽搐。

2）发热：大部分患者有中度发热，急性水肿型的发热在3～5天内可自行消退；出血坏死型呈高热或持续不退，多表明胰腺或腹腔有继发性感染。

3）恶心、呕吐与腹胀：起病时恶心、呕吐，有时发生较频繁，呕吐物为当日所进食物；剧烈者可吐出胆汁或咖啡渣样液，多同时伴麻痹性肠梗阻者腹胀显著。

4）黄疸：发病后第2～3天可出现轻度黄疸，数天后即消退，此系胰头部水肿压迫胆总管引起，亦可因并发胆管结石或感染所致。

5）休克：急性出血坏死型胰腺炎可逐渐发生或突然出现休克。主要原因为呕吐，或大量消化液积于肠腔、腹腔及胰腺后间隙，以及血管通透性增加、大量的渗血、出血使循环血容量不足，造成低血容量。出血或低血量时患者出现休克征候，如湿冷肢体、脉搏微细、冒汗、微细血管充盈时间延长等体征。

（3）血流动力学评估：密切观察血流动力学指标，当患者出现发热时可伴随心率加速及血压上升；当患者出现出血时可能心率加快、血压下降、低心排血量等现象；当患者出现肺血管阻力增加时可能出现急性呼吸衰竭或肺栓塞，如伴有系统炎症反应或败血症，需要密切观察心脏功能及系统血压变化。

（4）辅助检查

1）血液检查：①白细胞计数：发病早期白细胞计数已升高，轻型一般达（10～20）×10⁹/L，并发胆道感染时白细胞升高更明显。②血细胞比容（Hct）：急性胰腺炎时大量液体丢失，Hct升高，可＞50%。③3P试验：病程中出现血小板减少和3P试验阳性时，提示有凝血机制障碍。④血糖：疾病早期常出现暂时性血糖升高，可能与胰岛素释放减少和胰高血糖素释放增加有关。⑤血钙：重型患者血钙降低，低血钙与病情呈正相关，血钙＜1.75mmol/L时提示病情严重。⑥血脂：主要是血清三酰甘油，其升高可能是疾病的原因，也可能是病变的后果。⑦C反应蛋白（CRP）：在发病48小时后显著升高，且与病变严重程度有关，也具有预测、判断急性坏死型胰腺炎的价值。⑧血清正铁血红蛋白（MHA）：在急性水肿性胰腺炎时为阴性，出血坏死性胰腺炎时为阳性。对估计有无出血及预后有参考价值。⑨细胞因子：白细胞介素-6、TNF-α等参与介导急性胰腺炎局部和全身的病理损害，IL-6在反映胰腺炎严重程度方面，比CRP早24～36小时。急性胰腺炎患者症状开始24～36小时＞140U/L，作为重症病例的判断界值，其敏感性为90%，特异性为83%。

2）酶类测定：①淀粉酶：目前仍是用于诊断急性胰腺炎的基本项目，血清淀粉酶常与起病后2～6小时开始升高，12～24小时达高峰，通常大于500U。病情严重程度与淀粉酶升高并不一致，重症急性胰腺炎，由于腺泡广泛破坏，血清淀粉酶可正常或低于正常。而尿淀粉酶增高出现稍迟，在起病后12～24小时开始升高，但延续时间较长，可持续1～2周。②血清脂肪酶：对急性胰腺炎诊断特异性强，正常值2～7.5U/ml（改良浊度测定法），该酶在病程中升高较晚，且维持时间较长，达7～10天，故对起病后就诊较晚的急性胰腺炎有诊断价值。③胰蛋白酶：正常人血清放免法测定值为400μg/L时，急性胰腺炎时可高达10～40倍。④血清磷脂酶A₂（PLA₂）：正常值5.5μg/L，重型患者可升至42.6μg/L，敏感性达90.9%。⑤多形核细胞弹力蛋白酶（PMN elas-tase）：当该酶超过400μg/L时，能够在急性胰腺炎发病后的1～2天区分是重型或轻型。对重型的阳性或阴性预示率均为80%。

3）其他常规检查：①心电图显示可有心肌缺血或损伤，由心肌抑制因子（MIF）低血压和电解质紊乱等引起。②腹部平片可用于排除其他原因的急腹症。③B型超声可以估计胰腺炎的严重程度及是否发生了腹腔并发症。④CT检查是诊断胰腺疾病的重要手段，结合临床指标可以用来判断急性胰腺炎患者的预后。

（5）病情评估：由于重症急性胰腺炎病情变化迅速，预后凶险，单凭临床经验难以正确评估，因此，严重度的评估具有十分重要的临床意义（参见本章节重症急性胰腺炎的诊断和病情严重程度评估）。

2. 护理诊断和护理措施

（1）体液不足：与体液外渗到腹腔、组织坏死导致出血，以及液体摄取不足有关。

预期目标：患者能达到适当的体液容积，平均动脉压＞70mmHg，心率 60～100 次/分，心电图呈现正常窦性心率，中心静脉压 0.4～1.2kPa（4～12cmH$_2$O），心排量每分钟≥4～6L，心脏指标（CI）≥3L（min·m^2），周边微细血管充盈小于 2s，周边脉搏有力，小便量每公斤体重每小时大于 0.5ml。

护理措施：①加强监护，密切观察体温、呼吸、脉搏、血压和尿量。②液体补充需要兼备晶体与胶体。根据医嘱除补充晶体液以外，还应补充胶体成分如血浆、白蛋白或血浆代用品，必要时输全血。同时密切观察患者的出入平衡。如情况允许，每天用同一个体重器测量患者体重。③如患者处于急性出血期，需要密切观察患者的血流动力学状态，如血压、脉搏、平均动脉压等，并根据年龄及心肺功能调节输液速度，遵医嘱补液、输血。④纠正电解质紊乱和酸碱失衡，以防低血钙、低血钾和酸中毒。若低钾不易纠正，要考虑是否合并低血镁症。⑤注意维持水、电解质的平衡，尤其对坏死性胰腺炎，胰周大量渗液会导致低血容量性休克，应积极预防和处理。⑥注意是否有急性出血现象，所有的引流管都需测量是否含有潜血，同时观察中心静脉压变化及心排量以避免低血容量休克。

（2）疼痛：与胰酶对腹膜及周边组织的化学侵害有关。

护理目标：当疼痛程度被确认后，患者能主诉不舒适情况得到改善，血流动力学指标未出现代偿情况，动脉压为 70～105mmHg，心率每分 60～100 次，呼吸平稳。

护理措施：①做好疼痛评分，及时处理症状加重时引起的不适。如患者剧烈疼痛，必要时使用静脉鸦片类止痛剂，同时密切观察鸦片类止痛剂对肠道蠕动的影响，以及部分鸦片类药物如吗啡、哌替啶可能造成胆管痉挛。②进行动态腹部检查，了解有无腹肌紧张及压痛范围。评估腹部疼痛的部位、性质、持续时间及引起疼痛的原因等。③注意观察患者有无出血倾向，如脉速、出冷汗、血压下降等休克表现，有无腹胀、肠麻痹、脱水等症状，发现异常及时报告医师。④由于胰腺炎可因疼痛而使患者及家属处于极度的不适，针对患者不适的情况及使用止痛剂后的反应需要进行解释，以缓解家属的焦虑。⑤除了提供适当的止痛剂外，需要安排舒适的环境、提供患者可行的非药物性止痛方案，协助患者缓解疼痛。

（3）营养失调：低于机体需要量，与禁食、恶心、呕吐有关。

护理目标：胰腺炎患者因组织被破坏及感染，对营养的需求增加。护理目标为协助患者保持基本的营养状态，并呈现氮平衡。

护理评估：应密切与临床营养师配合，积极评估营养状况，包括口腔、黏膜、舌、头发等的改变及体重变化；严密观察相关生命征象，如有无口干、皮肤弹性及外周静脉充盈情况；有无感染现象，同时观察呕吐的发生和呕吐物的性状，记录胃肠减压和留置导尿管引流液的性质、量等，做好 24 小时出入液量计算，判断失水程度和营养状况。

护理措施：针对营养状况不良患者，应迅速使用甲氧氯普胺等控制呕吐症状，快速建立有效静脉输液通道，根据评估资料选用中心静脉输液，遵循医嘱给予 TPN。如患者的小肠蠕动正常，可使用空肠管进行肠道营养补给，同时每 4 小时评估肠蠕动；如肠鸣音降低或消失，需立即停止空肠喂食。当患者需要数星期度过急性期，肠蠕动恢复正常，可开始经口进食低脂饮食。

（4）有感染的危险：与胰腺酶破坏组织，导致组织坏死有关。

护理目标：保护患者不受到感染，中心及肛门体温≤37.8℃，培养结果阴性，心率、呼吸与血压都在正常范围，心脏指数≥4L/（min·m²）且无意识不清状态。

护理措施：应严密观察体温变化；每4小时测体温一次，体温在39℃以上应物理降温。做好口腔、皮肤护理。遵医嘱定期查血、尿、粪、痰、引流液的细菌及真菌培养。深静脉导管拔管前，应经导管抽血送培养；拔管后在无菌操作下取导管尖端送细菌及真菌培养。根据医嘱早期给予广谱抗生素，可防止继发感染，缩短病程，减少并发症；出血坏死型患者应加大抗生素剂量。

（5）组织完整性受损：与胰腺酶侵蚀肠道及周边组织有关。

护理目标：在患者出院前，患者没有加剧肠胃组织的受损情况，疼痛降低、肠道引流、粪便、呕吐物均无潜血反应，肠鸣音正常，胃部pH>5。

护理措施：使用胃肠减压时应观察引流液的颜色、内容物及量。具体护理措施包括：①禁食以避免胰腺酶过渡分泌，确保肠胃引流通畅，避免刺激胰腺，胃管每8小时检查放置位置。②给予抗酸剂和质子泵抑制剂或H_2受体拮抗剂，以降低胃酸及胰腺酶分泌。③禁食期间，好做口腔护理。待症状好转后逐渐给予清淡流质、半流质、软食，但恢复期仍需禁止高脂饮食。④评估胃pH，提供制酸剂使胃pH>5。⑤在急性期，鼓励患者卧床休息，避免因活动导致胰腺酶及胃液分泌。⑥每12~24小时评估排泄物及呕吐物的潜血反应。

（6）焦虑：与疾病过程、疼痛、禁食、疾病预防不确定感有关。

由于本病疗程长、治疗费用高，躯体所经受的各种不适，以及疾病的反复和波动，患者会有很大的心理压力。部分患者表现出情绪不稳定，易冲动甚至悲观、消沉。医护人员应密切与患者接触，一旦发现心理问题，与家属一起做好患者的心理护理，并针对不同的心理状况采取不同的护理措施。

（7）潜在性危险：与疾病的过程、感染、低血容量、肾及肠胃功能受损有关。

护理目标：维护患者的安全，密切观察疾病进展，及早发现患者的心、肺、肠道、肾脏系统合并症，并提供及时处理，促使患者病情稳定。

肺部并发症的护理：急性胰腺炎可引起肺泡和微血管的改变及肺内液体聚集，导致胰腺释放磷脂酶A_2，这被认为是发生肺部并发症的原因。肺部并发症包括动脉血氧分压下降、肺不张、胸膜渗液、肺炎、急性呼吸衰竭和急性呼吸窘迫症（ARDS）。护理目标是促进患者的肺气体交换，氧分压（PaO_2）≥80mmHg，血氧饱和维持＞92%，二氧化碳分压（$PaCO_2$）35~45mmHg，心率与呼吸速率及呼吸音正常。为及早发现并发症，应每1~4小时评估患者呼吸情况，观察是否有呼吸费力情况。定时听诊胸部了解有无湿啰音。提供氧气及调整患者体位以纠正低血氧，同时教导患者深呼吸及咳嗽、抬高患者床头30°等。应注意补液速度以防肺水肿发生。如患者有肋间积水，可指导患者躺向健侧以促进换气及组织灌注；对急性呼吸损害的患者给予机械通气支持。

心脏并发症的护理：由于胰腺本身的灌注量下降会引起心肌抑制因子（myocardial depressant factor，MDF）的释放，使心肌收缩力下降，心排血量减少，从而影响全身各器官的灌注量，患者会出现低血容量休克的表现。因此，在疾病的早期应及时有效地补充液体，以阻止MDF的释放。

肾脏并发症的护理：由于血容量下降和肾脏的灌注量下降可导致急性肾功能下降；急性胰腺炎患者多在发病最初2周内死亡，其原因一般为肺部或肾脏的严重并发症。应密切监测循环系统指标及肾脏功能指标，及早发现病情变化，避免可能加重肾损害的不良影响。

代谢性并发症的护理：胰腺炎患者常出现低钙血症和高脂血症，其原因可能与炎性胰腺周围的脂肪坏死有关。同时应激反应还可出现高血糖；胰岛细胞的损害也可引起血糖升高；低灌注状态及无氧代谢的增加可引起代谢性酸中毒，因此，应加强电解质及酸碱状态的监测，定时测定血糖，并密切观察，及时准确地执行各项补充水电、酸碱药物的措施。

胃肠道并发症的护理：由于胰腺炎可引发数种胃肠道并发症，临床上需要密切评估。肠道并发症包括胰腺假性囊肿、胰腺脓肿和急性消化道出血等。

1）常见并发症的种类：据统计约20%的急性胰腺炎，以及部分伴胰腺坏死的患者可发生胰腺假性囊肿；另外，炎性物和分泌物的积聚也可导致假性囊肿的形成。假性囊肿可以破裂、出血而引起炎症的转移和脓毒血症。若患者有持续腹痛伴恶心、呕吐、高热不退和血清淀粉酶升高，都应考虑假性囊肿。CT检查可帮助诊断其部位及大小。胰腺囊肿系胰腺及腺周坏死继发细菌感染而成的脓肿，若不采取手术治疗，其死亡率为100%。消化道出血的原因包括消化道溃疡出血、出血性胃十二指肠炎和应急性溃疡。腹部脓肿的症状和体征包括血细胞计数升高、发热、腹痛和呕吐。

2）护理措施：护理以上肠道合并症时，除要对各种脏器功能支持外，还应采用腹腔灌洗或腹膜透析。其原理是清除受损胰腺所释放的进入腹腔的有害物质，防止发生全身感染。对腹腔灌洗患者，需密切观察呼吸情况，还需注意血糖的变化。

同时为防止扩展成为全身并发症，急性坏死型胰腺炎可采用手术治疗切除坏死及炎性的胰腺组织；一些严重病例可行全胰切除术；胰腺假性囊肿可用内引流或外引流或用针头抽出；胰腺囊肿感染或破裂应急诊手术。护理人员需要加强手术前后的护理。术后一般均留置较多导管（如胃肠引流管、导尿管、深静脉营养输液管、腹腔冲洗管、胆道引流管和小肠造瘘管等），护理中必须明确各个导管的作用，保持管道通畅，防止滑脱和污染。病情重而长期卧床的患者要注意对其皮肤的护理，防止压疮的发生和预防坠积性肺炎；勤更衣、翻身和叩背，保持各关节功能位，积极进行功能锻炼。

案例分析 12-4

1. 该患者急性胰腺炎原因：饱餐和饮酒。临床表现：腹痛、呕吐，脉搏53次/分，血压86/56mmHg，呼吸31次/分，SpO₂94%。

2. 主要护理问题：体液不足和疼痛。

第五节　急性肝衰竭

引导案例 12-5

患者男，68岁，有乙肝既往史。15天前食欲减退，行为异常，情绪激动，答非所问，隔天言语不清，举止反常，昼睡夜醒并出现幻觉、躁狂，家人发觉患者情况异常送入医院。查体：意识昏睡，体温38.5℃，脉搏123次/分，血压96/58mmHg，呼吸32次/分，SpO₂92%，全身皮肤黄染，浓茶色尿，全身乏力，散在稀疏出血点。实验室检查：PT 21s，血清胆红素213.5μmol/L，PTA＜40%，肌酐，血清总蛋白质为45g/L，白蛋白15g/L。

问题：

1. 患者极有可能出现什么情况？

2. 若该患者需要灌肠，其禁忌证有什么？

【概述】

急性肝衰竭（acute hepatic failure，AHF）并非独立的疾病，而是各种损肝因素（如严重感染、创伤、休克、药物与毒物等）直接或间接作用于原无肝病或虽有肝病但长期无症状者的肝脏2周内所引发的，以肝细胞广泛坏死或脂肪浸润，但肝细胞再生能力不足以进行代偿进而导致肝细胞合成、解毒和生物转化、转运和排泄等功能障碍为共同病理生理特征，以进行性黄疸、意识障碍、出血和肾衰竭等为主要临床表现的一组临床综合征。急性肝损伤（acute hepatic injury，AHI）为 AHF 的早期表现，两者是一个连续渐进的病理生理过程，若在 AHI 阶段及时采取措施消除损肝因素，则可限制肝细胞损害的程度和范围；若已发生的损害无限制地加重与扩散，则将导致肝细胞广泛坏死，肝细胞功能急剧减退直至衰竭，一旦出现肝性脑病（hepatic encephalopathy，HE）或多器官功能障碍综合征（multiple organ dysfunction syndrome，MODS）则预后凶险。AHF 在普通人群当中少见但在重症患者中常见，起病急，早期阶段很难被识别，病情进展快，多于发病两周内出现 Ⅱ 级及以上 HE，病死率高达 70%～80%。肝移植是目前唯一被认为治疗有效的方法，但因 AHF 病情的迅速进展及肝源的短缺限制了肝移植的临床应用；生物人工肝支持治疗在目前仍然是一种无法实现的梦想；在通过严密的肝功能监测及时发现早期肝细胞基本功能改变及肝细胞损伤并尽早去除损肝因素的同时，尽快阻断肝细胞坏死和促进肝细胞再生以保持正常的肝细胞功能，成为当前内科治疗 AHF 的关键环节。

【病因与发病机制】

文献报道：大约 85% 的 AHI/AHF 患者可以找到病因，有 15% 的患者发生 AHF 的原因不清，部分临床病例可以是多种因素同时致病。重症患者 AHI/AHF 的常见病因包括缺血缺氧、脓毒症、药物与有毒物质中毒、创伤与手术打击，以及急性妊娠脂肪肝等。过去临床常见的乙型肝炎与甲型肝炎引起的 AHI/AHF 在重症患者则非常罕见。

1. 缺血缺氧　肝脏缺血缺氧导致能量代谢障碍，钠–钾泵正常功能不能维持，使肝细胞不完整及功能受损；缺血再灌注损伤时产生大量氧自由基也可引起肝功能损害。缺血缺氧性 AHI/AHF 的原因包括：①各种原因所致的休克或严重的低心排血量导致的缺血；②充血型心力衰竭；③急性进行性肝豆状核变性（Wilson 病）伴血管内溶血；④急性闭塞性肝静脉内腔炎（Budd～Chiari 综合征），肝静脉突然闭塞引起肝脏淤血性坏死；⑤施行肝动脉栓塞和（或）化疗。

2. 脓毒症（sepsis）　是由细菌、真菌、病毒及寄生虫等感染引起的全身炎症反应综合征（systemic inflammatory response syndrome，SIRS）。在脓毒症过程中，肝脏作为全身物质能量代谢的中心而成为最易受损的靶器官之一，AHI/AHF 可发生在脓毒症的任何阶段。肿瘤坏死因子-α（TNF-α）在脓毒症级联反应和脓毒症性肝损伤的发病机制中占有重要地位。

3. 药物与有毒物质中毒　肝脏是药物在体内代谢的最主要场所。很多药物在体内发挥防治疾病作用的同时会不可避免地影响到肝脏的结构与功能，导致各种类型的药物性肝损害，危重患者尤为如此。在已上市应用的化学性或生物性药物中，有 1100 种以上的药物具有潜在的肝毒性，很多药物的赋形剂、中草药及保健药亦有导致肝损伤的可能。各种药物所致的 AHI/AHF 的发病机制和个体易感性差异很大，但发病类型可归纳为剂量依赖性肝损伤和特异质性肝损伤两种。前者主要是药物的直接毒性所致，属于 A 型药物不良反应，与药物过量或体内蓄积中毒有关，具有剂量依赖性、可预测性、潜伏期短的药物反应特点，如对乙酰氨基酚（扑热息痛）、环磷酰胺、白消安、四氯化碳等所致的中毒性肝损伤。药物所致的特异质性肝损伤属于 B 型药物不良反应，取决于机体对药物的反应而不是给药剂量或药物及其代谢物的化学结构，具有非剂量依赖性、不可预测性等特异质性药物反应过程，很难在其他种属的动物中复制出来以进行实验研究，是当代药物性肝损伤临床研究的热点和难点问题。

毒蕈中毒是一种常见的食物中毒，多发于夏秋季节。我国已发现的毒蕈有 190 多种，其中能置人于死地的有 30 多种。已知的毒蕈毒素有 150 余种，一种毒蕈可含多种毒素，不同种类的毒蕈可含有相同的毒素，因此，毒蕈中毒的临床表现极为复杂。根据毒蕈毒素所引起的脏器损害及患者的临床症状，可将毒蕈中毒分为胃肠型、神经精神型、溶血型和肝损伤型四型，其中肝损伤型最为凶险，致死率达 40%左右。肝损伤型毒蕈中毒多因误食毒伞、白毒伞、鳞柄毒伞等所引起，其所含毒素包括毒伞毒素及鬼笔毒素两大类共 11 种。鬼笔毒素作用快，主要作用于肝脏。毒伞毒素作用较迟缓，但毒性较鬼笔毒素大 20 倍，能直接作用于细胞核，抑制 RNA 聚合酶，并能显著减少肝糖原而导致肝细胞迅速坏死。

随着现代化学工业的发展，化学性亲肝毒物（如磷、砷、四氯化碳等）所致的中毒性 AHI/AHF 也日渐增多。化学毒物主要是通过细胞毒作用导致中毒性 AHI/AHF。

4. 创伤与手术打击　文献报道：创伤后急性肝损伤的发病率为 2%～47%。机体在遭受严重创伤打击后，由于补体激活、炎症介质释放、毒素吸收及创伤失血性休克和缺血再灌注损伤等一系列病理生理变化，导致全身多脏器功能损害。肝脏是体内最大的代谢器官，是各种重要脏器中最先受损且程度最为严重的靶器官之一。麻醉和手术期间，机体因受疾病、麻醉手术、药物及应激反应等诸多因素的打击，使肝功能发生暂时性低下，这些改变一般是可逆的，随着体内麻醉药物的代谢排泄、外科操作因素的消除和原发疾病的控制，肝功能可逐渐恢复到术前水平，但是发生与麻醉和手术相关的持续性肝损害亦并非罕见。

5. 急性妊娠脂肪肝（AFLP）　是指妊娠 35 周以后发生的以肝细胞广泛脂肪浸润、肝功能衰竭和肝性脑病为特征的临床综合征，发病率约为 1/130 000 孕妇，孕妇及胎儿死亡率分别达 33.3%和 66.7%，预后较差，以初产妇和双胎妊娠多见。目前认为妊娠后体内性激素水平的变化与本病有直接关系，孕妇体内雌激素、生长激素、儿茶酚胺等水平升高，加之妊娠末期孕妇处于应激状态，使脂肪动员和脂肪酸进入肝脏增加，肝内三酰甘油合成增多，糖原储备减少，均有利于脂肪在肝细胞内沉积。而且妊娠晚期存在不同程度的蛋白质代谢紊乱，部分氨基酸和脂蛋白缺乏，均可促进肝细胞脂肪变性和脂肪沉积，导致 AHF。

6. 肝移植及部分肝叶切除　肝移植早期部分患者可发生 AHF，主要与下列因素有关：①移植肝脏的储备功能极差；②急性移植物排斥反应；③肝动脉血栓形成伴或不伴门静脉或肝静脉血栓。手术切除正常肝脏的 70%～80%可以导致 AHF。

7. 其他　高热可以导致 AHI/AHF。文献报道：高热 41℃持续 6 小时肝脏即可出现形态学改变，主要发病机制为肝脏循环功能障碍、弥散性血管内凝血及高热对肝细胞的直接毒性作用。病毒性肝炎、自身免疫性肝炎和肝脏重度幼稚细胞浸润导致的 AHI/AHF 在重症患者偶也可见到。

AHI/AHF 的发病机制复杂，不同原因引发的 AHI/AHF 其机制各不相同，但总的来说可以归纳为原发性损害（损伤因素对肝脏的直接损伤效应）与继发性损害（细胞因子与炎症介质对肝脏的间接损伤效应）两个方面。肝细胞急剧坏死的同时肝细胞的再生能力不足以进行代偿是 AHI/AHF 发生的基础。肝细胞通过凋亡和坏死两条途径发生死亡，凋亡的特征是细胞核和胞质的固缩、细胞膜的完整性未受破坏或细胞内容物未释放出来，因而无明显的继发性炎症。坏死的特征则是 ATP 的耗竭、细胞肿胀和随之而来的细胞裂解、细胞内容物的释放及继发性炎症。

【临床表现与并发症】

重症患者的 AHI/AHF 不仅累及肝脏，还会引起多器官损害的复杂过程，导致 AHI/AHF 临床表现也复杂多样。除了原发疾病的相关症状体征外，尚可出现以下临床表现与并发症：

1. 全身症状　体质极度虚弱、全身情况极差、高度乏力、发热。

2. 消化道症状　恶心、呕吐、腹胀、顽固性、呃逆、肠麻痹；黄疸，浓茶色尿，黄疸进行性加重，肝脏改变、肝功能异常，肝脏进行性缩小、ALT 明显增高、胆-酶分离。

3. 肝臭　由于含硫氨基酸，在肠道经细菌分解生成硫醇，当肝功能衰竭时不能经肝脏代谢而从呼气中呼出产生的气味。

4. 凝血机制异常 几乎见于所有的病例，出血发生在口腔、鼻、消化道和颅内，常常发展至弥散性血管内凝血。

5. 肝性脑病（HE） 是由于肝功能严重减退导致毒性代谢产物在血循环内堆积引起意识障碍、智能改变和神经肌肉功能损害的一组临床综合征。根据临床表现和脑电图特征，可以将 HE 分为四期五级。Ⅰ期（前驱期）：以性格改变和行为异常为主。精神症状有欣快激动或淡漠少言，衣冠不整或随地便溺，应答尚准确，但吐词不清且较缓慢，睡眠时间颠倒；神经症状有扑翼样震颤（+）；肌张力、反射及脑电图正常。此期历时数日或数周，有时症状不明显，易被忽视。此期相当于Ⅰ级 HE。Ⅱ期（昏迷前期）：以精神错乱，睡眠障碍，行为异常为主。精神症状有定向力障碍，定时力障碍，计数与书写困难，吐词不清，举止反常，多有睡眠时间倒错，昼睡夜醒，甚至有幻觉、恐惧和狂躁；神经症状有扑翼样震颤（+），肌张力增强，腱反射亢进，踝阵挛，Babinski 征阳性；脑电图异常。此期相当于Ⅱ级 HE。Ⅲ期（昏睡期）：以昏睡和精神错乱为主。精神症状有昏睡，能唤醒，醒时尚能应答问话，但常有神志不清和幻觉，躁动；神经症状有扑翼震颤（+），肌张力增强，四肢被动运动常有抵抗，锥体束征呈阳性；脑电图异常。此期相当于Ⅲ级 HE。Ⅳ期（昏迷期）：神志完全丧失，不能唤醒。浅昏迷时相当于Ⅳ级 HE，对疼痛刺激和不适体位尚有反应，肌张力及腱反射仍亢进，由于不能配合，扑翼样震颤不能引出，脑电图异常；深昏迷时相当于Ⅴ级 HE，各种反射消失，肌张力降低，瞳孔常散大，可出现阵发性惊厥、抽搐、踝阵挛和换气过度，可出现脑波变慢、变低，直至平坦。

6. 肝-肾综合征（hepato - renal syndrome，HRS） 是在肝衰竭的基础上出现以肾功能损害、动脉循环和内源性血管活性系统活性明显异常为特征的临床综合征。在肾内表现为肾血管显著收缩导致的肾小球滤过率（GFR）降低，在肾外则表现为因动脉舒张占主导地位的总的体循环血管阻力和动脉压下降。因肾脏无器质性病变，故又称功能性肾衰竭（FRF）。主要诊断标准包括：①进行性肝功能衰竭伴门静脉高压；②肾小球滤过率降低，血尿素氮、肌酐升高；③排除低血容量休克、药物性肾中毒、细菌性感染、肾小球肾炎等其他原因引起的肾衰竭；④停用利尿剂和扩张血容量后，肾功能无显著改善；⑤超声波检查无尿路梗阻和肾实质性病变。次要标准诊断标准包括：①尿量<500ml/d；②尿钠<10mmol/L；③尿渗透压>血浆渗透压；④尿红细胞<50 个/HP，尿蛋白<500mg/24h；⑤血钠<130mmol/L。临床上根据肾衰竭的程度和速度将 HRS 分为两型，Ⅰ型：患者在 2 周内迅速出现肾衰竭，血清肌酐大于 2210μmol/L，同时肌酐清除率低于 20ml/min，预后极差；Ⅱ型：血清肌酐大于 1326μmol/L，或肌酐清除率低于 40ml/min，肾功能进展缓慢，预后相对较好。

7. 脑水肿 HE 死亡病例尸检可见到不同程度的脑水肿。因其与 HE 的临床表现常有重叠而易漏诊。HE 合并脑水肿时烦躁与肌张力增强较单纯 HE 多见，可作为早期诊断参考，若出现瞳孔呼吸改变及抽搐或癫痫发作，提示脑疝形成，是 AHF 的主要死亡原因之一。脑水肿的发生除与谷氨酰胺渗透性溶质增多，Na^+-K^+-ATP 酶抑制等引起星状胶质细胞肿胀和 ICP 升高有关外，尚与内毒素、细胞因子所致的血脑屏障通透性增高、血流动力学改变导致脑血流灌注不足等因素有关。

8. 循环功能障碍 AHI/AHF 患者存在高动力循环，表现为心排量增高和外周血管阻力降低，系周围动脉扩张所致。这种低外周阻力循环是一种"脆性循环"，血流动力学极不稳定，极易演变成低动力循环。临床可以出现低血压、休克、心律失常和心力衰竭。

9. 肺损伤与低氧血症 30%以上的 AHI/AHF 患者发生急性肺损伤（ALI）与急性呼吸窘迫综合征（ARDS）。推荐的 ALI 诊断标准为：①急性起病；②氧合障碍：$PaO_2/FiO_2 \leq 300mmHg$，不论是否使用呼气末正压通气（PEEP）；③X 线胸片示双肺渗出；④肺毛细血管楔嵌压（PCWP）$\leq 18mmHg$ 或无左房压升高的临床表现。ARDS 的诊断标准同急性肺损伤，但其中

$PaO_2/FiO_2 \leq 200mmHg$。ARDS 为急性肺损伤的严重形式。细胞因子级联反应、脂过氧化物损伤等是导致肺损伤的主要环节。

10. 电解质与酸碱代谢失衡 低钾常见，后期有高钠血症、低钠低氯血症、低镁血症、低钙血症、低磷血症。常见低钾低氯碱型中毒。HE 时多已出现呼吸性碱中毒。低血压及肾功能不全时可出现代谢性酸中毒。

11. 低血糖 AHF 患者由于肝糖原储备耗竭、残存肝糖原分解及糖异生功能衰竭，导致40%以上的病例发生空腹低血糖并可发生低血糖昏迷，后者常被误认为 HE。

12. 胰腺损伤 尸体解剖证明大约30%的 AHF 患者发生胰腺水肿、出血和脂肪坏死；临床有10%～15%的 AHF 患者并发重症急性胰腺炎。主要与胰腺缺血缺氧及 SIRS 等相关。

13. 感染 由于肝脏单核巨噬细胞系统清除肠源性内毒素的功能急剧障碍，63%～100%的 AHF 患者将会发生内毒素血症并继而加重肝损害。此外，由于肝脏库普弗细胞清除肠源性大肠杆菌能力下降，以及中性粒细胞功能和补体系统功能减退，导致患者经常继发原发性腹膜炎及胆道、肠道、呼吸道和泌尿系感染。

14. MODS 各种损肝因素引发的 AHI/AHF 既可以导致 MODS，又可以是 MODS 在肝脏的表现，一旦出现 MODS 则预后凶险。AHF 进展为 MODS 可能与肝衰竭导致毒素大量蓄积、内毒素–细胞因子轴损伤和血流动力学紊乱等因素有关。

【AHI/AHF 的肝功能监测】
肝功能监测项目繁多，有狭义与广义之分。狭义的肝功能监测是指反映肝细胞合成、代谢、转运和排泄等基本功能及肝细胞损伤的检查，又称之为常规肝功能检查。广义的肝功能监测除此之外，尚包括病史与体检，以及反映炎症、纤维化、病因和形态学改变方面的检查。肝脏的形态学监测包括超声、放射学检查（CT 及磁共振成像）、肝血管与胆道造影、核素显像、腹腔镜检查、肝组织活检和病理学检查等，然而肝脏在形态发生变化之前常已出现肝细胞合成、代谢、转运和排泄等基本功能改变及肝细胞损伤，因而狭义的肝功能监测能更及时地反映肝脏的状况。

1. 常规肝功能监测

（1）肝细胞损伤监测

1）血清转氨酶及其同工酶：严重创伤、烧伤、休克、感染、大手术等可以通过缺血缺氧、内毒素与细菌移位、免疫炎症失控等机制导致患者肝细胞损伤与肝功能障碍。血清转氨酶（transaminase）是肝细胞膜通透性变化或肝细胞破坏程度的敏感监测指标，因为，整个肝脏内转氨酶的含量约为血中含量的100倍，如果释放的酶全部保持活性，只要1%的肝细胞坏死便足以使血清中酶活性增加1倍；同时，肝细胞内转氨酶浓度比血清浓度高1000～5000倍，在肝细胞膜损伤致通透性增加时，即使无坏死，细胞内转氨酶也可由于此种浓度差而泄漏入血中。

血清转氨酶有数十种，临床用于监测肝细胞损伤的主要是谷氨酸丙酮酸转氨酶（glutamic-pyruvietransaminase，GPT）或丙氨酸转氨酶（alanine aminotransferase，ALT）和谷氨酸草酰乙酸转氨酶（glutamic-oxaloacetic transaminase，GOT）或门冬氨酸转氨酶（aspartate aminotransferance，AST）。许多脏器和组织均含有这两种转氨酶，其分布次序大致为，ALT：肝＞肾＞心＞肌肉；AST：心＞肝＞肌肉＞肾；肝内 AST 的绝对值超过 ALT。血清 ALT 和 AST 参考值：紫外线法 ALT 成人 8～40U/（L·37℃），儿童＜30U/（L·37℃），AST 成人 8～40U/（L·37℃），儿童＜30U/（L·37℃）。

临床评价中的注意事项：①许多肝外疾病均可导致 ALT 活力升高。②虽然酶活性水平反映肝坏死程度，但与病理改变之间不一定相关。酶活性下降可以是疾病恢复的表现，也可提示预后严重（如肝细胞大量坏死无能力产生转氨酶，血清中 ALT 可轻度升高，而黄疸升高明显，呈酶–胆分离现象）。③酒精性肝病时 ALT 无明显升高，此与乙醇导致吡哆醇缺乏有关。④急性胆道梗阻早期酶活性可升高至正常的 8 倍以上，但不论梗阻有无消除，24～72 小时内均可降至正常或接近正常水平。⑤约 20%的转氨酶升高一时找不到原因，应检查有无血红蛋白病、Wilson病、α1 抗胰蛋白酶缺乏性肝病及某些非肝性疾病（如乳糜泻、Addison 病、神经性厌食、肌炎或过度运动后肌肉损伤）。

血清 AST/ALT 比值（De Ritis 比值）：正常血清中该比值平均为 1.15。ALT 主要分布在肝细胞的胞质水溶相中，AST 主要分布在线粒体中，少数分布在胞质水溶相，细胞通透性增加时，从细胞内逸出的主要为 ALT，而肝细胞严重变性坏死时，线粒体内 AST 就释放出来，致 AST/ALT升高。

ALT 同工酶：根据 ALT 分子量大小和所带电荷的不同，用聚丙烯酰胺凝胶电泳可将 ALT分为胞质 ALT（ALTs）和线粒体 ALT（ALTm）。正常人血清中主要为 ALTs，而 ALTm 含量甚微。当组织细胞严重受损时，尤其是肝细胞严重损伤时，线粒体中的 ALTm 大量释放入血，使血液中的 ALTm 含量明显升高，ALTs/ALTm 比值缩小[正常人比值为 8∶（0.5～1）]。

AST 同工酶：AST 主要存在于心、肝、骨骼、肾等器官，有两种同工酶，分别位于肝细胞线粒体内（ASTm）和细胞质基质内（ASTs）。细胞病变较轻时细胞质基质内的 ASTs 和 ALT 释放入血，但 ASTm 仍然保存。当肝细胞严重损伤时，线粒体中的 ASTm 大量释放入血，使血液中的 ASTm 含量明显升高，坏死早期血清中 ASTm 水平与坏死程度成正比。

2）乳酸脱氢酶及其同工酶：乳酸脱氢酶（1actate dehydrogenase，LDH）是一种糖酵解酶，广泛存在于人体组织内。正常人血清 LDH2＞LDH1＞LDH3＞LDH4＞LDH5，肝病时其同工酶 LDH5 增加为主且 LDH5＞LDH4，反映肝损害往往比转氨酶还敏感；心肌病变时 LDH1 增加为主且 LDH1＞LDH2；肺梗死时 LDH3 增加为主。

（2）肝脏合成功能监测：主要用于反映病理状态下患者的有效肝细胞总数或肝脏储备功能，常用的监测项目有血清蛋白质、凝血因子和有关凝血试验、脂质和脂蛋白代谢产物、蛋白质代谢产物、卵磷脂固醇酰基转移酶及胆碱酯酶活性等。

1）血清蛋白质测定

A. 血清总蛋白质、白蛋白与球蛋白：血清总蛋白质参考值为 60～80g/L，白蛋白 35～55g/L，白球蛋白比值（1.5～2.5）∶1。肝脏是合成白蛋白的唯一场所，如能除外其他因素，血清白蛋白下降通常反映肝细胞对其合成减少。需要注意的是：白蛋白体内半寿期长达 21天，即使白蛋白合成完全停止，8 天后也仅减少 25%，所以肝损害后白蛋白的降低常在病后1 周才能显示出来。以下原因也可导致血清白蛋白水平下降：①血管外池扩充：成人体内可交换性白蛋白约为 50%，其中 40%分布于血管内，60%分布于各器官组织和组织液中（血管外池）。②合成白蛋白的原料氨基酸（尤其是色氨酸）供应不足：见于摄取过少或消化吸收障碍时。③白蛋白降解代谢增加：脓毒症时尤为明显。④异常途径丢失：某些疾病导致白蛋白从肾脏、胃肠道、皮肤及浆膜腔丢失增加。⑤高 α-球蛋白血症可增加血浆总渗透压而抑制白蛋白合成。⑥白蛋白水平还受营养状态、甲状腺素、糖皮质激素、血浆胶体渗透压和饮酒等诸多因素影响。

血清球蛋白：血清蛋白电泳除了显示白蛋白和前白蛋白之外，还显示 α1、α2、α 和 α 球蛋白。

B. 前白蛋白（prealbumin，PA）：PA 在肝脏合成，正常人血清 PA 含量 280～350mg/L，体内半寿期 1.9 天，远比白蛋白为短，因此，能更敏感地反映肝实质的损害。PA 下降与肝细胞损害程度一致。值得引起注意的是，营养不良时 PA 也会降低。

2）凝血因子测定和有关凝血试验：肝脏在凝血机制中占有极其重要的地位。它合成除组织因子、Ca^{2+} 和因子Ⅷa 链以外的所有凝血因子、多种凝血抑制物质和纤维溶解物质；肝脏内的巨噬细胞系统能够迅速清除血液循环中活化的凝血因子及其衍生物。肝细胞严重损害和坏死必然导致凝血障碍和临床出血。

凝血酶原时间（prothrombin time，PT）试验可以反映凝血因子Ⅰ、Ⅱ、Ⅴ、Ⅶ、Ⅹ的活性而不受凝血因子Ⅷ、Ⅸ、Ⅺ、Ⅻ和血小板的影响。PT 有三种表达方法：（1）PT 延长的秒数，同时检查正常对照值。正常 PT 为 12～16s，比对照延长或缩短 3s 为异常。（2）国际正常化比值（international normalized ration，INR）：通过一定的校正系数计算患者 PT 与正常对照者 PT 的比值，＞1.2 为异常。AHF 者 INR≥1.5。（3）凝血酶原活动度（prothrombin activity，PA）按下式计算：PA＝（正常对照 PT 秒数–8.7）÷（患者实测 PT 秒数–8.7）×100%。正常情况下 PA 值为 80～100%，AHF 者 PTA≤40%。

部分凝血活酶时间（active partial thromboplastin time，APTT）为内源性凝血系统的过筛实验，在血样中加入特殊物质（如白陶土）以激活内源性凝血系统并测定血液凝固时间。正常值为 25～37s，若延长，提示内源性凝血系统中凝血因子的活性均低于正常水平的 25%。肝细胞损害时 APTT 延长者占 95.4%；APTT 缩短见于严重肝损伤所致 DIC 的高凝期。

凝血酶时间（thrombintime，TT）测定凝血因子Ⅰ转化成纤维蛋白的速率，正常值 12～20s。严重肝细胞损伤致凝血因子Ⅰ严重减少（＜75mg/dl）时 TT 延长。

3）脂质和脂蛋白代谢监测：血浆中脂质包括游离胆固醇、胆固醇酯、磷脂、三酰甘油和游离脂酸等。肝细胞损伤与胆道疾病时必然影响到脂质代谢的正常进行，监测血清脂质和脂蛋白的变化可反映肝胆系统功能状况。

4）血清胆碱酯酶（cholinesterase，ChE）：分为两种，一种乙酰胆碱酯酶存在于中枢神经灰质、交感神经节、运动终板、红细胞等处，主要作用于乙酰胆碱；另一种为假性胆碱酯酶，存在于肝、胰、子宫、中枢神经白质等处，是血清中固有的酶，测肝功能者即指此。用胆碱干试剂法测的参考值是 30～80U。ChE 由肝脏生成后分泌入血，反映肝实质合成蛋白的能力，与血清白蛋白的减低大致平行，但能更敏感地反映病情变化。随着病情好转，ChE 迅速上升，而白蛋白恢复较慢。脂肪肝 ChE 往往上升，多伴有高脂蛋白血症，反映肝脂质代谢异常，可能与肝脏代偿性合成、分泌增加有关。在营养不良、感染、贫血性疾病、有机磷中毒时 ChE 也下降，应注意判别。

5）血氨（blood amitlonia）：生理情况下体内氨主要在肝内经鸟氨酸循环合成尿素，再由小便排出体外。血氨升高的主要机制有二：①肝细胞损害致鸟氨酸-瓜氨酸-精氨酸循环障碍，氨移除减少；②门脉高压致门-体静脉短路致门静脉内氨逃脱肝的解毒直接进入体循环。正常值随测定方法而异：纳氏试剂显色法的参考值为 6～35μmol/L（10～60μg/dl）；酚次氨盐酸法参考值为 27～81.6μmol/L（46～139μg/dl）。血氨＞118μmol/L（200μg/dl）者常伴有不同程度的意识障碍，意识障碍的程度与血氨浓度成正比，提示氨中毒为此类肝昏迷的主要原因，故又谓之"氨性肝昏迷"。AHF 患者尽管肝脏清除氨的能力衰减，但往往在血氨尚未明显升高时即已陷入深度昏迷，提示此类肝昏迷与血氨浓度无关，故又谓之"非氨性肝昏迷"，其发病可能与神经介质失常及内环境紊乱等密切相关，因此，血氨测定不能作为判断此类肝昏迷的主要依据。

（3）肝脏排泄功能监测：肝细胞每天分泌 600～1000ml 的胆汁，主要成分为胆色素和胆汁酸。临床主要通过监测血清胆红素与胆汁酸水平及色素（吲哚氰绿等）廓清试验来反映肝脏的排泄功能。

血清胆红素成分测定：血清胆红素水平取决于胆红素生成和清除两种因素。需要提请注意的是：胆红素每日生成量略低于 50mg，而正常肝脏处理胆红素的储备能力很大，每天能处理胆红素 1500mg，因此，血清胆红素并非肝功能的敏感试验；同时，除了溶血和肝胆疾患可影响血清胆红素浓度外，某些肝外因素（如剧烈运动、饮酒、妊娠、口服避孕药和苯巴比妥等）也可影响血清胆红素的测定结果。

胆汁酸测定：胆汁酸（bile acid，BA）是由肝排泄的主要有机阴离子，由胆固醇在肝细胞微粒体上经多个酶的作用转化而成。正常情况下肝脏合成胆汁酸的速度不高，成年人每天合成400～600mg，并根据每天从粪便中丢失的胆汁酸的量加以调整，新生儿每天约合成胆汁酸23mg。肝脏每天经胆道排泄胆汁酸约30g，其中约95%在回肠末端被重吸收，经门静脉输送到肝脏，肝细胞能摄取门静脉血中90%～95%的胆汁酸，再分泌到胆汁。正常人胆汁酸贮池只有3～5g，故每天肠肝循环进行6～10次。胆汁酸在周围血中的浓度很低，肝损害时由于功能性肝细胞减少或有门体循环短路导致肝脏摄取胆汁酸减少和周围血中胆汁酸水平升高，故测定血清胆汁酸含量可反映肝功能状况。由于餐后2小时是肝脏排泄功能的最大负荷，故肝功能障碍患者餐后2小时血清胆汁酸升高比空腹时更明显。

吲哚氰绿（又称靛青绿，indocyanin green，ICG）测定：ICG是一种外源性无毒的水溶性阴离子复合物，经静脉注射后迅速与血浆蛋白结合，随血流进入肝脏并被肝细胞迅速摄取，通过ATP依赖传输系统，不代谢，不经肝脏内再循环，经胆汁排至肠道而排出体外。正常状态下，5分钟左右97% ICG经肝脏清除。由于ICG的吸收与清除按照一级动力模式进行，通过肝血流摄取及胆汁排泄途径，肝细胞的数量与功能及肝血流量（70%来自门静脉，25%～30%来自肝动脉血）均可直接影响ICG吸收与排泄，因此，理论上ICG清除试验应当是评价肝功能最好的直接指标。如今使用的染料密度分析仪（density dye graph，DDG）使得过去复杂不便的ICG廓清试验演变成为一种简便、连续的动态床边监测。

（4）胆汁淤积监测：肝内、外胆汁淤积时，除了内源性的胆红素、胆汁酸和胆固醇代谢异常外，还存在一些血清酶试验异常。

血清碱性磷酸酶（alkdine phosphatase，ALP）：是一组同工酶，广泛分布于人体的骨、肝、肠和胎盘等组织内，在小儿主要来自骨，成人主要来自肝，妊娠期出现在胎盘。ALP由肝细胞合成分泌，自胆道排泄。在胆汁淤积、肝内炎症和癌症时，肝细胞过度制造ALP，经淋巴道和肝窦进入血流使血清ALP升高。采用磷酸苯二钠法，参考值<13 King-Armstrong单位（金-阿氏单位）。血清ALP反映肝细胞损害并不敏感，因为在严重肝损害时可能由于以下原因导致血清ALP无明显升高：①肝细胞内ALP浓度与血清相比仅高5～10倍，远较转氨酶为少。②肝细胞内ALP与脂性膜紧密结合，不易释放。③肝内ALP主要位于胆管区，远离肝窦，进入胆汁的量多于进入血清中的量。

α-谷氨酰转肽酶（α-glutamyl transpeptidase，α-GT）：为一种膜接合酶，广泛分布于人体组织中，肾内最多，其次为胰和肝；胚胎期则以肝内最多。正常人血清α-GT主要来自肝脏，肝内α-GT主要分布于肝细胞质和肝内胆管上皮中。α-GT由肝细胞线粒体产生，从胆道排泄。对硝基苯胺法测定正常参考值<40U/L。AHF患者累及胆管导致胆汁淤积时α-GT可以明显升高。

（5）肝免疫防御功能监测：在肝实质细胞损害的同时，网状内皮系统也遭受损害，其吞噬、杀灭细菌及对细菌毒素解毒功能均受到抑制。加上肝细胞受损，球蛋白、白蛋白合成功能受到影响，致使免疫功能减退。血清α球蛋白、免疫球蛋白（immunoglobulin，IG）、补体和鲎试验（lymlus lysate test，LLT）可以反映肝免疫防御功能变化。

2. 肝血流量监测 血流动力学监测属于整体循环监测，有时并不能反映局部循环状态。特别是胃肠道对缺血变化非常敏感，在整体循环出现异常前即可能已存在局部的灌注损害。因此，直接监测肝血流量较整体循环监测更敏感和精确，在某些AHI/AHF的高危患者是必要的。

直接测量法：利用各种血流量计，分别测定肝动脉、肝静脉的血流量。这种方法测得的结果比较可靠。但是，由于需要开腹和进行有创插管，因此，只限于术中和动物实验使用。

间接测量法：是采用同位素标记的胶体物质，如 ^{32}P 标记的铬磷酸、^{198}AU 或 ^{131}I 标记的人体白蛋白，经静脉注射，然后测定外周静脉血的放射性强度。该方法的优点是无须肝静脉插管。

不足之处在于这些物质大约有 10%被骨髓或其他组织摄取。尤其是肝硬化患者，肝细胞对这些物质的摄取率变化很大且因人而异，故会影响数值的可靠性和结果判断。

核医学微电脑技术：是将同位素标记的 ^{99m}Tc～地索苯宁注入体内，然后将肝扫描图像连续输入微电脑中，经数学处理，计算出该化合物进出肝脏的时间差即平均运行时间（MTT）。该方法的最大优点就是能反映出尚未发生明显病理改变的轻度肝缺血，是目前认为肝缺血时，较敏感、迅速、又易推广的指标。

3. 肝脏的形态学监测　具体包括超声、放射学检查（CT 及磁共振成像）、肝血管与胆道造影、核素显像、腹腔镜检查、肝组织活检和病理学检查等。主要在于：①确定肝内占位性病变及肝肿瘤、肝脓肿和囊肿的有无，大小、位置与性质；②鉴别右上腹肿块的来源；③了解肝的结构和其他病变，如门静脉高压的原因及其侧支循环形成的情况。普通 X 线检查价值有限。CT 和 B 超可以在无损伤的情况下查知肝内的结构并显示病变，已成为首选检查方法。肝动脉造影对诊断肝占位性病变和血管病变有较大价值，常在 B 超和 CT 不能确诊的情况下，或在介入治疗前施行。

【诊断与鉴别诊断】

1. 诊断　需要依据病史、临床表现和辅助检查等综合分析而确定。凡是原无肝病或虽有肝病但已长期无症状的急性缺血缺氧、严重脓毒症、急性药物与有毒物质中毒、严重创伤与手术打击、急性妊娠脂肪肝及病毒性肝炎等原发疾病患者，于病程 2 周内出现Ⅱ级以上 HE 并有以下表现且能排除其他原因，即可诊断 AHF。包括：①极度乏力，并有明显厌食、腹胀、恶心、呕吐等严重消化道症状；②短期内黄疸进行性加深，总胆红素＞34.2μmol/L（2mg/dl）；③凝血功能障碍，出血倾向明显，INR≥1.5，PTA≤40%；④AST＞2 倍正常值；⑤肝脏进行性缩小。如果出现上述相关表现但没有达到上述标准且无 HE 者，则可诊断为 AHI。

2. 鉴别诊断　由于 AHI/AHF 起病急，病程凶险，且预后差，因此首诊医生应注意和其他黄疸及肝损伤疾病相鉴别。

急性黄疸型肝炎：其病症状相似，但临床过程较轻，无肝性脑病症状，肝功能化验可以区别于急性肝功能衰竭（如凝血酶原活动度不低于 40%等）。

急性化脓性胆管炎：由于该病以急性黄疸、发热、右上腹痛、血压下降、精神症状为主要临床表现，应注意与 AHF 鉴别。胆道系统疾病病史，腹部查体体征可提示该病，影像学检查可以帮助确定诊断该病。

急性溶血性黄疸：有食物或药物及输血等诱因，黄疸的同时伴有贫血、网织红细胞水平增高，肝功能往往正常。

【治疗】

肝移植是目前唯一被认为治疗有效的方法，但因病情的迅速进展及肝源的短缺限制了肝移植的临床应用；生物人工肝支持治疗目前仍然难以实现；内科治疗也缺乏特效药物和手段，原则上强调早期诊断、早期治疗，针对不同病因采取相应的综合治疗措施，并积极防治各种并发症。在通过严密的肝功能监测及时发现早期肝细胞基本功能改变及肝细胞损伤并尽早去除损肝因素的同时，尽快阻断肝细胞坏死和促进肝细胞再生以保持正常的肝细胞功能，成为当前内科治疗 AHF 的关键环节。

1. 重症监护与一般治疗　对确诊的 AHF 的患者，尽早转入重症监护病房（ICU）中密切观察生命体征和肝功能、肾功能、电解质、凝血酶原时间等指标。维持稳定的呼吸、循环功能与内稳态。若无禁忌，主张肠内营养支持；若不能应用肠道营养，应给予肠外营养。补充维生素，维持水电解质平衡，补充适量的氯化钾。可应用肠道微生态调节剂、乳果糖或拉克替醇以减少肠道细菌易位或内毒素血症。酌情选用改善微循环药物及抗氧化剂如还原型谷胱甘肽（GSH）

等治疗。要避免诱发因素，阻止疾病进一步恶化。

2. 针对不同基础病因的药物治疗

（1）醋氨酚中毒所致的 AHF：醋氨酚（对乙酰氨基酚）过量摄入是由于自杀或治疗疼痛服药过量所致。治疗首选 N-乙酰半胱氨酸（N-acetylcyteine，NAC），NAC 是谷胱甘肽的前体，可作为自由基消除剂发挥作用，对醋氨酚中毒具有解毒作用。NAC 对颅内压（ICP）无直接影响，但通过增加脑血流和提高组织氧消耗可减轻脑水肿。一般主张在给予 NAC 之前，给入活性炭（通常给予 1g/kg 体重，口服），活性炭并不降低 NAC 的吸收而影响 NAC 的疗效。NAC 应尽可能早期给予，但在摄入醋氨酚 48 小时或以上，仍可能有效。NAC 可根据患者情况口服或静脉给药。

（2）非醋氨酚中毒所致的 AHF

1）毒蕈中毒：明确或怀疑蘑菇中毒导致的 AHI/AHF 患者应给予青霉素和水飞蓟宾（Ⅲ级）；肝移植是挽救毒蕈中毒所致 AHF 患者生命的唯一方法。

2）其他药物中毒：一旦确定为药物性肝中毒导致的 AHI/AHF，应立即停用所有的可疑药物并进行必要的支持和对症治疗。

3）Budd-Chiari 综合征：若能排除潜在的恶性疾病，肝静脉血栓合并肝衰竭是肝移植适应证。

4）妊娠期急性脂肪肝：建议产科医师会诊，尽快终止妊娠。

5）Wilson 病：唯一有效的治疗方法是肝移植，否则几乎无一例外的死亡。因此，对于可能是 Wilson 病导致的 AHF 的患者必须立即将其列入肝移植名单准备肝移植。

6）自身免疫性肝炎：一旦怀疑自身免疫性肝炎是 AHF 的病因，主张作肝穿刺活检确定诊断。诊断明确立即给予糖皮质激素治疗（口服泼尼松，40～60mg/d）。即使正在激素治疗期，对自身免疫性肝炎所致 AHF 也应列入肝移植的候选名单。

7）病毒性肝炎：甲型、乙型和戊型肝炎相关的 AHF 应行支持治疗。急性戊型肝炎感染是重要原因，在妊娠期妇女中发生的尤为严重。在急性乙肝的早期给予抗病毒治疗能否阻止 AHF 进展还不清楚；对于出现进行性肝坏死的患者，用核苷类似物（如拉米夫啶或恩替卡韦）抗病毒治疗似乎存在合理性，也有患者经抗病毒治疗后症状改善，但尚缺乏大样本研究资料；乙型肝炎表面抗原（HBsAg）阳性肿瘤患者应持续使用核苷类似物至化疗或免疫抑制剂治疗结束 6 个月之后。但总体而言，HBV 相关性 AHF 应推荐肝移植，其自身恢复的可能性低（20%）。明确或怀疑为疱疹病毒或水痘–带状疱疹病毒感染所致的 AHI/AHF，应该使用阿昔洛韦进行治疗。

3. 针对并发症的治疗

（1）肝性脑病：①去除诱因，如严重感染、出血及电解质紊乱等；②限制蛋白质饮食；③应用乳果糖或拉克替醇，口服或高位灌肠，可酸化肠道，促进氨的排出，减少肠源性毒素吸收；④视患者的电解质和酸碱平衡情况酌情选择精氨酸、鸟氨酸–门冬氨酸等降氨药物；⑤使用支链氨基酸以纠正氨基酸失衡；⑥人工肝支持治疗。

（2）脑水肿：①有颅内压增高者，给予高渗性脱水剂，如 20%甘露醇或甘油果糖，但肝肾综合征患者慎用；②人工肝支持治疗。

（3）肝–肾综合征：密切注意 AHF 患者的液体复苏及血管内血容量的维持。伴急性肾衰竭者如需要透析支持，建议采用持续性而不是间断性血液透析。在血流动力学不稳定者应考虑采用肺动脉导管插入术以保证适当补充血容量。如果补充液体不能维持平均动脉压在 50～60mmHg，应使用全身血管收缩剂如肾上腺素或去甲肾上腺素和多巴胺。可行人工肝支持治疗。

（4）感染：AHI/AHF 患者常见感染包括自发性腹膜炎、肺部感染和败血症等，感染的常见病原体为大肠埃希菌等革兰阴性杆菌、葡萄球菌、肺炎链球菌、厌氧菌、肠球菌等细菌及假丝酵母菌等真菌。一旦出现感染，应首先根据经验用药，选用强效抗生素或联合应用抗生素，同时可加服微生态调节剂。尽可能在应用抗生素前进行病原体分离及药敏试验，并根据药敏实验结果调整用药。同时注意防治二重感染。

（5）出血：①DIC 患者可给予新鲜血浆、凝血酶原复合物和纤维蛋白原等补充凝血因子，血小板显著减少者可输注血小板，可酌情给予小剂量低分子肝素或普通肝素，对有纤溶亢进证据者可应用氨甲环酸或氨甲苯酸等抗纤溶药物；②门静脉高压性出血患者，为降低门静脉压力，首选生长抑素类似物，也可使用垂体后叶素（或联合应用硝酸酯类药物）；可用三腔管压迫止血，或行内镜下硬化剂注射或套扎治疗止血。内科保守治疗无效时，可急诊手术治疗。

（6）代谢失衡：AHF 保持代谢平衡非常重要，反复监测血糖、磷酸盐、钾和镁等水平并随时予以纠正。

4. 控制肝细胞坏死，促进肝细胞再生　目前已知能够促进肝细胞生长的因子多达 20 余种，如促肝细胞生长因子（HGF）、表皮生长因子（EGF）和血小板生长因子（PLGF）等。其中主要是 HGF，为胎肝、再生肝和乳幼动物的肝脏提取物，能改变肝细胞膜离子转运机制，调节细胞内 cAMP 的水平，促进肝细胞 DNA 合成，抑制 TNF 活性，并能增加肝细胞摄取氨基酸的量，为修复肝细胞提供能源和原料，保护肝细胞，在 AHI/AHF 治疗中越早使用效果越好。前列腺素 E1（PGE1）作为一种改善肝脏血流的药物已在动物实验研究证明可以促进肝细胞再生，防止实验性肝损伤，对肝细胞膜具有"稳定"和"加固"作用。

5. 肝脏辅助装置　又称人工肝支持系统（artificial liver support system，ALSS），根据辅助装置中有无接种肝细胞可以分为两大类：

（1）无细胞去毒辅助装置：为非生物人工肝支持系统，能全面清除蛋白结合毒素及水溶性毒素、降低颅内压、改善肾功能，有助于脑水肿、肝肾综合征及多器官功能衰竭的防治。其又分为开环和闭环两种，开环系统包括单遍白蛋白透析系统和血浆交换系统，闭环系统包括普罗米修斯（Prometheus）白蛋白透析系统和分子吸附再循环系统（MARS）。开环和闭环系统均存在一些限制，包括清除率的热力学极限、开环系统的非选择性丢失、闭环系统的总清除率与有效灌注时间的平衡极限等。

（2）以细胞为基础的生物人工肝支持系统：肝脏辅助装置中接种了人类或其他哺乳动物的肝细胞，兼具代谢支持和去毒功能。目前已有 5 种以细胞为基础的生物人工肝系统进行了临床评估包括 ELAD 系统（Vital Therapies）、HepatAssist 系统（Arbios 公司，以前为 Circe 公司）、MELS（Charite 医学中心）、BLSS（Excorp Medical）及 AMCBAL（阿姆斯特丹医学中心）。这些系统在细胞来源和用量、血浆或全血的应用、灌注率、治疗所需时间（持续或间断）等方面各不相同。细胞量从每柱 100～500g 不等，流速为 20～200ml/min。每种以细胞为基础的生物人工肝系统均存在相应优点和缺点。所有系统看来都安全，但没有任何一种系统被 FDA 批准在美国应用。最近的一个 Meta 分析包括了目前所有类型的肝脏辅助装置，结果发现生物人工肝支持系统对 AHF 治疗无显著疗效。

理想的肝脏辅助装置应具备解毒、代谢和合成功能，即应可执行肝脏的所有功能，这一设想是合理的，但是实现这一设想却很困难，有可能是一种无法实现的梦想。迄今为止，世界上所有肝脏辅助装置都还处于临床试验阶段，其对 AHF 患者的益处尚未得到设计精良且大规模的 RCT 验证，因此还不能作为 AHF 治疗的标准方案。

6. 肝移植　原位肝移植（OLT）是治疗进展期 AHF 唯一有效的方法，也是 AHF 患者生存率提高的根本原因。近期的回顾性资料显示，恰当时机进行 OLT 的 AHF 患者短期生存率为84%，而不作肝移植的仅为 35%。O'Grady 等根据病因提出 AHF 患者作 OLT 的适应证为：

（1）扑热息痛（对乙酰氨基酚）引起的 AHF，如果动脉血 pH＜7.3（不管脑病分期）或Ⅲ、Ⅳ期肝性脑病伴有 PT＞100s 和血清肌酐＞300μmol/L 者。

（2）非扑热息痛引起的 AHF，不管脑病分期，如果 PT＞100s 或下列 5 项中具备任何 3 项者：①年龄＜10 岁或＞40 岁；②病因为非 A 非 B 型肝炎、氟烷诱发肝炎或特异体质药物反应；③脑病开始前黄疸持续时间＞7 天；④PT＞50s；⑤血清胆红素＞300μmol/L。OLT 绝对禁忌证包括：不能控制的颅内高压、难治性低血压、脓毒血症和 ARDS。

在全球范围内，应用活体供肝进行肝移植治疗 AHF 的经验相对较少。虽然公认肝左叶可用于儿童活体肝移植，但其在成人患者中的应用依然存在争论，因为成人患者需要以肝右叶进行活体移植。欲决定对 ALF 患者进行活体肝移植，就必须考虑对活体供体进行评估所需的时间与等待尸肝所需的时间。匆忙进行活体供体的评估会带来很多问题，包括供体候选者评估所必需的若干要素是否已充分完备，伦理道德方面的问题，以及受体和供体的最终结果等。

7. 肝细胞移植和干细胞移植　肝细胞移植（hepatocyte transplantation，HT）是 20 世纪 70 年代发展起来的一种细胞工程技术。通过 HT 增加存活的或有功能的肝细胞数量，也可作为肝移植前的过渡措施或肝脏自身恢复的过渡措施。与原位肝移植比较，HT 具有操作简单、可重复进行、一肝可以多用、供肝细胞免疫原性低且可冻存、移植失败或产生免疫排斥对受体影响小等优点。动物实验和初步临床应用结果表明，少量的移植细胞通过体内增殖可达到纠正先天性肝脏代谢缺陷、暂时的肝功能支持和受损肝实质的替代等目的。但肝细胞移植 AHF 还处于试验阶段，也无大规模临床对照试验研究报道。还有一些技术上的关键问题（诸如肝细胞的理想来源、输注的最佳肝细胞的数量、移植的最有效途径及肝细胞的低温贮藏技术等）需要解决。

此外，人们还将目光聚焦在干细胞移植方面，目前这方面研究仍处在动物试验阶段。总之，HT 和干细胞移植可能成为未来 AHF 治疗的一种有前途的方法。

【预后】

单纯因 AHF 本身死亡者约 20%，因并发症致死者约 80%。AHF 预后的评估须进行多因素综合分析，才能做出全面、客观的判断。影响预后因素如下。

1. 病因　各型病毒性肝炎 AHF 的预后大体相似，但如发生于妊娠晚期（如戊型）则预后较差，肝炎病毒协同感染 AHF 的预后比单纯感染者差。氟烷性 AHF 的存活率低，其他药物所致 AHF 的预后相对较好。

2. 年龄　40 岁以下者的预后比 40 岁以上者的预后好。

3. 中毒症状　极度乏力，频繁恶心呕吐或伴有肝臭，或兼有中毒性鼓肠者，或收缩压＜85mmHg 者，预后恶劣。

4. 肝脏大小　肝脏进行性缩小，肝浊音间界明显缩小至 2～3 指距者，预后险恶。

5. HE 程度　Ⅰ～Ⅱ级预后相对好，Ⅲ～Ⅳ级预后差。

6. 并发症　严重感染伴有中毒性休克，弥漫性出血或消化道大出血及肾衰竭，是促进 AHF 死亡的常见并发症。一旦出现肾衰竭，提示病情已属终末期。

7. 生化及血液学检查

（1）血清胆红素：迅速上升至 340μmol/L（20mg/dl）者，预后不良。

（2）凝血因子：PT 超过 50s 者预后不良；凝血酶原活动度＜20%者绝大多数病例死亡；Ⅴ因子及Ⅶ因子明显下降时预后极差。

（3）免疫学检查：AHF 患者在病程中 AFP 呈明显增高时，提示肝细胞再生活跃，预后相对较佳。低水平 AFP 预后不良。

（4）肝组织学检查：肝细胞呈水肿型预后好，大块或融合坏死者预后差。残存肝细胞＞35%预后较好，反之则差。

【护理】

1. 护理问题与措施

（1）常见护理诊断/问题

1）活动无耐力：与疲乏、发热有关。

2）营养失调：低于机体需要量　与食欲减退、摄入量不足、恶心呕吐、肝脏代谢功能紊乱、贫血有关。

3）体液不足或体液过多：与出血、腹水形成导致体循环容量的减少及凝血机制异常有关。

4）有感染的危险：与肝细胞对细菌的吞噬功能减退有关；有意识障碍的危险与肝脏功能下降，中枢神经毒性产物的影响有关。

（2）护理措施

1）检查病情变化：严密监测患者的生命体征、意识、尿量和出血凝时间及纤维蛋白溶解情况。同时监护患者的循环及呼吸系统情况，掌握血气分析数值，中心静脉压及颅内压变化，评估患者是否有脑水肿情况。

2）避免诱因及加重因素：积极纠正和避免导致加重肝脏功能受损因素。防止继发性感染或交叉感染，当血常规血液透析效果不佳时，需要依循准备人工肝的支持疗法。

3）饮食护理和营养支持：若肝功能尚在正常范围内，为了有利于组织的修复，保证高热量和足够蛋白质的摄入，每天 80～100g。若患者发生急性肝功能衰竭应禁食蛋白质，以碳水化合物为主，随着肝功能的恢复面逐渐增加蛋白质的摄入。补充来源于肝脏合成的维生素 A、维生素 B、维生素 D、维生素 K。监测患者的营养状态，如血清蛋白含量、氮平衡、体重等。

4）维持水、电解质酸碱平衡：限制水、盐的摄入，以免导致腹水或外周组织水肿的加重及增加肾脏负担。使用甘露醇及补充白蛋白以维持胶体渗透压和循环血容量的平衡。

5）用药的护理：尽量避免使用镇静药物，以免导致或加重肝性脑病。使用质子泵抑制剂、硫糖铝等以预防胃炎和溃疡的发生。在使用利尿剂时应注意减少钾离子的摄入。

6）预防并发症的发生：监测是否存在感染的征象，侵入性操作应严格无菌，定期作细菌培养，必要时使用肝肾毒性较少的抗生素；预防出血的发生，备新鲜冰冻血浆、血小板制品补充凝血因子及血小板；控制腹水，每日测量腹围和体重以观察腹水情况。腹水发生时应控制液体和钠盐的摄入，钠盐摄入量应小于 500mg/d。抬高床头 45°以利于呼吸和血液循环。必要时可行腹水穿刺以减轻症状，同时严密监测钠、钾等电解质的平衡；监测肾功能及尿量，避免使用肾毒性药物。

7）基础护理：①口腔护理：急性肝衰竭患者因禁食、抵抗力降低等原因引起口腔的自洁作用减弱，容易引起口腔感染。②皮肤护理：急性肝衰竭患者由于水肿、绝对卧床、长时间的血滤等因素，易发生压疮，故做好压疮风险评估并给予相应的护理干预非常重要。

8）并发症的观察与护理：特别是肝性脑病，是严重肝病引起的，以代谢紊乱为基础的中枢神经系统功能失调的综合病征，是急性肝衰竭进展的表现。护理措施：①定时意识状态的评估，神经系统的检查；②监测血氨；③根据医嘱予食醋稀释后保留灌肠，酸化肠道。

9）心理护理：由于本病发病急、病情重，治疗难度大，病死率高，早期患者多意识清醒，所以患者及家属常难以接受，易出现恐慌、无助心理。护理人员应有目的、有计划的与患者及家属沟通，使其以较好的心理状态配合治疗和护理。

2. 护理评价（预后） 急性肝衰竭内科治疗的存活率为 10%～25%，肝移植治疗的存活率为 70%，甲型病毒性肝炎和妊娠急性脂肪肝所致者预后较好，药物或毒物中毒所致者预后较差，肝功能损坏程度、存留肝组织再生能力和肝外并发症严重程度是决定预后的主要因素。通过有效的护理干预，减少并发症的发生，减少病死率，提高生活质量。

案例分析 12-5
1. 患者出现了急性肝衰竭。
2. 灌肠禁忌证：严禁用肥皂水灌肠。

（刘小娟 陈 慧）

第十三章　重症患者的出血和凝血障碍

【目标要求】

掌握：凝血病临床表现及护理。

熟悉：血管壁、血小板、获得性凝血异常的各个病种的临床表现和诊断，治疗及相关的监测指标。

了解：止血和凝血病理生理学机制。

重症患者凝血系统紊乱的现象非常普遍，临床上可以从仅有实验室检查异常的亚临床表现发展到严重的 DIC，除非十分警觉，往往直到发生严重的出血倾向、休克或器官衰竭症状方会引起临床注意。目前，继发于严重病症的获得性的凝血紊乱被统称为"凝血病"（coagulopathy）。凝血病的发生机制十分复杂，倘若认识不足或处理不当，可以引发灾难性后果，故认识并处理好重症患者的凝血问题是重症患者救治中十分的重要环节。

> **引导案例 13-1**
>
> 患者女，30 岁，两周前，在无明显诱因下出现乏力，牙龈出血不止，全身皮肤出现大面积淤红，伴有血尿、便血。于 2015 年 12 月 20 日入消化内科，后因神志改变、休克转入重症医学科。查体：体温 35℃，脉搏 164 次/分，呼吸 27 次/分，血压 78/42mmHg，白细胞计数 3×10^9/L，血小板计数 15×10^9/L，DIC 全套测定 APTT 为 52 秒（正常对照值 35 秒 ±10 秒），PT 为 49 秒（正常对照值 13 秒±3 秒），D-二聚体定量为 2mg/L（正常对照值＜0.50mg/L）。
>
> **问题：**
>
> 1. 凝血病临床表现是什么？
> 2. DIC 的护理措施包括哪些？

【正常的凝血过程】

1. 促凝机制　凝血过程可被分为两个部分，即初步凝血（primary hemostasis）和继发凝血（secondary hemostasis），它们也分别被称作"止血"和"凝血"。初步凝血以初步止血为目的，主要是血管和血小板的功能，即通过血管收缩和血小板聚集形成血小板栓完成。在这个过程中，如果血小板数量太少或功能有缺陷（如血友病），或血管收缩无力即造成初步止血障碍，临床表现为出血时间延长。但这种初步形成的血小板栓比较松软，难以抵御血流的冲击而需要加固，加固的过程就是继发凝血。

继发凝血是凝血因子的功能，涉及一系列凝血因子活化，它们环环相扣，呈瀑布样的级联反应，最后使纤维蛋白原转化为纤维蛋白，以交织成网状的结构将血小板牢牢锁住生成坚固的血栓。继发凝血过程十分复杂，20 世纪 60 年代 MacFarland 等提出凝血瀑布学说，并将其划分为"内源性途径"和"外源性途径"，是当今凝血理论的经典学说。

所谓内源性途径是指启动凝血过程的因素只来自凝血因子，没有外来成分的参与。简要的过程如下：当Ⅻ因子接触到受损血管暴露的胶原成分时便被激活，继而顺序激活Ⅺ和Ⅸ因子，Ⅸa 再与Ⅷa 结合为复合物而激活Ⅹ因子，Ⅹa 继续激活Ⅱ因子（凝血酶原），最后纤维蛋白原被Ⅱa（凝血酶）降解为单体的纤维蛋白，并在ⅩⅢa 作用下形成稳固的纤维蛋白多聚体。

所谓"外源性凝血"是指有外来成分参与凝血的启动，这个外来成分就是组织因子（TF）。

TF 是一种存在于多种细胞膜中的跨膜蛋白，平滑肌细胞、成纤维细胞及血管外层细胞都可恒定地表达 TF，以备在血管破损时迅速发挥作用。但血管内皮细胞和单核细胞、巨噬细胞、中性粒细胞等细胞在病理状态下，也均有表达和释放 TF 的能力。正常时血液中并不存在 TF，但如果发生组织、细胞损伤或全身炎症反应，TF 便可大量出现在血液中，并结合和激活Ⅶ因子，从而启动外源性凝血过程。TF-Ⅶa 复合物形成后既可直接激活Ⅹ因子，也可间接地经由与内源性凝血相同的途径，通过Ⅸa～Ⅷa 复合物激活Ⅹ因子。此后，Ⅹa 便循与内源性凝血同样的途径促使形成纤维蛋白多聚体。因此，从Ⅹa 以后凝血因子的激活过程也被称作内源性凝血和外源性凝血的"共同途径"。

凝血因子是执行继发凝血的主体，但其他一些物质也是不可或缺的。如 Ca^{2+} 参与内源性凝血途径。对Ⅹ因子的激活、凝血酶原的裂解，以及ⅩⅢ因子激活和促使纤维蛋白单体聚合等过程；激肽释放酶原（PK）和激肽释放酶（K）则在ⅫI因子激活并启动内源性凝血途径中发挥作用；细胞膜磷脂（P）是共同途径中协助Ⅹa 裂解Ⅱ因子的重要物质，如果缺乏上述物质，也会发生凝血障碍。

上述凝血的双途径学说在 20 世纪 90 年代被 Davie 等重新解释，并提出凝血过程实际上经历两个阶段，即启动阶段和放大阶段理论。该理论的主要观点是：体内凝血过程几乎都是由外源性凝血途径所启动。但在大多数情况下，由于组织因子途径抑制因子（TFPI）的存在，初始形成的凝血酶的量很少，其后通过内在的"截短的内在途径"产生放大效应而产生大量的凝血酶，而内源性凝血途径则在放大效应中发挥主要作用。如果组织因子的量足够大，也可以一步到位产生大量凝血酶。目前还认识到，凝血的启动、放大和扩布过程是在细胞表面进行的。其中，生理性凝血主要发生在血小板表面，而血管内凝血主要发生在单核细胞表面，这就是 Hoffman 提出的所谓"细胞基地模式"。

2. 抗凝机制　在凝血启动的同时，抗凝机制也迅速启动，并几乎涉及凝血过程的每一个步骤。在人体，最重要的抗凝物质有抗凝血酶（AT，旧称 AT Ⅲ）、蛋白 C（PC）和组织因子途径抑制物（TFPI）。

AT 是一种主要由肝脏和内皮细胞合成的糖蛋白，由于 AT 对丝氨酸蛋白酶有抑制作用，故对诸如Ⅱ、Ⅶ、Ⅸ、Ⅹ、Ⅺ、Ⅻ、ⅩⅢ等含有丝氨酸蛋白酶成分的凝血因子的激活具有抑制作用。但单独 AT 的抑制活性很低，而与硫酸乙酰肝素（HS）或肝素结合后其抑制速度可被提高达千倍以上。

PC 由肝脏合成，以无活性的酶原形式存在于血液中，能被凝血酶激活为活化 PC（APC），而凝血酶与内皮细胞膜上的血栓调理素（TM）结合形成的复合体对 PC 的激活作用更强大。APC 在蛋白 S（PS）的辅助下灭活Ⅴa 和Ⅷa，鉴于后两者分别在外源性和内源性凝血过程中参与对Ⅹ和Ⅱ因子的激活，因此 APC 能够同时在两个途径发挥抗凝作用。此外，APC 还具有抑制Ⅹa 与血小板结合、灭活纤溶酶原激活抑制物、促进纤溶酶原激活物释放等其他抗凝和促纤溶的作用。

TFPI 是内皮细胞合成和释放的一种糖蛋白，在血浆中以游离型和与脂蛋白结合型两种形式存在，但发挥抗凝作用的是游离型。TFPI 的抗凝作用的步骤是：先与Ⅹa 结合形成Ⅹa-TFPI 复合物，然后再与Ⅶa-TF 复合物结合为 Ⅹa-TFPI-Ⅶa-TF 四合体，从而使Ⅶa-TF 失去活性。

3. 纤溶机制　纤溶系统的功能是裂解纤维蛋白，使其在完成使命以后能被及时清除。纤溶系统在凝血启动后被激活，但很快便被Ⅰ型纤溶酶原活化抑制因子（PAI-1）所抑制，直到数天后受损血管修复基本完成，PAI-1 的作用才消失，然后重新恢复纤溶。纤溶系统包括功能相互制衡的纤溶酶原、纤溶酶原激活物和纤溶抑制物。

纤溶酶原在肝脏、骨髓等器官合成并经内源性途径和外源性途径被激活。所谓内源性激活途径涉及内源性凝血过程，在此过程中 PK 被ⅩⅡa 分解而生成激肽释放酶，该能够激活纤溶酶原为纤溶酶。此外，ⅫⅠa、ⅪⅠa、Ⅱa 等活化的凝血因子也均有激活纤溶酶原的作用。所谓外源性激活途径是指由组织型纤溶酶原激活物（tPA）和尿激酶（uPA）激活纤溶酶原而启动的纤溶过程，前者来自组织和内皮细胞，后者来自肾脏。纤溶酶通过降解纤维蛋白和纤维蛋白原而起到溶栓作用。此外，作为蛋白酶纤溶酶也能够水解Ⅴ、Ⅷ、Ⅻ等凝血因子，因此也具有抗凝作用。

血液中的纤溶抑制物则起到拮抗纤溶的作用，在诸多的纤溶抑制物中最重要的是由内皮细胞和血小板产生的纤溶酶原激活抑制物-1（PAI-1），对 tPA 和 uPA 有抑制作用。此外，补体 C1 抑制物能够在内源性激活途径中产生对激肽释放酶和ⅫⅠa 的抑制；α2 抗纤溶酶则直接抑制纤溶酶的活性；α2 巨球蛋白：对纤溶酶、激肽释放酶均有抑制作用。

4. 分子网络调节

（1）正反馈调节：在凝血过程中，少量凝血酶形成后可正反馈激活 FⅪ、FⅧ、FⅤ、FⅩⅢ 和 FⅩ。FⅦa-TF 复合物不仅能激活 FⅩ、FⅩa 及 FⅦa-TF 复合物还能正反馈激活 FⅦ。FⅦa-TF 复合物可激活 FⅨ，FⅨa 又可以反过来激活 FⅦ，说明内、外凝血途径之间有相互激活的作用。FⅫa 和 FⅫf 可把 PK 激活成 KK，后者又可反过来把 FⅫ激活为 FⅫa，产生循环放大效应。这些正反馈调节在凝血过程中起大大加速和放大的作用。

（2）负反馈调节：凝血酶增多后，与 TM 形成复合物，可激活 PC 生成 APC。APC 以血浆中游离的 PS 为辅因子，灭活 FⅧa 和 Ⅴa，从而控制 FⅩa 和凝血酶的形成。

（3）凝血因子和抗凝血因子相互制约：在病理因素刺激下，VEC 表达 TF 增多从而启动外源性凝血途径；同时，VEC 也立即增加 TFPI 合成和释放，以抑制外源性凝血途径。

（4）凝血、纤溶、补体和激肽系统相互作用：凝血、纤溶、激肽和补体四个系统之间存在相互反馈作用。而且，这些系统与 VEC、血小板、白细胞、单核吞噬细胞等多种细胞之间有着密切联系，在精细调节凝血与抗凝血的平衡方面也起非常重要作用，可以直接影响机体是否发生凝血启动、凝血反应强度、维持时间长短及凝血或出血的范围等方面。

5. 血管内皮细胞（VEC）对维护正常止凝血功能的重要性 由于与血液有着最紧密的接触，故 VEC 对凝血状态有直接的影响。在正常情况下：凭借其在血管最内层的完整结构，VEC 有效地将血小板和凝血因子与具有激活能力的血管深层组织分隔开；借助光滑的表面，VEC 使血小板和其他血细胞难以附着其表面而获得形成血栓的位点；借助产生 TFPI、AT、PS、TM、HS、PGI$_2$、NO、ADP 酶等抗血小板聚集和抗凝物质的能力，VEC 能够消除非防御需要的凝血威胁。但当机体遭受病损打击时（包括创伤和炎症反应），VEC 立即参与促凝过程。如血管破裂，VEC 释放组织因子并与暴露的胶原成分共同启动凝血过程，同时还吸附多种活化的凝血因子而加速在血管受损部位形成血栓。血栓形成后，又进一步通过释放 PAI-1、t-PA 等抗纤溶和促纤溶物质控制血栓的溶解的过程。因此，VEC 正常的结构和功能是机体维持正常凝血机制必不可缺的条件，从广义的角度看，VEC 应被视为凝血系统的组成部分。

【凝血病的发生机制及病理生理学】

重症患者凝血病的临床表现主要有两种类型：血液低凝和高凝。低凝表明凝血物质的缺失或功能损害；高凝则反映了促凝机制亢进或抗凝机制不足，但高凝在某些病症只是病程的一个中间阶段，最终也会因凝血物质的严重消耗而陷入低凝。

导致低凝最常见和直接的原因往往是，严重失血的患者在进行液体复苏的同时没有补充足够的凝血物质，导致血小板和凝血因子的严重稀释和缺乏，引起凝血功能障碍，从而引起凝血病和进一步出血，称之为"稀释性凝血病"，输液越多，稀释性凝血病风险越大。稀释性凝血病导致凝血障碍和出血，而且与凝血物质被稀释的程度呈线性关系。这种情况在成分输血被广泛使用的今天尤为突出。

低体温（<35℃）也是发生低凝的重要原因。低温环境、创伤体腔暴露、休克时缺氧能量代谢减缓等原因导致热量丢失、产热不足，造成低体温，严重创伤应用大量未加温的液体复苏不仅导致血液稀释，而且也会导致低体温。重症患者的低体温可见于严重创伤或休克、亚低温治疗、持续血滤或复苏输入大量低温液体等情况。报告称，严重创伤患者低体温的发生率为21%；ISS 在 25 分以上的创伤患者有 42%体温在 34℃以下。在低温条件下，花生四烯酸代谢的脂氧化酶和环氧化酶途径受干扰，导致血小板释放血栓素减少而致血管收缩无力；低温还使蛋白激酶 C 的活性降低而影响血小板聚集和黏附，这些变化均能使初步凝血受到损害。由于低体温使丝氨酸酶的活性减弱，造成凝血因子的级联反应被抑制，因此继发凝血也同时受到影响。核心体温<35℃是创伤后凝血功能异常及术中不可控制出血的关键因素，体温降至 33℃以下时表现为明显凝血因子缺乏状态的凝血病。在体温 37℃测定的凝血酶原时间和部分凝血活酶时间不能反映低体温时的生理凝血时间延长，故在处理时以复温为主而不是补充凝血因子，除非在输注大量液体后才需加用凝血因子制剂。低体温条件下应用凝血因子是无效的。创伤大出血造成的持续低灌注使得细胞能量代谢由有氧代谢转为无氧代谢，结果体内乳酸堆积发生代谢性酸中毒。大量输血后，红细胞代谢产物本身就可导致酸中毒，而液体复苏过程中输注大量平衡盐同样导致乳酸负荷加重，过重的乳酸负荷破坏了人体正常的酸碱缓冲系统，而缓冲系统的失衡促进了凝血病的发生。单纯酸中毒能够抑制凝血块的形成。酸中毒环境下，血小板和凝血因子功能损害和酶活性降低导致酸中毒性凝血病。pH 越低，凝血因子活性也越低。由低温和酸中毒导致的凝血障碍可被称为"功能性凝血病"。

导致重症患者血液低凝的另一个十分重要原因是所谓的"消耗性凝血病"，也即过去所称DIC，在本章这两个术语为同义语。与前述的血液稀释、低温、酸中毒等原因直接导致的低凝不同，消耗性凝血病对凝血的影响却是从高凝开始。某些病症，如产科急症（包括胎盘早剥、宫内死胎等）、sepsis、颅脑损伤、肺挫裂伤等，或是由于特殊组织可大量释放凝血活酶，或是由于剧烈的全身炎症反应，使凝血被启动。研究证实，全身炎症反应中所释放的 TNF-α、IL-1、IL-6 等促炎细胞素可诱导内皮细胞和单核细胞增强 TF 的表达和释放而激活凝血，同时还损害内皮细胞的抗凝功能，故使血液处于高凝状态。持续的高凝造成凝血物质耗竭，于是发生血液低凝。因此，这种低凝被称作"消耗性凝血病"。消耗性凝血病的危害不仅在于引发出血倾向，还由于血小板和内皮细胞大量释放 PAI-1 而造成纤溶抑制。纤溶抑制使高凝产生的大量纤维蛋白得不到有效清除而被沉积在微血管床中，造成微循环损害并最终导致器官衰竭。于是，2001 年国际血栓止血学会 DIC 专业委员会将 DIC 重新定义为：DIC 是不同原因所造成的，以血管内凝血激活并丧失局限性为特征的获得性综合征。它来自或引发微血管损伤，严重时将导致器官衰竭。与旧定义和既往人们对 DIC 的认识相比，新定义的特点是：①强调微血管体系损伤在引发 DIC 中的重要性，而不仅仅局限于凝血系统；②没有提及出血和纤溶问题，因为隐蔽但同时也更重要的问题是：由于存在强大的抑制纤溶的因素，故相对于大量形成的纤维蛋白，纤溶虽然活跃，但更可能是不足，并导致大量纤维蛋白在微血管床沉积，进而造成器官衰竭。

【凝血病的临床表现及诊断】

1. 凝血病的临床表现　所有凝血病最先引起临床医生注意的往往是患者存在出血倾向，如小伤口出血不止、已停止出血的伤口再度出血、小的针孔渗血，甚至无明显诱因出现皮下大片瘀斑，而此时的凝血病实际已经比较严重。

消耗性凝血病早期可能有高凝表现，但容易被忽略，严重者往往合并难以纠正的休克和器官衰竭。

2. 凝血病的诊断　根据病史、临床表现和实验室检查能够对不同类型的凝血病做出诊断。

（1）病史：对经历大容量复苏却没有给予足够的凝血物质，以及合并休克、低温、严重酸中毒的重症患者，如果发生出血倾向，均应考虑发生稀释性或功能性凝血病的可能。而在产科急症、sepsis 等病例则应高度警惕消耗性凝血病的发生，特别是有短暂高凝的经历，同时伴有进展急剧的休克、全身炎症反应和器官衰竭的表现者。

（2）实验室检查：凝血系统检查是十分复杂的检查，包括几个方面的试验：反映凝血启动、凝血因子激活、凝血酶作用、凝血因子减少、抗凝物质变化、纤溶酶作用、纤溶成分等，每一方面的试验又涉及多个试验，其庞大的数量和复杂性为其他系统难以企及。不过，对获得性凝血病的诊断，并无庞大检查的需要。只要使用和解释得当，较常用和简单的检查便能对多数凝血病作出较可靠的诊断：

血小板计数：正常对照参考值（100～300）×10^9/L，稀释性凝血病和消耗性凝血病均显示血小板计数降低，而功能性凝血病可以正常。

出血时间（BT）：正常对照参考值 1～3 分钟（Duke 法）或 1～6 分钟（Ivy 法），主要决定于血小板数量也与血管收缩功能有关。血小板计数<100×10^9/L 可以导致 BT 延长。但在由低温和酸中毒导致的功能性凝血病，虽然 BT 延长，血小板计数可以正常。BT 缩短见于高凝早期。由于方法不一，试验受干扰因素较多，以及敏感性和特异性较差，故试验价值有限。

活化凝血时间（ACT）：正常参考值 1.14～2.05 分钟，为内源性凝血途径状态的筛选试验，较试管法敏感，延长见于凝血因子减少及抗凝物质（如肝素、双香豆素或纤溶产物）增加；缩短可见于高凝早期。

激活的部分凝血活酶时间（APTT）：正常参考值 31.5～43.5s，为反映内源性凝血途径的试验。凝血因子减少或抗凝物质增加导致 APTT 延长；缩短可见于高凝早期。

凝血酶原时间（PT）、凝血酶原时间比值（PTR）和国际标准化比值（INR）：是为反映外源性凝血途径的试验。PT 正常参考值 11～14s（Quick 一期法）。为使结果更准确，采用受检者与正常对照的比值，称为 PTR，正常参考值为 0.82～1.15。为进一步达到国际统一，又引入国际敏感度指数（ISI）对 PTR 进行修正，即 INR=PTR ISI，正常参考值与 PTR 接近。凝血因子减少或抗凝物质增加可导致上述三项试验延长，而高凝则导致缩短。

凝血酶时间（TT）：是测定凝血酶将纤维蛋白原转化为纤维蛋白的时间，正常参考值为 16～18s。纤维蛋白原含量不足（<100mg/dl）或有抗凝物质，如肝素、纤维蛋白裂解产物存在下，可使 TT 延长。

纤维蛋白原含量（Fig、Fbg）：正常参考值为 2.0～4.0g/L，下降提示消耗增加。由于炎症反应导致纤维蛋白原增加，故敏感性较低，较严重的消耗方导致其下降，故特异性较好。

纤维蛋白原降解产物（FDP）：ELISA 法正常参考值<10mg/L。FDP 包括纤维蛋白原和纤维蛋白降解产物，故对反映纤溶的特异性较差。

D-二聚体（D-dimmer）：胶乳凝集法阴性，ELISA 法正常参考值<400μg/L。D-二聚体只来自纤维蛋白降解产物，故对诊断血栓性疾病和消耗性凝血病等继发性纤溶疾病有较高的特异性。原发性纤溶 D-二聚体不会升高，此对于鉴别继发与原发性纤溶十分重要。

血浆鱼精蛋白副凝试验（3P 试验）：高凝产生过量的纤维蛋白单体，鱼精蛋白能够使纤维蛋白单体聚合成胶状或条状物。3P 试验可检出>50μg/ml 的纤维蛋白单体，故具有较高的敏感性。消耗性凝血病的早、中期试验呈阳性，但后期可以呈阴性。

上述试验能够反映 DIC 的两个基本病理特征：凝血物质的消耗和继发性纤溶。临床可根据不同类型的凝血病的诊断需要来选择。麻省大学医学中心曾对临床常用的 DIC 试验进行过筛选，排名前三位的分别是：

敏感性（%）：血小板计数（97）、FDP（100）、D-二聚体（91）。

特异性（%）：Fbg（100）、SC（73）、D-二聚体（68）。

诊断效率（%）：FDP（87）、D-二聚体（80）、AT（70）。

上述排序可作参考。但多数学者认为，对诊断消耗性凝血病，最重要的检查应该是血小板计数和 D-二聚体。如果血小板急剧下降伴有 D-二聚体大幅度升高，结合高危因素，消耗性凝血病基本可以确诊。反之，如果血小板和 D-二聚体正常，几乎可以排除消耗性凝血病，但代偿期除外。但如果血小板降低而 D-二聚体正常，可作进一步检查，如纤维蛋白单体（FM）和纤维蛋白（原）裂解产物（FSP）的检查。FM 是纤维蛋白原的裂解产物（A 和 B），间接反映凝血酶的活化程度。FSP 是纤维蛋白（原）被纤溶酶裂解的产物，间接反映了纤溶酶的活性。消耗性凝血病的 FM 和 FSP 应该全部升高，否则 DIC 可能性不大。3P 试验对纤维蛋白单体有较高的敏感性，故对 DIC 诊断也很有帮助。

有关凝血因子的试验，虽然在凝血病往往普遍显示异常，但于诊断价值并不大，主要用于抗凝治疗中对抗凝药物（肝素）剂量的监测和调整。对低温导致的凝血病是例外，如果有出血倾向而 PT 和 APTT 结果"正常"，则对确诊低温凝血病有重要价值。此外，如果 APTT 延长但 PT 正常，消耗性凝血病的可能性也不大。

消耗性凝血病是个连续的病理过程。DIC 早期（代偿期）主要的表现是高凝。临床可能观察到部分患者的血标本容易凝结或血管通路容易阻塞。但常用的血液学检查往往难以提供明确信息，血液学的各项检查可以稍有异常或正常。因此，用于 DIC 诊断的常规检查对于早期代偿阶段的 DIC 几乎没有价值，而检测以下一些大分子标志物却很有帮助。

凝血酶-抗凝血酶复合物（TAT）：是活化的凝血酶与抗凝血酶不可逆的结合物，TAT 升高提示凝血酶活性增强。

凝血酶原片断 1+2（F1+2）：是凝血酶原经 Xa 因子裂解形成凝血酶过程中产生的分子片断，F1+2 升高直接提示凝血酶产生增加。

纤溶酶-抗纤溶酶复合物（PAP）：是纤溶酶与其天然抑制物——α 抗纤溶酶结合的产物，PAP 升高提示纤溶活动增强。遗憾的是，目前普通的临床实验室还不能常规进行这些检测，致使大部分 DIC 患者失去早期诊断的时机。

【凝血病的治疗】

1. 稀释性和功能性凝血病的治疗　对稀释性凝血病，在液体复苏的同时应补充包括血小板、新鲜冻血浆、冷沉淀等在内的凝血物质，但对补充方法及用量并无一致的看法，多数属于经验性治疗。许多学者认为，血液稀释在创伤后低凝中的作用并非想象的那么重要，而且对库存血小板的功能也存在质疑。

对低温引发的功能性凝血病，要采用复温治疗，但复温方法略显复杂。一般主张同时进行侵入性（如胸腔、腹腔温热盐水灌洗，或温热置换液行持续动-静脉复温等方法）和非侵入性（如升温毯）快速复温，在体温升至 35℃以后则单独使用升温毯缓慢升温，所有输注液体均应予以加温至 39℃。研究显示：快速复温的输血和输液量均低于缓慢复温，且预后也较好。有趣的是，快速复温中的死亡病例主要因后期并发症致死，而缓慢复温的死亡主要是早期复苏失败所致。对此的解释是，快速逆转体温可以通过迅速纠正凝血病和其他影响休克转归的不良因素而提高早期复苏的成功率，但同时也导致内环境紊乱的急剧出现，随后往往发生来势凶猛且较严重的并发症。与其相比，缓慢复温早期复苏的效果较差，使较危重的患者在早期便选择性地被剔除，而随后并发症的来势和严重程度却较轻。所以，在较严重的低体温，应该采取快速复温及对并发症有充分准备和有效的治疗，这些并发症主要是因复温导致机体氧需求增加而使机体陷入严重缺氧所致，临床表现为严重的水电解质紊乱、酸中毒、心律紊乱、甚至心搏骤停等。

纠正酸中毒显然是治疗酸中毒引发的凝血病的措施。对于 pH<7.20 的血液，临时和有限地使用碳酸氢钠是必要的，但不宜过度依赖碱性药物，也不宜用碱性药物将 pH 提升至正常。由于代谢性酸中毒往往是休克或低灌注的反映，故积极的复苏治疗是纠正酸中毒的根本治疗，应通过改善循环纠正酸中毒。

2. 消耗性凝血病（DIC）的治疗　去除引发 DIC 的诱因是最根本和有效的治疗，即使病情已经十分严重，也不应该放弃用外科方法去除病灶的努力。

输注血小板、新鲜冰冻血浆、冷沉淀、凝血酶原复合物、纤维蛋白原等被消耗的凝血物质，但这些补充治疗应该在抗凝治疗开始后进行。

抗凝治疗：目前肝素仍是抗凝药物的首选，原则是早用、疗程足。既往曾强调使用肝素要"量足"，但近年更主张使用低剂量，推荐的剂量是成人 6000～12000U/d，或 300～600U/h，连续静脉滴注，直到 DIC 被完全控制，通常在 1 周左右。重症 DIC 或合并酸中毒者可适当增加肝素用量；而合并肝、肾损害应减少用量。由于低分子肝素出血风险较小，而且有报告称其疗效不亚于普通肝素，故近年来有使用低分子肝素取代普通肝素的趋势。

肝素可以静脉或皮下，连续或间断给药。据称皮下途径给药出血风险较低，使用静脉途径时推荐连续给药；使用肝素期间，应常规监测 APTT，以按照维持其在正常对照的 1.5～2.5 倍的标准调整肝素剂量，但使用低分子肝素可以不进行 APTT 监测。

对血小板<$30×10^9$/L 及合并出血倾向的患者是否仍可进行抗凝治疗存在不同意见，多数作者不认为上述情况是抗凝治疗的绝对禁忌证。在密切监测下，只要出血能够通过输血获得补偿，且实验室检查显示抗凝治疗有改善 DIC 的趋势，便应该坚持进行抗凝治疗。大手术后也不是使用肝素抗凝治疗的禁忌证，术后 12 小时可以开始治疗。抗凝治疗的唯一绝对禁忌证是颅内出血和尚未控制的威胁生命的大出血。

虽然 DIC 存在纤溶活跃的证据，但不主张进行抗纤溶的治疗，因为与大量产生的纤维蛋白血栓相比，患者的纤溶能力实际上不足；严重的 DIC 往往同时伴有严重的休克和器官衰竭，故对休克和器官衰竭的治疗也是 DIC 治疗的组成部分。应每 8 小时复测实验室指标，评估疗效并调整治疗方案。

其他抗凝药物不被常规用来进行抗凝治疗，但在不能使用肝素时则可以作替代，这种情况主要见于发生肝素诱导的血小板减少症（HIT），即机体产生肝素依赖性的抗血小板抗体。这些可替代的抗凝药物包括华法林、抗凝血酶、重组线虫抗凝蛋白、水蛭素、活化蛋白 C 等，但目前还没有成熟的治疗方案可供推荐。

【常见凝血病的护理】

重症患者凝血系统紊乱的现象非常普遍，临床上凝血病患者常见有出血倾向、休克，最后导致 DIC，故凝血病重点护理在最初出血倾向及 DIC 护理。

1. 出血倾向的护理　出血倾向是指各种异常出血或易出血不止，患者可表现为皮肤出血点、瘀斑，口鼻腔黏膜出血、消化道出血、血尿等，与血小板数量减少、血管壁脆性增加及凝血因子缺乏有关。还表现为自发性出血或轻度受伤后出血不止，出血部位多见于皮肤黏膜，也可见关节腔、内脏出血（呕血、便血、血尿、阴道出血、颅内出血等），出血量多，易导致严重贫血，严重者可危及生命。

（1）护理评估

1）病史：注意询问患者出血发生的急缓、出血部位与范围；有无明确的原因或诱因；有无内脏出血及其严重程度；女性患者的月经情况，有无经量过多或淋漓不尽；有无诱发颅内出血的危险因素及颅内出血的早期表现；出血的主要伴随症状和体征；有无家族史；出血后患者的心理反应等。

2）身体评估：重点评估有无与出血相关的体征及特点，包括有无皮肤黏膜瘀点、瘀斑，数目、大小及分布情况；鼻腔黏膜与牙龈是否出血；有无伤口渗血；关节是否肿胀、压痛、畸形及其功能障碍等。主述头痛的患者，要注意检查瞳孔有无变化和出现脑膜刺激征。此外，还需监测生命体征与意识状态。

3）局部评估：评估患者局部出血情况了解出血部位、范围、出血量，若伴随突然发生的视物模糊、剧烈头痛、恶心、呕吐应警惕眼底出血和颅内出血的发生。按照出血程度可分为轻、中、重度出血。皮肤黏膜根据出血面积大小可分为出血点（直径不超过 2mm）、紫癜（直径 3～5mm）或瘀斑（直径 5mm 以上）。当患者出现剧烈头痛、恶心、呕吐、意识改变，血小板在 20×10^9/L，应警惕颅内出血的可能。

4）实验室及其他检查：注意有无血小板计数下降、出血与凝血时间延长、束臂试验阳性、凝血因子缺乏等改变。

（2）护理措施：面对出血性疾病，常见的护理问题包括出血危险、身体保护系统改变等，与凝血功能异常、失血导致体液缺失、出血导致疼痛（关节或组织）、组织灌注下降等有关；另外还包括因为出血导致淤青及肤色异常而造成的自我形象改变等。通过护理，使患者出血范围缩小甚至停止出血；患者及家属明确出血的原因及表现；能说出预防出血的措施及自我护理方法，并积极配合治疗。护理效果的评价包括患者出血是否停止，各项实验室指标是否达到或接近正常；患者是否情绪稳定，食欲增加，营养得到补充，精力充沛。具体护理措施如下：

严密观察病情变化：观察神志、生命体征变化；同时观察出血情况，注意皮肤黏膜出血点或瘀斑出现的部位、范围、数目和时间。如口腔黏膜出现血泡，意味血小板明显减少，提示可能出现严重出血；如出现呕血、便血，提示消化道出血；如出现剧烈头痛、烦躁、呕吐、视物模糊、呼吸急促甚至意识改变，提示颅内出血的可能。

休息：患者应安静卧床休息，安慰缓解紧张情绪，病室环境安静、整洁，温度适宜。床单平整、干燥，患者选用纯棉衣物，避免皮肤摩擦。

饮食：给予富含营养、易消化的少渣或无渣饮食，避免生硬、刺激性食物，以防损伤胃肠道黏膜。

出血的护理：①口腔、牙龈出血的护理。注意口腔清洁，每日三餐前后用生理盐水或复方硼砂溶液漱口；牙龈渗血者局部用肾上腺素棉球或明胶海绵片贴敷贴止血，1%过氧化氢溶液漱口以去除口腔异味，促进患者食欲；宜用软毛刷刷牙，勿用牙签剔牙。②皮肤出血护理。养成良好的卫生习惯，剪短指甲，避免搔抓皮肤，检查皮肤出血情况，出血范围。保持皮肤清洁，严格无菌技术操作，各项护理操作尽量集中进行，减少皮肤穿刺。抽血或注射后应用无菌棉球充分局部按压直至止血。③鼻出血的护理。少量出血者可用肾上腺素棉球填塞鼻腔止血，并给予局部冷敷。出血不止，可用碘伏纱条填塞后鼻腔止血。纱条填塞后以 1%链霉素或液体石蜡油交替滴鼻，保持鼻黏膜湿润；48～72 小时须拔除纱条，以防发生鼻腔感染，也可使用藻酸钙敷料条进行鼻腔填塞止血。④颅内出血的护理。患者应绝对卧床休息，头部置冰袋或冰帽，高流量氧气吸入；及时清理呼吸道分泌物，保持呼吸道通畅；迅速建立静脉通道，必要时另建一条静脉通道，遵医嘱保证药物准确、及时输注，并密切观察疗效及病情变化，准确记录出入量。⑤呕血、便血的护理。按消化道出血常规处理。

（3）护理评价

1）患者能明确出血的原因，避免出血的各种诱因。

2）各部位的出血能被及时发现并得到处理，出血逐渐得到控制。

3）能认识自己的恐惧感，自述恐惧程度减轻或消除。

2. 弥散性血管内凝血的护理　弥散性血管内凝血是由多种致病因素激活机体的凝血系统，

导致机体弥漫性微血栓形成、凝血因子大量消耗并继发纤溶亢进，从而引起全身性出血、微循环障碍甚至多器官功能衰竭的一种临床综合征。本病多起病急、进展快、死亡率高，是临床急危重症之一。早期诊断及有效治疗是挽救患者生命的重要前提和保障。

常用护理诊断/问题、措施及依据：

（1）有损伤的危险：与出血和 DIC 所致的凝血因子被消耗、继发纤溶亢进、肝素等应用有关。

1）出血的观察：注意出血部位、范围及严重程度的观察，有助于病情及治疗效果的判断。持续、多部位的出血或渗血，特别是手术伤口、创伤伤口、穿刺点和注射部位的持续性渗血，是发生 DIC 的特征；出血加重多提示病情进展或恶化，反之可视为病情有所好转的重要表现。

2）实验室检查指标的监测：是 DIC 救治的重要环节，实验室检查的结果，可为 DIC 的临床诊断、病情分析、指导治疗及判断治疗效果及预后提供极其重要的依据。应准确、及时采集和送检各类标本，关注检查结果，及时报告医生。

3）抢救配合与护理

A. 迅速建立两条以上静脉通道：保证抢救药物的应用和液体补充。注意维持静脉通道的通畅。

B. 用药护理：熟悉 DIC 救治过程中各种常用药物的名称、给药方法、主要作用、不良反应及其预防和处理，遵医嘱正确配置和应用药物，尤其是抗凝药的应用，如肝素。肝素的主要不良反应是出血。在治疗过程中，注意观察患者全身有无出血情况，监测各项实验室指标，如凝血时间或凝血酶原时间（PT）或活化部分凝血活酶时间（APTT）。若肝素过量而致出血，可采用鱼精蛋白静脉注射，鱼精蛋白 1mg 可中和肝素 1mg（肝素剂量 1mg=128U）。

（2）潜在并发症：休克、多发性微血管栓塞。

1）一般护理：卧床休息，根据病情采取合适的体位，如休克患者采取中凹卧位，呼吸困难严重者可取半坐卧位；注意保暖；加强皮肤护理，预防压疮；协助排大小便，必要时保留尿管。遵医嘱进食流质或半流质，必要时禁食。给予吸氧。

2）病情观察：严密观察病情变化，及时发现休克或重要器官功能衰竭。定时监测患者的意识形态、生命体征和尿量变化，记录每小时尿量及 24 小时出入量；观察皮肤的颜色与温、湿度；有无皮肤黏膜和重要器官栓塞的症状和体征，如肺栓塞表现为突然胸痛、呼吸困难、咯血；脑栓塞引起头痛、抽搐、昏迷等；肾栓塞可引起腰痛、血尿、少尿或无尿，甚至发生急性肾衰竭；胃肠黏膜出血、坏死可引起消化道出血；皮肤栓塞可出现四肢肢端、鼻、颈、耳部发绀，甚至引起皮肤干性坏死等。此外，应注意原发病的观察。

（3）其他护理诊断/问题

1）气体交换受损：与肺栓塞有关。

2）潜在并发症：呼吸衰竭、急性肾衰竭、多器官功能衰竭。

（4）健康指导

1）配合治疗的指导：向患者及其家属，尤其是家属解释疾病的可能成因、主要表现、临床诊断和治疗配合、预后等。特别解释反复进行实验室检查的重要性和必要性，特殊治疗的目的、意义及不良反应。家属多关怀和支持患者，以缓解患者的不良情绪，提高治疗疾病的信心，主动配合治疗。

2）生活指导：保证充足的休息和睡眠；根据患者的饮食习惯，提供易消化、易吸收、富含营养的食物，少量多餐；循序渐进地增加运动，促进身体的康复。

（5）预后：DIC 的病死率高达 20%～40%，最主要的死因为多器官功能衰竭。病因、诱因未能消除、诊断不及时或治疗不恰当，是影响 DIC 预后的主要因素。预期的护理目标为维持适当的组织灌注、心排出血量及氧气互换能提供足够的组织氧合作用。

案例分析 13-1

1. 凝血病的临床表现　牙龈出血不止，全身皮肤出现大面积淤红。

2. DIC 的护理措施包括　出血的观察：临床观察；实验室检查指标的监测；抢救配合与护理；用药护理。潜在并发症护理：一般护理；病情观察。其他护理问题的护理。健康指导：配合治疗的指导；生活指导。

（刘小娟　陈　慧）

第十四章　神经系统疾病患者的重症监护

【目标要求】

掌握：颅内压增高及脑疝的概念，颅内压增高、脑疝、颅脑损伤及脑卒中的护理评估，意识障碍的分类、评估及 GCS 评分法。

熟悉：颅内压的判断及颅内压相关波形分析，颅内压增高、脑疝、颅脑损伤及脑卒中的治疗要点，颅内压监测、脑电生理监测、脑血流监测、脑代谢监测常用方法。

了解：影响颅内压的因素，颅内压增高的调节与代偿，颅脑损伤、脑卒中的病因、病理及分类，颅内容积-压力关系曲线与容积代偿。

脑是人体最为重要的器官之一。在 ICU，严重感染、缺血缺氧、代谢性酸碱紊乱、颅脑创伤、休克、颅内占位病变等都会导致神经功能障碍。掌握各类连续、动态的脑功能监测在 ICU 的应用，对早期发现并及时救治以防不可逆的脑损伤发生，有极为重要的临床意义。

随着医学科学技术的发展，从微观的细胞分子水平检测到宏观的神经系统检查，脑功能监测与评估技术越来越系统化。无论侵入性还是非侵入性技术，除了要求其敏感、特异，能够真实反映脑损伤程度之外，还应安全、可靠，减少并发症发生，以及简便、可行，适于床旁操作。目前，在临床众多监测技术中，以下几个项目因具有简便快捷、准确可靠、适合床旁操作等优势应用最为普遍。具体包括：反映脑功能变化的临床指征；反映颅内容积变化的颅内压监测技术；反映脑血流变化的经颅多普勒超声和脑血管造影技术；反映脑细胞电活动变化的神经电生理技术（脑电图和诱发电位）；反映脑组织氧变化的动脉-颈静脉血氧饱和度监测技术；以及反映脑形态学变化的神经影像技术等。

第一节　颅内压监测

引导案例 14-1

患者男，45 岁。"因头部外伤后昏迷 1 小时"入院。患者不慎被高空坠落花盆击中头部，伤后立即昏迷，来院时口唇发绀，潮式呼吸，很快自主呼吸停止。立即给予气管插管，呼吸机辅助呼吸。查体：体温 38.5℃，脉搏 143 次/分，血压 220/105mmHg，GCS 评分 3 分，双侧瞳孔等大等圆，直径 2.5mm，直接对光反射、间接对光反射均消失。左侧外耳道有活动性出血。全麻下开颅清除血肿、减张缝合硬脑膜，去骨瓣减压。右侧额角穿刺置入脑室颅内压监测导管，连接颅内压监护仪，测得初始 ICP 为 53mmHg，放出 1ml 后，ICP 下降至 13mmHg，继续缓慢放出 4ml 后，ICP 下降至 12mmHg。此时，经有创动脉导管测得平均动脉压为 80mmHg，间接计算测得脑灌注压为 68mmHg。术后持续颅内压监测，通过综合治疗保持 ICP 维持于 15mmHg 左右。

问题：

1. 什么是颅内压？颅内压的正常值是多少？
2. 颅内压监测的指征有哪些？
3. 颅内压监测的方法有哪些，脑室内监测有哪些优缺点？

颅内压（intracranial pressure，ICP）是指颅腔内容物（脑组织、脑脊液、血液）对颅腔壁的侧压力。颅脑损伤、脑肿瘤、脑出血、脑积水和颅内炎症等均可引起颅内压增高。颅内压增高是神经外科常见临床病理综合征，也是神经外科临床上最常见的重要问题，可影响脑血液循环，导致灌注压下降，脑血流量减少，静脉回流受限，颅内血液淤滞，甚至引起脑受压、脑移位，严重者脑疝形成，患者常由于继发脑干损伤而死亡。因此，监测 ICP 值，对判断病情、指导治疗和改善预后显得至关重要。

【相关生理】

成人颅腔在骨性闭合后相当于一个几乎完全闭合的骨腔，容积固定，为 1400～1500ml。因此，颅内压的高低主要由颅腔内容物的体积决定。颅腔内容物主要由脑脊液、脑组织、脑血流组成，三者所占容积保持相对固定的比例关系，与颅腔总容积保持动态平衡，维持 ICP 在正常水平。其中脑组织的体积约占 80%；颅内血容量变动较大，占颅腔容积的 2%～11%；脑脊液量约 150ml，约占颅腔容积的 10%。上述任何一种内容物的容量改变都能导致颅内压的变化。由于脑脊液介于颅腔壁和脑组织之间，且脑室和脑、脊髓的蛛网膜下隙互通，通常以脑脊液压代表颅内压。正常颅内压，在侧卧位时，成人为 0.7～2.0kPa（5～15mmHg），儿童为 0.5～1.0kPa（3.5～7.5mmHg）。

1. 颅内压的调节与代偿 ICP 的调节，与其产生的因素密切相关。在形成 ICP 的三种内容物中，由于血液、CSF 为流体，因此，由它们形成的压力并非恒定，而是一种动态的变化。在生理情况下，如体位的变动、咳嗽、排便等，均可通过将 CSF、血液排出到颅外，维持 ICP 在一定范围内的稳定状态。颅内压与血压和呼吸关系密切，可随二者的变化产生小范围的波动。由于心脏搏出时引起动脉扩张，脑血流量也随之增加，因此颅内压在收缩期略有增高，舒张期则稍下降；同时，呼气时颅内压略升，吸气时稍降，这是由于胸腔内压力作用于上腔静脉引起静脉变动的结果。此外，颅内压还有自发节律性波动，这是全身血管和脑血管运动的一种反应。

颅内压的调节主要通过脑脊液量的增减来调节。当颅内压低于 0.7kPa（70mmH$_2$O）时，脑脊液的分泌增加，吸收减少，使颅内脑脊液量增多，以维持颅内压不变。相反，当颅内压高于 0.7kPa（70mmH$_2$O）时，脑脊液的分泌减少而吸收增多，使颅内脑脊液量减少。另外，当颅内压增高时，有一部分脑脊液被挤入脊髓蛛网膜下隙，继之脑血流量也减少，或静脉血液排出颅外也起到一定的调节作用，以代偿增加的颅内压。但由于脑脊液的总量仅占颅腔总容积的 10%，血液则依据血流量的不同占总容积的 2%～11%，因此颅腔内容物对颅内压升高的代偿是有一定限度的，一般情况下可供代偿的容积约为颅腔容积的 8%，超过此范围时机体失代偿，即可出现颅内高压症状。

压力-容积反应曲线（图 14-1）表明，在 CSF、血液可代偿的范围内容积的增加，只能使 ICP 缓慢升高，但一旦容积增加到失代偿程度时，压力会陡然升高，这一容积点被称为失代偿点，或容积变化的临界点。对临界点的充分认识非常重要，因为它常常是临床中患者病情急骤变化的临界点，反映在患者病情变化上表现为当颅内有引起 ICP 增高的病变时，在代偿期内临床症状并不严重，但当进入失代偿期，病情急骤变化，就会很快出现颅内高压危象或脑疝。

2. 影响颅内压的病理生理因素

（1）动脉二氧化碳分压（PaCO$_2$）：二氧化碳对颅内压的影响源自脑血流量的改变，脑血管对二氧化碳敏感主要是受细胞外液 pH 影响。PaCO$_2$ 升高，细胞外 pH 降低，脑血管扩张，脑血流量增加，进而颅内

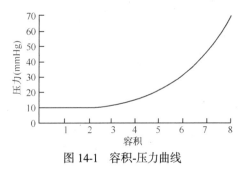

图 14-1 容积-压力曲线

压升高。反之，$PaCO_2$ 下降，pH 升高，脑血管收缩，脑血流量减少，颅内压下降。当 $PaCO_2$ 在 20～60mmHg 急骤变化时，脑血流量的改变十分敏感，与之呈线性关系，约 2ml/mmHg。$PaCO_2$ 超过 60mmHg，脑血管因为已达到最大调节限度而不再扩张；低于 20mmHg，脑组织缺血和代谢产物蓄积也将限制这一反应。值得注意的是，降低 $PaCO_2$ 使颅内压下降仅是一个短暂的影响过程。即使持续低 $PaCO_2$，颅内压仍逐渐返回正常。这是由于低颅压减少了脑脊液的重吸收，呼吸性碱血症抑制脑脊液的生成速度，导致脑脊液容量增加直至颅内压恢复正常。

（2）动脉氧分压（PaO_2）：在 60～135mmHg 范围内变动时，脑血流量和颅内压不变。PaO_2 低于 50mmHg，颅内压的升高与脑血流量的增加呈正相关。如果低氧时间较长，由于脑水肿，在恢复正常氧合后颅内压也不能恢复原水平。此外，缺氧后脑血管自动调节也可能受损，从而导致动脉血压与颅内压之间呈被动关系。高 PaO_2 时轻度减少脑血流量，对颅内压影响很小。

（3）动脉血压：平均动脉压 60～150mmHg，脑血流量可依其自身调节机制而维持不变，对颅内压影响很小；而超出这一范围，颅内压将随血压升高或降低呈平行变化。任何原因如长时间低血压、脑病理性损害，特别是高血压将会对颅内压产生重大影响。

（4）中心静脉压：中心静脉压或胸膜腔内压的变化通过以下两个途径能影响颅内压。①增加的压力可能在颈静脉和椎静脉中逆行传递，提高脑静脉压，从而升高颅内压；②胸、腹内压增加，如呛咳，导致椎管内的静脉扩张，从而升高脑脊液压力。

（5）体温：研究表明：体温每下降 1℃，可使脑血流量大约降低 6%。因此，降温成为脑保护重要措施。

【颅内压监测】

1. 意义　美国外科学会 2000 年严重头部外伤，以及 1999 年自发性颅内出血的治疗指引均建议对严重的病患必须使用颅内压监测，依照颅内压及脑灌流压的变化来调整治疗的方针。依现行严重头外伤处理指引建议，当头部外伤者昏迷指数为 3～8 分，而且脑断层扫描显示不正常时应植入监测器，以监测颅内压变化；或者是昏迷指数为 3～8 分，虽然脑断层扫描显示正常，但临床上看到单侧或双侧不正常的运动姿态时也应植入监测器。因为昏迷指数小于等于 8 分的患者，容易产生颅内压升高而导致灌流不足。

2. 颅内压监测指征　颅脑外伤是 ICP 监测的主要适应证，脑出血为第二适应证。急性颅脑损伤最适合进行颅内压监测的原因有以下两个方面，一是因为外伤后 3～5 天病情变化较大；二是由于根据临床征象（头痛、呕吐和视神经乳头水肿等三主征，以及呼吸心率减慢、血压增高等两慢一高）推断有无颅内压增高主观、片面，缺乏准确性而难以指导治疗。颅内血肿患者 ICP 常急骤升高，应用脱水利尿药降颅压效果不明显，作用短暂，且很快出现反弹，同时伴意识障碍进行性加重，瞳孔散大等；对脑水肿患者，缺血、创伤和手术后 1～4 天，系脑水肿高峰期，ICP 可有不同程度的升高，动态观察 ICP 变化有助于判断脑水肿严重程度。具体监测指征如下。

（1）颅脑损伤：CT 检查异常（颅内出血、挫裂伤、脑水肿、脑疝或基底池受压）的急性重型颅脑损伤患者（GCS 3～8 分），强烈推荐进行 ICP 监测；CT 检查异常（颅内出血、挫裂伤、脑水肿、脑积水等）的急性轻中型颅脑损伤患者（GCS 9～15 分），亦建议根据病情进行 ICP 监测。

（2）有明显意识障碍的蛛网膜下隙出血、自发性脑出血及出血破入脑室系统需要脑室外引流者，根据患者具体情况决定实施颅内压监测。

（3）脑肿瘤患者的围手术期可根据患者术前、术中及术后的病情需要及监测需要进行颅内压监测。

（4）隐球菌脑膜炎、结核性脑膜炎、病毒性脑炎如合并顽固性高颅压者，可以进行颅内压监测并脑室外引流辅助控制颅内压。

3. 常用方法 目前 ICP 监测可分为有创及无创监测两种。前者在临床上应用达数十年之久，为颅内压监测提供了大量的实践经验和数据，测压方法日趋成熟，在临床上广泛采用；后者因存在不同程度的测量精确度差、使用局限多、方法繁杂、影响因素多等缺点仍处于研究、试用阶段。

（1）有创颅内压监测：是通过颅骨钻孔或开颅手术安置导管或微型压力传感器于颅内或脊髓腔内，从而达到直接监测颅内压力，间接反映脑水肿情况的目的。将压力传感器直接植入颅内，称之为植入法；将导管置入脑室、脑池或蛛网膜下隙，传感器在颅外与导管中充填的液体或 CSF 接触进行测压，称之为导管法。导管或传感器的另一端与 ICP 监测仪连接，将颅内压力动态变化转换为电信号，显示于示波屏或数字仪上，并用记录器连续描记出压力曲线。根据传感器放置位置的不同，可将颅内压监测分为脑室内、脑实质内、硬膜下和硬膜外测压（图 14-2）。按其准确性和可行性依次排序为：脑室内导管＞脑实质内光纤传感器＞硬膜下传感器＞硬膜外传感器。

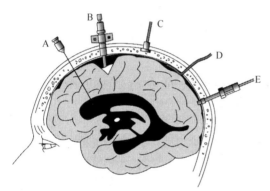

图 14-2 颅内压监测系统传感器放置位置
A. 脑室内；B. 脑实质内；C. 硬脑膜外；D. 硬脑膜下；E. 中空螺栓

1）脑室内压力监测：是目前测量颅内压的金标准。无菌条件下，选右侧脑室前角穿刺，于发际后 2cm（或眉弓上 9cm），中线旁 2.5cm 处颅骨钻孔，穿刺方向垂直于两外耳道连线，深度一般为 4～7cm。置入内径 1～1.5mm 带探头的颅内压监测导管，将导管置入侧脑室前角，将导管的颅外端与传感器、换能器及监测仪相连接。将传感器固定，并保持在室间孔水平（图 14-2）。如选用光导纤维传感器须预先调零，持续监测不会发生零点漂移。如选用液压传感器，则监测过程中应定时调整零点。

优点：兼有测压准确和随时引流脑脊液的优点，同时方便颅内给药和脑脊液化验，具有诊断和治疗价值。适用于有脑室梗阻和需要引流脑脊液的患者。

缺点：属有创性监测，有感染的危险，易引起颅内感染、颅内出血、脑脊液漏、脑组织损伤等并发症，因此置管时间一般不超过 1 周。严重脑水肿、出血或占位性病变等因素可使侧脑室移位或受压、塌陷变小导致置管困难。当患者头位改变时，需重新调整传感器位置。

2）脑实质内压力监测：应用导管顶端应变计传感器和纤维光束传感器监测压力，是一种较好的替代脑室内置管监测的方法，其准确性仅次于脑室内监测。在额区颅骨钻孔，将光纤探头插入脑实质（非优势半球额叶）内 2～3cm 即可。

优点：测压准确，不易发生零点漂移，创伤小、操作简便；容易固定；引起感染和颅内出血的概率较低。

缺点：创伤稍大；不能引流脑脊液；拔出后不能重新放回原处；价格较昂贵；由于颅内压在颅腔内的分布并不均匀一致，所以监测值更多的反映局部颅内压，如幕上监测的颅内压值可能和幕下值存在差异。

3）硬脑膜下（或蛛网膜下隙）压力监测（亦称脑表面液压监测）：是基于液体耦合系统的颅内压监测方法，硬脑膜下放置特制的中空螺栓（subdural bolt）把蛛网膜下隙的脑脊液压力传递到压力换能器并显示出来，通过测定脑表面液压反映颅内压。多用于开颅术中，颅骨钻孔，打开硬脑膜，拧入中空螺栓至蛛网膜表面，螺栓内注入液体，然后外接压力传感器。因为没有硬脑膜的张力和减幅作用，测量结果比硬膜外监测更可靠。

优点：不损伤脑实质，操作方便；颅内压测定准确，误差小。

缺点：传感器置入过程复杂；置入时间受限，一般不超过1周；感染概率较高，易引起颅内感染、脑脊液漏、脑组织损伤、颅内出血等并发症；测量结果易受螺栓松动和堵塞的影响。

4）硬脑膜外压力监测：颅骨钻孔后，多采用微型扣式换能器，将探头放于硬脑膜与颅骨之间，通过相对非弹性的硬脑膜把颅内压力传导给换能器，监测硬脑膜外的压力反映颅内压。

优点：保持硬脑膜的完整性，减少颅内感染、出血等并发症；监测时间长；不必担心导管堵塞；患者活动不影响测压，监测期间易于管理。

缺点：颅内压和硬膜外空间压力的关系还不明确，监测结果不太可靠，准确性差；光纤传感器价格昂贵；随着使用时间的延长，换能器易出现故障、移位、基线漂移，临床使用并不广泛。

5）腰椎穿刺：用腰椎穿刺来测量颅内压的方法有100余年的历史，该方法简便易行，操作简单。缺点是穿刺或置管过程中及留置导管后当穿刺针或导管触及患者脊神经根时可致下肢难以忍受的剧烈疼痛，穿刺针及置入的导管有发生断裂、扭曲的风险，颅内感染、神经损伤、出血等并发症少见。对严重高颅压（>350mmH$_2$O）患者，腰椎穿刺有诱发脑疝的危险，故不作为临床监测首选，但该方法在临床中仍具有重要性、实用性和不可替代的地位。

（2）无创颅内压监测：可有效避免颅内感染的发生，优势明显，近年来有很大发展并成为新的热点。影像学监测虽然具有准确、客观、可定性定位的优点，但其价格较贵、有一定的辐射且不能行床旁连续监测；经颅多普勒通过观察高颅压时的脑血管动力学改变来估计ICP，但监测结果不够准确；应用闪光视觉诱发电位（fVEP）技术也是无创颅内压监测的研究方向之一，但尚缺乏应用于临床的监测仪器。目前仍然没有一种可用于临床的高精确度、无创简便、持续性的监测方法，但无创性多模态监测是颅内压监测技术的发展趋势。

4. 颅内压判断

（1）颅内压分级：颅内压持续>15mmHg称为颅内压增高。为便于临床观察，将颅内压分为四级：①正常颅内压为<15mmHg（2.0kPa）；②轻度升高为15~20mmHg（2.0~2.7kPa）；③中度升高为21~40mmHg（2.8~5.3kPa）；④重度升高为>41mmHg（5.4kPa）。一般将颅内压>20mmHg视为临床必须采取降压措施的最高临界值。

（2）颅内压监测波形分析：在颅内压检测过程中，观察波形有助于判断病情的严重程度。监测颅内压的同时可记录到相应的波形，有A、B、C 3种类型。根据波形的变化可以了解颅内压增高的程度。

1）A波：也称高原波，为颅内压增高特有的病理波型。表现为颅内压突然升至50~100mmHg（6.67~13.3kPa），持续5~20分钟后又骤然下降至原水平或更低，可间隔数分钟至数小时不等反复出现，也可间隔相同时间反复出现，提示颅腔的代偿功能已近衰竭，脑血管舒缩的自动调节趋于消失，颅内血容量增加，致ICP骤升。此种波型除见于脑水肿外，还可见于脑血管麻痹、颅内静脉回流障碍。反复的A型波发作提示脑干压迫和扭曲严重，脑血液循环障碍，部分脑组织出现"不再灌流"现象，脑功能发生不可逆的损害，病情凶险，预后欠佳（图14-3）。

2）B波：为振荡波中较多见的一种，在正常压力波的背景上出现短时骤升又骤降的，压力5~10mmHg的阵发性低幅波，代表ICP顺应性降低。呈较恒定的节律性振荡，没有其他波夹杂其间，振幅>5mmHg，颅

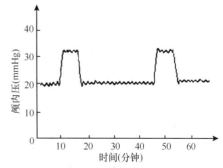

图14-3　颅内压A波

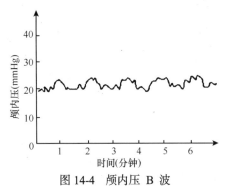

图 14-4 颅内压 B 波

内压可高达 20～30mmHg，一般不超过 50mmHg。若 B 波出现频繁，每分钟达 0.5～2 次，表明颅内压中度至重度升高（图 14-4）。

3）C 波：为正常或接近正常的波型，其特征为压力曲线较平坦，小的起伏为呼吸及心率的影响。呼吸运动时胸腔内压力影响上腔静脉回流，导致静脉压力变化，脑血容量发生变化，颅内压亦随之波动，波幅为 5～10mmHg。由于心脏的每一次搏出引起动脉扩张，因而颅内压亦随心率波动，波幅为 2～4mmHg。

案例分析 14-1

1. 颅内压是指颅腔内容物（脑组织、脑脊液、血液）对颅腔壁的侧压力。正常颅内压，在侧卧位时，成人为 0.7～2.0kPa（5～15mmHg），儿童为 0.5～1.0kPa（3.5～7.5mmHg）。

2. 颅内压监测的指征有：

（1）CT 检查异常（颅内出血、挫裂伤、脑水肿、脑疝或基底池受压）的急性重型颅脑损伤患者强烈推荐进行 ICP 监测；轻中型颅脑损伤患者根据病情进行 ICP 监测。

（2）有明显意识障碍的蛛网膜下隙出血、自发性脑出血及出血破入脑室系统需要脑室外引流者，根据患者具体情况决定实施颅内压监测。

（3）脑肿瘤患者的围手术期可根据患者术前、术中及术后的病情需要及监测需要进行颅内压监测。

（4）隐球菌脑膜炎、结核性脑膜炎、病毒性脑炎如合并顽固性高颅压者，可以进行颅内压监测并脑室外引流辅助控制颅内压。

3. ICP 监测可分为有创及无创监测两种。有创颅内压监测分为脑室内、脑实质内、硬膜下和硬膜外测压；无创颅内压监测包括经颅多普勒、应用闪光视觉诱发电位（fVEP）技术等。

脑室内压力监测是目前测量颅内压的金标准，兼有测压准确和随时引流脑脊液的优点，同时方便颅内给药和脑脊液化验，具有诊断和治疗价值。

第二节　脑血流监测

临床对脑血流（cerebral blood flow，CBF）监测目的大致分为两类：一类是预防脑缺血缺氧的发生，这类监测并不能定量测定 CBF，但由于脑缺血是阈值性的，一旦 CBF 减少引起脑氧合、氧代谢、脑功能发生改变，就可以通过一些间接的非定量的 CBF 监测手段反映出来，如 EEG、局部脑氧饱和度（SrO_2）、颈静脉球血氧饱和度等。另一类是直接测量 CBF 和局部血流量（rCBF）。rCBF 监测为研究 CBF 的调节，脑功能和脑代谢的关系提供了重要手段，但许多方法，如核素标记微球法，只能用于动物实验而不适用于临床。在 ICU 理想的 CBF 监测应该是无创、价廉、床旁连续的监测，但目前没有哪一种监测技术能满足这些要求，本节仅介绍目前适用于临床监测的定量和半定量 CBF 测定方法。

1. 经颅多普勒超声

（1）概念：经颅多普勒（transcranial Doppler ultrasound，TCD）是将脉冲多普勒技术与低发射频率相结合，使超声波能够经特定检测部位——声窗（echo windows）穿透颅骨进入颅内，直接获得脑底血管多普勒信号，进行脑底动脉血流速度的测定。

（2）方法：TCD 包括脉冲波（pulse wave form，PW）和连续波（continuous wave form，CW）多普勒超声。低频率高发射功率的脉冲波多普勒探头，可直接检测到颅底动脉主干的血流速度指数，连续波多普勒超声探头，可对颅外段颈动脉或周围血管功能状态进行检测。TCD 主要检测参数：①血流速度，即收缩期峰值血流速度（peak systolic velocity，Vs）、舒张期末血流速度（diastolic velocity，Vd）、平均血流速度（mean velocity，Vm）和峰值血流速度（peak velocity，Vp）；②血流方向；③血流频谱形态；④血流声频和血管搏动指数（pulsatility index，PI）等。PI（PI= Vp–Vd/Vm）是反映脑血管弹性或血管阻力的重要指数，与血流速度的变化密切相关。

（3）评估：TCD 监测的是脑血管的血流速度，反映 CBF 局部变化和自动调节情况。尽管 TCD 不能定量地监测 CBF，但可以判断 CBF 急性变化的程度。如 TCD 监测脑血流可定量地提供由于脑灌注压下降所致的脑灌注不足的信息。当颅内压过度增高超过舒张期脑灌注压时，会出现一个特定的波形，此时舒张末血流速度为 0。TCD 对由于颅内压增高所致的颅内循环停止（脑死亡）的监测与诊断具有特异性，与临床标准和 EEG 标准诊断脑死亡相比，敏感性为 91.3%，特异性为 100%。当颅内压超过动脉舒张压时，TCD 频谱表现为收缩/舒张期的交替血流，即收缩期的前向血流和舒张期的反向血流。颅内压进一步升高时，TCD 频谱变为非常小而尖锐的收缩峰。当颅内压超过动脉血压时血流信号消失。

（4）优缺点：TCD 具有无创、连续和动态监测脑血流动力学特点，是目前唯一能够实现床旁无创脑血流监测的方法。TCD 经过各种参数分析越来越接近生理或病理生理状态下的脑血流变化，由此成为脑功能监测系统中不可缺少的部分。

2. 近红外光光谱法 近红外光谱仪（near-infrared spectroscopy，NIRS），利用 650～1100nm 的近红外光对人体组织有良好的穿透性，能穿透头皮、颅骨到达颅内数厘米的深度，在穿透过程中近红外光只被包括氧合血红蛋白、还原血红蛋白及细胞色素在内的几种特定分子吸收，因此，通过测定入射光和反射光强度之差，用 Beer-Lamber 定律计算近红外光在此过程中的衰减程度，从而得到反映脑氧供需平衡的指标——脑血氧饱和度（$rScO_2$）。$rScO_2$ 是局部脑组织混合血氧饱和度，它的 70%～80% 成分来自于静脉血，因此 $rScO_2$ 主要代表静脉血中氧含量，是反映脑氧输送代谢的指标。目前认为 $rScO_2$ 的正常值为 64%±3.4%。小于 55% 提示异常，小于 35% 时提示脑组织缺氧性损害较严重。

近红外光光谱法监测脑血流具有无创、连续、方法简便、灵敏度高的特点，在低血压、脉搏搏动减弱、低温、甚至心搏骤停等情况下使用不受限制，能非常敏感地反映大脑的缺氧变化，在脑缺氧的诊断上与脑电图相比，反应更迅速而且较少受药物影响。但同时也存在不足，从理论上讲，主要是对红外光在头部这样复杂介质中的传播特性还缺乏认识，光在不同组织界面的反射作用还未完全了解，对测量结果会有潜在的误差。

3. N_2O 法 N_2O 是一种惰性气体，吸入后在体内不分解代谢。根据 Fick 原理，每单位时间内组织吸收指示剂的量等于动脉到组织的量减去静脉血从组织带走的量，通过测定动脉和静脉血 N_2O 的浓度，根据公式可求出 CBF。

优点：可定量地测定脑的平均血流量，结果准确。

缺点：①需做颈内静脉和周围动脉置管，并多次取血；②需 10 分钟以上的饱和期以达到血液和组织间惰性气体的平衡，因此，不能测定 CBF 的快速变化；③不能测定 rCBF；④静脉血样要避免颅外血掺杂。

4. 动静脉氧差法 该方法同样根据 Fick 原理。脑氧摄取量等于 CBF 乘上动静脉氧差。假设脑氧摄取量稳定不变，则 CBF 为动静脉氧差的倒数：$CBF=1/（A–V）O_2$。此方法需测定周围动脉和颈内静脉血氧。

5. 核素清除法 颈动脉内或静脉内注射或吸入核素 ^{133}Xe，通过头部闪烁探测器测定放射性示踪剂从组织中的清除率，即清除曲线。^{133}Xe 的清除直接取决于 CBF，可根据曲线计算求出 CBF。该方法既能测量全脑，又能测量局部脑血流。目前，采用先进的单光子发射计算机断层扫描（SPECT，简称 ECT），利用电子计算机辅助的旋转型探测系统，可以测得许多断层图像上的 rCBF。目前已有小型的设备可以在 ICU 床旁使用。

第三节　脑代谢的监测

1. 颈静脉球部血氧饱和度

（1）概念：颈静脉球血氧饱和度（jugular bulb venous oxygen saturation，$SjvO_2$）为临床上最早采用的脑组织氧代谢监测方法，被认为是评估脑氧代谢的金标准。通过在颈内静脉穿刺逆行置管，测量颈静脉球部以上一侧大脑半球混合静脉血氧饱和度，该处静脉血大部分来自大脑半球，其氧饱和度代表脑静脉血氧饱和度。故能反映脑氧供应及氧需求之间的关系，间接提示脑代谢状况。

（2）方法：$SjvO_2$ 监测可分为间断和持续监测两种。间断监测通过颈内静脉穿刺逆行插管到位于乳突水平的颈内静脉球采血测定，回抽血液的速度不能太快，否则会影响测定的准确性。若为持续监测，则在颈内静脉插入纤维光学导管并连接于测氧仪即可。根据 Fick 公式，$SjvO_2$ $=SaO_2-CMRO_2\times10^4/CBF\times Hb\times1.34$（$SaO_2$ 为动脉血氧浓度、$CMRO_2$ 为脑氧代谢率、CBF 为脑血流量）。在动脉氧合良好、血红蛋白相对稳定、SaO_2 不变的情况下，$SjvO_2$ 可反映脑氧供需平衡。

（3）评估：$SjvO_2$ 的正常值是 55%～70%，其变化与脑的氧摄取呈负相关。脑氧摄取增加，$SjvO_2$ 下降，$SjvO_2<50\%$ 提示脑缺血缺氧不足以维持代谢需要，造成这种情况的原因可能是脑血流降低时而相应的脑氧耗没有降低，也可能是动脉血氧含量降低所致。$SjvO_2>71\%$ 时提示过度灌注。

（4）优缺点：① $SjvO_2$ 对全脑氧合程度反映良好，而对局部脑缺血缺氧反映较差；②两侧 $SjvO_2$ 值往往不同，尤其是脑外伤患者，两侧可有 5% 的差异；③当 CBF 严重减少时，颅外血的掺杂成比例增长，使 $SjvO_2$ 值相对升高，从而表现出一定程度的误差；④用光纤导管连续监测时如果固定不佳，可产生误差。

2. 局部脑血氧饱和度

（1）概念：局部脑血氧饱和度（$rScO_2$）应用近红外光谱仪（near-infrared spectroscopy，NIRS），利用 650～1100nm 的近红外光对人体组织有良好的穿透性，能穿透头皮、颅骨到达颅内数厘米的深度，在穿透过程中近红外光只被包括氧合血红蛋白、还原血红蛋白及细胞色素在内的几种特定分子吸收，因此，通过测定入射光和反射光强度之差，用 Beer-Lamber 定律计算近红外光在此过程中的衰减程度，从而得到反映脑氧供需平衡的指标——脑血氧饱和度（$rScO_2$）。

（2）方法：近红外光谱脑氧饱和度仪具有发射光及接收光的装置。用标准粘贴剂贴附于患者额部，由高能量脉冲激光二极管发出入射光垂直照射于头部，并在颅内发生散射，不同部位的接收器接收弥散投射的光信号，并将其转化为电信号，输送到计算机进行处理后即可显示脑血氧饱和度。

（3）评估：$rScO_2$ 是局部脑组织混合血氧饱和度，它的 70%～80%成分来自于静脉血，因此它主要反映脑静脉血氧饱和度。目前认为 $rScO_2$ 的正常值为 64%±3.4%。小于 55%提示异常，小于 35% 时提示脑组织缺血缺氧严重。影响 $rScO_2$ 的因素主要有缺氧、ICP 升高、灌注压（CPP）下降。$rScO_2$ 对于脑缺氧非常敏感，当大脑缺氧或脑血流发生轻度改变时，$rScO_2$ 就可以发生变化。由于 $rScO_2$ 直接监测脑组织的氧含量，而 EEG 探测到的是脑组织发生缺氧以后出现的结果，

故 $rScO_2$ 对缺氧的敏感性高于 EEG。

（4）优、缺点：优点：无创、连续、方法简便、灵敏度高；无须动脉搏动，直接测量大脑局部氧饱和度，在低血压、脉搏搏动减弱、低温、甚至心搏骤停等情况下使用不受限制；在脑缺氧的诊断上较脑电图反应更迅速，较少受药物影响。缺点：对红外光在头部这样复杂介质中的传播特性还缺乏认识，光在不同组织界面的反射作用还未完全了解，对测量结果会有潜在的误差。

3. 脑组织氧分压

（1）概念：脑组织氧分压（partial pressure of brain tissue oxygen，$PbtO_2$）通过放置在脑局部的探头直接测量脑组织的氧分压，是直接反映脑组织氧合状态的指标。一般认为 $PbtO_2$ 的正常范围是 16～40mmHg。$PbtO_2$ 在 10～15mmHg 提示轻度脑缺氧，$PbtO_2$<10mmHg 则提示重度缺氧。

（2）方法：目前监测 $PbtO_2$ 的常用方法有 LICOX 和 Neurotrend-7 监测仪，LICOX 监测仪可以监测 $PbtO_2$ 和脑温（BT）；Neurotrend-7 可以同时监测 $PbtO_2$、pHbt、$PbtO_2$ 和 BT。二者都是将一根细探头直接插入脑组织，LICOX 的探头直径<1mm，Neurotrend-7 的探头直径<0.5mm。

（3）评估：$PbtO_2$ 的正常值为 40～50mmHg。pHbt 正常范围为 7.01～7.20。当 pH 下降，CO_2 蓄积时，出现明显代谢障碍。目前大多数作者的工作以监测组织 $PbtO_2$ 的变化为主，pH 和 CO_2 的意义有待进一步研究。$PbtO_2$ 的监测较多地应用于颅脑损伤严重程度及治疗效果的判断方面。对颅脑损伤患者持续监测 $PbtO_2$ 监测脑氧代谢的变化不但应用于颅脑损伤患者，而且可以用来监测脑动静脉畸形患者手术切除前后监测畸形附近脑组织 $PbtO_2$ 的变化。

（4）优、缺点：监测对整个脑组织不会造成严重影响，但对所测定的局部会产生损伤和压迫，造成探头周围缺氧，使得结果出现偏差，因此在进行结果判定时应该注意结合临床。

第四节　脑电生理监测

脑电生理监测包括脑电图、感觉诱发电位、运动诱发电位和肌电图等。

1. 脑电图（electroencephalogram，EEG）　是通过脑电图扫描仪将脑细胞群的自发性、节律性微弱的生物电活动，通过脑电记录设备放大记录成为一种曲线图，以帮助疾病诊断的一种现代辅助检查方法。通常是将电极放在头皮表面以探测脑内细胞的电活动，操作简单、无创。EEG 是反映脑功能状态的一个电生理指标，是脑皮质神经细胞电活动的总体反应，受丘脑的节律性释放影响。由于脑电活动与新陈代谢活动相关，因此，也受到代谢活动因素的干扰，如氧摄取、皮质血流量、pH 等。但因 EEG 记录及分析上的困难及众多的干扰因素，EEG 原始波用于术中患者监测的价值及实用性一直存在着争议。随着现代医学和科学技术的发展，将计算机技术、信号处理技术与传统 EEG 检测技术相结合，产生了数量化脑电图（quantitative electroencephalogram，qEEG）。qEEG 使脑电活动有了量化客观标准，显示方式变得简明、直观。qEEG 用于病情判断、镇静深度评估及低温、控制性降压期间的中枢功能的监测，受到越来越多的重视。

方法：床边监护仪中脑电监测插件是简易型的，一般只有 3 线或 5 线导联电极与监测仪相连接。电极有针型和纽扣型两种。针型直接刺入皮内，可在头皮任意处安置，记录不同部位的脑电活动。纽扣型电极对患者无损伤，但电极只能贴发际外，或者需剔除局部头发后安放。

适应证：EEG 检查可发现脑部的弥漫或局限性损害，特别是对癫痫的诊断有重要价值。

可用于脑缺血、缺氧的监测；用于昏迷患者的监测，对判断昏迷的严重程度，特别对判断患者的病情及预后有重要意义；用于脑功能判断与预测预后；用于诊断、监测大脑癫痫放电及预后评估。

2. 诱发电位（evoked potential，EP） 指神经系统（包括感受器）某一特定部位给予适宜刺激，在中枢神经系统（包括周围神经系统）相应部位检出与刺激有锁定关系的电位变化，即中枢神经系统在感受外在或内在刺激过程中产生的生物电活动。临床按给予刺激模式不同，可分为躯体感觉诱发电位（somatosensory evoked potential，SEP）、听觉诱发电位（auditory evoked potential，AEP）、视觉诱发电位（visual evoked potential，VEP）和运动诱发电位（motor evoked potential，MEP）。按潜伏期长短不同，可分为短、中和长潜伏期诱发电位。

短潜伏期诱发电位因其重复性好，受镇静药物和觉醒水平或主观意志的影响少，临床应用较广。中潜伏期诱发电位发生于脑皮质，与皮质特异性的感觉区相关较好，受镇静药物和过度换气等因素的影响，适用于镇静水平等的监测。长潜伏期诱发电位与注意力、期望、失落等情绪状态密切相关。

感觉诱发电位短潜伏期成分有脑干听觉诱发电位（BAEP）和短潜伏期体感诱发电位（SLDEP）。BAEP、SLSEP 和 MEP 由于其神经发生源和传导路径相对明确，不受意识水平的影响，易于引出，重复性好，而且受镇静药物影响较小。相反，长潜伏期成分由于神经发生源不够明确，且易受镇静药物和患者意识水平的影响。

视觉诱发电位（VEP）是感觉诱发电位中最难判读的一种类型。一方面，因为闪光刺激强度不稳定；另一方面在镇静和昏迷状态下患者的瞳孔大小和眼球注视方向不易控制，使视网膜不易获得稳定而均匀的成像刺激；此外，VEP 中 P100 成分属长潜伏期电位，易受镇静药物、昏迷程度、血压水平、低温和缺氧等因素的影响。

闪光视觉诱发电位（FVEP）是由弥散的非模式的闪光对视网膜刺激所引起的大脑皮质（枕叶）的电位变化。FVEP 反映了从视网膜到枕叶皮视觉通路的完整性。视觉通路位于脑底部，视神经纤维向前向后穿贯全脑，自额叶底部穿过顶叶及颞叶到达枕叶，行程较长，所以颅内发生病变时常常会影响视神经功能障碍，从视网膜刺激到大脑枕叶视觉电位的改变，在一定程度上反映了颅内的生理病理变化。当颅内压 ICP 持续增高时，易产生视通路神经损害，神经元及纤维缺血缺氧，代谢障碍，神经电信号传导阻滞，闪光视觉诱发电位波峰潜伏期延长，我们利用 FVEP 的这一原理来反映颅内压的改变。

第五节 颅内压增高

引导案例 14-2

患者女，38 岁，车祸致短暂昏迷，头痛、头晕 2 小时入院。患者于 90 分钟前骑摩托车不慎摔伤，头部着地，当即昏迷，30 分钟后逐渐清醒，醒后诉头痛、头晕，伴呕吐，呕吐呈喷射性，呕吐物为胃内容物，无腹痛腹胀，无四肢抽搐及大小便失禁现象。查体：体温 36.5℃，脉搏 72 次/分，呼吸 21 次/分，血压 138/80mmHg，1 小时后患者又逐渐意识不清，为求进一步治疗，来我院诊治。入院查体：体温 36.4℃，脉搏 56 次/分，呼吸 16 次/分，血压 156/85mmHg。急查头颅 CT 示"右侧颞骨骨折伴硬膜外小血肿、兼颞顶硬膜下血肿"；遂拟诊"右侧颞骨骨折伴硬膜外小血肿，右侧颞顶硬膜下血肿"收住入院。

问题：
1. 颅内压增高的临床表现有哪些，其呕吐的特点是什么？
2. 颅内压增高的治疗措施有哪些？
3. 导致颅内压增高的病因有哪些？
4. 颅内压增高的分类有哪些，该患者属于哪一类？
5. 该患者生命体征的变化对病情观察有何提示？

颅内压增高（increased intracranial pressure）是各种病变所致颅腔内容物的体积增加或容积减少，超过颅腔可代偿的容量，导致颅内压（成人）持续在 2.0kPa（200mmH$_2$O），并出现头痛、呕吐及视神经乳头水肿三大症状的一种临床综合征。

【病因】

引起颅内压增高的原因可分为三大类。

1. 颅腔内容物体积增大　如脑组织体积增大（脑水肿）、脑脊液增多（脑积水）、颅内静脉回流受阻或过度灌注，脑血流量增加，使颅内血容量增多。

2. 颅内占位性病变　使颅内空间相对变小如颅内血肿、脑肿瘤、脑脓肿等。

3. 颅腔容积变小　先天性畸形如狭颅症、颅底凹陷症，大面积凹陷性骨折。

【分类】

1. 弥漫性颅内压增高　由于颅腔狭小或脑实质的体积增大而引起，其特点是颅腔内各部分压力及各分腔之间压力均匀升高、不存在明显的压力阶差，因此脑组织无明显的移位。

2. 局灶性颅内压增高　因颅内有局限的扩张性病变，病变部位压力首先增高，使附近的脑组织受到挤压而发生移位，并把压力传向远处，造成颅内各腔隙间的压力差。这种压力差导致脑室、脑干及中线结构移位。

【临床症状】

1. 头痛　颅内高压引起硬脑膜、脑血管牵扯，脑神经受刺激而引起头痛。头痛呈较为剧烈的胀痛和撕裂痛，清晨、傍晚明显，额部及颞部多见。任何可引起腹压增高的因素，如咳嗽、喷嚏、提举重部、用力排便等，均可间接导致颅内压升高而使头痛加重。头部位置改变如低头时，也可使脑血容量增加而加重头痛。该头痛症状无法通过止痛药物缓解，仅能通过降低颅内压来改善。

2. 呕吐　由于脑室及延髓呕吐中枢受刺激所致，呕吐与饮食无关，不伴恶心，多为喷射状。

3. 视神经乳头水肿　具有重要的诊断价值，表现为视神经乳头水肿充血，边缘模糊不清，中央凹陷消失，视神经乳头隆起，静脉怒张。

4. 意识障碍　由于大脑广泛的损害和中脑受压，脑干上行网状结构受累，可致意识障碍，并有迅速加深倾向，由轻到重表现为意识模糊、浅昏迷、昏迷和深昏迷。相对于患者某一时间点的意识状态，对意识发展变化趋势的评估更为重要。

5. 生命体征的变化　颅内压增高早期，皮肤苍白发凉，血压稍升高，脉搏增快。当脑缺氧加重，表现为脉搏缓慢有力，呼吸深慢，血压升高，为代偿期表现，值得注意的是，收缩压升高的幅度大且早于舒张压而致脉压升高为其特点，应与高血压相鉴别。如病情进一步加重则出现呼吸浅快、脉搏细速、节律紊乱、血压下降的失代偿期表现。若脑干受压，可引起呼吸节律不齐、呼吸暂停，也可出现不同类型的呼吸，如过度换气、呼吸深快，最后出现叹息样、啜泣样呼吸，以致呼吸停止。

6. 脑疝　为颅内压增高的晚期并发症，当颅腔内某一分腔颅内压不断升高时，与邻近分腔形成一定的压力差，该压力差推移脑组织由高压区向低压区移位，导致脑组织、血管及神经等重要结构受压，甚至被挤入硬脑膜的间隙或孔道中，从而引起一系列严重临床症状和体征。临床常见的有小脑幕切迹疝及枕骨大孔疝。小脑幕切迹疝最常见，表现为进行性意识障碍，对侧肢体偏瘫，因损伤动眼神经出现患侧瞳孔在短暂缩小后出现进行性散大，最终导致脑干功能性衰竭。枕骨大孔疝则由于脑干被挤入枕骨大孔，压迫延髓呼吸中枢，常于早期突发呼吸障碍、甚至迅速死亡。

【辅助检查】

通过全面而详细地询问病史和认真的神经系统检查，当发现有视神经乳头水肿及头痛、呕吐三主征时，则颅内压增高的诊断大致可以肯定。但由于患者的自觉症状常比视神经乳头水肿出现的早，应及时地做相关检查，以尽早诊断和治疗。CT 是诊断颅内占位性病变的首选辅助检查措施。在 CT 不能确诊的情况下，可进一步行 MRI 检查，以利于确诊。MRI 同样也具有无创伤性。

【颅内压控制】

现代 ICP 控制分为 2 个级别（图 14-5）。第一级 ICP 控制，包括抬高头部、开放 CSF 引流、应用甘露醇等脱水药物及镇静镇痛药物、轻微过度换气；第二级 ICP 控制，包括过度换气、亚低温疗法、巴比妥疗法、外科减压手术。当一极措施控制 ICP 不理想时，可以使用第二极控制措施。

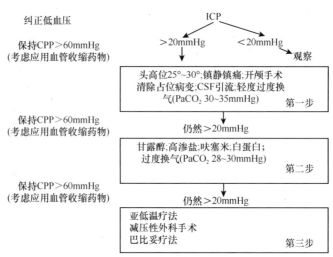

图 14-5 颅内压控制流程示意图

1. 抬高头部 头部抬高 15°～30°，其降低 ICP 的机制是减少颈部扭曲，以利颈静脉回流，降低中心静脉压（CVP），从而降低 ICP。CVP 的增高、腹内压增高同 ICP 增高呈线性关系。腹内压增高，导致横膈抬高，下腔静脉狭窄，CVP 增高使脑静脉窦压力增加，静脉血回流减少，ICP 增高。抬高头部时要注意全身血压情况，因为随着头部从 0°抬高到 45°，脑血流从 46ml/（100g·min）减少到 29ml/（100g·min）。

2. 20%甘露醇 甘露醇为迄今为止最重要和应用最广泛的渗透压性降颅压药物，渗透压的梯度是甘露醇发挥降颅压作用的基础。一般用量每次 0.5～1g/kg，静脉注射，15～30 分钟内注完。经静脉快速输入甘露醇 10 分钟后就能产生 ICP 下降，并持续 4～6 小时。ICP 下降持续的时间，取决于输入的剂量和输入的速率。甘露醇联合呋塞米（速尿）应用，减轻脑组织水肿的效果更加明显且不良反应减少。也有部分研究表明，反复给予甘露醇，能导致水肿区水含量增加。目前主张在脑损伤急性期的早期少量、多次、并联合呋塞米来降低颅内压，但要注意大量利尿对水、电解质的影响。

3. 镇静、镇痛、麻醉药物　在临床上的主要作用是镇静，减少咳嗽，减轻疼痛带来的焦虑紧张，以利于控制 ICP。在实验和临床研究中都证实，镇静安眠剂和戊巴比妥可通过抑制脑细胞代谢，降低新陈代谢的需求，增加脑血管阻力，减少脑血流量，从而降低 ICP。但需注意，患者必须接受静脉和机械通气同时持续监测血压。对严重的脑损伤患者，应用镇静镇痛的麻醉药物，要有严密的脑功能监测。硫酸吗啡是首选止痛剂，其次为氢吗啡酮。如果患者的血流动力学不稳定，芬太尼为首选。咪达唑仑和丙泊酚适用于短期焦虑（<24 小时）的患者，劳拉西泮适用于长期焦虑的患者。氟哌啶醇用于治疗谵妄。

4. 过度换气　通过降低 $PaCO_2$ 而使脑血管收缩，进而脑血流量减少。在应用过度换气时，当呼吸末 CO_2 或 $PaCO_2$ 显著改变后 2～3 分钟，ICP 即开始下降，ICP 下降的最大值是在过度换气后 15 分钟。而严重脑损伤时，仅仅 0.5ml 的脑体积变化，就能产生 1mmHg 的 ICP 改变，因此在严重 ICP 增高时，$PaCO_2$ 的控制十分重要。但也应该认识到，$PaCO_2$ 降低导致 ICP 下降的同时也会带来脑缺血的风险。同时，长时间过度换气，在 6～30 小时后会产生 ICP 适应。目前没有 Ⅰ、Ⅱ级循证学依据推荐应用过度换气，Ⅲ级循证学证据推荐短时程应用过度换气以降低ICP，但应避免在伤后 24 小时内，CBF 明显下降时应用。如果应用过度换气疗法，还应通过监测 $SjvO_2$、$PbtO_2$ 以判定血氧的输送能力。

5. 10%～20%甘油果糖　是控制 ICP 增高时甘露醇的替代选择，在许多甘露醇与甘油降颅压的对照研究中，甘露醇降 ICP 效果要优于甘油，但甘油产生的作用持续时间要长于甘露醇。甘油很少引起电解质紊乱；它在脑组织中经代谢转化为二氧化碳和水，因此很少发生反跳现象；应用甘油的另一个好处是它也可以提供能量，有利于维持脑组织的代谢。剂量为每次 250～500ml，每天 1～2 次。该药静脉注射浓度过高可引起溶血和肾衰竭，也可引起静脉炎；口服常引起呕吐、腹泻等胃肠道反应；其他的不良反应还包括头痛、眩晕等。

6. 类固醇皮质激素　20 世纪 60～70 年代理论认为，糖皮质激素具有减轻脑水肿，改善血管通透性，减少 CSF 的产生、抗氧化及清除自由基等作用。但 80～90 年代的临床研究和实验室研究发现，类固醇皮质激素会增高血糖水平，导致脑组织的缺血性损害，并能诱发或加剧消化道溃疡，使外科伤口愈合延期及抑制免疫。目前认为，除脑肿瘤、外科手术等造成的血管源性脑水肿外，类固醇激素对降低 ICP 没有有益的作用。

7. 亚低温治疗（hypothermia therapy）　又称人工冬眠或冬眠疗法，是通过冬眠药物将患者自主神经充分阻滞，使其御寒反应消失并进入昏睡状态后进行物理降温的方法。常用的冬眠合剂有冬眠Ⅰ号（氯丙嗪 50mg，异丙嗪 50mg，哌替啶 100mg），冬眠Ⅱ号（异丙嗪 50mg，哌替啶 100mg，海得琴 0.6mg），冬眠Ⅲ号（异丙嗪 50mg，哌替啶 100mg），冬眠Ⅳ号（异丙嗪 50mg，哌替啶 100mg，乙酰丙嗪 20mg）。亚低温（肛温 32～35℃）能降低 $CMRO_2$ 及脑血流，能够对缺氧的脑组织、广泛脑半球缺血、脑外伤产生脑保护作用。但低温疗法在降低 ICP 和 $CMRO_2$ 的同时，会伴随着心排出量的轻度下降、血小板计数下降、血脂升高、胰腺炎等严重并发症。正因为实施亚低温需要专门的人员和设备，以及不确切的疗效和有害作用，这一疗法还存在争议。

8. 控制血压　低血压会直接导致大脑缺血，平均动脉压必须保持在 90mmHg 以上，脑灌注压在 70mmHg 以上（通过补液或升压药物治疗）。相反，高血压对颅内压或脑血流量影响较小。

9. 自由基清除剂　依达拉奉有明显的抗脑水肿作用，目前已广泛应用于创伤性脑水肿。研究认为，甘露醇、糖皮质激素、维生素 E 和维生素 C 等亦具有氧自由基清除作用，能有效地减轻创伤性脑水肿。

10. 外科治疗　如果颅内压增高是由颅内占位性病变存在，仅用药物治疗是不能有效降低颅内压的，则必须考虑手术去除占位性病变，去骨瓣减压等。

11. 支持治疗　积极的抗感染、纠正休克和缺氧、纠正水电解质紊乱、控制抽搐。

案例分析 14-2

1. 颅内压增高的临床表现：头痛、头晕，伴呕吐，视神经乳头水肿，意识障碍，瞳孔及生命体征的变化。呕吐呈喷射性。

2. 颅内压增高的治疗措施为控制 ICP，分为 2 个级别。第一级 ICP 控制包括抬高头部、开放 CSF 引流、应用甘露醇等脱水药物及镇静镇痛药物、轻微过度换气；第二级 ICP 控制包括过度换气、亚低温疗法、巴比妥疗法、外科减压手术。

3. 颅内压增高的原因可分为三大类：颅腔内容物体积增大（脑水肿）、颅内占位性病变（脑血肿，脑肿瘤）、颅腔容积变小。

4. 颅内压增高的分类：弥漫性颅内压增高和局灶性颅内压增高。该患者为局灶性颅内压增高。

5. 生命体征提示：患者表现为脉搏缓慢有力，呼吸深慢，血压升高，为颅内压增高代偿期表现。

知识链接　　　　　　　**颅内压与脑灌注压之间的调控**

颅内压与脑灌注压的关系为脑灌注压等于平均动脉压–颅内压，正常人的脑灌注压为 70～80mmHg。神经外科重症患者必须进行颅内压监测，使脑灌注压至少大于 70mmHg。并依照颅内压及脑灌注压的变化来调整治疗方案。当传统方法无法降低颅内压时，可将血压提高以使脑灌注压大于 70mmHg。以往学者认为将血压升高会使脑水肿更加严重，进而产生颅内压升高，因此主张控制血压，近年来的研究报道指出，不论是脑外伤、自发性脑出血，或者是缺血性脑中风均主张不应太积极地控制血压。尤其是对于颅内压升高而脑血流量较差的患者，提高血压以后颅内压不但不会升高，反而会降低。到目前为止，尚未有任何的报道指出，积极维持脑灌注压会使颅内压升高或者是死亡率增加，所以提高脑灌注压目前被认为是安全而有效的方法。至于脑灌注压应该维持多高，现在尚未有定论，不过的确有报道指出，对于严重脑外伤的患者（GCS 评分小于 8 分），维持脑灌注压大于 80mmHg 的结果，其死亡率约 40%。脑灌注压每降低 10mmHg 则死亡率增加 20%。当脑灌注压低于 60mmHg 时，死亡率高达 95%。因此绝大部分学者将脑灌注压定在 70mmHg 以上。

第六节　重型颅脑损伤患者的监护

引导案例 14-3

曹某男，42 岁，因头部外伤并进行性意识障碍 1 个小时于 2015 年 4 月 12 日 11 时入院。查体：体温 36.1℃，脉搏 65 次/分，呼吸 22 次/分，血压 158/103mmHg。GCS 评分：E1V1M3，右侧瞳孔直径 5.0mm，左侧瞳孔直径 2.5mm，对光反射均消失，右侧额颞部广泛性皮肤擦伤，右侧视神经乳头水肿明显，颈有抵抗感，右肩部轻度淤肿，四肢肌力Ⅲ级，肌张力正常。查头颅 CT 示：①右侧颞顶部硬膜外-硬膜下血肿；②右颞顶骨折；③脑疝形成。

问题：
1. 该患者意识障碍为何种程度？
2. 该患者最可能为何种脑疝类型？
3. 该患者的可能的颅脑损伤类型有哪些？
4. 该患者的治疗原则是什么？
5. 该患者主要的护理问题有哪些，应采取哪些护理措施？

颅脑损伤是指颅脑在外力的作用下所致的损伤，和平或战争时期均极为常见，占全身各部位伤的 20%，仅次于四肢骨折。因可伤及中枢神经系统，其死亡率和致残率远远高于四肢骨折。颅脑损伤死亡占所有外伤致死的 70% 左右，重型颅脑损伤患者的死亡率可高达 30%～60%。如何提高其救治水平，仍是目前面临难题。除正确诊断和及早手术外，加强监护和有效的非手术治疗是改善重型颅脑损伤预后的重要环节之一。

【病因】

颅脑损伤目前多发生于交通事故、建筑及工矿作业、运动损伤和自然灾害等，由外界暴力作用于头部而引起。根据外力的作用方式，分为直接暴力损伤与间接暴力损伤。致伤作用的大小主要与外力的强度和运动速度有关。

1. 直接暴力损伤 是由直接作用于头部的外力所导致的损伤，可以根据作用点来判断损伤的部位和性质，较常见于以下 3 种情况。

（1）加速性损伤：指运动着的物体作用于静止的头部，使头部在外力的打击下瞬间由静态转为动态，沿着外力作用方向运动并造成颅脑损伤。着力点处头皮、颅骨和脑组织的损伤，称为冲击点损伤。远离着力点部位的损伤（通常位于着力点对侧），称为对冲性损伤。如外力打击时，头颅完全静止或被固定可减少脑组织在颅腔内的运动，使对冲性损伤减轻，但冲击点损伤往往较重，可致颅骨凹陷性或线形骨折。

（2）减速性损伤：指运动着的头部撞击到静止的物体，瞬间从动态转为静态所造成的颅脑损伤。减速性损伤可与加速性损伤相继发生在同一病例中，伤情大多复杂严重。如车祸致伤时，先是汽车撞击头部，造成加速性损伤；然后头部撞击于地面，造成减速性损伤。

（3）挤压性损伤：来自 2 个或 2 个以上方向的外力同时作用于头部，使头部在相对固定的情况下受挤压而变形，引起损伤，称为挤压性损伤。挤压伤常见于胎儿的头部损伤受到狭窄产道的压迫或产钳的挤压造成颅脑损伤，亦可见于头部被挤压于车轮与地面之间时。因损伤时头部固定，所以没有加速或减速性损伤效应，故不产生对冲性损伤。

2. 间接暴力损伤 是指着力点不在头部，由作用于其他部位的外力通过传递作用所引起颅脑损伤。包括头颅与脊柱连接处损伤、挥鞭性损伤、创伤性窒息和暴震伤等。头部可无外力作用痕迹，是特殊而严重的损伤类型。间接暴力导致损伤常见的有以下 3 种情况。

（1）对冲性损伤：外力作用于足部和臀部，经脊柱传导而到达头部。例如，从高处坠落时，臀部和足部先着地，由体重和重力加速度所产生的巨大冲击力由脊柱向上传导至头部，造成骨折和脑组织损伤，同时脑部运动突然受阻，致对冲性损伤。

（2）传递损伤：外力作用于胸腹部，使胸腔和腹腔内压力突然增高，致使上腔静脉的压力骤升，血液逆流入颅内，甚至使动脉血形成倒流。外力经血液使颅内外血管壁受损，造成颅脑内外广泛性点状出血。患者可表现出颅脑损伤症状，严重时可因脑缺氧、脑水肿、出血和颅内压升高而出现昏迷。同时胸部外伤又可造成肺水肿、出血，引起成人呼吸窘迫综合征，与颅脑损伤相互作用，引起严重后果。

（3）惯性损伤：外力作用于躯体，使躯体突然产生加速和减速运动，由于惯性作用，头部的运动往往落后于身体，可引起头部与颈部交界处发生强烈过伸或过屈动作，造成颅颈交界处的韧带、关节、骨与脊髓的损伤。同时，惯性作用使脑组织在颅腔内作旋转性加速运动，撞击于颅腔内壁上，造成脑表面的挫伤。

临床上见到的颅脑损伤原理常常比较复杂，在同一病例中，直接暴力和间接暴力损伤往往同时存在，加速性与减速性损伤也同时存在。

【发病机制】

颅脑受到外界暴力打击后，引起原发性和继发性颅脑损伤。原发性损伤在伤后即刻或数小时内出现脑内代谢和电解质平衡紊乱，神经递质释放改变，氧自由基产生，血脑屏障破坏，脑水肿和颅内高压等一系列病理生理变化，造成神经细胞变性坏死、产生神经系统功能障碍症状。继发性颅内血肿有直接占位效应，造成进一步颅内压增高、脑细胞水肿、脑组织压迫甚至脑疝，最终造成脑血管运动麻痹及脑死亡。

在脑细胞的直接损伤及继发的代谢紊乱中，释放出大量有害物质，对脑的结构功能均有损害。脑损伤后与全身脏器间也存在相互影响的复杂关系。因此，认识脑损伤后从宏观机体到微观的亚细胞，分子水平的系列改变及相互影响，对理解脑损伤的病理生理、改进预防及治疗措施都很重要。

【分类】

根据损伤部位可分为头皮损伤、颅骨骨折与脑损伤，三者可合并存在。

头皮损伤包括头皮挫伤和头皮血肿（头皮血肿、帽状腱膜下血肿、骨膜下血肿）。颅骨骨折，包括颅盖骨骨折（线性骨折、凹陷性骨折、粉碎性骨折）、颅底骨折（颅前窝、颅中窝、颅后窝骨折）。脑损伤，根据损伤机制和病理改变可分为原发性和继发性损伤 2 种：原发性损伤是指脑组织在外界暴力作用后立即出现的病理性损害；继发性损伤则是伤后一段时间内逐渐出现的病理性损害。通常原发性脑损伤包括局限性脑损伤和弥漫性脑损伤：局限性脑损伤主要是脑挫伤和脑干损伤，弥漫性脑损伤指脑震荡和弥漫性轴索损伤。继发性脑损伤有颅内血肿（硬脑膜外血肿、硬脑膜下血肿和颅内水肿）、脑水肿和脑疝等。

按颅腔内容物是否与外界交通分为闭合性颅脑损伤和开放性颅脑损伤。

【分型】

依据国际通用的 GCS 并结合临床症状及体征，目前国内公认的颅脑损伤临床分为轻型、中型、重型及特重型四型。

1. 轻型　GCS 13～15 分，原发意识障碍时间在 30 分钟以内；有轻微头痛、头晕等自觉症状，神经系统和脑脊液检查无明显改变。多见于单纯性脑震荡，有或无颅骨骨折。

2. 中型　GCS 9～12 分，原发意识障碍时间不超过 12 小时；有轻微的神经系统阳性体征，生命体征有轻微变化。多见于轻度脑挫裂伤，有或无颅骨骨折及蛛网膜下隙出血。

3. 重型　GCS 5～8 分，原发昏迷时间在 12 小时以上，意识障碍逐渐加重或再次出现昏迷，有明显神经系统阳性体征，出现颅内压增高症状，生命体征有明显变化，并可有广泛颅骨骨折。

4. 特重型　GCS 3～5 分，伤后持续深昏迷，生命体征严重紊乱或呼吸已经停止，出现去大脑强直、双侧瞳孔散大等体征。

【临床表现】

1. 颅内压增高　绝大多数患者伤后即出现意识丧失，时间长短不一。头痛、呕吐是伤后常见症状，如果不断加剧应警惕颅内血肿。生命体征应注意鉴别代偿期及失代偿期变化，体温早期出现明显升高，则常是下丘脑或脑干损伤的表现。

2. 瞳孔改变　如果伤后一侧瞳孔立即散大，光反应消失，患者意识清醒，一般为动眼神经原发损伤；若双侧瞳孔大小不等且多变，提示中脑受损；若双侧瞳孔极度缩小，对光反应消失，一般为桥脑损伤；如果一侧瞳孔先缩小，继而散大，对光反应差，患者意识障碍加重，为典型的小脑幕切迹疝表现；若双侧瞳孔散大固定，对光反应消失，伴深昏迷或颈项强直，多为原发性脑干伤或临终状态。

3. 局灶症状和体征

（1）头皮损伤可出现头皮血肿、裂伤出血或头皮撕脱。

（2）颅盖骨折可扪及下陷区域；颅前窝骨折可出现脑脊液鼻漏及熊猫眼、兔眼征，颅中窝骨折可出现脑脊液鼻漏或耳漏，以及乳突区 Battle 征。

（3）脑损伤可出现与伤灶区功能相应的神经功能障碍或体征，如损伤语言中枢可出现失语，损伤皮质运动区可出现椎体束征，损伤下丘脑可出现高热及尿崩症。

【辅助检查】

神经系统检查首先用 GCS 来判定意识障碍的程度，应在尽可能短的时间内有顺序、有侧重点地做一些必要的检查如意识状态、瞳孔大小、形态及对光反应、运动功能、肢体活动、肌力、肌张力改变及简明扼要的感觉检查等。腰椎穿刺对判断是否有蛛网膜下隙出血或颅高压有帮助，但应慎用，以免诱发脑疝。X 线可判断有无颅骨骨折；CT 可发现脑挫裂伤、颅内血肿、脑肿胀和颅骨骨折，是最重要的检查手段。颅内压增高是颅脑损伤后的显著变化之一，发生率为 40%～80%。颅内压增高难以控制，为颅脑损伤死亡最常见的原因。因此，颅内压监测对于颅脑损伤的诊断、治疗和判断预后有非常重要的作用。

【治疗】

1. 治疗原则

（1）急性期：急救中必须争分夺秒，解除呼吸道梗阻，及早清创防治感染，紧急开颅清除颅内血肿，及早防治急性脑水肿，纠正水、电解质及酸碱平衡的紊乱。

（2）稳定期：经过血肿清除、减压术或脱水治疗后，脑部伤情初步趋向稳定，但在这个阶段，大多数患者仍处于昏迷状态，因此加强下列治疗。

1）支持治疗：如胃肠内营养、摄入维生素和高蛋白食品、应用促进神经营养和代谢的药物等。

2）积极防治并发症：如肺炎，消化道出血，肾衰竭及水、电解质与酸碱平衡失调等。

3）患者出现谵妄、躁动、精神症状明显时，酌情进行冬眠、镇静，保持患者安静。

（3）恢复期：颅脑损伤患者恢复期可能遗留精神障碍、神经功能缺损，如失语、瘫痪或处于长期昏睡状态等，可采用体疗、理疗、中医中药等治疗，以促进康复。

2. 治疗措施

（1）维持气道通畅：对重型颅脑损伤，美国外科学院制订了急救的固定模式，即"ABC 系统"，A（airway）指保持呼吸道通畅，B（breath）指人工呼吸，C（circulation）指人工循环，该模式旨在迅速评估和开始进行基础生命支持。重型颅脑损伤，尤其是昏迷患者，常失去自我救助能力，有呼吸道阻塞，而呼吸道完全阻塞可窒息致死，不完全阻塞可因缺氧而加重脑组织的损害。因此，在观察呼吸情况后应清除口腔或鼻腔部的分泌物、血液、呕吐物或异物，有舌后坠者应放置通气导管，保持呼吸道通畅。对颅脑损伤严重者，应尽早做气管切开。同时，应予持续吸氧，提高动脉血氧分压，以减轻脑水肿，降低颅内压。

（2）抗休克：密切监测脉搏和血压，观察有无休克情况，如出现休克，应立即检查头部有无创伤、胸腹器官及四肢有无大出血，及时行静脉补液扩容，并有效止血。

（3）降低颅内压（参见第二节 颅内压增高）。

（4）防治并发症：昏迷患者因丧失吞咽动作而易导致口腔细菌滋生，故应保持口腔清洁，有助于降低肺部并发症。尽早放置胃管，行胃肠减压、减轻腹胀；通过引流的胃液，尽早发现胃黏膜出血病变；给予胃肠道进食，以保护胃肠黏膜屏障功能。预防应激性溃疡，可常规给予 H_2 受体阻滞剂如西咪替丁（甲氰咪胍），用药期间要经常检测胃液 pH，以维持在 4.5～5.0 为宜。纠正低氧血症及高碳酸血症，昏迷患者均应建立人工气道，估计昏迷超过 3～5 天者可考虑行气管切开。纠正低血压和低脑灌注压（CCP），维持灌注压不低于 60mmHg，否则容易导致脑缺血缺氧。

（5）脑功能保护：应用脑代谢功能活化剂，如吡硫醇、甲氯芬酯和胞磷胆碱等，具有复活、增强脑代谢，适度地刺激脑神经功能，改善脑血流的作用。应用神经生长因子，具有促神经突起生长和神经元细胞数目增多作用。神经节苷脂具有保持膜结构功能，对钙离子具有高度亲和力，减少钙离子内流；调节营养因子，促进神经再生，减少病灶周围细胞死亡和调节神经递质的功能。

（6）高压氧治疗：是机体处于高于 1 个大气压的高压氧舱内吸入 100% 的纯氧治疗疾病的方法。通过人体血液循环以携带更多的氧到病损组织和器官，增加血氧弥散和组织内的氧含量，迅速改善和纠正组织缺氧，防止或减轻缺氧性损害的发生和发展，促进病损组织的修复和功能恢复，从而达到治疗或抢救的目的。

（7）手术治疗原则：救治患者生命，恢复神经系统重要功能，降低死亡率和伤残率。手术治疗主要针对开放性颅脑损伤、闭合性颅脑损伤伴颅内血肿或因颅脑外伤所引起的合并症或后遗症。主要手术方式有大骨瓣减压术、开颅血肿清除术、清创术、凹陷性骨折整复术和颅骨缺损修补术。

【颅脑损伤的护理】

1. 病情观察

（1）生命体征观察：患者伤后可出现持续的生命体征紊乱。监测时，为避免患者躁动影响结果的准确性，应先测呼吸，再测脉搏，最后测血压。重型颅脑损伤患者颅内压代偿期表现为脉缓而洪大、呼吸深而慢、血压升高，称 cushing 反应；晚期出现脉搏快而弱、呼吸缓慢、血压下降的失代偿表现。伤后早期的中等程度发热多为组织创伤反应。伤后立即出现高热，多由下丘脑或脑干损伤引起。体温在伤后数日升高，常提示感染存在。

（2）意识的观察：意识状态反映了大脑皮质和脑干网状结构的功能状态。意识障碍是重型颅脑损伤患者最常见的变化之一。意识障碍的程度及变化趋向可提示患者病情的轻重及变化趋势。患者原处于深昏迷状态，后渐渐出现咳嗽、吞咽等发射，说明病情在好转；若意识由清醒转入昏迷或由浅昏迷转为深昏迷，则提示颅内压增高，病情恶化；颅脑手术后的患者清醒后再次出现意识障碍，要考虑是否存在颅内出血、硬膜外血肿的可能。

目前临床对意识障碍的分级方法不一，传统方法分为五级：清醒、模糊、浅昏迷、昏迷、深昏迷。

该方法通过睁眼、语言及运动反应三方面评定患者的神经功能状态，三者相加表示意识障碍程度，最高 15 分，表示意识清醒；8 分以下为昏迷，最低 3 分，分数越低表明意识障碍越严重（表 14-1）。

表 14-1 Glasgow 昏迷评分法

睁眼反应		言语反应		运动反应	
正常睁眼	4	回答正确	5	遵命动作	6
呼唤睁眼	3	回答错误	4	定位动作	5
刺痛睁眼	2	含混不清	3	肢体回缩	4
无反应	1	唯有声叹	2	肢体屈曲	3
		无反应	1	肢体过伸	2
				无反应	1

实施 GCS 评分时，应注意以下细节：①对患者的刺激应遵循由轻到重的原则，如先呼唤、后轻拍肩膀、再推动肩膀、最后疼痛刺激，切忌一开始就给予疼痛刺激。运动反应除遵命动作是给予语言指令外，其余项目评估均在施加痛刺激下进行。疼痛刺激的方法可选择叩诊锤、针刺甲床、拿捏斜方肌或按压眶上切迹等。②所给予的疼痛刺激绝不能针对下肢，此时所引出的运动反应可能是脊髓反射的结果，容易造成混淆。③呼唤患者姓名时睁眼应判断为自主睁眼。呼唤患者姓名时不睁眼，大声呼唤其睁眼时才睁眼，则判断为呼唤睁眼。④判断遵嘱和语言定向力时，所提问题应可反映患者的定向力及自知力，并尽可能简单明确，如询问患者姓名、年龄和询问患者现在何处。应避免提问不易回答的复杂问题。⑤睁眼、语言及运动反应在记录时分别以 E（eye opening）、V（verbal）、M（motor）代替。评价时应记录观察到的最佳状态。人工气道患者因无法评估价语言功能，应记录为"人工气道"（T）。眼部直接损伤、水肿或麻痹的患者无法评估价睁眼动作，应记录为"闭眼"（C）。

（3）瞳孔观察：包括瞳孔的大小、对光反应和两侧瞳孔是否对称。瞳孔大小的调节和对光反应的灵敏度与第 3 对脑神经和交感神经的传导功能有关，调节中枢在中脑。瞳孔改变常提示病情变化，要及时通知医生处理。不同特点的瞳孔变化提示的疾病或损伤类型不同，详见颅脑损伤临床表现中瞳孔改变相关内容。

（4）颅内压动态观察：目前采用的监测法为脑室内监测、脑实质内或硬膜外监测（详见第一节颅内压监测）。监护期间要采取措施防止测压管的脱落，当伤口有脑脊液外渗、监护仪显示高颅压报警或患者意识出现变化时，应及时通知医生处理。护理操作中应避免引起颅内压变化。应使患者头部抬高 30°，保持中位，避免前屈、过伸、侧转，以防止影响脑部静脉血回流。应避免胸腔和腹腔压升高，如咳嗽、吸痰和抽搐，以防止脑血流量增高。

（5）肢体运动观察：一侧额叶广泛脑挫伤范围引起对侧上下肢瘫痪，如损伤在深部靠近内囊处，除对侧肢体偏瘫外，还有同侧偏盲和偏身感觉异常。大脑皮质受刺激可致一侧或两侧肢体抽搐。

（6）血糖水平观察：重型颅脑损伤 24 小时后常出现高血糖，高血糖可进一步破坏脑细胞功能，因此对它的监测非常重要。监测血糖水平的方法是每天抽血查血生化了解血糖浓度，并用简便血糖监测仪和尿糖试纸测血糖和尿糖，每天 4 次。颅脑损伤后应预防性用胰岛素。

（7）脑疝的观察：观察病情时如发现血压逐渐增高、脉搏缓慢宏大、呼吸深慢、进行性意识障碍、一侧瞳孔散大且对光反应消失及对侧肢体瘫痪、腱反射亢进、病理征阳性，通常提示有小脑幕切迹疝。应快速静脉滴注甘露醇以降低颅内压，行 CT 检查以确定病因，并做好各项术前准备。发生枕骨大孔疝时，患者血压骤升，脉搏迟缓有力，呼吸由深慢至浅快，随之出现不规则呼吸乃至呼吸停止，意识丧失，很快出现呼吸、心搏骤停。应行脑室穿刺放出脑脊液以降低颅内压，并尽快手术。

2. 护理

（1）体位护理：应依据患者的病情变化取不同的卧位。颅前窝骨折伴脑脊液鼻漏时可采取半坐位，颅中窝骨折伴脑脊液耳漏时取患侧卧位。重度昏迷患者应使头偏向一侧，以利于口腔与呼吸道分泌物引流，保持呼吸道通畅。低颅内压患者取平卧位，因头高位时头痛会加重；除休克和脊髓损伤外，颅脑损伤术后血压正常的情况下都应采取头高位，床头抬高 30°，有利于静脉血回流和脑脊液回流，减少颅内血容量和降低颅内压。幕上开颅术后，应卧向健侧，避免切口受压；幕下开颅术后，早期宜无枕侧卧，若患者的后组脑神经受损，吞咽功能障碍，则只能取侧卧位，以免口咽部分泌物误入气管。

（2）高热护理：创伤反应、感染及下丘脑损伤均可导致高热的发生。高热可加速体内新陈代谢活动，加重脑缺氧和脑水肿，应做积极处理，将体温控制在 38℃以下。感染性高热应遵医嘱积极抗感染治疗。创伤所导致的反应热，急性期体温可高达 38～39℃，经过 5～7 天后可下降，护理上以物理降温为主，可用冰袋置于腋下、腹股沟等大血管流经处。下丘脑损伤所致高热还可采用冰帽、冰服或降温毯降温。降温时所用冰袋要外加包布，避免发生局部冻伤。应用降温药物时需注意补液，防止大量出汗引起虚脱。对小儿及老年患者，发热时还应注意预防肺部并发症。

（3）输液管理：一般来说，颅脑损伤后 2～3 天内应禁食，静脉输液量限制在 1500～2000ml/d，用输液泵控制滴速，在 24 小时内均衡输入，以免加重脑水肿和肺水肿。应用脱水药甘露醇时应快速输入，250ml 要在 15～20 分钟内静脉滴注完毕。出血性休克患者应先输血，严重脑水肿者应先用脱水剂，以后酌情补液。重型颅脑损伤患者输注人血白蛋白和血浆可减轻脑水肿，还可增加血浆蛋白。输液时应正确记录 24 小时液体出入量。

（4）营养补充：颅脑损伤后机体处于高代谢状态，耗氧量增加，蛋白质分解加速，因此应注意补充高能量营养。肠外营养可选用氨基酸、脂肪乳剂等。患者肠鸣音恢复后，可给予鼻饲饮食。有资料显示，恰当的营养支持提高患者免疫力，从而降低感染率及死亡率。

（5）呼吸道护理：应保持呼吸道通畅，防止缺氧、窒息，防治肺部并发症。一般患者常规低流量吸氧，严重创伤者予气管插管或气管切开，行呼吸机辅助呼吸。对颅内压增高患者可行呼吸机治疗，调整参数使患者过度通气。做好气管插管的护理，严格无菌操作，适时吸痰，持续湿化气道，稀释痰液。应注意观察呼吸音、呼吸频率和节律，做好护理记录。

（6）消化系统护理：重症颅脑损伤患者可并发神经源性应激性消化道出血（脑-胃综合征），因此，消化道功能监护的重点是观察和防治胃肠道出血和腹泻。胃肠道出血之前患者多有呼吸异常、缺氧或肺炎，随之出现咖啡色胃液及柏油样便，严重者可导致休克。治疗以预防为主，早期给予制酸剂和胃黏膜保护剂，并充分给氧，稳定生命体征。一旦确诊，应及时禁食、留置胃管行胃肠减压，并给予输血、止血等治疗。

重型颅脑损伤患者会因肠蠕动减慢、排便反射被抑制或卧床等原因发生便秘，而便秘会引起腹胀、腹痛，颅内压增高的患者还可能因用力排便而诱发脑疝。所以，保持大便通畅也是重型颅脑损伤患者护理的基本要求。准备记录每天排便次数，一旦患者出现便秘，可使用开塞露及时解除症状。鼻饲饮食应注意粗纤维的补充。

（7）脑脊液漏的护理：重点做到"四禁"、"三不"、"二要"和"二抗"。"四禁"是指禁止耳道填塞、禁止外耳道和鼻腔冲洗、禁止滴入药液、禁止腰穿；"三不"是指不擤鼻涕、不打喷嚏、不剧烈咳嗽；"二要"是指一般要取仰卧位并酌情将床头抬高 15°，二是在鼻或耳道外面盖一块消毒纱布或放置消毒棉球以保持清洁，并在头下垫干净布巾；"二抗"是指配合应用抗生素及破伤风抗毒素，预防感染及破伤风的发生。

（8）躁动护理：躁动是颅脑外伤患者常见的临床症状，是颅脑损伤致颅内高压或其他损伤影响呼吸、血液循环功能造成缺氧的临床表现。引起躁动常见的原因有颅内压升高，额叶脑挫裂伤致精神症状，膀胱过度充盈，便秘，呼吸道不通畅，全麻复苏初期等。在护理中应积极评估并找到引起躁动的原因，予以及时消除。保持病房环境安静，减少各种不良刺激，各种治疗处置应动作轻柔，快捷，尽量集中在同一时间段进行。对安全隐患的躁动患者，如可能发生坠床、引流管脱落、自伤或伤害他人等风险，需加床栏防护，四肢使用约束带进行约束。为避免引起肢端血运障碍，肢体应先以软垫或毛巾保护，约束带宽窄适中，松紧适宜。

（9）低温治疗的护理：具体包括 ①低温可引起血压降低、心率减慢，因此应严密观察患者的血压、心率和心律，尤其是对心脏病、高血压、小儿及老年患者。②使用冰袋、冰帽进行局部降温时要用衬垫保护皮肤。使用降温毯降温时，降温毯应置于患者躯干部，因背部及臀部温度较低，血液循环减慢，容易发生压疮；应每小时翻身 1 次以避免长时间压迫引发压疮，翻身时动作要轻，防止直立性低血压。③低温时角膜反射减弱，眼睛的保护性分泌物分泌减少，角膜容易受损，应注意眼的保护。④低温状态下患者抵抗力下降，应加强营养和胸部体疗。⑤复温时可以用电热毯或提高室温等方法，但忌用热水袋，以免烫伤。

（10）引流管护理

1）负压引流管的护理：颅内手术后，通常要在颅内残腔内放置引流管引流手术残腔的血性液体和气体，减少局部积液。负压引流的引流液一般为淡粉红色，如为鲜红色要考虑是否有活动性出血，如为无色澄清液体则应考虑脑脊液漏的可能。负压引流管一般在手术后 2～3 天拔除。

2）脑室引流管的护理：颅脑损伤患者放置脑室引流管时，要做好以下护理工作。①保持脑室外引流管通畅，防止受压、折叠、扭曲；对意识不清、躁动不安、有精神症状或小儿患者，应约束其肢体，防止患者将引流管自行拔出而发生意外。②引流管开口应高出侧脑室平面 10～15cm，防止脑脊液引流过多或过少导致颅内压过低或过高。每天引流出的脑脊液量控制在 400～500ml，有感染症状者引流量可适当增加。③严格保持整个引流装置及管道的清洁和无菌，各接头处应用无菌敷料包裹，头部伤口或穿刺点敷料保持干燥。④每天要记录并观察引流液的色、质、量。正常脑脊液无色透明，无沉淀；手术后 1～2 天脑脊液可略带血性，以后转为橙黄色。若手术后脑脊液中有大量鲜血或手术后血性脑脊液的颜色逐渐加深，则提示脑室有活动性出血，脑脊液出现絮状混浊则提示感染的发生。⑤密切观察并判断引流管是否通畅。引流通畅状况下，脑室引流调节瓶内玻璃管中的液面可随患者的心率和呼吸上下波动，波动不明显时，可嘱患者咳嗽或按压双侧颈静脉使颅内压力暂时升高，液面即可上升，解除压迫后液面随即下降。如发现堵塞，应分析查找原因并及时、妥善处理。处理时应遵循由简到难的原则，其可能原因包括：①引流管受压、折叠、扭曲。②颅内压低于 120～150mmH$_2$O，证实的方法是将引流袋降低再观察有无脑脊液流出。③管口吸附于脑室壁，可将引流管轻轻旋转，使管口离开室壁。④引流管颅外段有小凝血块阻塞时可用手轻轻捏碎；若怀疑引流管颅内段被小凝血块或挫碎的脑组织阻塞，可在严格消毒管口后，用无菌注射器轻轻向外抽吸。切不可注入生理盐水冲洗，以免管内阻塞物被冲至脑室系统狭窄处，引起日后脑脊液循环受阻。⑤引流管放入脑过深过长，在脑室内盘曲成角，可通过拍 X 线片确认，由医生将引流管缓慢向外抽出至有脑脊液流出，然后重新固定。⑥脑室引流时间为 3～7 天。拔管前应先抬高引流袋或夹闭引流管 24 小时，以便了解脑脊液循环是否通畅。观察无颅内压增高的表现时，可予拔管。如出现颅内压增高症状，应立即放低引流袋或开放引流管继续引流，并告知医生。

案例分析 14-3

1. 该患者意识障碍程度：深昏迷。

2. 该患者脑疝可能为：小脑幕切迹疝。

3. 该患者的可能的颅脑损伤类型：头皮损伤、颅骨损伤与脑损伤，三者合并存在。

4. 该患者的治疗原则：急性期，急救中必须争分夺秒，解除呼吸道梗阻，及早清创防治感染，紧急开颅清除颅内血肿，及早防治急性脑水肿，纠正水电解质及酸碱平衡的紊乱。稳定期，经过血肿清除、减压术或脱水治疗后，脑部伤情初步趋向稳定，但在这个阶段，大多数患者仍处于昏迷状态，因此加强下列治疗：①支持治疗，如胃肠内营养、摄入维生素和高蛋白食品、应用促进神经营养和代谢的药物等。②积极防治并发症，如肺炎，化道出血，衰竭及水、电解质与酸碱平衡失调等。③患者出现谵妄、躁动、精神症状明显时，酌情进行冬眠、镇静，保持患者安静。恢复期，颅脑损伤患者恢复期可能遗留精神障碍、神经功能缺损，如失语、瘫痪或处于长期昏睡状态等，可采用体疗、理疗、中医中药等治疗，以促进康复。

5. 该患者主要的护理问题：①躯体移动障碍；②自理缺陷；③意识障碍；④清理呼吸道低效；⑤营养失调：低于机体需要量；⑥有压疮发生的危险；⑦有颅内压升高的可能；⑧有植物生存的可能；⑨潜在并发症：颅内感染；⑩知识缺乏：脑外伤康复知识。护理措施：病情观察、体位护理、输液管理、营养补充、呼吸道护理、消化系统护理、脑脊液漏的护理、低温治疗的护理、引流管护理。

第七节　重型脑卒中患者的监护

引导案例 14-4

患者女，60 岁，右侧肢体乏力伴口齿不清 12 小时入院。患者 2 天前诉头晕，今天上午在家中摔倒，后家人发现患者口齿不清，右侧肢体无力，站立不稳，无呕吐和大小便失禁。既往患者有高血压、冠心病病史，服用降压药。家族中无此类患者。患者无特殊生活习惯和不良嗜好。能控制大小便，其余需帮助。查体：精神萎靡，神情淡漠，嗜睡，查体合作，GCS 总分 12 分。左侧鼻唇沟变浅，伸舌左偏。

问题：

1. 最可能的诊断是什么？为明确诊断应进一步完善哪些检查？
2. 如何评估该患者？处理原则是什么？
3. 该患者存在的护理问题有哪些？
4. 应从哪几方面采取护理措施？观察的重点是什么？

脑卒中（stroke）又称"中风"、"脑血管意外"，是由于脑部血管突然破裂或因血管阻塞导致血液不能流入大脑，迅速出现局灶性或弥漫性脑功能缺损征象的急性脑血管病，具有高发病率、高死亡率和高致残率的特点。其中 85% 的脑卒中为缺血性，15% 为出血性。在缺血性脑卒中，年龄多在 40 岁以上，男性较女性多，严重者可引起死亡。

脑卒中的致病危险因素包括高血压、心房纤颤、糖尿病、吸烟及高脂血症。冠状动脉性疾病的患者也有增加脑血管疾病的风险。

【病因】

脑卒中可分为缺血性和出血性脑卒中，其中缺血性卒中的发病率高于出血性卒中，占脑卒中总数的 60%～70%。缺血性卒中发生的最常见原因是脑部供血血管内壁上有小栓子，脱落后导致动脉栓塞，多由颈内动脉及椎动脉闭塞和狭窄引起。出血性卒中则由于脑血管或血栓出血造成。脑卒中患者通常同时存在多个危险因素，比如吸烟、不健康的饮食、肥胖、缺乏适量运动、过量饮酒；以及患者自身存在一些基础疾病如高血压、糖尿病和高脂血症。

【临床表现】

脑卒中可有多种症状表现，但最常见的是：一侧面部麻木或口角歪斜；一侧肢体无力、沉重或感觉缺失；说话不清或理解语言困难；双眼同向凝视，一侧或双眼视力丧失或模糊；视物旋转或平衡障碍；出现严重头痛、呕吐。

根据脑动脉狭窄和闭塞后，神经功能障碍的轻重和症状持续时间，分三种类型。

1. 短暂性脑缺血发作（TIA）　常见为颈内动脉缺血。具体表现为突然肢体运动和感觉障碍、失语，单眼短暂失明等，少有意识障碍。椎动脉缺血：表现为眩晕、耳鸣、听力障碍、复视、步态不稳和吞咽困难等。症状持续时间短于 2 小时，可反复发作，甚至一天数次或数十次。

可自行缓解，不留后遗症。脑内无明显梗死灶。

2. 可逆性缺血性神经功能障碍（RIND）　与 TIA 基本相同，但神经功能障碍持续时间超过 24 小时，有的患者可达数天或数十天，最后逐渐完全恢复。脑部可有小的梗死灶，大部分为可逆性病变。

3. 完全性卒中（CS）　症状较 TIA 和 RIND 严重，不断恶化，常有意识障碍。脑部出现明显的梗死灶。神经功能障碍长期不能恢复，完全性卒中又可分为轻、中、重三型。

【辅助检查】

1. 脑血管造影　显示不同部位脑动脉狭窄、闭塞或扭曲。颈动脉起始段狭窄时，造影摄片时应将颈部包含在内。

2. 脑结构学检查（CT、MRI）　所有怀疑脑卒中的患者均应立即行头颅 CT 扫描。有两个目的：首先，可以判别患者是否为脑出血。其次，有可能鉴别与脑卒中混淆的结构性病理，如脑肿瘤或硬膜下血肿。影像学检查 CT 和 MRI 能对卒中类型（出血或缺血）或脑血管疾病做出快速诊断，先进的 CT 和 MRI 脑灌注技术能为发病 3 小时以外患者的血管再通治疗提供益处。

3. 颈动脉 B 型超声检查和经颅多普勒超声（TCD）　探测为无创检查，可作为诊断颈内动脉起始段和颅内动脉狭窄、闭塞的筛选手段。

【治疗措施】

1. 急性期常用药物治疗

（1）超早期溶栓：对脑卒中患者来说，"时间就是大脑"，发病后 3～6 小时内采用溶栓治疗使血管再通。常用重组组织型纤溶酶原激活剂（rt-PA）、尿激酶。

（2）调整血压：保持足够的血压是急性脑卒中治疗的关键。急性期血压应维持在发病前平时稍高的水平。除非血压过高（收缩压高于 180mmHg），一般不使用降压药，以免血压过低导致脑灌注压低，脑组织灌流不足，缺血缺氧使脑梗死加重。若血压过低，应予补液，或适当应用升压药物。降压药物可选择拉贝洛尔或硝普钠，也可选择钙拮抗剂、血管紧张素转换酶抑制剂等。

（3）防治脑水肿：发病急骤或梗死面积大可引起脑水肿。脑水肿会进一步加剧脑组织缺血缺氧，甚至坏死。常用甘露醇、甘油果糖、人血清蛋白、呋塞米等。

（4）抗血小板聚集治疗：阿司匹林、波立维、奥扎格雷、双嘧达莫等。

（5）脑保护治疗：自由基清除剂（依达拉奉）等神经保护剂、亚低温治疗。

（6）抗凝治疗：适用于进展型脑梗死，出血性梗死者禁用。

（7）血管扩张剂：在亚急性期（发病 2～4 周）脑水肿基本消退时，可适当应用。

2. 血管内介入治疗　动脉溶栓治疗、血管内支架成形术、经皮血管扩张成形术、蛛网膜下隙出血介入栓塞。

3. 外科手术治疗　大面积梗死和小脑梗死有脑疝征象者去骨瓣减压、脑出血行血肿清除、蛛网膜下隙出血早期行手术夹闭动脉瘤和脑室穿刺脑脊液外引流术。

【脑卒中的护理】

1. 基础护理　将患者头抬高 15°～30°并偏向一侧，保持肢体功能位。连接多功能监护仪，监测心率、血压、呼吸、体温、血氧饱和度的变化。

2. 病情观察与评估　根据患者病情进行脑功能监测（颅内压监测、脑血流监测、脑代谢及脑电生理监测等，详见前面章节内容），以及脑功能量化评分（急性生理学评分、GCS 昏迷评分、年龄评分及慢性健康状况评分等）。急性生理学评分由常用的生命体征、血常规、血生化和血气指标构成，各指标按偏离正常值的程度计 0～4 分，偏离越多，计分越低；年龄评分，由 44～75 岁，分为 5 个评分阶段，分别为小于 44 岁 0 分，45～54 岁 2 分，55～64 岁 3 分，65～74 岁 5 分，大于 75 岁 6 岁。尤其在脑卒中的急性期，还应密切观察瞳孔及意识的变化情况。

3. 出血性脑卒中

（1）绝对卧床，避免不必要的搬动，患者头部可放一软枕，头部抬高 15°～30°，以促进静脉回流，减轻脑水肿，降低颅内压。头偏向一侧，保持呼吸道通畅。避免和处理引起颅内压增高的因素，如头颈部过度扭曲、激动、用力、发热、癫痫、呼吸道不通畅、咳嗽、便秘等。遵医嘱使用甘露醇静脉滴注，必要时也可用甘油果糖或呋塞米等。

（2）在无呕吐、胃出血和呛咳时给予高蛋白、高维生素、低盐、低脂易消化的流食，必要时给予鼻饲。

（3）保持床铺平整、柔软、干燥，会阴部清洁、干燥，大便通畅，预防便秘。

（4）高热时给予物理降温。

（5）定时翻身，拍背，预防压疮。

4. 缺血性脑卒中 为防止脑血流量减少，患者取平卧位，急性期患者需卧床休息，避免活动量过大，给予高蛋白、高维生素饮食，做好大、小便护理。预防压疮和呼吸道感染，注意观察时结合体征及肢体瘫痪的进展程度。

5. 急性期并发症的处理

（1）吞咽困难：患者进食前采用饮水试验进行吞咽功能评估，吞咽困难短期内不能恢复者可早期安置鼻胃管进食，吞咽困难长期不能恢复可行胃造口进食。

（2）肺炎：早期评估和处理吞咽困难及误吸问题，对意识障碍患者应特别注意预防肺炎。疑有肺炎的发热患者应遵医嘱给予抗生素治疗。

（3）排尿障碍与尿路感染：建议对排尿障碍进行早期评估和康复治疗，准确记录排尿情况，尿失禁者应尽量避免留置尿管，可定时使用便盆或尿壶，白天每 2 小时 1 次，晚上每 4 小时 1 次。尿潴留者应测定膀胱残余尿，排尿时可在耻骨上施压加强排尿。必要时可间歇性导尿或留置导尿。有尿路感染者应给予抗生素治疗。

6. 加强偏瘫肢体的康复护理 早期把肢体关节置于功能位，防止关节变形、强直。应尽早开始患侧肢体的被动运动，特别是四肢各个关节的活动，一般不少于每天 3 次，每次 30 分钟。

案例分析 14-4

1. 该患者最可能的诊断：脑卒中。患者需进行下一步的辅助检查，比如：CT、MRA 或 DSA 等检查。

2. 应从患者的一般资料、身体状况、辅助检查、心理社会等方面进行评估。处理原则：急性期用药治疗、血管内介入治疗、外科手术治疗。

3. 该患者的护理问题：潜在并发症：脑疝的危险；生活自理能力缺陷；有皮肤完整性受损的危险；有感染的危险；焦虑；有废用综合征的危险。

4. 护理措施：基础护理；病情观察与评估；出血性脑卒中护理；缺血性脑卒中护理；急性期并发症的处理；加强偏瘫肢体的康复护理。观察重点：根据患者病情进行脑功能监测（颅内压监测、脑血流监测、脑代谢及脑电生理监测等）；脑功能量化评分；在脑卒中的急性期，还应密切观察瞳孔及意识的变化情况。

知识链接　　　　　　　　缺血性脑卒中患者静脉溶栓治疗
（2013 AHA/ASA：急性缺血性卒中早期管理指南）

　　美国心脏协会/美国卒中协会在 2013 年发布了急性缺血性中风早期治疗的新指南，新指南依然把标准静脉溶栓治疗作为缺血性卒中急性期最基本的治疗方法。新指南指出，建议给能在缺血性卒中发病 3 小时内给予治疗的入选患者应用静脉 rt-PA 治疗（0.9mg/kg，最大剂量 90mg）（Ⅰ/A）。对于在溶栓时间窗内的患者，指南首次引入急诊流程时间控制的概念，把患者到院至用药时间（DNT）作为指南的重要内容。新指南指出，对于适合静脉 rt-PA 溶栓治疗的患者，其治疗获益有时间依赖性，治疗应尽快开始，到院至用药时间应在 60 分钟以内（Ⅰ/A）。将这一时间控制在 60 分钟，目前已获得大量循证证据支持，严格控制时间可使溶栓患者的死亡率降低 22%。这个时间标杆的设立对我国急诊流程的管理亦具有极大价值。

（李　颖）

第十五章 急性肾损伤

【目标要求】

掌握：急性肾损伤的病因、分类、临床表现和护理措施。

熟悉：急性肾损伤的诊断、鉴别诊断、治疗和并发症。

引导案例 15-1

患者女，24 岁，因剧烈运动后出现双下肢肌肉疼痛，乏力 3 天，解浓茶色小便 1 天转入我科，入科时体温 37℃，脉搏 100 次/分，血压 120/70mmHg，SPO_2 100%，急性病容，自动体位，精神状态较差。诊断：急性肾损伤，横纹肌溶解综合征。予以抗感染，护心，护肝，护肾，降酶，维持水电解质平衡等对症支持处理，血液透析滤过治疗两次，经过治疗，肝肾功能、心肌酶等指标明显下降。

问题：

1. 什么是急性肾损伤？什么是横纹肌溶解综合征？
2. 急性肾损伤的护理措施是什么？

急性肾损伤（acute kidney injury，AKI）指由多种病因引起的肾功能快速下降而出现的临床综合征。急性肾损伤主要表现为氮质废物血肌酐（Cr）和尿素氮（BUN）升高，水电解质和酸碱平衡紊乱，以及全身各系统并发症状，可伴有少尿（＜400ml/24h 或 17 ml/h）或无尿（＜100ml/24h），但也可以无少尿表现。符合以下三条中的一条即可诊断急性肾损伤：①48 小时内血肌酐上升≥0.3mg/dl（≥26.5mmol/L）；②血肌酐确定或推测最近 7 天时间内增加到基线值的 1.5 倍以上，这个基线值指最近 7 天时间内的水平；③尿量＜0.5 mg/（kg·h），持续 6 小时以上。

近年来，文献报道轻到中度的肾功能受损即可引发严重临床后果，将学术界关注的重点由急性肾衰竭（acute kidney failure，AKF）进一步拓展至广义的损伤。

2012 年 3 月，提高肾脏病整体预后工作组（KDIGO）发布了《KDIGO 急性肾损伤临床实践指南》旨在提高医务工作者对 AKI 的诊疗实践水平。该指南运用 GRADE 评级，提出 AKI 诊断、预防、药物治疗、肾脏替代治疗（RRT）等方面的建议，对临床工作具有积极指导意义。

【病因】

急性肾脏损伤是一种常见病，有狭义和广义之分，广义的急性肾脏损伤可分为肾前性，肾性和肾后性；狭义的急性肾脏损伤是指急性肾小管坏死（acute tubular necrosis，ATN）。肾前性急性肾损伤常见病因包括血容量减少和肾内血流动力学改变（包括肾前小动脉收缩和肾后小动脉扩张）等。肾后性急性肾损伤的特征是急性尿路梗阻，梗阻可发生在尿路从肾盂到尿道的任一水平。肾性急性肾损伤有肾实质损伤，最常见的是肾缺血或肾毒性物质（包括药物性或色素性肾病，如血管内溶血及横纹肌溶解）损伤肾小管上皮细胞（如 ATN）。在这一分类中也包括肾小球病，血管病和间质炎症伴有的肾功能突然下降。本章主要以急性肾小管坏死（ATN）为代表进行叙述。

ATN 最常见的病因有以下几方面。

1. 见于各种原因引起的急性尿路梗阻 肾脏以下尿路梗阻，使梗阻上方的压力升高，甚至出现肾盂积水。因肾实质受压，致使肾脏功能急骤下降，又称为急性梗阻性肾病。

2. 手术后的急性肾小管损伤是导致 AKI 的第二位病因 其中，心血管手术（多见于冠状动脉旁路移植术和心脏瓣膜手术）后发生 AKI 的比例最高，且死亡率较高。临床上须特别重视对比剂 AKI（CI-AKI），其定义为冠状动脉造影术或经皮冠状动脉介入治疗术（PCI）后 48～72 小时，血清肌酐升高≥44.2μmol/L 或较基线升高≥25%。这种情况占院内获得性急性肾损伤病例的 25%，大部分都是由于肾前性病因导致的。

3. 药物是导致 AKI 的重要病因 在所有药物中，α-内酰胺酶类、呋塞米及氨基糖苷类药物位列前三；滥用药物是急性肾损伤的一大诱因，特别是长期、大量或超量服用肾毒性药物，对肾脏方面的危害很大。临床中，滥用药物，包括部分中药，最后演变成肾损伤，甚至慢性肾病晚期尿毒症的情况也较为常见。

4. 慢性肾脏病（CKD）、心血管疾病（CVD）、高血压、贫血等是发生 AKI 的高危易感因素，而少尿和尿检异常是最常见的临床表现。其他研究也表明，危重症患者的 AKI 发病率、死亡率、须肾脏替代治疗率更高。

5. 横纹肌溶解所致急性肾损伤为急性肾小管坏死，常见的原因有过量运动、肌肉挤压伤、缺血、代谢紊乱（低钾血症、甲状腺功能减退、糖尿病酮症酸中毒）、极端体温（高热、低热）、药物、毒物、自身免疫、感染等。常见的遗传相关因素如肌酸磷酸化酶缺陷、肉毒碱软酰基转移酶Ⅱ 缺乏等病因。

【病理生理】

1. 肾前性急性肾损伤 由于肾前性因素使有效循环血容量减少，肾血流灌注不足引起肾功能损害，肾小球滤过率减低，肾小管对尿素氮、水和钠的重吸收相对增加，使血尿素氮升高、尿量减少、尿比重增高、尿钠排泄减少。肾前性是最常见的急性肾损伤，包括所有引起肾脏灌注不足的疾病。

平均动脉压在一个较大的范围内波动时，肾血流和肾小球滤过率基本保持不变，这是通过入球和出球小动脉的阻力变化实现的。但是平均动脉压低于 70mmHg 时，自身调节机制障碍，肾小球滤过率随着平均动脉压的变化相应地下降。

肾脏的自身调节机制主要取决于入球小动脉舒张（由前列腺素和一氧化氮介导）和出球小动脉收缩（由血管紧张素Ⅱ介导）。可以干扰上述介质作用的药物，在特殊的临床环境下可能诱发肾前性急性肾损伤。

肾前性急性肾损伤的高危人群包括动脉粥样硬化性心血管疾病、原有慢性肾脏疾病和肾脏灌注不足的患者（表 15-1）。

表 15-1 肾前性急性肾损伤的主要病因

原因	举例
低容量血症	严重的出血；容量不足，如呕吐、腹泻和烧伤
低血压	心源性休克；分布性休克，如败血症或者过敏性反应时
药物	非甾体类抗炎药（NSAID）；选择性环氧化酶 2 抑制剂；血管紧张素转换酶（ACE）抑制剂；血管紧张素Ⅱ受体拮抗剂
肾血流减少	腹主动脉瘤；肾动脉狭窄或者阻塞；肝肾综合征
严重的水肿	心力衰竭；肝硬化；肾病综合征

2. 肾性急性肾损伤 最重要的病因见表 15-2。

（1）肾血管疾病：动脉内膜增厚、血管壁增厚和巨噬细胞浸润、纤维化及血管腔不可逆性闭锁。

（2）肾脏微血管：溶血性尿毒症综合征/血栓性血小板减少性紫癜，恶性高血压，高黏血症等。

（3）肾小球疾病：伴有肾小球大量新月体形成的急进性肾小球肾炎和严重塌陷性肾小球疾病。

（4）急性间质性肾炎：常由各种药物过敏反应所致。

（5）缺血和中毒性急性肾小管坏死：肾前性损伤因素持续存在不缓解，肾毒性药物等。肾性急性肾损伤可能由累及肾小球、肾小管、肾间质或者肾血管的疾病引起。

（6）横纹肌溶解综合征发病机制：①肾小管堵塞；②小管氧化物损伤；③肾缺血（包括血管收缩及低血容量）。

表 15-2　肾性急性肾损伤的主要病因

原因	举例
炎症	感染后的肾小球肾炎；Henoch-Schö nlein 紫癜；系统性红斑狼疮；抗中性粒细胞胞质抗体相关的肾小球肾炎；肾小球基底膜性肾炎；冷球蛋白血症
血栓形成	弥散性血管内凝血；血栓性微血管病，如溶血性尿毒症综合征
肾小管损伤	横纹肌溶解综合征，继发于长时间的肾脏灌注不足的缺血性损伤； 毒素：包括药物，如氨基糖苷类；造影剂；色素性，如肌红蛋白；重金属，如顺铂；代谢性，如高血钙和免疫球蛋白轻链；结晶，如尿酸盐和草酸盐
间质性损伤	药物诱发性，如 NSAID 和抗生素；浸润性，如淋巴瘤；肉芽肿性，如结节病和结核；感染相关性，如感染后和肾盂肾炎
血管损伤	血管炎，通常是抗中性粒细胞胞质抗体相关的血管炎；冷球蛋白血症；结节性动脉周围炎；血栓性微血管病；胆固醇栓子肾动脉或者肾静脉血栓形成

3. 肾后性肾损伤　见于各种原因引起的急性尿路梗阻。肾脏以下尿路梗阻，使梗阻上方的压力升高，甚至出现肾盂积水。因肾实质受压，致使肾脏功能急骤下降，又称为急性梗阻性肾病。迅速地识别、诊断和干预梗阻性肾病可以改善甚至完全恢复肾功能。梗阻解除后的一个重要后果是出现大量利尿，这时应该监测利尿的情况，补给充足的液体避免发生容量不足。

4. 分期

（1）少尿期：急性肾损伤每天尿量少于 400ml，此期一般持续 1～2 周，少数患者仅持续数小时，延长者可达 3～4 周。少尿期长，则肾损害重，如超过 1 个月，提示有广泛的肾皮质坏死可能。

（2）移行期：患者度过少尿期后，尿量超过 400ml/d 即进入移行期。这是肾功能开始好转的信号。

（3）多尿期：每天尿量达 2500ml（可多达 4000～6000ml/d）。此期的早期阶段 BUN 尚可进一步上升。此后，随着尿量的继续增加，水肿消退，血压、BUN 和 Scr 逐渐趋于正常，尿毒症及酸中毒症状随之消失。一般持续 1～3 周，可发生脱水、低血压（低血容量性）、低钠和低钾血症，应注意监测和纠正。

（4）恢复期：肾功能完全恢复需 6 个月至 1 年时间。少数患者肾功能不能完全恢复，遗留永久性肾损害。

【临床表现】

1. 少尿或无尿期　少尿期的临床表现主要是恶心、呕吐、头痛、头晕、烦躁、乏力、嗜睡及昏迷。由于该期体内水、钠的蓄积，还可出现高血压、肺水肿和心力衰竭。当蛋白质的代谢产物不能经肾脏排泄，造成含氮物质在体内积聚时可出现氮质血症。如同时伴有感染、损伤、发热，则蛋白质分解代谢加快，血中尿素氮、肌酐快速升高，形成尿毒症。

以下是本期的主要特点。

（1）尿量减少：尿量骤减或逐渐减少。每天尿量持续少于 400ml 者称为少尿，少于 50ml 者称为无尿。ATN 患者少见完全无尿，持续无尿者预后较差，并应除外肾外梗阻和双侧肾皮质坏死。由于致病原因和病情轻重不一，少尿持续时间不一致，一般为 1～3 周，但少数病例少尿可持续 3 个月以上。一般认为肾毒性者持续时间短，而缺血性者持续时间较长。若少尿持续 12 周以上应重新考虑 ATN 的诊断，有可能存在肾皮质坏死或肾乳头坏死等。对少尿期延长者应注意体液潴留、充血性心力衰竭、高钾血症、高血压及各种并发症的发生。

（2）进行性氮质血症：由于肾小球滤过率降低引起少尿或无尿，致使排出氮质和其他代谢废物减少，血浆肌酐和尿素氮升高，其升高速度与体内蛋白分解状态有关。在无并发症且治疗正确的病例，每天血尿素氮上升速度较慢，约为 3.6mmol/L（10mg/dl），血浆肌酐浓度上升仅为 44.2～88.4μmol/L（0.5～1.0mg/dl），但在高分解状态时，如伴广泛组织创伤、败血症等，每天尿素氮可升高 7.1mmol/L（20mg/dl）或以上，血浆肌酐每天升高 176.8μmol/L（2mg/dl）或以上。促进蛋白分解亢进的因素尚有热量供给不足、肌肉坏死、血肿、胃肠道出血、感染发热、应用肾上腺皮质激素等。

（3）水、电解质紊乱和酸碱平衡失常

1）水过多：见于水分控制不严格，摄入量或补液量过多，出水量如呕吐、出汗、伤口渗透量等估计不准确及液量补充时忽略计算内生水。随少尿期延长，易发生水过多，表现为稀释性低钠血症、软组织水肿、体重增加、高血压、急性心力衰竭和脑水肿等。

2）高钾血症：正常人摄入钾盐 90% 从肾脏排泄，少尿期由于尿液排钾减少，若同时体内存在高分解状态，如挤压伤时肌肉坏死、血肿和感染等，热量摄入不足所致体内蛋白分解、释放出钾离子，酸中毒时细胞内钾转移至细胞外，有时可在几小时内发生严重高钾血症。若患者未能被及时诊断，摄入含钾较多的食物或饮料，静脉内滴注大剂量的青霉素钾盐（每 100 万 U 青霉素钾盐含钾 1.6mmol）；大出血时输入大量库存血（库存 10 天血液每升含钾可达 22mmol）；亦可引起或加重高钾血症。一般在无并发症内科病因，每天血钾上升不到 0.5mmol/L。高钾血症可无特征性临床表现，或出现恶心、呕吐、四肢麻木等感觉异常、心率减慢，严重者出现神经系统症状，如恐惧、烦躁、意识淡漠，直到后期出现窦室或房室传导阻滞、窦性静止、室内传导阻滞甚至心室颤动。高钾血症的心电图改变可先于高钾临床表现，故心电图监护高钾血症对心肌的影响甚为重要。一般血钾浓度在 6mmol/L 时，心电图显示高耸而基底较窄的 T 波，随血钾增高 P 波消失，QRS 增宽，S-T 段不能辨认，最后与 T 波融合，继之出现严重心律失常，直至心室颤动。高钾对心肌毒性作用尚受体内钠、钙浓度和酸碱平衡的影响，当同时存在低钠、低钙血症或酸中毒时，高钾血症心电图表现较显著，且易诱发各种心律失常。值得提到的是血清钾浓度与心电图表现之间有时可存在不一致现象。高钾血症是少尿期患者常见的死因之一，早期透析可预防其发生。但严重肌肉组织坏死常出现持续性高钾血症。治疗上应彻底清除坏死组织才能控制高钾血症。

3）代谢性酸中毒：正常人每天固定酸代谢产物为 50～100mmol，其中 20% 与碳酸氢根离子结合，80% 由肾脏排泄。急性肾衰竭时，由于酸性代谢产物排出减少，肾小管泌酸能力和保存碳酸氢钠能力下降等，致使每天血浆碳酸氢根浓度有不同程度下降；在高分解状态时降低更多更快。内源性固定酸大部分来自蛋白分解，少部分来自糖和脂肪氧化。磷酸根和其他有机阴离子均释放和堆积在体液中，导致本病患者阴离子间隙增高，少尿持续病例若代谢性酸中毒未能充分纠正，体内肌肉分解较快。此外，酸中毒尚可降低心室颤动阈值，出现异位心律。高钾血症、严重酸中毒和低钙、低钠血症是急性肾衰竭的严重病况，在已接受透析治疗的病例虽已较少见，但部分病例在透析间期仍需药物纠正代谢性酸中毒。

4）低钙血症、高磷血症：急性肾损伤时低钙和高磷血症不如慢性肾衰竭时表现突出，但有少尿 2 天后即可发生低钙血症的报道。由于常同时伴有酸中毒，使细胞外钙离子游离增多，故多不发生低钙常见的临床表现。低钙血症多由于高磷血症引起，正常人摄入的磷酸盐 60%～80% 经尿液排出。少尿期常有轻度血磷升高，但若有明显代谢性酸中毒，高磷血症亦较突出，但罕见明显升高。酸中毒纠正后，血磷可有一定程度下降，此时若持续接受全静脉营养治疗的病例应注意低磷血症发生。

5）低钠血症和低氯血症：两者多同时存在。低钠血症原因可由于水过多所致稀释性低钠血症，因灼伤或呕吐、腹泻等从皮肤或胃肠道丢失所致，或对大剂量呋塞米尚有反应的非少尿型患者出现失钠性低钠血症。严重低钠血症可致血渗透浓度降低，导致水分向细胞内渗透，出现细胞水肿，表现为急性脑水肿症状，临床上表现为疲乏、软弱、嗜睡或意识障碍、定向力消失、甚至低渗昏迷等。低氯血症常见于呕吐、腹泻或非少尿型用大量襻利尿药，出现腹胀或呼吸表浅、抽搐等代谢性碱中毒表现。

6）高镁血症：正常人摄入的镁 60%由粪便排泄，40%从尿液中排泄。由于镁离子与钾离子均为细胞内主要阳离子，因此急性肾损伤时血钾与血镁浓度常平行上升，在肌肉损伤时高镁血症较为突出。镁离子对中枢神经系统有抑制作用，严重高镁血症可引起呼吸抑制和心肌抑制，应予警惕。高镁血症的心电图改变亦可表现 P-R 间期延长和 QRS 波增宽。当高钾血症纠正后，心电图仍出现 P-R 间期延长及（或）QRS 增宽时应怀疑高镁血症的可能。低钠血症、高钾血症和酸中毒均增加镁离子对心肌的毒性。

（4）心血管系统表现

1）高血压：除肾缺血时神经体液因素作用促使收缩血管的活性物质分泌增多因素外，水过多引起容量负荷过多可加重高血压。急性肾损伤早期发生高血压不多见，但若持续少尿，约 1/3 患者发生轻、中度高血压，一般在 18.62～23.94/11.97～14.63kPa（140～180/90～110mmHg），有时可更高，甚至出现高血压脑病，伴有妊娠者尤应严密观察。

2）急性肺水肿和心力衰竭：是少尿期常见死亡原因。它主要为体液潴留引起，但高血压、严重感染、心律失常和酸中毒等均为影响因素。早年发生率较高，采取纠正缺氧、控制水分和早期透析措施后发生率已明显下降。但仍是严重型急性肾损伤的常见死因。

3）心律失常：除高钾血症引起窦房结暂停、窦性静止、窦室传导阻滞、不同程度房室传导阻滞和束支传导阻滞、室性心动过速、心室颤动外，尚可因病毒感染和洋地黄应用等而引起室性期前收缩和阵发性心房纤颤等异位心律发生。

4）心包炎：年发生率为 18%，采取早期透析后降至 1%。多表现为心包摩擦音和胸痛，罕见大量心包积液。

5）消化系统表现：是急性肾损伤最早期表现。常见症状为食欲显减、恶心、呕吐、腹胀、呃逆或腹泻等。上消化道出血是常见的晚期并发症。消化道症状尚与原发疾病和水、电解质紊乱或酸中毒等有关。持续、严重的消化道症状常易出现明显的电解质紊乱，增加治疗的复杂性。早期出现明显的消化道症状提示尽早施行透析治疗。

6）神经系统表现：轻型患者可无神经系统症状；部分患者早期表现疲倦、精神较差。若早期出现意识淡漠、嗜睡或烦躁不安甚至昏迷，提示病情重笃，不宜拖延透析时间。神经系统表现与严重感染、流行性出血热、某些重型重金属中毒、严重创伤、多脏器衰竭等病因有关。

7）血液系统表现：急性肾损伤早期罕见贫血，其程度与原发病因、病程长短、有无出血并发症等密切有关。严重创伤、大手术后失血、溶血性贫血因素、严重感染和急症急性肾损伤等情况，贫血可较严重。若临床上有出血倾向、血小板减少、消耗性低凝血症及纤维蛋白溶解征象，已不属早期 DIC。

2. 多尿期 每天尿量达 2.5L 称多尿，急性肾损伤利尿早期常见尿量逐渐增多，如在少尿或无尿后 24 小时内尿量出现增多并超过 400ml 时，可认为是多尿期的开始，多尿期大约持续 2 周时间，每天尿量可成倍增加，利尿期第 3～5 天可达 1000ml，随后每天尿量可达 3～5L；进行性尿量增多是肾功能开始恢复的一个标志，但多尿期的开始阶段尿毒症的症状并不改善，甚至会更严重，且 GFR 仍在 10ml/min 或以下；当尿素氮开始下降时，病情才逐渐好转。多尿期早期仍可发生高钾血症，持续多尿可发生低钾血症、失水和低钠血症。此外，此期仍易发生感染、心血管并发症和上消化道出血等。故应密切观察水、电解质和酸碱平衡情况。

其临床表现主要是体质虚弱、全身乏力、心悸、气促、消瘦、贫血等。由于肾功能未完全恢复，患者仍处于氮质血症状态，抵抗力低下很容易发生感染、上消化道出血和心血管并发症等，因此仍有一定的危险性。

3. 恢复期　根据病因、病情轻重程度、多尿期持续时间、并发症和年龄等因素，急性肾损伤患者在恢复早期变异较大，可毫无症状，自我感觉良好，或体质虚弱、乏力、消瘦；当血尿素氮和肌酐明显下降时，尿量逐渐恢复正常。除少数外，肾小球滤过功能多在3~6个月内恢复正常。但部分病例肾小管浓缩功能不全可持续1年以上。若肾功能持久不恢复，可能提示肾脏遗留有永久性损害。

【辅助检查】

1. 尿液检查　一般肾前性氮质血症往往会出现尿浓缩，尿比重相对较高。可出现一些透明管型，但细胞成分很少发现。尿路梗阻可能会有尿液的稀释或等渗尿，在镜检时无阳性发现，如果伴有感染或结石则会出现白细胞和（或）红细胞。急性肾小管坏死通常伴随等渗尿，在显微镜下会出现小管上皮细胞同时伴有粗糙的颗粒管型（肾衰竭管型）和小管上皮细胞管型。急性间质性肾炎往往伴随脓尿和白细胞管型。白细胞管型也往往提示急性肾盂肾炎或急性肾小球肾炎。急性肾小球肾炎常有高浓度的尿蛋白及红细胞管型。但在少尿的情况下，较高的尿蛋白浓度往往没有特异性，因为其他类型的急性肾衰竭也可出现。

急性肾衰竭常规尿液检查结果为：

（1）尿量改变：少尿型每天尿量在400ml以下，非少尿型尿量可正常或增多。

（2）尿常规检查：外观多混浊，尿色深，有时呈酱油色；尿蛋白多为（+）~（++），有时达（+++）~（++++），常以中、小分子蛋白质为主。尿沉渣检查常出现不同程度血尿，以镜下血尿较为多见，但在重金属中毒时常有大量蛋白尿和肉眼血尿。此外尚有脱落的肾小管上皮细胞、上皮细胞管型和颗粒管型及不同程度的白细胞等，有时尚见色素管型或白细胞管型。

（3）尿比重降低且较固定，多在1.015以下，因肾小管重吸收功能损害，尿液不能浓缩。肾前性氮质血症时往往会出现尿浓缩，尿比重相对较高。

（4）尿渗透浓度低于350mOsm/kg，尿与血渗透浓度之比低于1.1。

（5）尿钠含量增高，多在40~60mmol/L，因肾小管对钠重吸收减少。

（6）尿尿素与血尿素之比降低，常低于10。因尿尿素排泄减少，而血尿素升高。

（7）尿肌酐与血肌酐之比降低，常低于10。

（8）肾衰指数（RFI）常大于2，该指数为尿钠浓度与尿肌酐、血肌酐比值之比。由于尿钠排出多，尿肌酐排出少而血肌酐升高，故指数增高。

（9）滤过钠排泄分数（Fe-Na），代表肾脏清除钠的能力，以肾小球滤过率百分比表示，即（UNa×Pcr）÷（PNa×Ucr）×100%。其中UNa为尿钠，PNa为血钠，Ucr为尿肌酐，Pcr为血肌酐。ATN患者此值常>1，肾前性少尿者则常<1。

上述（5）~（9）尿诊断指数，常作为肾前性少尿与ATN鉴别，但在实际应用中，凡患者经利尿药、高渗药物治疗后这些指数则不可靠，且有矛盾现象，故仅作为辅助诊断参考。

2. 血液检查

（1）血常规检查：可了解有无贫血及其程度，以判定有无腔道出血及溶血性贫血征象和观察红细胞形态有无变形；破碎红细胞、有核红细胞、网织红细胞增多及（或）血红蛋白血症等提示有溶血性贫血。嗜酸性粒细胞的增多提示急性间质性肾炎的可能性，但也可能存在于胆固醇栓塞综合征中。其他类型的白细胞增高则提示感染、肾盂肾炎的可能，对病因诊断有帮助。

（2）肾小球滤过功能：检查血肌酐（Scr）与血尿素氮（BUN）浓度及每天上升幅度，以了解功能损害程度及有无高分解代谢存在。BUN 和 Scr 的比例 >20，提示肾前性氮质血症、尿路梗阻或代谢率的增加，可见于脓毒血症、烧伤及大剂量使用皮质激素的患者。一般在无并发症内科病因 ATN，每天 Scr 浓度上升 40.2～88.4μmol/L（0.5～1.0mg/dl），少尿期多数在 353.6～884μmol/L（4～10mg/dl）或更高；BUN 每天升高 3.6～10.7mmol/L（10～30mg/dl），多数在 21.4～35.7mmol/L（60～100mg/dl）；若病情重、少尿期延长，伴有高分解状态则每天 Scr 可上升 176.8μmol/L（2mg/dl）以上，BUN 每天可上升 7mmol/L 以上；在挤压伤或肌肉损伤时，Scr 上升较 BUN 上升更为明显。

（3）血气分析：主要了解有无酸中毒及其程度和性质，以及低氧血症。血 pH、碱储和碳酸氢根常低于正常，提示代谢性酸中毒。动脉血氧分压甚为重要，低于 8.0kPa（60mmHg），特别吸氧不能纠正，应检查肺部，排除肺部炎症及有无成人呼吸窘迫综合征（ARDS）。对重危病例，动态检查血气分析十分重要。

（4）血电解质检查：少尿期与多尿期均应严密随访血电解质浓度测定，包括血钾、钠、钙、镁、氯化物及磷浓度等。少尿期警惕高钾血症；多尿期应注意高钾或低钾血症等。

（5）肝功能检查：除凝血功能外，了解有无肝细胞坏死和其他功能障碍，包括转氨酶、血胆红素、血白球蛋白等。除了解肝功能受损程度外，尚了解有无原发肝功能衰竭引起急性肾衰竭。

（6）出血倾向检查：①动态血小板计数有无减少及其程度。对有出血倾向或重危患者应进行有关 DIC 实验室检查。血小板功能检查了解血小板凝集性增加或降低。②凝血酶原时间正常或延长。③凝血活酶生成有无不良。

3. 影像学检查

（1）肾脏超声检查：在急性肾衰竭的评估中显得越来越重要。因为肾脏集合系统的扩张对于尿路梗阻是一个敏感的指标。ARF 时双肾多弥漫性肿大，肾皮质回声增强，集合系统分离，盆腔或腹后壁肿块和尿路结石。肾后性 ARF 在 B 超下可发现梗阻，表现为肾盂积水。借助多普勒技术，超声还能够检测肾脏内不同血管的血流情况。

（2）CT 和 MRI 检查：CT 扫描能发现盆腔或腹后壁肿块、肾结石、肾脏体积大小及肾积水，而磁共振显像（MRI）能够提供和超声检查相同的信息，并且对解剖结构的分辨程度更高。相反，静脉肾盂造影在急性肾衰竭的情况下用处不多，而且可能因为造影剂的毒性加重肾脏损害，使患者的状况更加复杂化。要在尿路内进行梗阻部位的定位，逆行肾盂造影或者经皮肾穿刺肾盂造影意义较大。

（3）放射性核素肾脏扫描：在急性肾损伤的鉴别诊断中，还需要影像学检查。对于肾移植的患者，通过对肾脏的扫描以了解肾脏的灌注情况来区分排异还是急性肾小管坏死或环孢素的毒性作用有一定的帮助，前者通常在早期就出现肾灌注的降低，而后两者引起的肾血流减少则没有那么严重。肝肾综合征伴有明显的肾血管收缩，往往要和肾血流的显著减少联系在一起。这些对灌注的研究在确定肾动脉栓塞或解剖方面有着很大的帮助。借助放射性核素对肾小管分泌功能和肾小球滤过率进行研究发现，不同原因的急性肾衰竭对这些放射性物质的排泄均有所延迟。然而，尿路梗阻会出现典型的肾脏内放射性物质活性持久增高，这反映了集合系统在转运方面出现了明显的延迟。Ga 扫描可能检测到急性间质性肾炎的炎症存在或者异体移植排斥，但这些改变的特异性相对较低。

4. 肾活体组织检查 对病因诊断价值极大，在排除了肾前性及肾后性原因后，没有明确致病原因（肾缺血或肾毒素）的肾性急性肾损伤都有肾活检指征。可发现各种肾小球肾炎，系统性血管炎，急进性肾炎及急性过敏性间质性肾炎。

【诊断标准】

2012 年 3 月，KDIGO 指南确立了最新的 AKI 诊断标准：48 小时内血清肌酐水平升高 $\geqslant 0.3$mg/dl（$\geqslant 26.5$μmol/L）或超过基础值的 1.5 倍及以上，且明确或经推断上述情况发生在 7 天之内；或持续 6 小时尿量<0.5ml/（kg·h）。

KDIGO-AKI 诊断标准融合了先前的急性透析质量倡议-风险、损伤、衰竭、丢失和终末期肾衰竭（ADQI-RIFLE）标准和急性肾损伤国际组织（AKIN）标准的各自优点，与传统的 ARF 定义相比，AKI 把肾功能受损的诊断提前，利于早期救治。根据血清肌酐和尿量的变化，AKI 可分为 3 期，见表 15-3。

表 15-3 AKI 的分期

分期	血清肌酐标准	尿量标准
1	升高达基础值的 1.5～1.9 倍；或升高值$\geqslant 0.3$mg/dl（$\geqslant 26.5$μmol/L）	<0.5ml/（kg·h），持续 6～12 小时
2	升高达基础值的 2.0～2.9 倍	<0.5ml/（kg·h），持续$\geqslant 12$小时
3	升高达基础值的 3.0 倍；或升高值$\geqslant 4.0$mg/dl（$\geqslant 353.6$μmol/L）；或开始肾脏替代治疗；或对于<18 岁的患者，其估计的肾小球滤过率下降至<35ml/（min·1.73m²）	<0.3ml/（kg·h），持续$\geqslant 24$小时；或无尿$\geqslant 12$小时

1. 肾前性急性肾损伤的鉴别诊断 在低血容量状态或有效循环容量不足的情况下，可以出现肾前性 ARF，此时如果及时补充血容量，肾功能可快速恢复，补液试验可资鉴别。此时尿沉渣检查往往改变轻微，尿诊断指数对鉴别诊断有较大意义。

2. 尿路梗阻性急性肾损伤的鉴别诊断 具有泌尿系结石、肿瘤、前列腺肥大或膀胱颈口硬化等原发病表现，影像学检查可见肾盂、输尿管扩张或积液，临床上可有多尿与无尿交替出现，鉴别诊断往往不难。

3. 肾内梗阻性急性肾损伤的鉴别诊断 高尿酸血症、高钙血症、多发性骨髓瘤等疾病伴急性肾衰竭时，常为管型阻塞肾小管致肾内梗阻引起。检查血尿酸、血钙及免疫球蛋白、轻链水平，有助于做出鉴别诊断。

4. 急性肾小管坏死的鉴别诊断 往往由于肾脏缺血、中毒引起，常见原因为有效容量不足致肾脏较长时间的缺血，可见于大手术、创伤、严重低血压、败血症、大出血等多种情况；肾毒性物质主要包括氨基糖苷类抗生素、利福平、非类固醇类消炎药、造影剂等药物的使用，接触重金属及有机溶剂，或蛇毒、毒蕈、鱼胆等生物毒素也是急性肾衰竭中最常见的类型，在临床上往往经历典型的少尿期、多尿期等过程。不同药物引起的 ARF 各有不同特点，把握其特点对鉴别诊断有较大帮助。

5. 肾小球疾病所致急性肾损伤的鉴别诊断 见于急进性肾小球肾炎、急性重症链球菌感染后肾小球肾炎及各种继发性肾脏疾病，此类患者往往有大量蛋白尿，血尿明显，抗中性粒细胞胞质抗体、补体、自身抗体等检查有助于鉴别诊断。

6. 肾脏血管疾病所致急性肾损伤的鉴别诊断 溶血性尿毒症综合征、血栓性血小板减少性紫癜、恶性高血压均可以导致 ARF。溶血性尿毒症综合征常见于儿童，而血栓性血小板减少性紫癜常有神经系统受累，恶性高血压根据舒张压超过 130mmHg，伴眼底Ⅲ级以上改变，诊断不难。

（1）急性肾静脉血栓形成，特别是双侧肾静脉主干血栓可并发 ARF，此种患者往往表现为突发腰痛、腹痛，血尿加重，尿蛋白突然增加等，B 超、血管造影等可明确诊断。

（2）肾动脉血栓及栓塞可见于动脉粥样硬化、大动脉炎、心房纤颤栓子脱落等，表现为突发胁肋部疼痛、腰痛，血尿及酶学改变，肾动脉造影可明确诊断。

7. 肾间质疾病所致急性肾损伤的鉴别诊断　急性间质性肾炎是导致 ARF 的主要原因之一，约 70% 是由于药物过敏引起，可占到全部 ARF 的 30% 左右，这种患者在临床上药物过敏的全身表现，如发热、皮疹等，可有尿白细胞尤其是嗜酸性粒细胞增多，血常规可见嗜酸性粒细胞增多，血 IgE 升高等表现。另外多种病原微生物的感染，也可以引起急性间质性肾炎。

8. 肾病综合征并急性肾损伤的鉴别诊断　肾病综合征是肾脏疾病中常见的临床症候群，常存在严重低蛋白血症，有效血容量下降，此种患者出现 ARF 有以下可能：

（1）肾前性 ARF。

（2）药物相关的 ARF，尤其在使用抗生素、血管紧张素转换酶抑制药的情况下。

（3）肾脏病变加重，出现新月体肾炎等表现。

（4）双侧肾静脉血栓形成。

（5）特发性 ARF，常见于微小病变、轻度系膜增生性肾小球肾炎，需除外上述原因可以诊断，预后较好。

9. 妊娠期急性肾损伤的鉴别诊断　妊娠期 ARF 多由于血容量不足、肾血管痉挛、微血管内凝血或羊水栓塞等原因引起。可表现为先兆子痫、肾皮质坏死、妊娠期急性脂肪肝或产后特发性肾衰竭。由于发生在孕期或产褥期，鉴别诊断不难。

【治疗原则】

AKI 的治疗包括对症支持治疗和肾脏替代治疗。充足补充液体对于肾前性和造影剂肾损伤防治作用已获肯定。某些药物的早期使用，可能对 ATN 产生一定的预防作用，如选择性多巴胺受体 1 激动剂非诺多泮、自由基清除剂和抗氧化剂、己酮可可碱等，但未获得前瞻性随机对照研究证实。

血液净化疗法是 AKI 治疗的一个重要组成部分，包括腹膜透析（peritoneal dialysis，PD）、间歇性肾脏替代治疗（intermittent renal replacement therapy，IRRT）和连续性肾脏替代治疗（continuous renal replacement therapy，CRRT）。虽然与 CRRT 比较，目前 PD 较少用于重危 AKI 的治疗。但由于 PD 价格较便宜，且不需要使用抗凝剂，所以在经济欠发达的国家和地区及灾难性事件大量患者需要治疗时，PD 仍是治疗 AKI 的一种常用方法。

【护理评估】

1. 病史评估　是否有急性尿路梗阻、尿路结石、双侧肾盂积液、前列腺增生和肿瘤、急性肾小管坏死、急性肾间质病变、肾小球和肾血管病变等病史。

2. 身体评估

（1）尿量变化。

（2）有无水电解质紊乱：高钾血症、低钠血症、高磷血症、低钙血症等。

（3）有无高血压、脑水肿、心力衰竭等并发症。

（4）有无代谢性酸中毒的表现：恶心、呕吐、嗜睡、呼吸深大等，有无血压下降、休克等危重表现。

【护理措施】

1. 少尿期护理

（1）维持患者水电解质平衡：准确记录 24 小时出入量，严格控制输液量及输液速度。24 小时的输液量一般以 500ml 为基础补液量，加前 1 日的出液量。补液过程中密切观察患者补液量是否正常。如患者无皮下水肿或脱水现象，体重不增加，血钠浓度正常，血压不高，胸部 X 线片血管影正常，说明补液正常。如果补液过多，容易引起肺水肿及心力衰竭。

（2）高血钾的护理：由于体内分解代谢增加及酸中毒，细胞钾释放，而体内全部钾离子又由于少尿或无尿不能排出，使钾在体内蓄积引起高血钾，故应密切监测并记录血电解质及酸碱平衡指标，以判断治疗效果，为决定是否血透提供客观依据。严格控制含钾高的食物摄入，如橘子、香蕉、红枣、蘑菇等。禁输库存血。

（3）心理护理：本病起病急，病情重，患者及家属一般都表现为焦虑及恐惧，我们在对患者及家属给予理解及关心体贴的情况下，适时介绍疾病的起因、临床表现、治疗护理方法及预后。使其消除紧张及恐惧，密切配合治疗和护理。

（4）保证患者休息：对伴有肢体抽搐及高血压的患者，床头应备有压舌板及开口器，按医嘱给镇静降压药，密切观察患者血压及抽搐情况，保持患者安静。各项护理操作有计划地集中进行，避免不良刺激。

（5）饮食的护理：急性肾衰竭早期（少尿期），营养很重要，应摄入足够的热量，给高糖、高脂肪、高维生素、低蛋白、低盐饮食，选用瘦肉、鸡蛋、牛奶等富含必需氨基酸的动物蛋白，蛋白质限制在 0.3～0.5g/（kg·d）。

（6）预防感染：少尿期水肿明显，又限制蛋白质饮食及进行血透等，机体抵抗力较差。因此，应加强皮肤及口腔护理，保持病室清洁。桌面、地面每天用 500mg/L 健之素消毒液擦拭 2 次，病室每天通风 2 次。透析的各个环节应严格无菌操作。对留置尿管患者注意做好消毒处理，减少探视，以防继发感染。

2. 多尿期的护理

（1）密切观察生命体征：进行性尿量增多是肾功能恢复的一个标志，多尿期每天尿量可成倍增加，第 3 天可达 1000ml，但多尿期肾功能并不立即恢复，存在高分解代谢的患者，其血尿素氮和血肌酐仍可上升，当 GFR 明显增加时，血氮质才逐渐下降。此期仍易发生感染、心血管并发症及上消化道出血等。故应密切监测患者生命体征及血常规、肾功能的变化，注意有无血液、尿路、肺部、胆道系统的感染征象。

（2）准确记录 24 小时尿量：多尿期因大量水分及电解质随尿排出，可出现脱水及低血钾、低血钠等电解质紊乱情况，如不及时补充纠正，可死于脱水、电解质紊乱。故应准确记录 24 小时尿量，若每日尿量＞2500ml，按医嘱及时静脉补液，适当补充水溶性维生素、氯化钾及其他电解质。

3. 恢复期护理　让患者充分休息，以利于肾小球、肾小管的恢复。制订合理的饮食计划，适当补充蛋白质、高糖、高维生素的食物，定期复查尿液及肾功能，治疗原发病，禁用肾毒性药物。

4. 心理护理　对急性肾损伤患者，应给予适当的心理护理，解释各种疑问，恰当解释病情，用成功的病例鼓励患者，为患者创造安静、整洁、舒适的治疗环境，保证充足的睡眠。

5. 饮食护理

（1）供给患者足够的热量：热量供给以易消化的碳水化合物为主，可多用水果，配以麦淀粉面条、麦片、饼干或其他麦淀粉点心，加少量米汤或稀粥。高生物价低蛋白质饮食：急性肾衰竭患者在少尿期，每天应供给 15～20g 高生物价低蛋白饮食，这样既照顾了患者肾功能不全时的排泄能力，又酌量维持患者营养需要。

（2）如果少尿期时间持续较长、广泛创伤或大面积烧伤丢失蛋白质较多时，除补充高生物价低蛋白外，尚要酌情配以要素膳。蛋白质的供给量可随血液非蛋白氮下降而逐渐提高。高生物价的蛋白质应占总蛋白的 1/3～1/2，可挑选含必需氨基酸丰富的食品如牛奶、鸡蛋等。少尿期要限制入液量，防止体液过多而引起急性肺水肿和稀释性低钠血症。食物中含水量（包括米饭及馒头）及其氧化所生的水亦应加以计算（脂肪生水多，蛋白质和碳水化合物生水较少）。在计算好入液量的情况下，可适当进食各种新鲜水果或菜汁以供给维生素 C 等维生素和无机盐。

（3）要注意钠、钾摄入量：因为急性肾衰竭患者时常有水肿，易发生高钾血症，因此应根据不同水肿程度、排尿量情况及血钠测定结果，分别采用少盐、无盐或少钠饮食。若血钾升高，酌量减少饮食中钾的供给量，以免因外源性钾增多而加重高钾血症。由于各种食物中均含有钾，除避免食用含钾量高的食物外，可以采取冷冻、加水浸泡或弃去汤汁等方法，以减少钾的含量。

案例分析 15-1

1. 急性肾损伤指由多种病因引起的肾功能快速下降而出现的临床综合征。横纹肌溶解综合征是指一系列影响横纹肌细胞膜、膜通道及其能量供应的多种遗传性或获得性疾病导致的横纹肌损伤，细胞膜完整性改变，细胞内容物（如肌红蛋白、肌酸激酶、小分子物质等）漏出，多伴有急性肾衰竭及代谢紊乱。

2. 护理措施包括少尿期护理、多尿期的护理、恢复期护理、心理护理和饮食护理。

（郭美英）

第十六章　内分泌系统疾病患者的重症监护

【目标要求】

掌握：肾上腺危象、垂体危象、甲状腺危象、尿崩症的概念及护理措施。血糖监测的操作步骤及护理要点。

熟悉：肾上腺危象、垂体危象、甲状腺危象、尿崩症的临床表现。血糖监测的适应证。

了解：肾上腺危象、垂体危象、甲状腺危象、尿崩症的病因。血糖数值及临床意义。

内分泌系统是由胚胎中胚层和内胚层发育成的细胞或细腻群（即内分泌腺体）。它们分泌微量化学物质——激素，通过血液循环到达靶细胞，与相应的受体相结合，影响代谢过程而发挥其广泛的全身性作用。内分泌系统与由外胚层发育分化的神经系统相配合，维持机体内环境的平衡，为了保持平衡的稳定，内分泌系统间有一套完整的互相制约、互相影响和较复杂的正负反馈系统。使在外条件有不同变化时，与神经系统共同使内环境仍能保持稳定，这是维持生命和保持种族延续的必要条件。任何一种内分泌细胞的功能失常所致的一种激素分泌过多或缺乏，均可引起相应的病理生理变化。

第一节　重症相关的肾上腺皮质功能不全

引导案例 16-1

患者男，66 岁，因双下肢乏力、恶心、食欲减退 5 个月，加重 9 天，神志淡漠 4 小时入院。患者 5 个月前开始出现双下肢乏力、食欲减退、恶心，在当地医院诊断为"原发性慢性肾上腺皮质功能减退症"。9 天前出现双下肢乏力、恶心及食欲减退加重，无呕吐，4 小时前患者家属发现其神志淡漠、懒言、少语，无对答，无出冷汗，送来急诊，查末梢血糖 1.3mmol/L，急诊拟"肾上腺危象"收入 ICU。入院时患者体温 36.8℃，脉搏 88 次/分，呼吸 18 次/分，血压 84/56mmHg，神志淡漠，懒言，双侧瞳孔等圆等大，直径 3mm，对光反射灵敏。全身皮肤可见弥漫性黑褐色沉着，以额面、下肢为著，双肺呼吸音清。实验室检查：白细胞计数 8.0×10^9/L，血红 116g/L，血糖 12.7mmol/L，Na^+ 124mmol/L，Cl^- 96mmol/L，K^+ 2.4mmol/L，皮质醇 7.68μmol/L。诊断：①原发性慢性肾上腺皮质功能减退症；②肾上腺危象；③低血糖。

问题：

1. 患者存在哪些护理问题？
2. 患者的护理措施有哪些？

肾上腺皮质功能危象简称肾上腺危象，又称急性肾上腺皮质功能不全，是指各种原因导致肾上腺皮质激素突然分泌不足或缺如而引起的一系列危重症群。临床上以低血压、休克、厌食、恶心、呕吐、高热、脱水、精神不振或烦躁不安为特征，及时诊断和干预治疗是提高生存率的关键。本病可发生在原有肾上腺皮质功能减退的患者中，亦可在肾上腺皮质功能良好的人群因急性严重应激而发生。故在重症患者中，常见的肾上腺皮质危重症包括急性肾上腺危象和相对肾上腺皮质功能不全（又称重症相关性肾上腺皮质功能不全）。

【病因与发病机制】

1. 肾上腺皮质功能急性破坏 引起肾上腺皮质急性破坏的原因有如下：①严重感染、败血症引起双侧肾上腺皮质出血、坏死而引起肾上腺危象。②抗凝治疗引起肾上腺出血。③全身性出血性疾病合并肾上腺出血，如 DIC、白血病等。④肾上腺转移癌。⑤外伤引起肾上腺出血。⑥双侧肾上腺静脉血栓形成，可发生于重症烧伤、产后等。

2. 慢性原发性或继发性肾上腺皮质功能减退加重 肾上腺危象多见于慢性原发性或继发性肾上腺皮质功能减退症患者。合并肾上腺皮质功能减退的肾上腺危象患者死亡率可高达 50%。下列情况可诱发肾上腺危象：

（1）未诊断的慢性肾上腺皮质功能减退症患者在应激情况下（感染、劳累、分娩和腹泻等），或使用皮质激素替代治疗患者遇到严重应激情况而未及时增加药物剂量。

（2）长期使用激素替代治疗患者突然停药或迅速减量。

（3）肾上腺皮质功能减退合并原发性甲状腺功能减退在单独使用甲状腺激素替代治疗后，可诱发肾上腺危象。

3. 肾上腺切除术后 双侧肾上腺全切除、次全切除或一侧切除但对侧明显萎缩者，术后如未能给予恰当的激素替代治疗，则易在感染或劳累等应激状态下诱发肾上腺危象。

4. 医源性肾上腺危象 较长时间（2 周以上）使用皮质激素替代治疗的患者，由于垂体-肾上腺轴受外源性皮质激素长期抑制，在药物突然中断、撤药过快或遇到严重应激情况而未及时增加皮质激素时，导致肾上腺皮质不能分泌足够的肾上腺皮质激素而诱发危象。

5. 垂体卒中 产后大出血导致垂体缺血坏死、垂体瘤出血或梗死、垂体柄损伤等造成垂体损伤，影响垂体-肾上腺轴，引起急性继发性肾上腺皮质激素分泌不足或缺如而导致肾上腺危象。

【临床表现】

肾上腺危象的临床表现主要是由肾上腺皮质激素缺乏所引起的相关表现及基础疾病本身的表现。

1. 肾上腺皮质激素缺乏的共同表现 肾上腺危象时，不论其病因为何，大多同时有糖皮质激素和盐皮质激素缺乏所致的共同症状。

（1）循环系统：循环衰竭为本病的主要特征，主要由于血容量减少，血管对儿茶酚胺反应性降低引起，表现为低血压、心动过速、脉搏细弱，甚至休克。

（2）消化系统：表现为厌食、恶心、呕吐、腹胀、腹泻及腹痛。如为肾上腺动、静脉血栓形成引起者，脐旁肋下 2 指处可突然出现绞痛。

（3）神经系统：精神萎靡、烦躁不安、谵妄及意识障碍，重者可出现昏迷。

（4）泌尿系统：由于血压下降及肾血流量减少，可导致肾功能减退，引起尿少、氮质血症，严重者可导致急性肾衰竭。

（5）代谢紊乱：因脂肪动员及利用减少，肝糖原分解增加，糖异生减少，引起低血糖，如出汗、震颤、严重者可出现抽搐及意识障碍。肾脏排钾、排氢能力减弱，可出现低钾血症及轻度代谢性酸中毒。

（6）全身症状：表现为高热或低温，严重脱水和极度乏力。

2. 病因不同所致的特征性临床表现

（1）原发性肾上腺皮质功能减退症者有皮肤黏膜色素沉着，以暴露部位及易摩擦部位明显，常有明显的高钾血症及直立性低血压。

（2）继发性肾上腺皮质功能减退危象者发生低血糖较常见，可有低钠血症，但无明显的高钾血症及皮肤黏膜色素沉着，常伴有其他腺垂体激素缺乏的症状。若为垂体卒中引起，可有头痛、视力下降及视野缺损症状。

（3）急性肾上腺皮质破坏所致危象者可有突然腹部、双胸部、腰部疼痛，伴有高热及休克。流脑所致者可有高热、颅内压增高症状、白细胞升高及脑脊液异常。

（4）长期应用肾上腺皮质激素者有向心性肥胖、多血质、高血压及皮肤菲薄等库欣综合征表现。

【实验室与影像学检查】

1. 实验室检查　患者血钠、血糖、血皮质醇和尿皮质醇降低，血钾可升高、正常或降低，血钙、血肌酐和尿素氮常增高。患者周围血中嗜酸粒细胞计数可增高，伴有感染者常有白细胞和中性粒细胞增高。

2. 影像学检查　有低血压和电解质异常的患者心电图可有非特异性 ST-T 改变；肾上腺有出血、感染或转移瘤患者腹部 CT 显示肾上腺增大或占位性表现。

一旦考虑肾上腺危象，在进行检查的同时应立即开始治疗，不必等待结果，因为尽管基础疾病不同，但治疗原则基本相同。

【诊断】

1. 病史资料　有发生肾上腺危象有基础病和诱因。

2. 临床表现　若有导致肾上腺危象有基础病和诱因，出现下列情况之一者应考虑肾上腺危象：①不能解释的呕吐等消化道症状；②发热、白细胞升高抗生素治疗无效；③顽固性休克；④顽固性低血钠；⑤反复发作的低血糖：⑥不能解释的神经精神症状；⑦精神萎靡、乏力、虚脱与病情不成比例，且出现迅速加深的皮肤色素沉着。

3. 实验室检查　特点为三低（低血钠、低血糖、低皮质醇），三高（嗜酸粒细胞计数增高、高血肌酐、高尿素氮）。

4. 鉴别诊断　注意与其他原因引起的昏迷如糖尿病酮症酸中毒昏迷、急腹症相鉴别。

【治疗原则】

1. 补充糖皮质激素　当高度怀疑肾上腺危象时，应立即静脉滴注氢化可的松或琥珀酸氢化可的松 100～200mg，以后每 6 小时静脉滴注 50～100mg，第 1 个 24 小时的总量达 400mg；因氢化可的松在血浆中的半衰期为 90 分钟，故应持续静脉滴注。多数患者于 24 小时内获得控制。第 2、3 天将氢化可的松减至 300mg，分次静脉滴注。如病情好转减至 200mg，继而 100mg。需注意，若同时存在严重疾病或诱因、应激状态示消除，则予氢化可的松 50～100mg/6h 静脉滴注，直至病情稳定后逐渐减量。可进食时改为口服氢化可的松片 20～40mg 或泼尼松 5～10mg，3～4 次/天。当氢化可的松用量在 50～60mg/24h 以下时，常需加用盐皮质激素如 9a-氟氢可的松 0.05～0.2mg/24h 口服。用药时应注意是否有病情反跳。

2. 纠正水和电解质紊乱

（1）补液：一般认为肾上腺危象时总的脱水量很少超过总体液量的 10%～20%，估计液体量的补充约为正常体重的 6%。根据尿量、尿比重、血压、血细胞比容和心肺功能状况补充血容量，第 1 个 24 小时补充葡萄糖生理盐水 2000～3000ml。如果诊断正确，应再继续进行补液且 4～6 小时血压恢复正常；否则，要进一步查找休克的原因。

（2）高血钾：若治疗前存在高钾血症，当脱水和休克纠正、尿量增多、补充激素和葡萄糖后，一般都能降至正常，无须特殊处理；但有时可能会在经过上述处理后血钾迅速下降，故在治疗过程中应密切观察血钾变化及时处理。如血钾高于 6.5mmol/L 时易发生严重的心律失常，应立即予 5%碳酸氢钠 100ml 缓慢静脉推注。

（3）酸中毒：本病可有代谢性酸中毒，但一般不需补碱。

3. 纠正低血压与休克　在充分补液及使用皮质激素后，血压一般可回升，休克得到纠正。如果上述处理后血压恢复不满意者，应及时使用血管活性药物，避免在未充分补充血容量的情况下给予升压药。

4. 对症和支持治疗 给予全身性支持疗法，包括降温、给氧、镇静及补充葡萄糖等。

5. 诱因、病因的治疗 应积极控制感染等，去除诱因。病情控制不满意者多半因为诱因未消除或伴有严重的脏器功能衰竭，或肾上腺危象诊断不确切。针对各种病因予积极治疗。

【护理评估】

（一）健康史及相关因素

1. 一般情况 患者的年龄、性别、孕产史和职业特点，以及发病时间、经过和发展等。

2. 肾上腺危象的发生情况 患者有无诱发肾上腺危象的因素如感染、脱水、过度劳累及腹泻等。询问患者起病的急缓、病情发展，诊疗情况及疗效。询问患者患病后的精神、活动及饮食情况。

3. 既往史 患者有无慢性肾上腺皮质功能减退症，有无导致发生肾上腺皮质功能减退症的疾病如垂体卒中、外伤及抗凝治疗等。

（二）身体状况

1. 局部 评估各系统的体征和功能状态。

2. 全身 评估患者意识、生命体征及精神神经状况。

（三）辅助检查

查阅患者实验室检查及影像检查等结果，判断病情情况及进展。

（四）心理和社会支持状况

肾上腺危象患者病情重、发展快、预后不佳，患者和家属常有焦虑、恐惧等表现；故应了解他们的心理状态。评估患者、家属、单位对患者的关心程度，以及对疾病、拟采取治疗方案和预后的认知程度。

（五）康复状况

评估患者脏器功能的转归情况等。

【护理问题】

1. 体液不足 与醛固酮分泌减少引起水钠排泄增加，胃肠功能紊乱引起呕吐、腹泻有关。

2. 自理能力缺陷 与患者软弱无力、病情重无法自理有关。

3. 营养失调：低于机体需要量 与无法进食、糖皮质激素缺乏导致食欲下降且消化功能不良有关。

4. 活动无耐力 与皮质醇缺乏导致肌肉无力、疲乏有关。

5. 有受伤的危险 与精神异常、意识障碍有关。

6. 身体意象紊乱 与垂体 ACTH、MSH 分泌增多导致皮肤色素沉着有关。

7. 潜在并发症 休克。

【护理措施】

1. 环境 提供安静的环境，室内温度和湿度恰当，保证患者充分休息。易乏力者应减少活动量。指导患者改变体位时应动作缓慢以免发生直立性低血压。准备好各种急救物品和药品。

2. 病情监测 予心电监护、血氧饱和度监测。密切观察患者神志、生命体征变化；注意尿量、颜色和比重的变化，警惕急性肾衰竭；注意皮肤颜色、湿度、弹性及脱水情况，观察暴露部位及易摩擦部有无皮肤黏膜色素沉着情况。准确记录 24 小时出入量；定时监测血电解质及酸碱平衡情况，尤其是血钾、血钠及血糖情况；密切观察心电监护，及时发现心律失常。结合患者的症状、体征及实验室检查结果等了解患者的病情进展，一旦发现异常及时报告医生并配合抢救。

3. 做好皮肤和口腔护理　患者衣着宽松，出现大汗时应及时更换衣服。对于低体温、低血压、营养状况差的患者应注意保暖。勤翻身拍背，避免皮肤局部受压导致压疮的发生。对于不能进食、高热、昏迷等患者应予口腔护理至少每日 2 次。

4. 安全护理　对于精神异常、抽搐患者应加强安全护理，防止发生意外。留置各种管道时应注意保持管道通畅、防脱管。

5. 饮食护理

（1）合理安排饮食以维持钠钾平衡，给予高蛋白、高碳水化合物及高钠饮食；注意避免进食含钾高的食物以免加重高钾血症，诱发心律失常。病情允许时，可摄入适当的水分。

（2）摄取足够的食盐（8～10g/d），以补充血钠。

（3）食欲下降者应注意根据个人的习惯，注意色香味俱全，及时调整次数。

（4）如不能进食者予鼻饲或肠外营养。

6. 严格执行医嘱　迅速建立 2 条静脉通道并保持静脉输液通畅，按医嘱补充糖皮质激素等，注意观察疗效。补液时应注意速度，防止因输液过快引起心肺功能不全的发生。保持呼吸道通畅及给予吸氧。

7. 给予积极的心理护理　向患者讲解疾病相关知识、转归和预后。关心患者，鼓励患者表达自己的想法，加强护患沟通，进行积极的心理疏导，以增强患者战胜疾病的信心，主动配合治疗及护理。护士要有高度的责任心，操作技术娴熟，以取得患者信任。由于长期药物治疗引起水牛背、向心性肥胖、男性化等症状时，应指导患者克服心理障碍，提高自信。

【护理评价】

1. 患者生命体征是否平稳，症状是否改善。

2. 患者是否安全。

3. 患者焦虑是否减轻或缓解，自信心有无增加。

4. 患者是否存在知识缺乏。

案例分析 16-1

1. 患者存在以下护理问题：

（1）体液不足：与醛固酮分泌减少引起水钠排泄增加，胃肠功能紊乱引起呕吐、腹泻有关。

（2）自理能力缺陷：与患者软弱无力、病情重无法自理有关。

（3）营养失调：低于机体需要量　与无法进食、糖皮质激素缺乏导致食欲下降且消化功能不良有关。

（4）活动无耐力：与皮质醇缺乏导致肌肉无力、疲乏有关。

（5）身体意象紊乱：与垂体 ACTH、MSH 分泌增多导致皮肤色素沉着有关。

（6）潜在并发症：休克。

2. 患者的护理措施包括：病情监测，做好皮肤和口腔护理，安全护理，饮食护理，心理护理。

第二节 重症患者的血糖监护

> **引导案例 16-2**
>
> 患者男，24 岁，因腹痛、恶心 2 天，加重伴发热、呕吐 1 天，意志障碍 6 小时入院。患者 2 天前进食"巧克力西米露"一碗，晚间开始出现上腹痛及恶心，未作处理。昨日患者出现发热，最高体温 38.8℃。今日凌晨出现呕吐，为胃内容物，量少。6 小时前患者出现意识模糊，即由家属送来急诊。急查血糖 26.7mmol/L，患者家属否认患者有消化道疾病病史，最近 1 年患者喜饮水。急诊以 1 型糖尿病，糖尿病酮症酸中毒收入 ICU。入院查患者体温 38.5℃，脉搏 110 次/分，呼吸 26 次/分，血压 138/70mmHg，昏睡状，双侧瞳孔等圆等大，直径 3mm，对光反射灵敏。心、肺、腹、四肢未见异常。实验室检查：血钾 3.62mmol/L，血钠 133mmol/L，血糖 25mmol/L，HbA1c 17.4%，pH 7.1，血酮体（++）。
>
> **问题：**
> 1. 患者的治疗原则是什么？
> 2. 患者的护理措施有哪些？

一、概　　念

血糖是指静脉血浆中葡萄糖的含量。血糖异常是重症医学中常见的病理征象，可发生在患有 1 型或 2 型糖尿病的患者，更多为应激性低血糖。由于危重患者全身症状严重且复杂，血糖异常的症状往往被掩盖，当检测血糖时才发现。因此，对危重患者进行血糖监测，对于控制血糖和改善预后具有重要的意义。

二、适应证和禁忌证

（一）适应证

1. 所有危重症患者入院时。
2. 严重创伤、出血、复杂大手术术后等处于应激状态的患者。
3. 反复出现低血糖的患者。
4. 合并有 1 型或 2 型糖尿病的患者。
5. 接受胰岛素治疗的患者。
6. 接受任何形式的营养支持的患者。
7. 接受连续肾替代治疗的患者。
8. 使用较大剂量的皮质激素的患者。
9. 应用生长激素、生长抑素治疗的患者。

（二）禁忌证

无相关禁忌证。

三、血糖的监测

（一）血糖监测的方法

1. **血浆葡萄糖测定**　采集静脉血，通过生化分析仪检测血浆或血清葡萄糖，此方法准确，是国际认可的诊断糖尿病的监测方法。

2. 毛细血管全血血糖测定　通过血糖仪检测末梢毛细血管全血葡萄糖的测定方法。与血浆葡萄糖测定法比较，此方法存在一定的误差。

3. 皮下组织间液血糖测定　通过检测皮下组织间液的葡萄糖浓度而间接反映血糖水平的方法。对于重症患者，其敏感性、精确性一直为临床医师所关注，处于试验阶段。

通过血糖仪进行重症患者的血糖监测方便、快捷，在临床上普遍采用，本节重点介绍血糖仪操作。

（二）用物准备

1. 血糖仪、试纸条、采血笔、采血针。
2. 75%乙醇、棉棒。

（三）血糖仪血糖测定的操作步骤

1. 评估患者，选择穿刺部位，采血部位通常采用指（趾）端。
2. 核对医嘱，准备好用物。
3. 核对患者，向患者解释血糖测定的目的及注意事项。
4. 用75%乙醇擦拭采血部位，待干后进行皮肤穿刺。
5. 皮肤穿刺后，弃去第一滴血液，将第二滴血置于试纸指定域上。
6. 读取数值。
7. 安置患者，整理床单位，处理用物。
8. 洗手，记录。

四、血糖数值及临床意义

（一）正常血糖

正常成人空腹血糖为 3.9～6.1mmol/L，餐后 2 小时血糖为 3.9～7.8mmol/L，随机血糖＜11.1mmol/L。

（二）异常血糖

（1）当血糖≤3.9mmol/L，应评估患者有无饥饿、心慌、手抖、出冷汗等。

（2）当血糖＜2.8mmol/L，应立即通知医生，按照低血糖处理流程进行处理。

（3）当血糖＞16.7mmol/L，应评估患者有无头痛、恶心、呕吐等高血糖症状，应立即报告医生给予处理。

五、护　理　要　点

1. 空腹血糖是指至少 8～10 小时无热量摄入后测定的血糖。鉴于超过上午 9 时血糖值会受到激素等的影响，所以标本采集应在早上 7～9 时。

2. 餐后 2 小时血糖的时间计算是从进食第一口食物开始。

3. 静脉血浆葡萄糖值受血标本放置时间和保存温度的影响，如血标本在室温下放置 1 小时时，血糖值下降 3%～6%，故血标本要及时送检。

4. 血糖的危急值为 16.7mmol/L。

5. 使用血糖仪检测血糖前应确认血糖仪上的号码与试纸号码一致；确认采血部位的乙醇干

后才能采血，以免血液中混入乙醇影响血糖值；采血时避免局部用力挤压手指，以免组织液渗出影响测试结果。

第三节　垂体危象

　　垂体危象是指腺垂体功能减退的患者未得到适当的治疗，可自发的或在应激情况下发生休克或昏迷等危象表现。因腺垂体功能减退进展缓慢和呈隐匿性，危象发生时常缺少基础病历，而其临床表现复杂多样，极易造成诊断和治疗延误。

【**病因与发病机制**】

　　1. 肿瘤　垂体和下丘脑肿瘤是最常见的病因，包括垂体肿瘤、颅咽管瘤、脑膜瘤及转移瘤等，此类肿瘤患者发病隐匿。

　　2. 血管因素　产后大出血所致的引起的垂体缺血坏死所致的 Sheehan 综合征为引起女性腺垂体功能减退最常见病因，糖尿病等并发外周血管病变亦可引起继发性垂体血管损伤。

　　3. 感染　细菌、病毒、真菌等可通过不同的方式使垂体受损，如垂体脓肿可直接损坏垂体，脑膜炎可影响下丘脑激素传递到腺垂体，脑炎可影响下丘脑神经激素的产生。

　　4. 外伤和手术　部分严重颅脑损伤的患者可引急性腺垂体大片梗死，这类患者大多有颅骨骨折累及颅底或垂体窝，亦可出现垂体血管直接损伤。

　　5. 全身性疾病　全身性疾病累及脑部，如白血病、结节病、淋巴瘤、结核等亦可并发腺垂体功能减退症。

　　6. 诱发因素　垂体危象的常见诱因包括感染、脱水、寒冷、过度劳累、不适当停药、应用麻醉剂和镇静药等。由于患者存在腺垂体功能减退症基础病，在应激状态下激素需要量增加，但腺垂体分泌明显不足，结果出现腺垂体功能衰竭而发生垂体危象。

【临床表现】

1. 与病因有关的临床表现

（1）垂体肿瘤：有头痛、视力障碍，有时出现颅内压增高压症状。

（2）产后腺垂体坏死：产后极度虚弱、无乳汁分泌；低血糖症状、脉细数、尿少；血中尿素氮升高，易并发感染；产后全身恢复慢、月经不来潮，逐渐出现性功能、甲状腺、肾上腺皮质功能等减退的症状。

（3）病变累及下丘脑：神经性厌食或多食；饮水增多，口渴感减退或无渴感；括约肌功能障碍；精神变态；活动能力低下以致不想活动；心动过速、心律不齐。

（4）其他基础疾病的表现：如颅脑外伤、白血病、感染的表现等。

2. 危象前期　危象前期是危象的开始阶段，在一些因素的促发下，使原有的腺垂体功能减退的症状加重，主要表现在精神异常，神志改变，出现胃肠道症状为突出表现。患者精神萎靡、无力，收缩压正常或偏低，脉压小，可出现嗜睡、高热或直立性低血压。胃肠道症状为厌食、恶心、呕吐，可伴有中上腹痛。使用镇静剂、安眠药诱发昏迷的患者可在"睡眠中"进入昏迷状态。

3. 危象期　由于垂体前叶分泌的激素受损种类和范围不同，所发生危象的临床表现各不同，其临床表现为：

（1）低血糖及低血糖昏迷：是垂体危象最常见的表现之一。多因饥饿、感染、注射胰岛素，或因高糖饮食或大量注射葡萄糖后，引起内源性分泌失调导致低血糖而发病。表现为低血糖症状，如神志改变、血压下降、冷汗等，严重者出现昏厥、昏迷、甚至癫痫样发作及低血压。

（2）休克：患者常因缺乏多种激素，主要是肾上腺皮质激素，另外，感染、低血糖都会引起或加重休克。休克的症状常与腺垂体功能减退症状、低血糖症状发生重叠，血压下降是判断是否发生休克的重要指标。

（3）中枢神经抑制药诱致昏迷：垂体功能低下的患者对镇静剂、麻醉药的敏感性增加，常用剂量即可致患者长时期的昏睡甚至昏迷。这些药物包括戊巴比妥、硫喷妥钠、吗啡、哌替啶、巴比妥类、苯巴比妥等。

（4）失钠性昏迷：胃肠功能紊乱、手术、感染等所致的钠丧失，可促发如同原发性肾上腺皮质功能减退症的危象，临床表现为外周循环衰竭和昏迷。

（5）水中毒性昏迷：垂体功能低下的患者存在排水障碍，在进水过多时可发生水潴留，使细胞外液稀释成低渗状态，导致水进入细胞内引细胞水肿和代谢障碍。临床上表现为软弱无力、食欲减退、呕吐、精神紊乱、抽搐、昏迷等。此外，出现低血钠及血细胞比容降低。

（6）感染诱发致昏迷：感染是诱发危象的最常见原因。垂体功能低下的患者因缺乏多种激素易发生感染。临床上表现为感染后易发生意识障碍以致昏迷和休克。

（7）低温性昏迷：少见。常发生在严冬季节，尤其在有黏液性水肿的患者。部分患者在冬季即有意志模糊，当暴露在寒冷中可诱发昏迷，伴有低体温。

（8）垂体切除术后昏迷：手术前已有垂体功能病退平者更易发生。术后诱发昏迷的原因有因垂体功能减退而不能耐受手术严重刺激、局部损伤、术前后有电解质紊乱。

（9）神经系统表现：可表现为急骤发生的剧烈头痛、恶心、呕吐、谵妄、抽搐、甚至昏迷。可有颈项强直。

【实验室与影像检查】

有的患者既往病史不详，且症状特征不明显，难以做出诊断。此时，相关的检查可为垂体危象的诊断提供证据。

实验室检查包括生化检查和内分泌检查。

1. 生化检查　血糖、血钠、血氯、血清游离脂肪酸水平降低，血钾大多正常，BUN 升高。

2. 内分泌检查　①垂体激素水平测定：GH、PRL、ACTH、LH、FSH、TSH 水平均明显降低，但垂体瘤患者可有 PRL 升高。②腺激素水平测定：甲状腺激素（T3、T4、rT3）、肾上腺皮质激素（血皮质醇、尿游离皮质醇、17-OHCS、17-KS）、性激素（雌二醇、睾酮）等各项指标均明显降低。③动态试验：TRH 兴奋试验、LHRH 兴奋试验及 ACTH 刺激试验，可帮助了解下丘脑–垂体–甲状腺轴、下丘脑–垂体–性腺轴、垂体–肾上腺皮质轴功能。

CT 和 MRI 主要用于判断垂体肿瘤；在垂体危象存在严重低血钠时，MRI 可观察到脑水肿、脑白质脱髓鞘改变。

【诊断】

重点询问有关病史和体格检查，一旦疑为垂体危象应立即进行相关检查以明确诊断。

对有垂体功能减退症原发病史者，一旦出现垂体危象的症状即可诊断。

对于既往病史不详的患者，若缺乏明显症状特征，可通过实验室检查及影像学检查进一步确诊。

存在发生垂体危象高发因素的患者，出现昏迷，应警惕是否存在垂体危象。

【治疗原则】

抢救垂体危象成功的关键在于及时正确诊断和抢救，而垂体危象的处理关键措施是正确使用肾上腺皮质激素和恰当补液。

1. 补充肾上腺皮质激素　肾上腺皮质激素是治疗本病的首选药物。抢救危象阶段主张静脉滴注氢化可的松，首日 300mg、第 2 天 200mg、第 3 天 100mg。若无特殊情况第 4 天起改为口服氢化可的松片或泼尼松片每天 3 次，每次 5mg。一般 7～10 天后即可改为生理维持量即每天 5.0～7.5mg。

2. 纠正水电解质紊乱　以葡萄糖盐水为首选，既可纠正低渗状态又可补充糖分。补液量应根据患者尿量、血电解质、血渗透压而定。一般在补充激素的条件下，每天补液 200～300ml；有失钠病史（如呕吐）及血容量不足者，应静脉滴注 5% 葡萄糖生理盐水。对于水中毒患者，给予 10～20mg 泼尼松片口服，不能口服者用氢化可的松 50mg 溶于 50% 葡萄糖溶液 40ml 缓慢静脉注射，然后以氢化可的松 100mg 溶于 5% 或 10% 葡萄糖溶液 250ml 缓慢静脉滴注。

3. 纠正低血糖　包括：①紧急处理：意识障碍或精神异常者，应立即以 50% 葡萄糖溶液 40～80ml 静脉注射以纠正低血糖。②维持治疗：以 10% 葡萄糖溶液持续滴注维持或在数小时后再以 50% 葡萄糖溶液 40～60ml 静脉注射以免再次陷入昏迷；清醒患者应鼓励进食糖水或含糖高食物以防再次发生低血糖。第 1 个 24 小时内糖摄入量不应低于 150～200g（包括口服）。

4. 纠正休克　一般患者经过上述治疗后血压可逐渐恢复，休克得到纠正。一些血压严重下降的病例，上述处理后血压恢复不满意者，应及时使用升压药物及综合性抗休克治疗。

5. 去除诱因和原发病治疗　治疗原发病，根据诱因不同给予治疗。

【护理评估】

1. 健康史　询问患者有无慢性垂体功能减退症，有无可能发生垂体功能减退症的疾病如肿瘤、产后大出血等，有无诱发垂体危象的因素如感染、脱水、过度劳累及使用麻醉药等。询问患者起病的急缓和病情变化情况，诊疗情况及疗效。询问患者患病后的精神、活动情况。

2. 护理体检　评估患者意识、生命体征及精神神经状况；评估重要脏器的功能状态。

3. 辅助检查　查阅患者实验室检查及影像检查等结果，判断病情情况及进展。

4. 心理–社会状况　垂体危象患者自觉症状多而明显、生活自理受限、预后不佳，易对治疗丧失信心；询问患者患病后的反应，有无情绪低落等现象。评估家属、单位对患者的关心程度及对疾病的了解程度。

【护理问题】

1. 清理呼吸道无效　与患者昏迷、抽搐致呼吸道分泌物分泌多、黏稠、咳嗽无力有关。

2. 自理能力缺陷　与患者软弱无力、病情重无法自理有关。

3. 营养失调：低于机体需要量　与食欲下降、无法进食有关。

4. 有受伤的危险　与精神异常、意识障碍有关。

5. 潜在并发症　感染、窒息等。

【护理措施】

1. 环境　患者应安置在易于抢救的房间，准备好各种急救物品和药品。保持安静，室内温度和湿度恰当。

2. 观察病情　予心电监护、血氧饱和度监测，密切观察患者病性变化，包括神志、生命体征、皮肤黏膜、血糖等；准确记录 24 小时出入量；结合患者的症状、体征及实验室检查结果等了解患者的病情进展，一旦发现异常及时报告医生并配合抢救。

3. 做好皮肤和口腔护理　患者衣着宽松，勤更衣。对于低体温、低血压、营养状况差的患者应注意保暖。勤翻身，避免皮肤局部受压导致压疮的发生。对于不能进食、高热、昏迷等患者应予口腔护理至少每天 2 次。

4. 安全护理　昏迷的患者应防坠床，应用保暖措施时防烫伤。对于精神异常、抽搐患者应加强安全护理，防止发生意外。留置各种管道时应注意防误吸、防脱管。

5. 提供合理的饮食，保障营养的供给，促进康复　给予高热量、高蛋白、高碳水化合物、高维生素饮食；适当补充钠盐、注意水分的摄入以纠正低钠血症；如有便秘，可鼓励患者进食高纤维食品如水果、粗粮等；食欲下降者应注意根据个人的习惯，注意色香味俱全，及时调整次数。

6. 及时、准确执行医嘱　开放静脉通道，留置中心静脉导管，纠正水电解质紊乱和酸碱失衡。补液时应注意速度，防止因输液过快引起心肺功能不全的发生。准确使用肾上腺皮质激素。

7. 给予积极的心理护理　向患者讲解疾病相关知识、转归和预后，关心患者，鼓励患者表达自己的想法，加强护患沟通，进行积极的心理疏导，以增强患者战胜疾病的信心，主动配合治疗及护理。由于长期药物治疗引起水牛背、向心性肥胖、男性化等症状时，应指导患者克服心理障碍，提高自信。

【护理评价】

1. 患者意识是否好转，生命体征是否平稳，其他症状是否改善。

2. 患者是否安全。

3. 患者焦虑/恐惧是否减轻或缓解，自信心有无增加。

4. 患者是否存在知识缺乏。

案例分析 16-3

1. 患者存在以下护理问题

（1）清理呼吸道无效：与患者昏迷、抽搐致呼吸道分泌物分泌多、黏稠、咳嗽无力有关。

（2）自理能力缺陷：与患者软弱无力、病情重无法自理有关。

（3）营养失调：低于机体需要量　与食欲下降、无法进食有关。

（4）有受伤的危险：与精神异常、意识障碍有关。

（5）潜在并发症：感染、窒息等。

2. 患者的护理措施包括

（1）先静脉注射 50% 葡萄糖 40~60ml 以缓解低血糖，继而补充 10% 葡萄糖盐水，每 500~1000ml 中加入氢化可的松 50~100ml 静脉滴注，以解除急性肾上腺功能减退危象。

（2）给患者高热护理。

（3）禁用或慎用麻醉剂、镇静剂、催眠药或降糖药等，以免诱发昏迷。

第四节 甲状腺危象

引导案例 16-4

患者男，21 岁，甲亢治疗后 3 个月，发热、大汗淋漓、烦躁 4 小时，由家属护送急诊入院。3 个月前在我院诊断为甲亢，当时甲状腺功能检查为 FT3 28.69pmol/L、FT4＞100pmol/L、hTSH ＜0.01IU/L。用甲巯咪唑治疗（10mg，每天 3 次）。定期查血常规无异常。2 小时前突发寒战、高热、出汗很多，继之烦躁不安，家属见其病情严重，送来急诊。入院检查：体温 39.6℃，脉搏 160 次/分，呼吸 28 次/分，血压 96/65mmHg，神志模糊，烦躁、谵妄，明显消瘦，全身大汗淋漓。甲亢面容，无突眼。甲状腺弥漫性Ⅱ度肿大，质软，结节可疑，甲状腺区可闻及血管杂音。两肺听诊未发现异常。心界不大，心律整齐，心率 160 次/分。右腰部脊柱旁开 3cm 处见一个化脓性病灶，皮损范围约 4cm×3cm，皮肤发红，中央部皮肤已变黑褐色，触诊有波动感。四肢关节无红肿，下肢无水肿。实验室检查：血常规白细胞计数 23.6×10⁹/L，中性粒细胞 0.88，红细胞计数 3.58×10¹²/L，血红蛋白 112g/L，血糖正常，FT3 28.69pmol/L，FT4＞100pmol/L，hTSH ＜0.01IU/L，TRAb 27U/L。诊断：①甲状腺功能亢进症；②甲状腺危象；③右腰部皮肤化脓性感染；④败血症？

问题：

1. 患者的治疗原则是什么？

2. 患者存在哪些护理问题？

甲状腺危象又称甲亢危象，是甲状腺毒症急性加重的一个综合征，发生原因可能与循环中的甲状腺激素水平增高有关。本病多发生于较重甲亢未予治疗或治疗不充分的患者。常见诱因有感染、手术、精神刺激等，临床表现为高热、大汗、心动过速、烦躁、焦虑不安、谵妄、恶心、呕吐、腹泻，严重患者可有心衰、休克和昏迷等。其诊断主要靠临床表现综合判断。临床高度疑似本症及有危象前兆者应按本症处理，其病死率在 20% 以上。

【病因与发病机制】

1. 内科诱因 是甲状腺危象常见的诱发原因，诱因可以是单一的，也可由几种原因合并引起。常见的诱因有：

（1）感染：常见 4/5 内科方面的危象是由感染引起，主要是上呼吸道感染、咽炎、支气管肺炎，其次是胃肠和泌尿道感染，脓毒病。其他如皮肤感染等，均少见。

（2）应激：精神极度紧张、过度劳累、高温、饥饿、药物反应（如过敏、洋地黄中毒等）、心绞痛、心力衰竭、糖尿病酸中毒、低血糖、高钙血症、肺栓塞、脑血管意外，分娩及妊娠毒血症等，均可导致甲状腺突然释放大量甲状腺素进入血中，引起甲状腺危象。

（3）不适当停用碘剂药物：突然停用碘剂，原有的甲亢表现可迅速加重，因为碘化物可以抑制甲状腺激素结合蛋白的水解，使甲状腺素释放减少，此外，细胞内碘化物增加超过临界浓度时，可使甲状腺激素的合成受抑制。由于突然停用碘剂，甲状腺滤泡上皮细胞内碘浓度减低，抑制效应消失，甲状腺内原来贮存的碘又能合成激素，释入血中的激素使病情迅速增重，而不规则的使用或停用硫脲类抗甲状腺药也会引起甲状腺危象，但不多见。

（4）少见原因：放射性碘治疗甲亢引起的放射性甲状腺炎、甲状腺活体组织检查，以及过多或过重或反复触摸甲状腺，使甲状腺引起损伤，均可使大量的甲状腺激素在短时间内释入血中，引起病情突然增重。也有称给碘剂（碘造影剂，口服碘）也可引发甲状腺危象。本合并症也会发生于以前存在甲状腺毒症治疗不充分或始终未进行治疗的患者。

2. 外科诱因　甲亢患者在手术后 4～16 小时内发生危象者，要考虑危象与手术有关。而危象在 16 小时以后出现者，尚需寻找感染病灶或其他原因。另外，甲状腺本身的外伤、手术或身体其他部位的急症手术均能诱发危象。手术引起甲状腺危象的原因有：

（1）甲亢未被控制而行手术：甲亢患者术前未用抗甲状腺药准备，或准备不充分，或虽用抗甲状腺药，但已停用过久，手术时甲状腺功能仍处于亢进状态。或是用碘剂做术前准备时，用药时间较长，作用逸脱，甲状腺又能合成及释放甲状腺素。

（2）术中释放甲状腺激素：手术本身的应激、手术挤压甲状腺，使大量甲状腺激素释入血中。另外，采用乙醚麻醉时也可使组织内的甲状腺激素进入末梢血中。

【临床表现】

弥漫性和结节性甲状腺肿引起的甲亢均可发生危象，多数患者甲状腺肿大明显，不少老年患者仅有心脏异常，尤以心律紊乱或胃肠道症状为突出表现。很多患者可以找出有明显的发病诱因。

典型甲状腺危象临床表现为高热、大汗淋漓、心动过速、频繁的呕吐及腹泻、谵妄，甚至昏迷，最后多因休克、呼吸循环衰竭及电解质失衡而死亡。

1. 体温升高　均有体温急骤升高，高热常在 39℃ 以上，大汗淋漓，皮肤潮红，继而可汗闭，皮肤苍白和脱水。高热是甲状腺危象的特征表现，是与重症甲亢的重要鉴别点。

2. 中枢神经系统　精神变态、焦虑很常见，也可有震颤、极度烦躁不安、谵妄、嗜睡，最后陷入昏迷。

3. 循环系统　窦性或异源性心动过速，常达 160 次/分以上，与体温升高程度不成比例，可出现心律失常，也可以发生肺水肿或充血性心力衰竭。最终血压下降，陷入休克。一般来说，伴有甲亢性心脏病的患者，容易发生甲状腺危象，当发生危象以后，促使心脏功能进一步恶化。

4. 消化系统　食欲极差，恶心、呕吐频繁，腹痛，腹泻明显。恶心，呕吐及腹痛可发生在病的早期。病后体重锐减。肝脏可肿大，肝功能不正常，随病情的进展，肝细胞功能衰竭，常出现黄疸。黄疸的出现则预示病情预后不良。

5. 电解质紊乱　由于进食差、吐、泻及大量出汗，最终出现电解质紊乱，约半数患者有低钾血症，1/5 的患者血钠减低。

临床上，有很少一部分患者的临床症状和体征很不典型，突出的特点是表情淡漠，木僵，嗜睡，反射降低，低热，明显乏力，心率慢，脉压小，恶液质，甲状腺常仅轻度肿大，最后陷入昏迷，甚而死亡。这种类型临床上称为"淡漠型"甲状腺危象，非常少见。

【实验室与影像学检查】

血清 TT4 增高，但并不异于一般甲亢患者。少数患者由于 TBG 浓度下降使 TT3、TT4 下降，此时测 FT3、FT4 更有价值。有些患者可能有黄疸和肝功能异常。

【诊断】

1. 多数患者原有甲亢病史，且未得到有效控制。

2. 出现高热或超高热、大汗淋漓、心血管症状、神经精神症状、胃肠道症状。

3. 实验室检查　血清 TT4 增高，少数患者由于 TBG 浓度下降使 TT3、TT4 下降，有些患者可能有黄疸和肝功能异常。

【治疗原则】

1. 快速抑制 TT3、TT4 合成　因丙硫氧嘧啶兼有抑制 T4 向 T3 转化，故首选丙硫氧嘧啶，首剂 600mg，口服或由胃灌入，如无丙硫氧嘧啶可用甲巯咪唑 60mg；以后每次丙硫氧嘧啶 200mg，甲巯咪唑 20mg，每天 3 次，口服待危象消除后改用常规剂量。

2. 阻止甲状腺激素释放　服用抗甲状腺药 1～2 小时后，用碘/碘化钾，首剂 30～60 滴，以后 5～10 滴，每 8 小时 1 次，口服或由胃管灌入，或碘化钠 0.5～1.0g 加于 5%葡萄糖盐水 500ml 中，缓慢静脉滴注 12～24 小时，视病情好转后逐渐减全，危象消除即可停用。

3. 降低周围组织对甲状腺激素反应　应用肾上腺素能阻滞药普萘洛尔。若无心功能不全，40～80mg，每 6～8 小时口服 1 次。或 2～3mg 加于 5%葡萄糖盐水 250ml 中缓慢静脉滴注。同时密切注意心率、血压变化。一旦危象解除改用常规剂量。

4. 拮抗应激　可用氢化可的松 100mg 或相应剂量的地塞米松加入 5%葡萄糖盐水 500ml 中静脉滴注，每天可用 2～3 次。危象解除后可停用或改用泼尼松（强的松）小剂量口服，维持数日。

5. 抗感染、监护各重要器官功能和防治各种并发症。

6. 支持和对症治疗

（1）吸氧：视病情需要给氧。

（2）镇静药的应用：可选用或交替使用地西泮（安定）10mg，肌内注射或静脉注射，或苯巴比妥钠 0.1g 肌内注射，10%水合氯醛 10～15ml 灌肠，必要时可用人工冬眠 Ⅱ 号半量或全量肌内注射。

（3）积极物理降温：冰袋，酒精擦澡，冷生理盐水保留灌肠，输入低温液体等。

（4）纠正水电解质紊乱：一般输 5%葡萄糖生理盐水溶液，24 小时内可输入 2000～3000ml，根据血钾、尿量合理补钾。

【护理评估】

（一）健康史及相关因素

1. 一般情况　患者的年龄、性别、孕产史和职业特点及发病时间、经过和发展等。

2. 甲状腺危象的发生情况　患者有无诱发甲状腺危象的因素如感染、不当停药及应激等。询问患者起病的急缓、病情发展，诊疗情况及疗效。询问患者患病后的精神、活动及饮食情况。

3. 既往史　患者有无甲状腺功能亢进症的病史等。

（二）身体状况

1. 局部　评估各系统的体征和功能状态。

2. 全身　评估患者意识、生命体征及精神神经状况。

（三）辅助检查

查阅患者实验室检查及影像检查等结果，判断病情情况及进展。

（四）心理和社会支持状况

甲状腺危象患者病情重、发展快、预后不佳，患者和家属常有焦虑、恐惧等表现，故应了解他们的心理状态。评估患者、家属、单位对患者的关心程度及对疾病、拟采取治疗方案和预后的认知程度。

（五）康复状况

评估患者脏器功能的转归情况等。

【护理问题】

1. 体液不足　与胃肠功能紊乱引起呕吐、腹泻有关。

2. 营养失调：低于机体需要量　与代谢率增高导致代谢需求大于摄入有关。

3. 有受伤的危险　与精神异常、意识障碍有关。

4. 潜在并发症　休克。

【护理措施】

1. 做好术前药物准备　术前通过药物降低基础代谢率是甲亢患者手术准备的重要环节。①服用碘剂 2 周，甲亢症状得到基本控制，即可手术。甲亢症状控制标准：情绪稳定，睡眠好转，体重增加，脉率稳定在每分钟 90 次以下，脉压恢复正常，基础代谢率+20%以下。常用的碘剂是复方碘化钾溶液，每天 3 次口服，第 1 天每次 3 滴，第 2 天每次 4 滴，以后逐日逐次增加 1 滴，至 16 滴止，然后维持此剂量。由于碘剂可刺激口腔和胃黏膜，引起恶心、呕吐等不良反应，护士应指导患者饭后用冷开水稀释后服用，或在用餐时将碘剂滴在面包、饼干上服用。②也可先服硫脲类药物，待甲亢症状基本控制后停药，再单独服碘剂 1～2 周后手术。③少数患者服碘剂 2 周后症状改善不明显，可同时服硫脲类药物，待甲亢症状基本控制后停硫脲类药物，再继续单独服用碘剂 1～2 周。④对于常规应用碘剂或合并应用硫脲类药物不能耐受或无反应的患者，可遵医嘱应用普萘洛尔或与碘剂联合应用。此外，术前不用阿托品，以免引起心动过速。

2. 病情监测　予心电监护、血氧饱和度监测。密切观察患者神志、生命体征及尿量的变化；注意皮肤颜色、湿度、弹性及脱水情况；准确记录 24 小时出入量；密切观察心电监护，及时发现心律失常。结合患者的症状、体征及实验室检查结果等了解患者的病情进展，一旦发现异常及时报告医生并配合抢救。

3. 急救护理

（1）碘剂：口服复方碘化钾溶液 3～5ml，紧急时将 10%碘化钠 5～10ml 加入 10%葡萄糖 500ml 中静脉滴注，以降低血液中甲状腺素水平。

（2）氢化可的松：每天 200～400mg 分次静脉滴注，以拮抗应激反应。

（3）肾上腺素能阻滞剂：可选用利血平 1～2mg 肌内注射，或普萘洛尔 5mg 加入葡萄糖溶液 100ml 中静脉滴注，以降低周围组织对儿茶酚胺的反应。

（4）镇静剂：常用苯巴比妥钠 100mg 或冬眠合剂 II 号半量肌内注射，6～8 小时 1 次。

（5）降温：采用药物降温、冬眠药物或物理降温等综合措施，维持患者体温在 37.0℃左右。

（6）静脉给予大量葡萄糖溶液，以补充能量。

（7）吸氧，以改善组织缺氧。

（8）心力衰竭者，可应用洋地黄制剂。

4. 饮食护理　给予高热量、高蛋白、高维生素及矿物质丰富的饮食；禁止摄入有刺激性的食物和饮料，如浓茶、咖啡等。注意避免进食含碘高的食物以免加重病情，如海产品等。病情允许时，可摄入适当的水分。食欲下降者应注意根据个人的习惯，注意色香味俱全，及时调整次数。如不能进食者予鼻饲或肠外营养。

5. 做好皮肤和口腔护理　患者衣着宽松，出现大汗时应及时更换衣服。对于低体温、低血压、营养状况差的患者应注意保暖。勤翻身拍背，避免皮肤局部受压导致压疮的发生。对于不能进食、高热、昏迷等患者应予口腔护理，至少每天 2 次。

【护理评价】

1. 患者生命体征是否平稳，症状是否改善。

2. 患者是否安全。

3. 患者焦虑是否减轻或缓解，自信心有无增加。

4. 患者是否存在知识缺乏。

案例分析 16-4

1. 患者的治疗原则包括快速抑制 TT3、TT4 合成，阻止甲状腺激素释放，降低周围组织对甲状腺激素反应，拮抗应激，抗感染，监护各重要器官功能和防治各种并发症，支持和对症治疗。

2. 患者存在以下护理问题

（1）体液不足：与胃肠功能紊乱引起呕吐、腹泻有关。

（2）营养失调：低于机体需要量　与代谢率增高导致代谢需求大于摄入有关。

（3）潜在并发症：休克。

第五节　尿　崩　症

引导案例 16-5

患者女，因发现尿崩症 5 年，加重 1 个月来诊。患者于 5 年前怀孕 3 个月时出现烦渴、多尿、多饮，喜冷饮，24 小时饮水量及尿量均超过 10L，于当地医院诊断为"尿崩症"，并住院治疗，好转出院。出院后继续服药 1 个月后自行停药。烦渴、多尿、多饮症状无明显加重。胎儿产出后，烦渴、多尿、多饮症状进一步缓解，24 小时饮水量为 2000～3000ml。出院后近 5 年来未服用药物，24 小时饮水量在 3000～5000ml。1 个月前患者烦渴、多尿、多饮加重，遂来诊。门诊拟"尿崩症"收入我院内分泌科。体格检查：体温 36.3℃，脉搏 110 次/分，呼吸 26 次/分，血压 125/80mmHg，体重 46kg，心、肺、腹未见明显阳性体征。专科检查无特殊。实验室检查：尿渗透压 187mosm/L，血渗透压 310.2mosm/L，血钠 147mmol/L，血钾 5.1mmol/L，血氯 108mmol/L，空腹血糖 6.0mmol/L。

问题：

1.患者存在哪些护理问题？

2.患者的护理措施有哪些？

尿崩症(DI)是由于下丘脑-神经垂体病变引起精氨酸加压素(AVP)[又称抗利尿激素(ADH)]不同程度的缺乏，或由于多种病变引起肾脏对 AVP 敏感性缺陷，导致肾小管重吸收水的功能障碍的一组临床综合征。前者为中枢性尿崩症（CDI），后者为肾性尿崩症（NDI），其临床特点为多尿、烦渴、低比重尿或低渗尿。尿崩症常见于青壮年，男女之比为 2∶1，遗传性 NDI 多见于儿童。

【病因与发病机制】

1. 中枢性尿崩症　任何导致 AVP 的合成和释放受损的情况均可引起 CDI 的发生，其病因有原发性、继发性及遗传性三种。

（1）原发性中枢性尿崩症：原因不明，占尿崩症的 30%～50%，部分患者在尸检时可发现下丘脑视上核和室旁核细胞明显减少或消失。

（2）继发性中枢性尿崩症

1）头颅外伤和下丘脑-垂体手术是 CDI 的常见病因，其中以垂体手术后一过性 CDI 最常见，如手术造成正中隆突以上的垂体柄受损，则可导致永久性 CDI。

2）肿瘤尿崩症可能是蝶鞍上肿瘤最早的临床症状。原发性颅内肿瘤主要是咽鼓管瘤或松果体瘤，继发性肿瘤以肺癌或乳腺癌的颅内转移最常见。

3）肉芽肿结节病、组织细胞增多症、类肉瘤、黄色瘤等。

4）感染性疾病脑炎、脑膜炎、结核、梅毒等。

5）血管病变动脉瘤、动脉栓塞等。

6）自身免疫性疾病可引起 CDI，血清中存在抗 AVP 细胞抗体。

7）妊娠后期和产褥期妇女可发生轻度尿崩症，其与血液中 AVP 降解酶增高有关。

（3）遗传性中枢性尿崩症：可为 X 连锁隐性、常染色体显性或常染色体隐性遗传。X 连锁隐性遗传由女性传递，男性发病，杂合子女可有尿浓缩力差，一般症状较轻，可无明显多饮、多尿。常染色体显性遗传可由于 AVP 前体基因突变或 AVP 载体蛋白基因突变所引起。常染色体隐性遗传，常为家族型病例，患者自幼多尿，可能是因为渗透性感受器的缺陷所致。

2. 肾性尿崩症　由于肾对 AVP 无反应或反应减弱所致，病因有遗传性和继发性两种。

（1）遗传性肾性尿崩症：90%的 DNI 患者为 X 连锁遗传，其中至少 90%可检测出 AVP 受体 2 型（AVPR2）基因突变；其余 10%的患者为常染色体遗传，其突变基因为水通道蛋白 2（AQP2），其中 9%为显性遗传，1%为隐性遗传。

（2）继发性肾性尿崩症

1）肾小管间质性病变如慢性肾盂肾炎、阻塞性尿路疾病、肾小管性酸中毒、肾小管坏死、淀粉样变等。

2）代谢性疾病如低钾血症、高钙血症等。

【临床表现】

1. 低渗性多尿　多尿为 DI 患者最显著的症状，CDI 患者一般起较急，日期明确。尿量超过 2500ml/d 或 50ml/（kg·d），并伴有烦渴和多饮。夜尿显著增多，尿量一般在 4L/d 以上，极少数可超过 10L/d，但也有报道可达 40L/d。尿比重为 1.0001～1.0005，尿渗透压为 50～200mOsm/L，明显低于血浆渗透压。长期多尿可导致膀胱容量增大，因此排尿次数有所减少。部分性尿崩症患者症状较轻，尿量为 2.4～5L/d，如限制水分摄入导致严重脱水时，尿比重可达 1.010～1.016，尿渗透压可超过血浆渗透压达 290～600mOsm/L。如果患者渴觉中枢未受累，饮水未受限制，则一般仅影响睡眠，体力软弱，不易危及生命。如果患者渴觉减退或消失，未能及时补充水分，可引起严重失水、血浆渗透压和血清钠水平明显升高，出现极度软弱、发热、精神症状，甚至死亡。一旦尿崩症合并腺垂体功能减退症时，尿崩症可减轻，糖皮质激素替代治疗后症状可再现或加重。

遗传性 NDI 常于婴幼儿期起病，多数有家族史。多以女性传递，男性发病。出生后既有多尿、多饮，如未及时发现，多因严重缺水、高钠血症和高渗透性昏迷而夭折。如能幸存，可有生长缓慢，成年后症状减轻或消失。因患者在婴儿期反复出现失水和高渗状态，可导致智力迟缓和血管内皮受损，颅内和血管可有弥漫性钙化。

2. 原发病的临床表现　继发性尿崩症的患者还有原发病的症状和体征。外伤性 CDI 的患者可表现为暂时性尿崩症和三相性尿崩症。三相性尿崩症可分为急性期、中间期和持续期。急性期表现为多尿，在损伤后发生，一般持续 4～5 天，主要是因为损伤引起神经元休克，不能释放 AVP 或释放无生物活性的前体物质。中间期表现为少尿和尿渗透压增高，由 AVP 从变性神经元中溢出，使循环中 AVP 突然增多所致。持续期表现为持续性多尿，出现时间不定，道标视上核和室旁核内大细胞神经元消失＞90%或垂体柄不可逆损伤＞85%。

妊娠期尿崩症（GDI）是指在妊娠晚期出现，以多尿、低比重尿、烦渴、多饮、电解质紊乱为主要表现的一组症候群，多为一过性。在各种引起 GDI 的因素中，由胎盘分泌的血管加压素酶的作用最为重要，它使 AVP 的降解增加，当人体内 AVP 降解与脑垂体代偿性 AVP 分泌增加之间的平衡被打乱，剩余的 AVP 水平不能维持足够的抗利尿活性，从而引起尿崩症。分娩后此酶水平迅速下降，4 周后血浆中已经检测不到其活性。

【实验室与影像学检查】

1. 尿量 超过 2500ml/d 称为多尿，尿崩症患者尿量多可达 4～20L/d，比重常在 1.005 以下，部分性尿崩症患者尿比重有时可达 1.010。

2. 血、尿渗透压 患者血渗透压正常或稍高（血渗透压正常值为 290～310mOsm/L），尿渗透压一般低于 300mOsm/L（尿渗透压正常值为 600～800mOsm/L），严重者可低于 60～70mOsm/L。

3. 血浆 AVP 测定 正常人血浆 AVP（随意饮水）为 2.3～7.4pmol/L（放射免疫法），禁水后可明显升高。完全性 CDI 患者的血浆 AVP 浓度测不到；部分性 CDI 患者则低于正常范围；NDI 患者的血浆 AVP 水平升高或正常；精神性烦渴患者则在正常范围内或降低。

4. 禁水-加压素试验 比较禁水前后与使用血管加压素前后的尿渗透压变化。

5. 其他 继发性 CDI 需测定视力、视野、蝶鞍摄片、头颅 CT 或 MRI 等，以明确病因。基因突变分析有助于明确遗传性 DI 的分子病因学。

【诊断】

凡有烦渴、多饮、多尿及低比重尿者应考虑本病，必要时可进行血尿渗透压测定和禁水-加压素试验，常可明确尿崩症的诊断，并有助于评估尿崩症的程度和分类。

1. CDI 的诊断要点

（1）尿量多，可达 8～10L/d 或以上。

（2）低渗尿，尿渗透压低于血浆渗透压，一般低于 20mOsm/L；尿比重低，多在 1.005 以下。

（3）饮水不足时，常有高钠血症，伴高尿酸血症，提示 AVP 缺乏，尿酸清除减少致血尿酸升高。

（4）应用兴奋 AVP 释放的刺激试验（如禁水试验、高渗盐水试验等）不能使尿量减少，不能使尿比重和尿渗透压显著增高。

（5）应用 AVP 治疗有明显的效果，尿量减少，尿比重和尿渗透压升高。

2. 部分性 CDI 的诊断要点

（1）至少 2 次禁饮后，尿比重达 1.012～1.016。

（2）禁水后尿渗透压达到峰值时的尿渗透压/血渗透压比值大于 1，但小于 1.5。

（3）对加压素试验敏感。

3. NDI 的诊断要点

（1）有家族史，或患者母亲怀孕时羊水过多史，或可引起继发性 NDI 的原发性疾病史。

（2）多出生后即有症状，婴儿期有尿布更换频繁，多饮、发育缓慢或不明原因发热，儿童和成年期有多尿、口渴、多饮等症状。

（3）尿浓缩功能减低，每天尿量明显增加，比重<1.010，尿渗透压低，多低于 300mOsm/L。

（4）禁水-加压素试验：一般无尿量减少、尿比重和尿渗透压升高，尿渗透压/血渗透压比值<1，继发性 NDI 患者除了尿浓缩功能减退外，其他肾功能亦有损害。

【治疗原则】

1. 替代疗法 AVP 替代疗法主要用于完全性 CDI，部分性 CDI 在使用口服药疗效不佳的情况下也可用 AVP 替代治疗。替代剂包括：①加压素水剂：作用仅维持 3～6 小时，每天须多次注射，长期应用不方便。主要用于脑损伤或神经外科手术后尿崩症的治疗。②垂体后叶粉剂：赖氨酸加压素是一种鼻腔喷雾剂，长期应用可引起慢性鼻炎而影响吸收。鞣酸加压素注射液：

又名长效垂体后叶注射一次可维持 3～5 天，注射前充分混匀，过量可引起水中毒。④1-脱氨-8-右旋精氨酸加压素（DDAVP 或 desmopressin）：是一种人工合成的 AVP 类似物。DDAVP 增强了抗利尿作用，而缩血管作用只有 AVP 的 1/400，抗利尿与升压作用之比为 4000：1，作用时间 12～24 小时，是目前最理想的抗利尿剂，用量视病情确定。

2. 其他抗利尿药物

（1）氯磺丙脲：该药可刺激垂体释放 AVP，并增强 AVP 的水吸收作用，可增加肾小管 CAMP 的生成，但对 NDI 无效。本药可引起严重低血糖，也可引起水中毒，应加注意。

（2）氢氯噻嗪：可使尿量减少一半。其作用机制可能是由于尿中排钠增加，体内缺钠，肾近曲小管重吸收增加，到达远曲小管原尿减少，因而尿量减少。长期服用可引起缺钾、高尿酸血症等，应适当补充钾盐。

（3）卡马西平：能刺激 AVP 释放，使尿量减少，但作用不及氯磺丙脲。

3. 病因治疗 对于继发性尿崩症患者,应尽量治疗其原发病,如不能根治也可基于上述药物治疗。

【护理评估】

（一）健康史及相关因素

1. 一般情况 患者的年龄、性别、孕产史和职业特点及发病时间、经过和发展等。

2. 甲状腺危象的发生情况 患者有无发生尿崩症的原因如垂体肿瘤、脑膜炎等。询问患者起病的急缓、病情发展，诊疗情况及疗效。询问患者患病后的精神、活动及饮食情况。

3. 既往史 患者有无尿崩症的病史等。

（二）身体状况

评估患者症状及体征。

（三）辅助检查

查阅患者实验室检查及影像检查等结果，判断病情情况及进展。

（四）心理和社会支持状况

尿崩症患者主观症状严重、患者和家属常有焦虑等表现；故应了解他们的心理状态。评估患者对疾病、拟采取治疗方案和预后的认知程度。

【护理问题】

1. 体液不足 与抗利尿激素分泌不足或肾脏对抗利尿激素不敏感致多尿有关。

2. 焦虑 与病情难于治愈有关。

3. 潜在并发症 高钠血症。

【护理措施】

（一）病情观察

1. 准确记录患者尿量、尿比重、饮水量,观察液体出入量是否平衡,以及体重变化。

2. 观察饮食情况，如食欲缺乏，以及便秘、发热、皮肤干燥、倦怠、睡眠不佳症状。

3. 观察脱水症状头痛、恶心、呕吐、胸闷、虚脱、昏迷。

（二）症状护理

1. 对于多尿、多饮者应给予辅助与预防脱水，根据患者的需要供应水。

2. 测尿量、饮水量、体重，从而监测液体出入量，正确记录，并观察尿色、尿比重等及电解质、血渗透压情况。

3. 患者夜间多尿而失眠、疲劳及精神焦虑等应给予护理照料。

4. 注意患者出现的脱水症状，一旦发现要及早补液。

5. 保持皮肤、黏膜的清洁。

6. 有便秘倾向者及早预防。

7. 药物治疗及检查时，应注意观察疗效及不良反应，嘱患者准确用药。

（三）一般护理

1. 患者夜间多尿，白天容易疲倦，要注意保持安静舒适的环境，有利于患者休息。

2. 在患者身边经常备足温开水。

3. 定时测血压、体温、脉搏、呼吸及体重。以了解病情变化。

（四）健康指导

1. 患者由于多尿、多饮，要嘱患者在身边备足温开水。

2. 注意预防感染，尽量休息，适当活动。

3. 指导患者记录尿量及体重的变化。

4. 准确遵医给药，不得自行停药。

5. 门诊定期随访。

【护理评价】

1. 患者生命体征是否平稳，症状是否改善。

2. 患者焦虑是否减轻或缓解，自信心有无增加。

3. 患者是否存在知识缺乏。

案例分析 16-5

1. 患者存在以下护理问题

（1）体液不足：与抗利尿激素分泌不足或肾脏对抗利尿激素不敏感致多尿有关。

（2）焦虑：与病情难于治愈有关。

（3）潜在并发症：高钠血症。

2. 患者的护理措施包括病情观察和症状护理。

（徐　红　林锦乐）

第十七章 全身感染与多器官功能障碍综合征

【目标要求】

掌握：全身性感染和多器官功能障碍综合征的基本概念、临床表现及护理措施。

熟悉：全身性感染和多器官功能障碍综合征的临床诊断与监测。

了解：全身性感染和多器官功能障碍综合征病因、发病机制及病理生理。

第一节 全身性感染

引导案例 17-1

患者男，35 岁。因大量饮酒（白酒 500g）伴进食油腻刺激性食物 6 小时后出现中上腹持续刀割样剧烈疼痛，放射至双侧后背部，伴恶心、呕吐。于 2015 年 7 月 26 日 10 时 10 分入住我院 ICU 监护。入院时患者神志昏迷，高热（39.8℃），心率快（135 次/分），血压 82/40mmHg，SPO_2 95%，无尿，末梢循环差，腹膜刺激征阳性，听诊未闻及肠鸣音。诊断为：①急性重症胰腺炎；②感染性休克；③多器官脏器衰竭。入院后予补液、抗感染等对症处理。2015 年 7 月 27 日 12 时 40 分患者无创血压 67/32mmHg，SPO_2 92%，心率 68 次/分，予 5%葡萄糖溶液 50ml+去甲肾上腺素 16mg 深静脉微泵入，8ml/h[5%葡萄糖溶液 41ml+去甲肾上腺素 18mg 以 0.8μg/（kg·min）微泵深静脉内注入]。行桡动脉穿刺，留置桡动脉测压导管监测血压。患者血压波动大，高时 192/101mmHg，低时 58/29mmHg，于翻身或更换微泵药物时更明显。

问题：

1. 全身性感染的定义是什么？

2. 患者的护理措施有哪些？

全身性感染（SEPSIS）和多器官功能障碍综合征（MODS）是重症患者的主要死亡原因。据美国疾病控制中心 2001 年统计，美国每年约有 75 万人发生全身性感染，其中超过 22.5 万人死亡。

【基本概念】

1991 年美国胸科医师协会（ACCP）和重症医学会（SCCM）等讨论和制定了全身性感染及相关的标准化定义并推荐在今后临床与基础研究中应用新的概念及标准。该定义根据机体对感染的临床表现和各器官系统功能障碍的情况，把患者病情划分为从菌血症、全身性感染、严重感染、感染性休克直至多器官功能障碍综合征这样一个疾病严重程度逐渐加重的过程。该定义及同时修订的全身炎症反应综合征（SIRS），有助于临床医生早期发现全身性感染和给予早期治疗，并且对我们加深关于炎症、全身性感染、MODS 发病机制及防治的认识具有十分重要的意义。目前，全身性感染及相关术语的概念和定义逐渐被临床医师所接受及采纳。

（一）感染

感染（infection）是指病原微生物、潜在病原微生物或其毒素侵入机体，引起机体组织局部或全身炎症反应的过程。必须强调，临床上许多感染可能没有微生物学证据。

（二）菌血症

菌血症（bacteremia）指循环血液中存在活体细菌，其诊断依据主要为血培养阳性。同样，也适用于病毒血症（viremia）、真菌血症（fungemia）和寄生虫血症（parasitemia）等。

（三）全身性炎症反应综合征

全身性炎症反应综合征（systemic inflammatory response syndrome，SIRS）是指任何致病因素作用于机体所引起的全身性炎症反应，且患者有 2 项或 2 项以上的下述临床表现：①体温＞38℃或＜36℃；②心率＞90 次/分；③呼吸频率＞20 次/分或 $PaCO_2$＜32mmHg；④外周血白细胞计数＞12×10^9/L 或＜4×10^9/L 或未成熟粒细胞＞10%。

（四）全身性感染

全身性感染（sepsis），既往也称脓毒症，指由感染引起的 SIRS，证实有感染灶存在或有高度可疑的感染灶存在。全身性感染可由任何部位的感染引起，临床上常见肺部感染、腹腔感染、胆道感染、泌尿系统感染、蜂窝织炎、脑膜炎、脓肿等。但是并非所有全身性感染患者都有阳性的血液微生物培养结果，大约有半数的感染性休克患者可获得阳性的血培养结果。

另外，"septicemia"曾译为"败血症"，以往泛指血中存在微生物或毒素。这一命名不够准确，歧义较多，容易造成概念混乱，因此建议不再使用这一名词。

（五）严重全身性感染

严重全身性感染（severe sepsis）是指全身性感染伴有器官功能障碍、组织灌注不良或低血压。

（六）感染性休克

感染性休克（septic shock）是指严重全身性感染患者在给予足量液体复苏后仍无法纠正的持续性低血压，伴有低灌注状态或器官功能障碍。低灌注可表现为（但不限于）乳酸酸中毒、少尿或急性意识障碍。全身性感染所致低血压是指无其他导致低血压的原因而收缩压＜90mmHg 或较基础血压降低 40mmHg 以上。值得注意的是，某些患者由于应用了正性肌力药物或血管收缩药物，在有低灌注状态和器官功能障碍时可以没有低血压，但仍应视为感染性休克。全身性感染、严重全身性感染及感染性休克是反映机体内一系列病理生理改变及临床病情严重程度变化的动态过程，其实质是 SIRS 不断加剧、持续恶化的结果。其中，感染性休克可以认为是严重全身性感染的一种特殊类型，以伴有严重组织灌注不良为主要特征。感染性休克是在全身性感染情况下所特有的，与其他类型休克的血流动力学改变有明显不同。其主要特点为：体循环阻力下降，心输出量正常或增多，肺循环阻力增加，组织血流灌注减少等，属分布性休克的一种类型。

【病因】

SIRS 是机体对各种损害产生的炎症反应，可由感染引起，也可由一些非感染性因素（如胰腺炎、严重创伤、大面积烧伤等）所致。SIRS 是感染或非感染因素导致机体过度炎症反应的共同特征，MODS 则是 SIRS 进行性加重的最终后果。因此，就本质而言，SIRS 作为一临床病理生理反应是 MODS 的基础，也是多病因导致 MODS 的共同途径。SIRS 导致的临床表现越强烈，发生严重感染和（或）感染性休克的可能性越大。

（一）感染性因素

70%左右的 SIRS 由感染引起，临床多见继发于急性腹膜炎、大面积烧伤等的大肠杆菌和绿脓杆菌所致的败血症。肺部感染也是常见的原因，主要发生在老年人。

（二）非感染性因素

严重的组织创伤，如多发性骨折、大面积烧伤、大手术或低血容量性休克等情况下，患者有全身性感染的典型症状，但血中监测不到细菌或内毒素，主要是由创伤的直接损害作用和坏死组织介导的炎症级联反应导致的。急性出血性坏死性胰腺炎也是引起 SIRS 的一个重要原因。

【发病机制及病理生理】

全身性感染的发病机制仍然是重症医学领域研究的热点与难点之一。尽管脏器功能支持的水平不断提高，但是临床治愈率仍未有大的提高，病死率始终徘徊在 30%～50%。究其原因，关键是全身性感染及感染性休克的发病机制尚未明了，它涉及复杂的机体全身炎症网络效应、基因多态性、免疫功能障碍、凝血及组织损害，以及宿主对不同病原微生物及其毒素的不同反应等多个方面，与机体多系统、多器官病理生理改变密切相关。

（一）细菌内毒素与全身性感染

在全身性感染的发病机制中，一般认为细菌的内毒素对其发生发展具有促进作用。大量研究显示，内毒素具有极广泛而又复杂的生物学效应，全身性感染、MODS 病理生理过程中出现的失控炎性反应、免疫功能紊乱、高代谢状态及多器官功能损害均可由内毒素直接或间接触发。

内毒素是革兰阴性菌细胞壁的脂多糖（lipopolysaccharide，LPS）成分，见于细胞壁的外膜，细菌溶解时被释放。脂多糖分子包含三个部分：最外层是一系列低聚糖，根据细菌种类不同具有多种结构和抗原性；中间区域的低聚糖在革兰阴性菌中具有相似性，抗原多样性较少；最内层部分是脂质 A，见于需氧和厌氧的革兰阴性杆菌，具有高度的免疫活性，被认为与内毒素的大多数毒性作用有关。

内毒素从革兰阴性菌释放出来后与内毒素结合蛋白（LBP）结合，这种结合可大大加强内毒素的生物学作用。LBP 复合物随后作用于单核细胞、巨噬细胞表面的特异性 CD14 受体，通过激活 Toll 样受体-4（TLR4）和随之触发级联反应，活化核因子 κB（NF-κB），后者作用于细胞核使之释放细胞因子。此外，内毒素还可激活补体系统和凝血反应。

初步证实，革兰阳性菌、真菌、病毒和寄生虫病原体的成分也通过激活其他相应的 TLRs 触发一系列级联反应，释放 TNF-α 和其他细胞因子。目前认为，TLR 是机体天然免疫反应的重要环节，激活后所释放的细胞因子在机体抗病、修复和愈合中起重要作用。健康时，促炎性（proinflammatory）因子与抗炎性（anti-inflammatory）因子的活性处于精微的平衡状态。疾病状态下，促炎和抗炎反应一旦失去平衡，则可能导致器官功能损害。

（二）炎症介质与全身性感染

感染激活机体单核巨噬细胞系统及其他炎性反应细胞，产生并释放大量炎性介质，是导致全身性感染发生的基本原因。内源性炎性介质，包括血管活性物质、细胞因子、趋化因子、氧自由基、急性期反应物质、生物活性脂质、血浆酶系统产物及血纤维蛋白溶解途径等。它们相互作用形成网络效应，一旦失控，可引起全身各系统、各器官的广泛损伤。细胞因子是由效应细胞分泌的细胞外信号蛋白，具有强大的生物学活性和调节自身细胞、邻近细胞和远隔部位细胞行为的作用。细胞因子通常分为促炎细胞因子和抗炎细胞因子，其中肿瘤坏死因子-α（TNF-α）可能在全身性感染的发生、发展中具有重要作用。健康动物注射内毒素后可在血浆中测出游离

TNF-α，并诱发许多类似革兰阴性菌感染的症状。动物注射抗 TNF-α 单克隆抗体具有保护作用，特别是在给予内毒素之前注射抗体时。但 TNF-α 并非单独发挥作用，内毒素和上述细胞因子可广泛影响各种细胞（包括内皮细胞、中性粒细胞、淋巴细胞、肝细胞和血小板等）和血浆成分（如补体、凝血系统等），导致各种内源性介质（IL-1、IL-6、IL-8、PAF、前列腺素、白三烯等）进一步释放，从而触发对机体有害的级联反应。

（三）免疫功能紊乱与全身性感染

免疫功能紊乱在全身性感染发生、发展过程中具有重要作用。全身性感染的发生、发展和机体过度释放众多炎症介质，导致失控性全身炎症反应和免疫功能紊乱密切相关。严重全身性感染及 MODS 后期，患者免疫力往往减弱，尤其是细胞免疫功能严重受抑。全身性感染免疫功能紊乱的机制，一方面是 T 细胞功能失调，即炎症介质向抗炎反应漂移，另一方面则表现为细胞凋亡与免疫无反应性。调节性 T 细胞（Treg）作为免疫系统的重要调节细胞之一，在全身性感染复杂的免疫调节网络中主要发挥着对细胞免疫的抑制作用。全身性感染时机体表现为 Treg 水平持续增高，从而加剧免疫无反应状态，表现为对抗原刺激不发生反应性增殖并且也不分泌细胞因子 IL-2。因此，清除机体内过多的 Treg 可能是免疫调理全身性感染的新思路。目前的观点认为，在全身性感染中机体启动促炎反应的同时也启动了抗炎反应，只是在炎症发展的不同阶段二者作用主次不同，表现为早期以炎症反应为主，晚期则以抗炎反应为主或表现为混合抗炎反应。其中值得关注的是，全身炎症反应能够导致多种免疫细胞凋亡程序发生改变，后者又进一步造成或加剧了免疫炎症反应紊乱。所以，无论实施抗炎或免疫刺激，单一治疗均不足以有效逆转免疫炎症反应紊乱，如何调节免疫反应，恢复促炎和抗炎的平衡值得进一步研究。

（四）凝血功能紊乱与全身性感染

在全身性感染发生发展过程中凝血活化、炎症反应及纤溶抑制相互作用，其中凝血活化是全身性感染发病的重要环节。凝血酶联接触系统的激活和吞噬细胞的活化使机体产生相同的炎症反应，二者相互作用，互为因果，形成恶性循环。内毒素和 TNF 通过诱发巨噬细胞和内皮细胞释放组织因子，可激活外源性凝血途径，被内毒素激活的凝血因子Ⅻ也可进一步激活内源性凝血途径，最终导致弥散性血管内凝血（disseminated intravascular coagulation，DIC）的发生。重要器官的微血管内血栓形成可导致器官功能衰竭，而凝血因子的消耗和继发性纤溶系统的激活可导致凝血功能障碍，导致临床出血发生。目前已观察到全身性感染患者体内凝血抑制剂水平明显下降，且国外动物实验已证实，在全身性感染动物模型中给予凝血抑制剂替代治疗后动物死亡率明显下降。因此，补充抗凝物质，重新恢复凝血平衡，可终止失控的全身炎症反应，可能成为治疗全身性感染及 MODS 新的治疗方法。

（五）肠道细菌/内毒素易位与全身性感染

肠道是机体最大的细菌及内毒素储存库，肠道细菌/毒素易位所致感染与随后发生的全身性感染及 MODS 密切相关。大量研究表明，严重损伤后的应激反应可造成肠黏膜屏障破坏、肠道菌群生态失调及机体免疫功能下降，从而发生肠道细菌/毒素易位，触发机体过度的炎症反应，导致器官功能损害。临床上即使部分患者经过积极的液体复苏等治疗改善了全身血流动力学状态，但肠道缺血可能仍然存在，并可能导致肠道细菌/内毒素易位的发生。因此，肠道因素在全身性感染发生发展中的作用不容忽视。

（六）基因多态性与全身性感染

全身性感染患者的临床表现呈现多样性，包括实验室生化指标差异很大。临床可以见到两个受到同一种病原微生物感染的患者，其临床表现、预后截然不同。全身性感染的临床表现多样性与环境因素、疾病的过程等固然相关，但遗传因素对全身性感染的发生、发展起了重要的作用。德国的 Frank 教授在国际上首次报道了 TNF 基因多态性与全身性感染易感性、转归的相关性研究，从此掀起了从分子遗传学水平上研究炎症介质基因多态性在全身性感染发病机制、防治作用中的热潮。不难理解机体对病原微生物入侵后是否产生免疫应答、应答的强弱及炎症介质释放方式在一定程度上受到遗传因素影响，基因多态性将影响个体细胞因子产生水平、免疫应答反应强度、全身性炎症反应和全身性感染的发生与发展。

【临床表现】

全身性感染患者一般都会表现出 SIRS 的多种特征。最常见的有发热、心动过速、呼吸急促及血白细胞增加。以往的标准认为只要具备其中两项即可初步诊断为 SIRS，但是 2001 年"国际全身性感染专题讨论会"认为 SIRS 诊断标准过于敏感，无特异性，并且将全身性感染的特征作了较多的更改，以更好地反映全身性感染的临床表现（表 17-1）。虽然这些指标均无特异性诊断价值，但当其他原因无法解释这些指标异常时，则可考虑全身性感染的可能。总结起来，全身性感染患者的临床表现可分为三类：原发感染灶的症状和体征，全身炎症反应的症状，以及全身性感染进展后出现的休克、进行性器官功能障碍等。

【辅助检查】

1. 血白细胞计数显著增高，常达（20～30）×10^9/L 以上，或降低、核左移、幼稚型增多，出现中毒颗粒。

2. 不同程度的氮质血症或溶血；尿中出现蛋白、管型和酮体等肝、肾功能受损的表现。

3. 寒战高热时作血液细菌或霉菌培养。

4. 动脉血乳酸盐测定反映细胞缺氧程度，正常值为 1.0～1.5mmol/L。休克时间越长，血流灌注障碍越严重，动脉血乳酸盐浓度也越高，提示病情严重，预后不良。

5. 血浆电解质测定　测定血钾、钠、氯等可了解体液代谢或酸碱平衡失调的程度。

6. DIC 的监测　疑有 DIC 时，应测血小板、出凝血时间、纤维蛋白原、凝血酶原时间及其他凝血因子。血小板低于 80×10^9/L、纤维蛋白原小于 1.5g/L、凝血酶原时间较正常延长 3s 以上时应考虑有 DIC（表 17-1）。

表 17-1　全身性感染可能的症状和指标

全身反应	发热、寒战、心动过速、呼吸加快、白细胞总数改变
感染表现	血清 C 反应蛋白或前降钙素增高，突发寒战、高热，可达 40～41℃或体温不升
血流动力学改变	心输出量增多，全身血管阻力降低，氧摄取率降低，心率加快，脉搏细数，呼吸急促甚至呼吸困难
代谢变化	血糖增高，胰岛素需要量增多，不同程度的代谢性酸中毒
组织灌注变化	皮肤灌注改变，尿量减少，血乳酸增高，出现皮下出血、瘀斑等
器官功能障碍	尿素氮或肌酐增高，血小板减少，高胆红素血症等
神经系统改变	头痛、头晕，神志淡漠或烦躁、谵妄，神志昏迷
消化系统障碍	恶心、呕吐、腹胀

【诊断标准】

在确定感染的基础上，同时伴有全身炎性反应的临床表现、炎症指标、血流动力学指标、器官功能障碍指标及组织灌注指标五个方面（表 17-2）。

表 17-2　全身性感染的诊断标准

全身情况	发热（体温＞38.3℃），低温（＜36℃）； 心率＞90 次/分或＞年龄正常值之上 2 个标准差； 呼吸急促（呼吸＞20 次/分）； 意识障碍； 明显水肿或液体正平衡（24 小时超过 20ml/kg）； 高血糖症（血糖＞7.7mmol/L，原无糖尿病）
炎症参数	WBC 增多（WBC ＞12×10⁹/L），WBC 减少（WBC＜4×10⁹/L），WBC 计数正常但伴有不成熟细胞 ＞10%； 血浆 C 反应蛋白＞正常值 2 个标准差； 血浆前降钙素＞2 个标准差
血流动力学参数	低血压（SBP＜90mmHg，MAP＜70mmHg，或成人 SBP 下降幅度＞40mmHg，或低于年龄正常值之 下 2 个标准差）； 混合静脉血氧饱和度（SvO₂）＞70%b；心排血指数＞58.3ml/（s·m²）；
器官功能障碍参数	动脉血氧含量过低（PaO₂/FiO₂＜300），动脉血氧含量过低（PaO₂/FiO₂＜300）； 肌酐增高＞414mmol/L； 凝血异常（INR＞1.5 或 APTT＞60s）； 肠麻痹（肠鸣音消失）； 血小板减少（＜100×10⁹/L）； 高胆红素血症（血浆总胆红素＞710mmol/L）
组织灌注参数	高乳酸血症（＞3mmol/L）； 毛细血管再充盈时间延长或皮肤出现花斑

　　由于 SvO_2＞70%，CI 3.5～50.5L/（min·m²）在小儿均属正常。因此，两者不可用作诊断新生儿或小儿的指标。小儿全身性感染的诊断标准是炎症的表现加上感染（伴有高体温或肛温：直肠温度＞38.5℃或＜35℃），心动过速（低体温患者可能不出现），并至少有以下器官功能障碍表现之一：意识改变、血氧含量过低、血乳酸水平增高或水冲脉。

　　值得注意的是，从表 17-2 可以看出，表中所列诸多指标均非全身性感染诊断的特异性指标。各项指标都可能会出现于许多非全身性感染的内外科急慢性疾病过程中。因此，只有在这些指标难以用其他疾病解释时，才可用于考虑全身性感染的诊断。诊断标准也未强调在感染的基础上必须符合几条或几条以上表现才可诊断全身性感染，而是更加倾向于以异常的指标结合各临床专科的具体病情变化，以相对灵活的方式做出不拘泥于标准从而更加符合临床实际的全身性感染临床诊断。

【治疗原则】

本病治疗包括处理原发病灶、控制感染和全身支持疗法。

全身性感染的治疗仍然是病因治疗和支持治疗。近年来器官功能的支持治疗已经取得长足的进步，支持治疗几乎涉及了全身所有的器官，包括血流动力学支持、呼吸支持、控制病灶、抗菌药治疗、血液净化治疗、抗凝治疗、营养支持、恰当地使用镇静镇痛药、免疫调理，以及其他支持治疗等。2001 年一项由欧洲重症学会（ESICM）、美国重症学会（SCCM）和国际全身性感染论坛（ISF）发起的"拯救全身性感染战役"（surviving sepisis campaign，SSC）启动，2003年 6 月 SSC 成员中的 44 位专家基于循证医学的标准共同制订了新的全身性感染治疗指南，提出了多达 40 项成人和儿童全身性感染的治疗建议。2008 年年初，在 2004 年的治疗指南基础上，来源于新的研究，为再次发布全身性感染的治疗指南提供了循证依据。指南制定的循证医学依据主要来源于全身性感染发病机制的研究和大样本、多中心的临床随机对照研究（RCT）。纵观新的指南，主要以综合支持治疗为主，如早期液体复苏、感染控制、机械通气、维持器官功能稳定、激素治疗等。

（一）监测

组织灌注监测有助于全身性感染治疗。严重全身性感染和感染性休克具有一系列反映组织低灌注的临床表现，如 MAP 降低和尿量减少，皮肤温度降低等，这些征象可以作为感染性休克的诊断依据和观察指标，但这些指标的缺点是不够敏感，也不能较好地反映组织氧合。因此反映机体血流动力学和微循环的指标显得尤为重要。

1. CVP 和肺动脉嵌压（PAWP）　CVP 和 PAWP 分别反映右心室舒张末压和左心室舒张末压，都是反映前负荷的压力指标。一般认为将 CVP 提高到 8～12mmHg，将 PAWP 提高到 12～15mmHg 可作为感染性休克的早期治疗目标。

2. 中心静脉血氧饱和度（$ScvO_2$）和混合静脉血氧饱和度（SvO_2）　$ScvO_2$ 是早期液体复苏重要的监测指标之一，SvO_2 反映组织器官摄取氧的状态。在严重全身性感染和感染性休克早期，全身组织灌注就已经发生改变，即使血压、心率、尿量和 CVP 处于正常范围，此时可能已经出现了 SvO_2 的降低，提示 SvO_2 能较早地反映病情变化。一般情况下 SvO_2 的范围在 65%～75%。临床上，SvO_2 降低常见的原因包括心输出量减少、血红蛋白氧结合力降低、贫血和组织氧耗增加。

3. 血乳酸　全身性感染时，组织缺氧使乳酸生成增加。在常规的血流动力学监测指标改变之前，组织低灌注和缺氧就已经存在，乳酸水平已经升高，血乳酸水平升高和疾病严重程度密切相关，当感染性休克血乳酸＞4mmol/L，病死率高达 80%，因此血乳酸浓度可作为评价疾病严重程度和预后的重要指标之一。但是仅以血乳酸浓度尚不能充分反映组织的氧合情况，如在肝功能不全的患者，血乳酸可能明显升高。因此，动态检测血乳酸浓度变化或计算乳酸清除率对于疾病预后的评价更有价值。

4. 组织氧代谢　胃肠道血流低灌注导致黏膜细胞缺血缺氧，H^+ 释放增加与 CO_2 聚积。消化道黏膜 pH（pHi）是目前反映胃肠组织细胞氧合状态的主要指标，研究表明，严重创伤患者 24 小时连续监测 pHi，pHi＞7.30 的患者存活率明显高于 pHi＜7.30 的患者，当 pHi＜7.30 持续 24 小时，病死率高达 85%。随着对休克患者局部氧代谢的研究，舌下 $PaCO_2$ 与 pHi 存在很好的相关性，并且可以在床旁直接观察和动态监测，成为了了解局部组织灌注水平的新指标。

（二）液体复苏

1. 早期液体复苏　全身性感染血流动力学改变的基础是外周血管收缩舒张功能异常，从而导致血流的分布异常，在感染发生的早期，由于血管的扩张和毛细血管通透性改变，往往出现循环系统的低容量状态，表现为感染性休克（经过初期的补液试验后仍持续低血压或血乳酸浓度≥4mmol/L）。早期液体复苏有助于改善感染性休克患者的预后。指南推荐 6 小时早期复苏目标应达到：①中心静脉压（CVP）：8～12mmHg（机械通气患者为 12～15mmHg）；②平均动脉压（MAP）≥65mmHg；③尿量≥0.5ml/（kg·h）；④$ScvO_2$≥70% 或 SvO_2≥65%。在严重感染或感染性休克患者前 6 小时内 CVP 达标，而 $ScvO_2$ 或 SvO_2 未达到目标要求时，应输入浓缩红细胞（RBC）使血细胞比容（Hct）≥30% 和（或）给予多巴酚丁胺不超过 20μg/（kg·min）以达到该治疗目标。

2. 液体管理　在液体的选择上，胶体和晶体液的效果及安全性是相同的；晶体液的分布容积比胶体液大，为了达到同样的复苏效果，可能需要更多的晶体，从而导致水肿，因此液体选择更多需要临床医生根据患者的具体情况进行选择。对于怀疑有低血容量的患者进行补液试验时，应在 30 分钟内给予至少 1000ml 晶体液或者 300～500ml 胶体液；对于感染性休克患者，可能需要更快的补液速度及更大的补液量；当患者心脏充盈压（CVP 或肺动脉嵌压）增高而血流动力学无改善时，应该减慢补液速度。

（三）控制感染

1. 病原微生物培养 使用抗生素之前应尽快针对留取标本送病原微生物培养。为了更好地识别病原微生物，至少要获得两份血培养标本，其中一份来自外周静脉，另一份经每个留置导管的血管内抽取（导管留置时间＞48小时）；对于其他可能的感染部位，也应该获取标本进行培养，如尿液、脑脊液、伤口分泌物、呼吸道分泌物或者其他体液。

2. 抗生素的使用 一旦确定严重全身性感染或感染性休克的最初1小时内，应尽早输注抗生素；在使用抗生素前应该进行病原微生物培养，但不能因此延误抗生素的给药；初始的经验性抗生素治疗应该包括一种或多种药物，且对所有可能的病原体[细菌和（或）真菌]有效，而且能够在可能的感染部位达到足够的血药浓度。抗生素治疗应每日进行评估，以确保获得最佳的疗效，同时应防止耐药的发生、减少毒性并降低治疗费用。对已经或可能由假单孢菌感染患者应该联合使用抗生素；对伴有中性粒细胞减少的患者应该经验性联合使用抗生素。经验性使用抗生素的时间不宜超过3～5天，一旦获得药敏试验的结果，应该尽快降阶梯治疗，改用最有效的单药治疗。抗生素治疗的疗程一般为7～10天，并应关注临床反应。对于临床反应较慢、感染灶无法引流或免疫缺陷（包括中性粒细胞减少症）的患者可能需要延长疗程。如果证实目前的临床症状是由非感染因素引起，应该立即停止使用抗生素，以尽可能减少产生耐药病原体或发生药物相关不良反应的可能性。

3. 清除感染源 由于某些特定解剖部位的感染（如坏死性筋膜炎、弥漫性腹膜炎、胆管炎、肠梗死）需要采取紧急的治疗措施，所以应该尽快寻找病灶、做出诊断或排除诊断；在此基础上，对所有严重全身性感染的患者都应该采取干预措施清除感染源，特别是脓肿和局部感染灶的引流、感染坏死组织的清除、潜在感染器材的去除、或可能发生感染的微生物污染源的去除等。当需要采取干预措施处理感染源时，应该选择对生理功能影响最小的有效手段（如经皮穿刺引流脓肿要优于外科手术）。如果认为血管内植入物是严重全身性感染或感染性休克可能的感染源，那么在建立其他的静脉通道后迅速去除该器材。

4. 血管活性药物和正性肌力药物 低外周血管阻力是全身性感染与感染性休克主要的特征，即使经过初始的积极目标指导性液体复苏，仍然不能维持循环，或者不能达到复苏目标，可考虑应用血管活性药物和（或）正性肌力药物以提高和保持组织器官的灌注压。常用药物包括去甲肾上腺素、多巴胺、多巴酚丁胺等。

（1）液体复苏，积极使用血管活性药。

（2）在制订 MAP 治疗目标时应考虑到患者以前存在的基础疾病。

（3）去甲肾上腺素或多巴胺可作为纠正感染性休克低血压时首选的血管加压药物（在建立中心静脉通路后应尽快给药），肾上腺素、去氧肾上腺素或抗利尿激素不作为感染性休克的首选升压药物。

（4）目前尚无证据支持低剂量多巴胺可保护肾功能。

（5）CVP 达标，而 $ScvO_2$ 或 SvO_2 未达到目标要求时，应输入浓缩红细胞（RBC）使血细胞比容（Hct）≥30%和（或）给予多巴酚丁胺不超过 20μg/（kg·min）以达到该治疗目标。

5. 糖皮质激素和免疫治疗 对于依赖血管活性药的感染性休克患者，目前推荐小剂量糖皮质激素治疗，氢化可的松每日 200～300mg，分 3～4 次给药。全身性感染的免疫调理治疗曾经使人们对改善全身性感染的预后寄予极大希望。但临床免疫治疗全身性感染的可行性还处于初级研究阶段，2004 年和 2008 年的治疗指南均未提及全身性感染的免疫调理。

【护理评估】

（一）健康史及相关因素

1. 一般情况　患者的年龄、性别、婚姻和职业特点，以及发病时间、经过和发展等。

2. 感染的发生情况　患者是否有严重创伤、局部感染及化脓性感染；感染发生的时间、经过、病情进展及发病后的治疗情况等。有无静脉内留置导管、留置时间、是否发生感染。

3. 既往史　患者有无免疫缺陷、营养不良、糖尿病及全身性疾病；有无长期应用广谱抗生素、免疫抑制剂、皮质激素或抗癌药物等病史；有无抗生素过敏史等。

（二）身体状况

1. 局部　了解原发感染灶的部位、性质、分泌物或脓液的性状；炎症的范围，是否扩大、组织破坏程度有无加重，有无皮肤瘀点、瘀斑等。

2. 全身　了解患者有无突发寒战、高热；头痛、头晕、恶心、呕吐、腹胀；评估患者的面色、神志、心率、脉搏、呼吸及血压等的变化；患者有无代谢失调、代谢性酸中毒、感染性休克及多器官功能障碍等表现。

（三）辅助检查

了解血常规、肝、肾等重要器官的检查及血液细菌或霉菌培养的结果；重要脏器检查结果有无异常等。

（四）心理和社会支持状况

多数全身性感染患者起病急、病情重、发展快，患者和家属常有焦虑、恐惧等表现；故应了解他们的心理状态，评估患者和家属对疾病、拟采取治疗方案和预后的认知程度及患者对医院环境的适应情况。

（五）康复状况

评估患者原发感染灶和（或）全身性感染是否控制；是否并发感染性休克及并发症的转归情况等。

【护理问题】

1. 体温过高　与全身性感染有关。

2. 潜在并发症　感染性休克、电解质紊乱等。

3. 焦虑　与突发寒战、高热、头痛及心率、脉搏、呼吸等的改变有关。

【护理措施】

（一）防治感染，维持正常体温

1. 密切观察　注意患者的体温、脉搏变化及原发感染灶的护理效果等，注意发热类型、程度及经过，特别是抗生素使用前后体温变化，以便为选择敏感抗生素提供必要依据。

2. 加强静脉留置导管的护理　严格无菌操作，坚持每天常规消毒、清洁静脉留置导管入口部位，以免并发导管性感染。

3. 根据医嘱及时、准确应用抗生素　必要时应定时留取标本监测抗生素药物血药浓度。

4. 加强营养支持　全身性感染患者因全身炎症、应激和禁食的原因，代谢率增高，分解代谢增强，若热量和营养不足易致营养不良和贫血，进一步降低机体防御能力和愈合能力。按医嘱合理安排输血、输液或肠内、外营养支持,以增强机体抗感染能力。

5. 维持正常体温 高热患者,给予物理降温或按医嘱应用降温药。中度热可冰敷全身大血管,高热可给予冰毯降温。使用冰毯时注意控制降温速度,以防降温过快而出现寒战,增加机体耗氧量。

6. 及时做血培养 患者寒战、高热发作时,协助医生采集血标本作细菌或真菌培养,以利于确定致病菌和及时治疗。

7. 加强基础护理 每天 4 次口腔护理,2 次会阴冲洗,防止呼吸道、泌尿道逆行感染。患者持续高热,水分丢失多,应及时湿润,以防嘴唇干裂。

(二)观察和防治并发症

1. 感染性休克 严密观察病情,及早预防和发现休克,休克早期认识交感神经活动兴奋的症状与体征,严密观察病情变化、制订相应治疗方案是抢救成败的关键。如出现下列症状,要警惕感染性休克的发生。①体温骤升或骤降,突然高热、寒战或体温达 38~40℃;②意识的改变,如表情淡漠、烦躁不安、嗜睡等;③皮肤的改变:皮肤潮红或湿冷发绀;④血压<80/50 mmHg(1mmHg=0.133kPa),原有高血压者血压下降 20%或下降 20 mmHg,脉压<30mmHg,心率快;⑤少尿。实验室检查:血小板和白细胞(主要为中性粒细胞)减少;不明原因的肝、肾功能损害等。一旦发生休克时,应立即给患者安置休克体位,即患者头部和躯干抬高 20°~30°,下肢抬高 15°~20°,可防止膈肌及腹腔脏器上移而影响心肺功能,以利于增加回心血量,改善脑血流量,利于呼吸,减轻组织缺氧。

2. 遵医嘱静脉输液 应根据患者丢失的液体量和生理需要,安排好液体输注的顺序和速度,根据血压和血流动力学监测情况调整输液速度(表 17-3)。感染性休克患者,尽早恢复有效循环血量是休克好转的关键,因而应尽快积极液体复苏,可遵医嘱快速大量补液,同时必要时应用多巴酚丁胺。

表 17-3 中心静脉压与补液的关系

CVP	BP	原因	处理原则
低	低	血容量严重不足	充分补液
低	正常	血容量不足	适当补液
高	低	心功能不全或血容量相对过多	给强心药,纠正酸中毒张血管
高	正常	容量血管过度收缩	舒张血管
正常	低	心功能不全或血容量不足	补液试验*

*补液试验:取等渗盐水 250ml,于 5~10 分钟内经静脉滴入,若血压升高而 CVP 不变,提示血容量不足;若血压不变而 CVP 升高 0.29~0.49kPa(3~5cmH$_2$O),则提示心功能不全。

3. 进行血管活性药物使用管理 对感染性休克低血压患者,在补液基础上,临床多通过外周血管收缩压达到升压目的,因而多使用去甲肾上腺素,而不是用多巴胺。应根据患者血压波动情况及时调整去甲肾上腺素使用量,维持血压在复苏目标范围内。一般要求收缩压在 90mmHg以上甚至更高。

(1)血管通路的选择:在输注血管活性药物时应选择独立通道输注并保证管路通畅。采用外周静脉给药时应做好血管的护理,严禁药物外渗。静脉留置针穿刺时应选择粗、直、弹性好的血管,严禁在四肢末梢或其他关节部位穿刺留置针输液,注意从低浓度、低速度开始用药。血管加压药具有很强的收缩血管作用,如果从外周静脉通路输注容易导致药液外渗,导致皮肤肿胀甚至坏死。当外周通路堵塞时,血管活性药物不能正常输注可能引起患者血压、心率等生命体征的波动。发表在 2013 年的《拯救脓毒症运动：国际严重脓毒症和感染性休克管理指南 2012》指出在纠正脓毒症休克患者低血压症状时，应在留置静脉导管后尽快泵入血管加压药并且在条件允许的情况下尽快建立动脉通路，通过持续动脉血压监测随时调整血管活性药的剂量，保证患者生命体征平稳，减少相关不良事件的发生。

（2）微量注射泵的正确使用：血管活性药的使用要求做到精确、安全、有效。临床上常应用微量注射泵输注，微量注射泵相关的影响血管活性药使用安全的问题包括：微量注射泵固有的缺陷、泵用耗材的选择错误、注射泵的操作问题、机器本身的故障识别与排除等。

（3）掌握微量注射泵使用过程中的三个延迟现象：微量注射泵的启动延迟、阻塞报警延迟和静脉导管无效腔导致的输注延迟。微量注射泵连接完毕，从按下开始键到药物从泵管中泵出，中间有一段时间的延迟。Neff 等的研究显示，启动延迟时间从 6.75 分钟±4.4 分钟到 57.20 分钟±28.60 分钟不等；特殊情况下，甚至可以超过 1 小时。微量注射泵的阻塞报警属于压力报警，当药液输注较慢时，微量注射泵会发生报警延迟，Donmez 等观察到阻塞报警延迟甚至可达 117.30 分钟±9.40 分钟。输注速度慢、注射器规格大、报警压力界限高是阻塞报警延迟的影响因素。微量注射泵泵管与中心静脉导管的连接方式、中心静脉导管的无效腔量、载体液的速度均会导致血管活性药进入体内的输注延迟。为减少血管活性药输注剂量的波动可以通过以下方法减少三个延迟现象，降低血管活性药浓度、提高输注速度，通过“快推”键减少启动延迟时间，设置较低的报警压力界限，加强巡视及时处理报警，扩微量注射泵不单独连接中心静脉导管，而是通过三通与载体液共同输注，载体液的速度设置为 50～60ml/L 为宜。

（4）血管活性药物的浓度和更换药液方法：不同患者对血管活性药物的依赖和敏感性不同，微小的泵速调节可能引起较大的血压、心率的波动；可以通过降低药物配制浓度来避免此类问题。当配制浓度变更时应同时更换连接泵管。

在更换药液过程中会不同程度地出现药液短暂停止泵入的情况，为减少对患者血压的影响，不同学者对更换药液的方法进行了大量的研究。Arin 等提出“快速更换法”（quick-change，QC）：使用一个三通，一端连接旧泵针，另一端连接药物浓度相同的新泵针并分别安装在微量注射泵上。当旧泵针即将泵完时，打开新泵开关设置与旧泵相同的泵速，按下开始键，然后转动三通实现瞬间更换药液的目的。Morrice 等提出改良的双泵更换药液的方法（modified double infusion method，MDI）：当旧泵针即将泵完时，将药物浓度相同的新泵针提前预冲并与患者管路通过三通连接，打开新泵并将泵速设定为与旧泵一样，按下开始键，然后打开新泵针所连泵管前端三通，当患者 ABP 上升超过 5mmHg 时逐渐减少旧泵针的泵速至零，最后关闭旧泵针所连泵管前端三通。两种方法都可以在保证患者血压平稳的情况下完成血管活性药液的更换。

（5）水电解质代谢紊乱：注意观察有无口渴、皮肤弹性降低、尿量减少及血细胞比容增高等脱水表现，对高热和大量出汗的患者，若病情许可，应鼓励其多饮水；按医嘱及时补充液体及电解质。定时监测血电解质水平变化，发现异常及时报告医师处理。

（三）心理护理

关心和体贴患者。治疗过程中注意与患者及家属及时沟通，以及时了解患者的情绪变化；针对患者及家属担心和顾虑的问题解释和安慰，提供适应的心理支持，以减轻或缓解其焦虑情绪和程度。

（四）其他

给患者提供安静、舒适的休息环境，保证患者充分的休息和睡眠。

【护理评价】

1. 患者体温是否维持正常。

2. 患者是否发生感染性休克、水电解质紊乱等并发症，或并发症发现后及时发现和处理。

3. 患者是否自述焦虑程度减轻或缓解。

案例分析 17-1

1. 全身性感染是指由感染引起的 SIRS，证实有感染灶存在或有高度可疑的感染灶。全身性感染可由任何部位的感染引起，临床上常见肺部感染、腹腔感染、胆道感染、泌尿系统感染、蜂窝织炎、脑膜炎、脓肿等。

2. 患者的护理措施包括防止感染，维持正常体温；密切观察和防治并发症。

第二节　多器官功能障碍综合征

【基本概念】

多器官功能障碍（multiple organ dysfunction syndrome，MODS）是指严重创伤、感染、大手术、大面积烧伤等疾病发病 24 小时后，同时或序贯出现两个或两个以上器官功能障碍，即急性损伤患者多个器官功能改变且不能维持内环境稳定的临床综合征，受损器官可包括肺、肾、肝、胃肠、心、脑、凝血及代谢功能等。该综合征不包括各种慢性疾病终末期的器官功能衰竭，但若原有慢性器官功能障碍或处于代偿状态，因感染、创伤、手术等而恶化，发生两个以上器官功能障碍者，可诊断为 MODS。临床上 MODS 多数由全身性感染发展而来。

多器官功能障碍综合征的概念最早来源于 1973 年，Tilney 报道腹主动脉瘤术后并发"序贯性器官功能衰竭"。1975 年 Baue 又提出了"序贯性器官功能衰竭综合征"，为 MODS 概念的确立做出了贡献。1977 年 Eiseman 将不同原发疾病导致的多个器官相继发生功能衰竭这一综合征命名为"多器官衰竭"（multiple organ failure，MOF），并在此后十几年间一直被广泛采用。但这一传统命名主要描述临床过程的终结及程度上的不可逆，在概念上反映出认识的机械性和局限性，这种静止的提法忽略了临床器官功能动态的变化特征。1991 年，美国胸科医师协会和重症医学会共同倡议将 MOF 更名为"多器官功能障碍综合征"（MODS），目的是为了纠正既往过于强调器官衰竭程度，而应该着眼于 SIRS 发展的全过程，重视器官衰竭前的早期预警和治疗。

MODS 与 MOF 的区别，在于前者强调临床过程的变化，随着病程的发展，可早期发现、早期干预，既可能加重，也可以逆转，而后者不能反映疾病发展过程，是前者的终末期表现。

【病因】

MODS 是多因素诱发的临床综合征。严重的创伤、感染及在此过程中出现的低血容量性休克、全身性感染、感染性休克、再灌注损伤等均可诱发 MODS。

1. 组织损伤　创伤、大手术、大面积深部烧伤及病理产科。

2. 感染　为主要病因，尤其是脓毒血症、腹腔脓肿、急性坏死性胰腺炎、肠道功能紊乱、肠源感染和肺部感染等较为常见。

3. 休克　尤其是创伤出血性休克和感染性休克。凡导致组织灌注不良、缺血、缺氧均可引起 MODS。

4. 在慢性病基础上发生如糖尿病、肝硬化和肺源性心脏病等。

5. 治疗失误

（1）危重病的处理：长期给予高浓度氧吸入，使肺泡表面活性物质破坏、肺血管皮细胞损伤。

（2）应用血液透析和床旁超滤吸附中造成不均衡综合征，引起血小板减少和出血。

（3）抗休克过程中使用大量去甲肾上腺素等血管收缩药，造成组织灌注不良、缺血、缺氧。

（4）手术后输液、输血过多引起心肺负荷过大，微小凝集块出现、凝血因子消耗、微循环障碍等均可引起 MODS。

近年来证实老年人的器官功能多处于临界状态，许多原来不太严重的应激诱因即可导致 MODS，在临床上应予注意。MODS 的高危险因素见表 17-4。

表 17-4　MODS 主要高危险因素

持续存在感染灶	营养不良
复苏不充分或延迟复苏	糖尿病
持续存在炎性灶	免疫抑制剂治疗
基础脏器功能障碍	恶性肿瘤
年龄＞55 岁	抑制胃酸药物
大量反复输血	手术意外
创伤严重评分≥25	肠道缺血性损伤
嗜酒	高血糖、高血钠、高乳酸血症
持续存在感染灶	营养不良

【发病机制假说】

发病机制假说包括缺血-再灌注损伤假说、细菌毒素假说、胃肠道假说、炎症失控假说、双相预激假说、基因调控假说。

1. 微循环障碍　微血管的白细胞黏附造成广泛微血栓形成，组织缺氧能量代谢障碍，溶酶体酶活性升高，造成细胞坏死。

2. 缺血-再灌注损伤　器官发生缺血时，血流动力学发生改善，灌注到组织的血液对器官产生"再灌注损伤"。如中性粒细胞激活后发生呼吸爆发，产生大量氧自由基和毒性氧代谢物，在成细胞膜或细胞内膜脂质过氧化引起细胞损伤。

3. 炎症反应失控　致病微生物及其毒素直接损伤，主要是在炎性介质，如肿瘤坏死因子（TNF）、白细胞介素（IL-1、IL-4、IL-6、IL-8）、血小板活化因子（PAF）、花生四烯酸、白三烯、磷脂酶 A_2（PLA_2）、血栓素 A_2、α-内啡肽和血管通透性因子等作用下，机体发生血管内皮细胞炎性反应，通透性增加、凝血与纤溶、心肌抑制、血管张力失控，导致全身内环境紊乱，称"全身炎症反应综合征（SIRS）"，常是 MODS 的前期表现。

4. 胃肠道假说　胃肠道是细菌和内毒素储存器，是全身性菌血症和毒血症发源地。现已证实：①机械通气相关性肺炎，其病原菌多来自胃肠道；②胃肠道黏膜对低氧和缺血再灌注损伤最为敏感；③小肠上皮的破坏会使细菌移居和毒素进入血流；④重症感染患者肠道双歧杆菌、拟杆菌、乳酸杆菌和厌氧菌数量下降，创伤、禁食、营养不良、制酸药和广谱抗生素的应用更易造成黏膜屏障功能破坏。正常小肠蠕动是防止肠革兰阴性杆菌过敏繁殖的重要条件，胃肠黏膜易受炎性介质的损害。

5. 基因诱导假说　缺血-再灌注和 SIRS 能促进应激基因的表达，可通过热休克反应、氧化应激反应、紫外线反应等促进创伤、休克、感染、炎症等应激反应，细胞功能受损导致 MODS 发生。细胞凋亡（apoptosis）是由细胞内所固有程序所执行的细胞"自杀"过程，但与细胞坏死不同的是这一过程不表现为细胞肿胀、破裂、内容物溢出并造成相邻组织炎症反应。在 MODS 发病过程既有因缺乏再灌注，内毒素等攻击使细胞受损形成"他杀"而死；亦有细胞内部基因调控"自杀"而亡。

6. 两次打击（双相预激）**假说** MODS 的发病机制中 Deitch 等提出"二次打击"假说，认为早期创伤、休克等致伤因素视为第一次打击，此时非常突出的特点是炎性细胞被激活处于一种"激发状态"，如果感染等构成第二次打击。即使强度不大，亦可激发炎性细胞释放超量炎性介质和细胞因子，形成"瀑布样反应"，出现组织细胞损伤和器官功能障碍。

【病理生理】

MODS 的病理改变，在一定程度上受其基础疾病背景因素，甚至濒死期的变化等一系列因素的影响。现将 MODS 各脏器常见的一些共同病理改变分述如下。

1. 肺部改变 在 MODS 中最显著。①支气管肺炎：发生率很高，据统计占 1.6%；②肺淤血、水肿：常有重度淤血及水肿；③肺出血：多为双侧多发性、灶性肺炎伴高度淤血、水肿、两肺广泛出血，可致肺泡腔中有水分渗出，也有出血存在，呈现肺的"血水肿"表现；④微小肺不张：这种肺不张分布广泛，如范围较小，则可能是表面活性物质分泌减少所致的特征，肺泡内可见有透明膜恢复；⑤成人呼吸窘迫综合征（ARDS）：肺泡上皮表面及肺毛细血管内皮细胞表面呈现小泡，细胞内粗面内质网扩张，肺泡上皮细胞间隙及微血管内皮细胞间隙均扩大，并有纤维素沉着，影响呼吸膜气体交换。因肺泡表面活性物质减少，致所阻塞的无通气肺萎陷。肺泡间质的水肿引起气体弥散障碍，肺泡间质微血管内细胞肿胀，细胞间隙加大，有纤维素沉着，可有血小板集于内皮间隙下，造成灌注障碍．血氧饱和度下降，显示肺微血管功能衰竭。

2. 肾改变 包括①肾小管改变：在 MODS 中，肾脏主要改变在肾小管，尤其以近端小管最为明显，发生不同程度的混浊肿胀、变性，充满蛋白管型，部分病例的肾小管、肾小囊呈明显扩张。有的肾小管上皮变扁平，严重者出现肾小管上皮细胞坏死。临床有明显黄疸者，远曲小管内可见胆汁管型，形态加"胆汁性肾病"。②肾间质改变：间质呈不同程度水肿，大部分间质有散在性淋巴细胞浸润，并有血浆和纤维素浸润。③肾衰竭：肾小管上皮细胞膜破裂，细胞坏死。肾小管基底部褶曲度大，基膜破裂。肾小囊高度扩张，肾小球毛细血管内皮细胞肿胀，几乎阻断了肾小球毛细血管腔。足细胞肿胀，足突消失，突起间空隙即裂孔开大。肾衰竭可出少尿、无尿而发展为多尿。

3. 脑改变 MODS 累及脑部的患者常陷入昏迷，神经细胞肿胀空泡变皱缩，尼氏体减少、消失，甚至出现层状坏死（laminar necrosis），胶质细胞增生、肿胀，微血管周围脑实质可有小局灶性海绵状溶解区，可出现明显的脑水肿及脑肿胀改变。

4. 心血管改变 心内膜下可见出血及小坏死灶，心肌出现带状损害，局部横纹肌消失、细胞肿胀、变性和心肌断裂。线粒体变性、崩解，形成空泡。血管内皮细胞肿胀，内皮、基膜及血管周围胶原纤维可有血浆浸润，严重者可有纤维素浸润。

5. 胃肠道改变 在 MODS 情况下，胃黏膜血流减少，氢离子反流增加，壁细胞分泌下降，引起胃肠道急性溃疡，有多发倾向。溃疡大多呈圆形，浅而平坦，边缘整齐，黏膜表面坏死层下方有水肿，纤维素渗出及白细胞浸润，伴有局部微血管损伤及局部出血。

6. 肝脏改变 MODS 病例中一般多有肝大。①瘀血：MODS 病例常有普遍的肝窦高度扩张，扩张程度可达原来的 3～4 倍，并可有小叶中心带变性、坏死、出血。②淤胆：肝小叶边缘带有胆栓形成伴胆汁淤积，可能有肝内胆汁排泄障碍，特别是 Herring 管到细胞壁和胆管之移行部的障碍。肝被膜细胞浸润，浸润细胞以淋巴细胞为主，其次为浆细胞、中性粒细胞和嗜酸性粒细胞浸润，此种浸润与免疫反应有关，为非特异性。③肝功能衰竭：机体缺氧时，糖原在无氧酵解中形成乳酸以供应能量，细胞内糖原量减少。由于缺乏能量，肝细胞的单位膜（unit membrane）的钠泵功能障碍，因此钠、水潴留，囊状细胞器的肿胀导致整个肝细胞肿胀，进而发生小叶中心性脂肪变性，甚至小叶中心坏死。由于乳酸堆积，导致核内 DAN 分子发生紧旋（coil tightly），而出现核皱缩 RNA 和核糖体停止合成，由于钠泵功能障碍，所有的能源丧失，导致线粒体变性、ATP 颗粒消失、脊肿胀与溶解、致密的絮状钙沉积内外膜破裂。细胞出现多数裂口，溶酶体破裂，水解酶释放，导致肝细胞坏死，肝库普弗细胞溶酶体增多，膜溶解，水解酶释放，损伤邻近肝细胞。

7. 弥散性血管内凝血　弥散性血管内凝血（DIC）实质上是止血机制衰竭。血液中血小板、纤维蛋白原明显减少，全身各脏器血管，尤其细小血管循环中微血栓生成；这种微血栓以纤维素为主体，含有血小板及细胞，可累及肺、肾、心、脾，以肺、肾多见，相应部位组织变性坏死，导致内脏功能不全，纤溶活性增高，凝血机制抑制而致出血。纤维素被纤维蛋白溶解酶溶解，即出现纤溶，纤浴时纤维蛋出酶激活剂（p1asmin activator）增加，伴有纤维蛋白溶解酶血症，使纤维蛋白原而发生一次性纤溶，纤维素沉积物急速分解为纤维素降解产物（fibrin degradation product，FDP），产生二次性纤溶。DIC 是伴有二次性纤溶的夫纤维素综合征。

【临床表现】

（一）临床分型

临床上 MODS 有两种类型。一是速发型，是指原发急症在发病 24 小时后有两个或更多的器官系统同时发生功能障碍，如 ARDS+ARF（acute renal failure，急性肾衰竭），ARDS+ARF+AHF（acute hepatic failure，急性肝衰竭），DIC+ARDS+ARF。由于原发病为急症，此型 MODS 多甚为严重。对于发病 24 小时内因器官衰竭死亡者，只归于复苏失败，而不作为 MODS。二是迟发型，是先发生一个重要器官或系统的功能障碍，如心血管、肺或肾的功能障碍，经过一段较稳定的维持时间后，继而发生更多的器官、系统功能障碍，多见于继发感染或持续存在的毒素或抗原。

（二）临床分期及临床表现

一般情况下，MODS 的病程为 14～21 天，并经历四个阶段，包括休克、复苏、高分解代谢和器官衰竭阶段，每个阶段都有其典型的特征（表 17-5），且发展速度很快，患者可能死于 MODS 的任一阶段。

表 17-5　多器官功能障碍综合征的临床分期和特征

项目	第一阶段	第二阶段	第三阶段	第四阶段
一般情况	正常或轻度烦躁	急性病容烦躁	一般情况差	濒死感
循环系统	容量需要增加	高动力状态，容量依赖	休克、心排血量下降，水肿	血管活性药维持血压，水肿，SvO_2下降
呼吸系统	轻度呼吸性碱中毒	呼吸急促，呼吸性碱中毒，低氧血症	严重低氧血症，ARDS	高碳酸血症，气压伤
肾脏	少尿，利尿反应差	肌酐清除率下降，轻度氮质血症	氮质血症，有血透指征	少尿，血透时循环不稳定
胃肠道	胃肠胀气	不能耐受食物	肠梗阻，应激性溃疡	腹泻，缺血性肠炎
肝脏	正常或轻度胆汁淤积	高胆红素血症，PT 延长	黄疸	转氨酶升高，严重黄疸
代谢	高血糖，胰岛素需要量增加	分解代谢，高血糖	代谢性酸中毒	骨骼肌萎缩，乳酸中毒

续表

项目	第一阶段	第二阶段	第三阶段	第四阶段
神经系统	意识模糊	嗜睡	昏迷	昏迷
血液系统	正常或轻度异常细胞增多或减少	血小板降低	凝血功能异常	不能纠正的凝血障碍

（三）临床特征、进程和预后

尽管 MODS 涉及面广，临床表现复杂，但 MODS 具有以下显著临床特征：一是直接损伤的器官导致了其他器官发生功能障碍；二是从原发损伤到发生器官功能障碍在时间上有一定的间隔；三是呈现持续高代谢状态；能源利用障碍、氧利用障碍及内脏器官缺血缺氧，氧供需求矛盾尖锐；并非所有脓毒症 MODS 患者均有感染的细菌学证据，明确感染并加以治疗也未必能改善 MODS 的预后。

大量临床资料统计结果显示，脏器功能不全的发生具有时间顺序性（表 17-6），主要取决于受损伤性质、基础功能状态的影响。

表 17-6　MODS 症状出现时间顺序

系统	症状出现时间	系统	症状出现时间
呼吸	2～3 天	肝功能	6～7 天
胃肠	3～5 天	心肌抑制	6～7 天
出凝血	3～5 天	中枢神经系统	7～9 天
肾功能	4～5 天（12～14 天）	应激性出血	10 天

一般情况下，MODS 的发生如果累及单一脏器功能衰竭，其病死率为 30%～40%；累及 2 个脏器衰竭为 60%；累及 3 个以上脏器衰竭的病死率高达 85%～100%。其预后与累及脏器数量、免疫状况是否低下、是否发生感染性休克、病前脏器功能状态及其他可能因素有关。

【诊断标准】

（一）MODS 诊断

诊断 MODS 应包括诱发因素+SIRS+多器官功能异常。也就是说，存在严重创伤、休克、感染、延迟复苏及大量坏死组织存留或凝血功能障碍等诱发 MODS 的病史或病症；存在 SIRS、脓毒症或免疫功能障碍的表现及相应的临床症状；存在两个以上系统或器官功能障碍。1997 年有关研究工作者修正的 Fry-MODS 诊断标准，较为简洁明了，增加了临床的实用性（表 17-7）。

表 17-7　多器官功能障碍综合征诊断标准

系统或器官	诊断标准
循环系统	收缩压<90mmHg，并持续 1 小时以上，或需要药物支持才能使循环稳定
呼吸系统	急性起病，$PaO_2/FiO_2 \leq 26.7kPa$（200mmHg）（无论有否应用 PEEP），胸片示双侧肺浸润，PCWP<18mmHg 或无左心房升高的证据
肾脏	Cr>2mg/100ml，伴少尿或多尿，或需要血液净化治疗
肝脏	血胆红素>2mg/100ml，并伴 GPT、GOT 升高，大于正常值 2 倍以上，或已出现肝昏迷
胃肠	上消化道出血，24 小时出血量超过 400ml，或胃肠蠕动消失不能耐受食物，或出现消化道坏死或穿孔
血液	血小板<50×10^9/L 或降低 25%，或出现 DIC
代谢	不能为机体提供所需能量，糖耐量降低，需用胰岛素；或出现骨骼肌萎缩、无力等现象
中枢神经系统	GCS<7 分

（二）APACHE Ⅱ修正的诊断标准

APACHE Ⅱ修正的诊断标准详见表 17-8。

（三）MODS 严重程度评分标准

1. 计算 PaO$_2$/FiO$_2$ 时不考虑是否使用机械通气、通气方式，是否使用 PEEP 及大小。

2. 血清肌酐的单位为 μmol/L，不考虑是否接受透析治疗。

3. 血清胆红素的单位为 μmol/L。

4. PAHR=HR×RAP（右房压或 CVP）/MAP。

5. 血小板计数的单位为 10^9/L（表 17-9）。

表 17-8 APACHE Ⅱ修正的多器官功能衰竭诊断标准

系统或器官	诊断标准
循环系统	脉搏≤54 次/分；平均动脉压≤49mmHg；室性心动过速或心室颤动；动脉血 pH≤7.24，伴 PaCO$_2$≤5.3kPa（40mmHg）
呼吸系统	呼吸≤5 次/分或 49次/分；PaCO$_2$≥6.7kPa（50mmHg）；呼吸机依赖或需要 CPAP
肾脏	尿量≤479ml/24h 或 159ml/8h；BUN≥36mmol/L；Cr≥310μmol/L
肝脏	血胆红素>2mg/100ml，并伴 GPT、GOT 升高，大于正常值 2 倍以上，或已出现肝昏迷
血液	WBC≤1×10^9/L；PLT≤20×10^9/L；Hct≤20%
中枢神经系统	GCS≤6 分
肝脏	血胆红素>6mg/100ml，PT 延长 4s

注：符合 1 项以上，即可诊断

表 17-9 MODS 严重程度评分标准（Marshall，1995）

器官	分值				
	0	1	2	3	4
呼吸系统（PaO$_2$/FiO$_2$）	>300	226～300	151～225	76～150	<76
肾脏（血清肌酐）	≤100	101～200	201～350	351～500	>500
肝脏（血清胆红素）	≤20	21～60	61～120	121～240	>240
心血管系统（PAHR）	≤10.0	10.1～15.0	15.1～20.0	20.1～30.0	>30.0
血液系统（血小板计数）	>120	81～120	51～80	21～50	≤20
神经系统（Glasgow 评分）	15	13～14	10～12	7～9	≤6

【治疗原则】

MODS 的治疗基础是去除病因，控制感染，有效的抗休克治疗、改善微循环灌注、营养支持维持机体内环境平衡、增强免疫，均是为去除病因和感染控制创造时机和条件。

（一）控制原发病

控制好原发病是 MODS 治疗的关键。由于严重创伤、休克、感染、持续炎症状态是发生 MODS 的最常见和最重要的危险因素，所以应先予以控制和有针对性的处理。

1. 及时处理创伤和感染 创伤患者应彻底清创，正确判断和处理伤口创面的邻界组织，必要时扩大清创，预防感染，以阻断持续的炎症反应，从而减轻白细胞系统的激活。

2. 抗生素的应用 应用抗生素前应进行恰当的培养，迅速确定感染部位和致病微生物，确认为严重全身性感染后第一小时内静脉用抗生素，与液体复苏同等重要。根据当地流行病学资料恰当选择经验性和目标性抗生素治疗方案。如果不是感染，停止抗生素应用，尽可能减少耐药和二重感染。

3. 应急剂量激素应用 推荐用于已经充分容量复苏后仍需要用血管活性药物维持血压的患者；存在绝对和相对肾上腺素皮质功能不全者，给予静脉应用氢化可的松 200～300mg/d，5～7 天，分 3～4 次或持续静脉泵入，可以降低死亡风险。大剂量激素不推荐使用，也不推荐在不加选择的患者人群中普遍应用。

4. 选择性清洁肠道 可口服肠道不易吸收的抗生素，同时注意保持排便通畅。大便干燥时，可根据情况采取灌肠或口服泻剂，以减少肠道内细菌繁殖及毒素产生。

（二）休克复苏

1. 补充血容量 早期纠正微循环灌注不足是预防 MODS 的重要措施。同时至少维持 $PaO_2 \geq 60mmHg$，血氧饱和度 $\geq 90\%$。适当补充胶体溶液可迅速恢复血容量，但补液量仍起关键作用。烧伤患者根据烧伤补液公式计算补液量，补液过程中根据 CVP 监测和尿量及时调节补液速度、补液量及液体成分。烧伤小儿患者注意补充钠盐，降低脑水肿发生率。

2. 血管活性药物 注意要在补充血容量前提下使用。小剂量的盐酸多巴胺[$<2\mu g/（kg \cdot h）$]可以选择性地增加肾脏和肠系膜血流量，对防止急性肾衰竭有一定作用；多巴酚丁胺有较好的正性肌力和扩张血管作用，可以增加心排血量及降低肺血管阻力。还可根据病情选用其他血管活性药物。

（三）器官功能的早期支持与调理

1. 循环支持 通过连续监测 CVP 及 PAWP，以了解循环功能状态，根据监测结果确定治疗方案。可输入新鲜血液、平衡盐液和胶体液，维持 CVP 8～10cmH$_2$O，Hb 120～130g/L，随后可输新鲜血浆。循环容量不足纠正后，对心排血量未改善者，可用血管活性药物。

2. 肾支持 维持有效的循环血量、心排血量、肾血流量和尿量，并注意监测肾功能、尿量、尿成分（尤其是尿钠浓度）等。使用小剂量盐酸多巴胺，增加肾血流量。血容量补足后，早期给予利尿剂。同时注意避免使用各种可能损害肾功能的药物。目前连续肾替代治疗（CRRT）以其较稳定的动力学、内稳态控制更佳、能及时处理氮质血症和水负荷来治疗肾衰竭，并清除炎性介质来治疗脓毒血症，对控制 MODS 起到重要作用。

3. 代谢与营养支持 MODS 时机体处于以高分解代谢为特征的代谢紊乱，因此适当的代谢与营养的支持十分重要。虽然它不能从根本上治愈 MODS，但可为其恢复赢得时间。

4. 呼吸支持 主要是用呼吸机给氧，施行定容、定压的人工呼吸，以纠正低氧血症和改善肺泡换气功能。提高氧输送是改善组织缺氧最可行的手段之一，主要采取支持动脉氧合、支持心排血量及支持血液携氧能力的方法。在 ARDS 初期，患者呼吸加快而其他症状较轻时，可用戴面罩的持续气道正压通气（continuous positive airway pressure，CPAP）。一旦发生呼吸衰竭，应及早行气管内插管或气管切开，辅以人工呼吸。可根据情况采用持续气道正压通气（CPAP）、间歇指令通气（IMV）、间歇辅助通气（IAV）和高频通气（HFV），从而避免人工通气对其他系统器官的功能损害。完全的人工通气建议采用呼气末正压通气（PEEP）、高频正压通气（HEPPV）及反转率通气（IRV），目的在于增加功能性残气量，纠正通气-血流比例失衡，使塌陷肺泡再次膨胀，提高动脉血氧饱和度。如呼吸衰竭仍不能改善，宜选用体外循环膜式氧合法（ECMO）。

5. 代谢支持 着重在支持器官的结构和功能，推进各种代谢通路，减少葡萄糖的负荷，增加脂肪和氨基酸的供应。葡萄糖供应控制在 $<200g/d$；蛋白质供应比常人高 1 倍，为 1.5～2.5g/kg；40%～50% 的热量主要由脂肪提供，非蛋白质热量 $<146.44kJ/（kg \cdot d）$[$35kcal/（kg \cdot d）$]，非蛋

白质热量与氮的比例为 418.8kJ：1g（100kcal：1g）。可加用谷氨酰胺以支持肠细胞，加入精氨酸以支持免疫系统。所用的氨基酸比例也应注意，45%支链氨基酸混合液可取得改善营养的良好效果。如血尿素氮或肌酐增加，只要尿量不少，不是限制蛋白摄入的充分理由。同时适量补充微量元素和维生素。近年来主张营养支持时应首选肠内营养（enteral nutrition，EN），有利于预防肠黏膜萎缩，保护肠勃膜屏障功能。

6. 胃肠黏膜支持

（1）提倡使用胃肠内营养：因为营养素经过肠道，会使黏膜重量增加，肠绒毛增厚，蛋白质、DNA、分泌型免疫球蛋白 A 和肠绒毛刷状缘的活力也明显增高，而肠系膜淋巴结细菌培养阳性率和小肠菌群中大肠杆菌数量都要比全静脉营养低。

（2）补充谷氨酰胺：可改善肠道黏膜结构和功能。

（3）其他：采取持续胃肠减压防止胃扩张或肠胀气；用抗酸剂维持胃液的 pH≥3.0～4.0，有预防应激性溃疡出血或穿孔的作用，也可预防性地应用西咪替丁以抑制胃酸分泌；出现应激性溃疡出血或穿孔时，需外科手术治疗。

7. 免疫功能支持　早期进行免疫支持是预防 MODS 的有效措施，主要为加强营养、促进免疫蛋白合成及实施综合性免疫治疗，包括接种卡介苗、短小棒状杆菌菌苗，使用左旋咪唑、转移因子、胸腺素、干扰素、补充免疫球蛋白等。

（四）抗凝治疗

DIC 是 MODS 最严重的征象，早期采取有效措施预防其发生具有特殊的重要性。小剂量肝素（每天 10 000U）皮下注射，不但可以防止凝血因子的消耗和微血栓形成，还能阻止病情发展。对已发生血栓的治疗则须采用较大规模的肝素，还可酌情补充凝血因子，使用右旋糖酐-40 等。

（五）抗炎性介质治疗

研究表明，感染只是通过细菌内毒素刺激这些细胞因子产生间接作用，而多种促炎细胞因子参与全身炎症反应和 MODS 的发生发展。抗炎性介质治疗就是根据细胞因子等介质在 MODS 发生中的作用所采用的减少其有害影响的方法，针对 CARS 和 SIRS 平衡进行调整。目前研究主要是针对 SIRS 降低其炎症反应。控制炎性介质释放及其生物效应的治疗包括两个方面：一是消除炎性介质释放的诱因，包括积极有效地清创引流和合理使用抗生素；二是阻断炎性介质释放后的影响，主要是使用各种拮抗药和抑制药。目前观察发现，虽然各种抗炎性介质治疗在动物模型效果较好，但是临床实验效果差。分析原因可能是由于限制某一单一因素难以达到抑制复杂的炎症网络系统的效果。尽管如此，抗炎性介质疗法为治疗 MODS 开创了新途径。

（六）中药治疗

实验证明，大黄、络泰具有抗氧自由基，保护心、肝、肾、肠组织细胞及黏膜的作用，两药合用效果更佳。对创伤性急性肺损伤的研究显示，丹参能减少组织及血浆 TNF-α 的生成及含量，降低 TNF-α 发生和发展等细胞因子介导的多器官组织损伤，在一定程度上缓解 MODS 的发生和发展。

【护理评估】

（一）健康史及相关因素

1. 一般情况　患者的年龄、性别、婚姻和职业特点，以及发病时间、经过和发展等。

2. MODS 的发生情况 患者是否有与 MODS 相关的疾病；有无持续存在的感染或炎症病灶；有无创伤、受伤的情况及严重程度；有无手术及意外事故；复苏患者有无复苏不充分或延迟复苏；是否使用糖皮质激素和其他药物，有无大量反复输血及输液情况。

3. 既往史 患者有无营养不良、糖尿病及全身性疾病；有无抗生素过敏史等。

（二）身体状况

1. 局部 了解原发感染灶的部位、性质、分泌物或脓液的性状；炎症的范围，是否扩大、组织破坏程度有无加重，有无皮肤瘀点、瘀斑等。

2. 全身 了解患者有无代谢失调、感染性休克及多器官功能障碍等表现。

（三）心理和社会支持状况

多数 MODS 患者起病急、病情重、发展快，患者和家属常有焦虑、恐惧等表现；故应了解他们的心理状态，评估患者和家属对疾病、拟采取治疗方案和预后的认知程度及患者对医院环境的适应情况。

（四）康复状况

评估患者脏器功能的转归情况等。

【护理问题】

1. 潜在并发 感染性休克、各脏器功能失调等。

2. 体温过高 与 MODS 有关。

3. 焦虑 与突发脏器功能衰竭等有关。

4. 营养失调：低于机体需要量 与 MODS 营养物质大量消耗有关。

【护理措施】

（一）一般护理

1. 基础护理 患者应由护士 24 小时专人特护，行心电图、血压、$SaPO_2$ 持续监测，及时、准确记录特殊护理记录单。绝对卧床休息，宜卧交替式充气气垫床。护士定时为患者翻身、叩背，保持床铺清洁干燥、无碎屑，加强皮肤护理，预防压疮的发生。保持病房空气清新，适当通风，定时消毒，室内温度应适宜，每日用消毒溶液擦拭床头桌、椅子，每月做空气培养，细菌菌落 $<200fu/m^2$。严格执行无菌操作和隔离制度。患者宜住单人房间，限制探视，减少人员的流动。患者的一切用物应严格进行隔离、消毒与处理。

2. 心理支持 一是护士应态度和蔼地、尽可能多地同清醒患者交谈，掌握他们的心理需求，建立良好的护患关系；二是护士要有娴熟的操作技术，高度的责任心，取得患者信任；三是鼓励恢复期患者做些力所能及的事情，以逐渐消除其依赖心理；四是做好保护性医疗，稳定家属情绪，鼓励患者树立康复自信心。

3. 安全护理 护士应加强责任心，及时估计和发现潜在危险因素：一是预防患者坠床；二是防止气管套管或气管插管脱出或自行拔除；三是防止深静脉置管的堵塞与滑落；四是预防动脉测压管的滑出或接头松脱；五是观察身体各种引流管在位和引流情况，防止脱出。

（二）重症护理

MODS 的死亡率高达 50%～100%，而有效的控制感染是主要的预防措施；与此同时，还应尽早纠正早期的器官功能紊乱，特别是要注意循环、呼吸、胃肠和肾功能的加强监护，维持其良好的功能状态，把器官受损的严重程度和数目控制到最低限度。

1. 病情观察

（1）体温：低体温为严重创伤后的常见表现，老年人和儿童容易出现，常常引起凝血功能障碍和心功能不全；体温升高达 38～40℃，伴有白细胞增高则提示全身感染的可能，MODS 多伴有各种感染。一般情况下血温、肛温、皮温间各相差 0.5～1.0℃；当严重感染合并脓毒血症休克时，血温可高达 40℃以上，而皮温可低于 35℃以下，提示病情十分严重，常是危急征象或临终表现。

（2）心率：注意心率的频率、节律、有无异常节律，同时注意心率与脉率的一致性，有无出现脉搏短细。

（3）呼吸：注意呼吸的快慢、深浅、规则与否，吸气性呼吸困难还是呼气性呼吸困难等。观察是否伴有发绀、哮鸣音、三凹征、强迫体位及胸膜式呼吸变化等。浅快呼吸预示有呼吸窘迫的存在。观察有无深大的库斯莫尔呼吸、深浅快慢周期性变化的陈-施呼吸、周期性呼吸暂停的毕氏呼吸、反常呼吸及点头样呼吸等，这些均属垂危征象。

（4）血压：血压过低提示可能合并休克，表现有气短、呼吸困难、心率快或周围灌注不足；血压低者还应考虑心力衰竭的可能。

（5）意识：在 MODS 时，脑受损可出现嗜睡、意识模糊、谵妄、昏迷等。注意观察瞳孔大小、直径、对光及压眶反应，注意识别中枢性与其他原因造成的征象。

（6）尿：注意尿量、色、比重、酸碱度和血中尿素氮、肌酐的变化，警惕非少尿型肾衰竭。

（7）皮肤：注意皮肤颜色、湿度、弹性、皮疹、出血点、瘀斑，观察有无缺氧、脱水、过敏、DIC 现象。

2. 系统和脏器的监测指标

（1）肺功能监测和护理：血氧饱和度监测和血气分析是监测肺功能的主要指标。在使用呼吸机或改变通气方式 30 分钟后，应常规为患者做血气分析，以后每 4 小时行 1 次血气分析，以便及时调整呼吸机参数，达到最佳氧疗效果。发现血氧饱和度下降要及时寻找原因，进行处理。

（2）使用呼吸机的监测：护理人员应注意呼吸机工作参数是否与病情相适应，所采用呼吸模式是否发生人机对抗，呼吸机监测系统是否报警。气道压力上限报警常见于气道内分泌物堵塞或管道扭曲；气道压力下限报警常见于气路脱开或漏气，要注意观察气管导管位置有无脱出、断裂、导管套囊的充气情况和胸廓的起伏幅度等，以确保患者接受安全的人工呼吸机治疗。

（3）动脉血压监测和护理：①确保压力传感器在 0 点，体位变动要重新调试，保证结果准确。②危重患者随时记录结果，并注意波形的变化。③观察记录插管动脉远端血供区血运及皮肤情况。④抽血或冲管时严防气泡进入；保持加压袋压力在 40.0kPa（300mmHg），防止回血。⑤导管内严禁应用血管收缩药。

（4）中心静脉压监测、肺动脉漂浮导管监测和护理：①严格无菌操作。在操作前，要洗手、戴口罩，清洁所要用的治疗盘等物品。②加药时，先进行空气消毒，然后在无人流动，减少尘埃飞扬的情况进行。③推药时，衔接处要绝对无菌，消毒严格，尽量避免多次推注。④插管处贴膜要使用透气性能好，粘贴牢固的材料，若患者出汗多及凝血机制较差的患者，应经常观察局部是否粘贴良好，针眼处有无暴露，是否保持无菌状态。⑤经常观察肝素帽内有无回血，有无残留液体，定时用肝素液冲洗抽吸导管，观察通畅程度，以防形成血丝样血栓，在输液推药过程中带入血液循环形成栓塞，危及生命。

3. 衰竭脏器的护理

（1）循环功能衰竭：MODS 常发生心功能不全、血压下降、微循环淤血、动静脉短路开放、血流分布异常，外围组织氧利用障碍，故应对心功能及其前、后负荷进行严密监测，注意心率、心律、血压、脉压的变化。在心电监护下应用洋地黄制剂和抗心律失常药物；使用利尿剂、血管扩张剂时将患者置于头高脚低位。确定输液量，用输液泵控制输液速度，维持血压，尤其是脉压。在一定范围内增加心排血量，从而保证向各组织器官提供足够的氧供并能被外围器官有效地利用，这尤为重要。

（2）呼吸功能衰竭：MODS 早期出现低氧血症，必需立即给予氧气输入，4～6L/min，使 PaO_2 保持在 60mmHg 以上。如病情进一步发展，就转变为 ARDS，此期应尽早应用呼吸机行机械通气治疗，常用 A/C 或 SMIV，加用 PEEP 方式治疗。

（3）急性肾衰竭：临床最显著的特征是尿的变化，因此护理应注意：①每小时测量一次尿量，注意血中尿素氮、肌酐变化。②严格记录 24 小时出入量，包括尿液、粪便、引流量、呕吐量、出汗等。③如条件允许，每日应测量体重一次。④密切观察补液量是否合适，可通过测定 CVP 来指导输液。⑤防止高血钾，密切监测心电图的变化。患者出现嗜睡、肌张力低下、心律失常、恶心呕吐等症状，提示血钾过高，应立即处理。⑥积极防止水中毒：如发现患者有血压升高、头痛、抽搐，甚至昏迷等脑水肿表现，或肺底听诊闻及啰音伴呼吸困难，咳血性泡沫痰系肺水肿的表现，应及时报告医生，并采取急救措施。⑦行床旁透析治疗时，做好相应护理。

（4）急性胃黏膜、肠道病变：创伤所导致的感染、休克、缺氧、营养不良和其他应激因素均可使胃肠道成为受损的靶器官，从而导致形态和功能的变化，应警惕应激性溃疡的发生：①伤后 48～72 小时是发生应激性溃疡的高峰，故应常规留置胃管，定时抽吸观察胃液变化，并注意有无血便。②尽早使用肠内营养，对预防上消化道出血有一定作用。③注意观察是否出现血压下降、脉速伴恶心、呃逆。④观察腹部症状、体征变化，听诊肠鸣音的变化。⑤及时应用止血药物：如鼻饲云南白药或静脉应用巴曲酶等。

4. 药物治疗护理

（1）抗生素的应用：对感染者必需根据伤口、血液细菌培养药物敏感试验使用敏感抗生素给予有效控制，但要对肠道厌氧菌须注意保护。护士严格按医嘱执行用药时间，确保药物在体内的有效浓度。

（2）适量强心剂的应用：常用毛花苷 C 0.2～0.4mg，加入 50% 的葡萄糖 20ml 中静脉缓慢注射。在心电监护下使用，严密观察洋地黄制剂的毒副作用：如恶心呕吐、黄视、绿视、视物不清等，如发现异常报告医生，及时处理。

（3）利尿剂的应用：遵医嘱应用利尿剂，以减轻回心血量，减轻心脏负荷，消除水肿但应注意血钠、血氯，尤其注意血钾变化。

（4）血管扩张剂的应用：应用血管扩张剂时，首先判断血容量是否补足。静脉滴注应从小剂量、低速度开始。应用硝普钠时宜使用微量泵根据血压随时调整用药量，并注意采用避光措施。

5. 营养护理

（1）保证营养与热量的摄入：MODS 时机体处于高代谢状态，体内能量消耗很大，机体免疫功能受损，代谢障碍，内环境紊乱，故保证营养至关重要。尽可能采取经口进食，不能经口进食者可采用鼻饲法。注意以下几点：①鼻饲前应抽吸胃液，检查胃液性质，并清除胃内潴留物。②严格按医嘱执行鼻饲量，每次 200～300ml，每天 4～5 次，温度适宜。③有人工气道的患者进行鼻饲时，应将导管气囊充盈，鼻饲后取半卧位。减少反流造成误吸的机会。

（2）全胃肠外营养（TPN）：全胃肠外营养液浓度高，须经中心静脉置管输入，临床常选用锁骨下或股静脉置管。用 3L 袋配制营养液，使用输液泵有效防止空气栓塞。合理安排输液计划，逐渐减少输注时间，严防代谢并发症的发生，24 小时均匀输注的营养液有利于营养物质的吸收和利用。严格无菌操作，积极预防感染。注意并发症的观察与护理：①常见的并发症有高血糖和高渗综合征。预防措施：在开始胃肠外营养治疗时应从慢速度开始，然后逐渐增加，最好使用输液泵控制速度。及时检查血糖、尿糖及尿酮体变化。②输液后低血糖。观察患者有无头枕部疼痛、皮肤湿冷、头昏、脉搏过快、肢端麻木感等，如有上述表现立即测定血糖，并备好静脉注射葡萄糖。③电解质紊乱。常见的有低血钾、低磷、低镁等。注意观察患者有无肌无力、心律失常、嗜睡、肢端及口周围针刺样麻木感等。

【护理评价】

1. 患者是否发生感染性休克、脏器功能衰竭等并发症，或并发症发现后是否及时发现和处理。

2. 患者体温是否维持正常。

3. 患者是否自述焦虑程度减轻或缓解。

4. 患者营养状况是否改善，体重有无增加，是否处于正氮平衡。

（曾　琨　吴丽娟）

参 考 文 献

安佑仲. 2011. ICU 中危重病人的镇痛与镇静. 第三届北京大学重症医学论坛：69-76.

薄建楠. 2013. 慢性阻塞性肺疾病急性加重的病因与中医证候相关性研究. 北京：北京中医药大学.

曹林生. 2010. 心脏病学. 北京：人民卫生出版社.

曹伟新，李乐之. 2011. 外科护理学. 北京：人民卫生出版社.

曹相原. 2014. 重症医学教程. 北京：人民卫生出版社.

陈守珍，高明榕. 2012. ICU 临床护理思维与实践. 北京：人民卫生出版社.

陈伟菊. 2013. 内分泌科临床护理思维与实践. 北京：人民卫生出版社.

陈晓辉. 2012. 血液净化在 ICU 的应用. 北京：科学技术文献出版社.

杜斌. 2002. 呼吸机相关性肺炎. 中华医学杂志，82（2）：141-144.

杜斌. 2012. 麻省总医院危重病医学手册. 4 版. 北京：人民卫生出版社.

樊扬名. 2009. 体外膜肺氧合在成人心脏外科危重病人中的应用. 上海：复旦大学出版社.

范秀珍. 2004. 内科护理学. 北京：中国协和医科大学出版社.

冯丽华，张清. 2007. 内科护理学. 北京：人民军医出版社.

葛均波，徐永健. 2014. 内科学. 8 版. 北京：人民卫生出版社.

郭飞鹤，胡春华. 2014. 脉搏指示连续心输出量监测技术临床应用进展. 南昌大学学报（医学版），（3）：100-103.

郭利利，李漓. 2012. 外科护士多元化疼痛管理短期课程培训效果评价. 护理学杂志，27（12）：83-85.

哈登 B. 2014. 呼吸物理治疗：值班医师手册. 刘伦旭，喻鹏铭，译. 天津：天津科技翻译出版有限公司.

何志捷，管向东. 2009. 重症医学. 北京：人民卫生出版社.

黑飞龙. 2011. 体外循环教程. 北京：人民卫生出版社.

洪军. 2013. 体外膜肺氧合在成人危重症病人中的应用研究. 杭州：浙江大学出版社.

胡必杰，刘荣辉. 2008. 中国重症监护病房（ICU）医院感染管理指南（2008）.

胡坚，泮辉. 2011. ECMO 的临床应用及展望. 中华危重症医学杂志，4（4）：208-214.

黄剑. 2013. 中心静脉置管的临床应用及进展. 护理实践与研究，10（22）：105-107.

黄小红. 2003. 机械通气相关性肺炎的研究现状. 中华医院感染学杂志，13（9）：895-897.

黄晓军. 2005. 血液病/恶性肿瘤患者侵袭性真菌感染的诊断标准与治疗原则（草案）. 中华内科杂志，44（7）：554-556.

贾巍，陆翠玲. 2010. ICU 机械通气者应用镇静治疗的安全护理. 护理学杂志，25（7）：27-28.

蒋东坡. 2012. 创伤后凝血功能障碍机制及临床对策. 中国实用外科杂志，32（11）：907-910.

金惠铭，王建枝. 2005. 病理生理学. 北京：人民卫生出版社.

黎毅敏. 2013. 急危重症护理学. 北京：人民卫生出版社.

李春燕，刘秋云. 2008. 呼吸系统疾病特色护理技术. 北京：科学技术文献出版社.

李丹，冯丽华. 2014. 内科护理学. 北京：人民卫生出版社.

李红岩，孙运波. 2011. 中心静脉压与容量关系的研究进展. 护理学报，（04）：5-8.

李乐之，路潜. 2012. 外科护理学. 5 版. 北京：人民卫生出版社.

李乐之，赵丽萍. 2009. 专科护理领域培训丛书：重症监护分册. 长沙：湖南科学技术出版社：311-314

李庆印，王丽华. 2008. CU 专科护士资格认证培训教程. 北京：人民军医出版社.

刘大为. 2013. 中国重症医学专科资质培训教材. 北京：人民卫生出版社.

刘大为，邱海波，严静. 2013. 中国重症医学专科资质培训教材. 北京：人民卫生出版社.

刘海云，戴木森. 2014. 脉搏指示连续心排出量监测在 ICU 的应用进展. 创伤与急诊电子杂志，（3）：8-12.

刘健，宋毅斐. 2014. 内分泌系统疾病. 北京：人民卫生出版社.

刘淑媛，陈永强. 2008. 危重症护理专业规范化培训教程. 北京：人民军医出版社.

刘喜梅，魏新. 2005. 实用心血管外科监护手册. 北京：人民军医出版社.

刘长文，徐淑秀. 2001. 危重症脏器支持与处理. 北京：人民卫生出版社.

刘志平，张敏. 2008. 动态监测中心静脉压的护理进展. 中国实用护理杂志，24（12）：75-77.

龙村. 2005. 体外循环手册. 2 版. 北京：人民卫生出版社.

龙村. 2010. ECMO-ECMO. 北京：人民卫生出版社.

龙村. 2013. ECMO 的临床应用现状和发展趋势. 内科急危重症杂志，19（3）：132-134.

卢根娣，王蓓. 2015. 血糖护理指南. 上海：第二军医大学出版社.

陆再英，钟南山. 2007. 内科学. 7 版. 北京：人民卫生出版社.

路笃诚. 2009. 内科危重症与护理. 西安：陕西科学技术出版社.

罗艳华，陈红宇. 2002. 临床护理诊断及措施. 北京：人民卫生出版社.

孟旭. 2005. 现代成人心脏外科二尖瓣修复理念. 北京：北京出版社：209-220.

彭刚艺. 2001. 急重症护理学. 北京：人民军医出版社.

彭刚艺, 刘雪琴. 2013. 临床护理技术规范基础篇. 广州：广东科技出版社.

邱明才. 2013. 内分泌疾病临床诊疗思维. 2 版. 北京：人民卫生出版社.

石丽. 2008. 实用心胸血管外科护理及技术. 北京：科学出版社.

孙建勋. 2012. 内科护理学. 郑州：河南科学技术出版社.

孙丽娜. 2013. 体外膜肺氧合的临床应用进展. 心血管病进展, 34（3）：416-419.

孙秀发. 2009. 临床营养学. 北京：科学出版社.

唐四元. 2007. 生理学. 北京：人民卫生出版社.

田素斋, 谭淑卓, 张秀金. 2011. 急危重症护理关键. 南京：江苏科学技术出版社.

王桂琴. 2011. 医院感染护理学. 北京：人民军医出版社.

王吉耀. 2012. 内科学. 2 版. 北京：人民卫生出版社.

王丽华, 李庆印. 2013. ICU 专科护士资格认证培训教程. 北京：人民军医出版社.

王曙红, 李庆印. 2008. 专科护士培训用书：胸心外科分册. 长沙：湖南科学技术出版社.

王欣然, 杨莘. 2010. 危重症护理临床思维. 北京：科学技术文献出版社.

王志红, 周兰姝. 2003. 危重症护理学. 2 版. 北京：人民军医出版社.

王志红, 周兰姝. 2009. 重症护理学. 北京：人民军医出版社.

王治平. 2011. 先天性心脏病外科治疗关键技术. 北京：科学技术文献出版社.

温韬雪. 2013. 危重症临床护理指南. 北京：人民卫生出版社.

吴斌, 李玲文, 吴高俊, 等. 2008. 急诊床旁漂浮导管技术在严重急性心力衰竭患者中的应用. 临床急诊杂志, 9（2）：77-79.

吴小玲, 邹学敏. 2014. 让呼吸畅起来——呼吸疾病康复指南. 北京：科学出版社.

吴在德, 吴肇汉. 2004. 外科学. 北京：人民卫生出版社：392-400.

肖献忠, 高广道, 高钰琪, 等. 2004. 病理生理学. 北京：高等教育出版社.

肖正伦, 覃铁和. 2004. 危重症监护医学与 ICU. 广州：广东人民出版社.

肖正伦. 2001. 危重症监护医学与 ICU 培训教材. 广州：广东人民出版社.

解基严, 周清华. 2010. 心胸外科学精要. 天津：天津科技翻译出版公司：33-453.

谢天麟. 2006. 急危重症监护. 北京：人民卫生出版社.

徐宏耀, 吴信. 2007. 心脏外科监护. 北京：人民军医出版社.

徐丽华, 钱培芬. 2008. 重症护理学. 北京：人民卫生出版社.

许辉, 蔡宝仁, 肖杰, 等. 2001. 严重烧伤患者漂浮导管的监测. 中华烧伤杂志,（06）：50.

许启泰, 杨新波. 2004. 护理药理学. 郑州：郑州大学出版社.

杨丽娟, 李振香. 2009. 现代危重症临床护理. 济南：山东科学技术出版社：356-362.

杨乃龙, 赵文娟. 2009. 内分泌代谢病危象. 北京：人民卫生出版社.

杨兴易. 2004. 重症感染的几个基本问题. 中华急诊医学杂志, 13（2）：142-143.

尤黎明, 吴瑛. 2002. 内科护理学. 北京：人民卫生出版社.

尤黎明, 吴瑛. 2013. 内科护理学. 5 版. 北京：人民卫生出版社.

尤黎明. 2006. 内科护理学. 北京：人民卫生出版社.

于凯江. 2007. 重症患者侵袭性真菌感染诊断与治疗指南. 中华医学会重症医学分会.

张波, 桂莉. 2012. 危重症护理学. 3 版. 北京：人民卫生出版社.

张赤, 张声, 昌晓寒. 2013. 每日唤醒对 ICU 慢性阻塞性肺疾病机械通气患者的影响. 实用医学杂志, 29（16）：2613-2615.

张静平, 李秀敏. 2009. 内科护理学. 北京：人民卫生出版社：209-215.

张敏, 刘志平, 洪宝丽. 2012. 脉波轮廓温度稀释连续心排血量监测技术在危重症患者中的应用及护理. 中华现代护理杂志, 18（28）：3448-3450.

张瑞英, 张冰洁, 张环环. 2011. 每日唤醒在机械通气患者中的应用效果研究. 中国医学创新, 8（2）：176.

张绍敏, 陈萍. 2006. 呼吸疾病专科护理. 北京：医学图书出版中心.

张审恭. 1998. 内科护理学. 石家庄：河北教育出版社.

张翔宇. 2013. 重症监护. 郑州：郑州大学出版社.

中华医学会. 2006. AIL/ARDS 诊断和治疗指南. 中国危重急救医学, 18（12）：1-7.

中华医学会. 2009. 临床技术操作规范-重症医学分册. 北京：人民军医出版社.

中华医学会. 2015. 重症医学-2015. 北京：人民卫生出版社.

中华医学会呼吸病学分会. 1999. 医院获得性肺炎诊断和治疗指南（草案）. 中华结核和呼吸杂志, 22（4）：201-203.

中华医学会心血管病学分会, 中华心血管病杂志编辑委员会. 2010. 急性 ST 段抬高型心肌梗死诊断和治疗指南. 中华心血管病杂志, 38（8）：675-690.

中华医学会心血管病学分会, 中华心血管病杂志编辑委员会. 2012. 非 ST 段抬高急性冠状动脉综合征诊断和治疗指南. 中华心血管病杂志, 40（5）：353-367.

中华医学会重症医学分会. 2007. 急性肺损伤/急性呼吸窘迫综合征诊断和治疗指南. 中华医学会重症医学基本理论与基本技能研讨会.

周军. 2010. 医院感染预防与控制标准操作规程. 上海：上海科学技术出版社.

周秀华，张静. 2005. 急危重症护理学. 北京：人民卫生出版社.

Antonucci E, Fiaccadori E, Donadello K, et al. 2014. Myocardialdepressioninsepsis: from pathogenesis to clinical manifestations and treatment. J Crit Care, 29（4）: 500-511.

ARISE Investigators, ANZICS Clinical Trials Group, Peake SL, et al. 2014. Goal-directed resuscitation for patients with early septic shock. N Engl J Med, 371（16）: 1496-1506.

Balas MC, Vasilevskis EE, Olsen KM, et al. 2014. Effectiveness and safety of the awakening and breathing coordination, delirium monitoring/management, and early exercise/mobility bundle. Crit Care Med, 42（5）: 1024-1036.

Batzofin BM, Weiss YG, Ledot SF. 2013. Do corticosteroids improve outcome for any critical illness? Curr Opin Anaesthesiol, 26（2）: 164-170.

Bein T, Weber-Carstens S, Goldmann A, et al. 2013. Lower tidal volume strategy（≈3 ml/kg）combined with extracorporeal CO_2 removal versus 'conventional' protective ventilation（6 ml/kg）in severe ARDS: the prospective randomized X travent-study. Intensive Care Med, 39（5）: 847-856.

Berlet T, Fehr T, Merz TM. 2014. Current practice of lung ultrasonography（LUS）in the diagnosis of pneumothorax: a survey of physician sonographers in Germany. Crit Ultrasound, 6（1）: 16.

Bernard GR, Artigas A, Brigham KL, et al. 1994. The American-European Consensus Conference on ARDS: definitions, mechanisms, relevant outcomes, and clinical trial coordination. Am J Respir Crit Care Med, 149: 818-824.

Blaser AR, Malbrain ML, Starkopf J, et al. 2012. Gastrointestinal function in intensive care patients: terminology, definitions and management. Recommendations of the ESICM Working Group on Abdominal Problems. Intensive Care Med, 38（3）: 384-394.

Blot S, Koulenti D, Akova M, et al. 2014. Does contemporary vancomycin dosing achieve therapeutic targets in a heterogeneous clinical cohort of critically ill patients? Data from the multinational DALI study. Critical care, 18（3）: R99.

Bobrow BJ, Spaite DW, Berg RA, et al. 2010. Chest compression-only CPR by lay rescuers and survival from out-of-hospital cardiac arrest. JAMA, 304（13）: 1447-1454.

Bolliger D, Seeberger MD, Tanaka KA. 2012. Principles and practice of thromboelastography in clinical coagulation management and transfusion practice. Transfus Med Rev, 26（1）: 1-13.

Chesnut R, Videtta W, Vespa P, et al. 2014. Intracranial pressure monitoring: fundamental considerations and rationale for monitoring. Neurocrit Care, 21（2）: 64-84.

Cook D, Rocker G. 2014. Dying with dignity in the intensive care unit. N Engl J Med, 370（26）: 2506-2514.

Cortez MA, Bueso-Ramos C, Ferdin J, et al. 2011. MicroRNAs in body fluids-the mix of hormones and biomarkers. Nat Rev Clin Oncol, 8（8）: 467-477.

Cronberg T1, Brizzi M, Liedholm LJ, et al. 2013. Neurological prognostication after cardiac arrest-recommendations from the Swedish Resuscitation Council. Resuscitation, 84（7）: 867-872.

De Waele JJ, Rello J, Anzueto A, et al. 2014. Infections and use of antibiotics in patients admitted for severe acute pancreatitis: data from the EPIC Ⅱ study. Surg Infect（Larchmt）, 15（4）: 394-398.

Delvin E, Souberbielle JC, Viard JP, et al. 2014. Role of vitamin D in acquired immune and autoimmune diseases. Crit Rev Clin Lab Sci, 51（4）: 232-247.

Dirkes S, Dickinson S, Havey R, et al. 2012. Prone positioning: is it safe and effective? Crit Care Nurs Q, 35（1）: 64-75.

Dünser MW, Takala J, Ulmer H, et al. 2009. Arterial blood pressure during early sepsis and outcome. Intensive Care Med, 35（7）: 1225-1233.

Extracorponeal Life Support Organization. 2010. ELSO Guidelines For ECMO Centers: 1-7.

Gothner M, Buchwald D, Schlebes A, et al. 2013. Use of extracorporeal membrane oxygenation in combination with high-frequency oscillatory ventilation in post-traumatic ARDS. Acta Anaesthesiol Scand, 57（3）: 391-394.

Harvey SE, Parrott F, Harrison DA, et al. 2014. Trial of the route of early nutritional support in critically ill adults. N Engl J Med, 371（18）: 1673-1684.

Holst LB, Haase N, Wetterslev J, et al. 2014. Lower versus higher hemoglobin threshold for transfusion in septic shock. N Engl J Med, 371（15）: 1381-1391.

Kalabalik J, Brunetti L, El-Srougy R. 2014. Intensive care unit delirium: a review of the literature. J Pharm Pract, 27（2）: 195-207.

Lamperti M, Bodenham AR, Pittiruti M, et al. 2012. International evidence-based recommendations on ultrasound-guided vascular access. Intensive Care Med, 38（7）: 1105-1117.

Liu JP, Wang XW, Qie LP. 2015. Disease indicators for sepsis and analysis of sepsis treatment in children using the continuous blood purification technique. Genetics and Molecular Research, 14（2）: 5685-5693.

Lu M, Ownby DR, Zoratti E, et al. 2014. Improving efficiency and reducing costs: design of an adaptive, seamless, and enriched pragmatic efficacy trial of an online asthma management program. Contemp Clin Trials, 38（1）: 19-27.

Luyt CE, Bréchot N, Combes A, et al. 2013. Delivering antibiotics to the lungs of patients with ventilator-associated pneumonia: an update. Expert Rev Anti Infect Ther, 11（5）: 511-521.

Mehta S, Burry L, Fischer S, et al. 2006. Canadian survey of the use of sedatives, analgesics, and neuromuscular blocking agents incritically ill patients. Crit Care Med, 34（2）: 374-380.

Miller RR 3rd, Dong L, Nelson NC, et al. 2013. Multicenter implementation of a severe sepsis and septic shock treatment bundle. Am

J Respir Crit Care Med, 188（1）: 77-82.

Mourad M, Chow-Chine L, Faucher M, et al. 2014. Early diastolic dysfunction is associated with intensive care unit mortality in cancer patients presenting with septic shock. Br J Anaesth, 112: 102-109.

Müller-Redetzky HC, Suttorp N, Witzenrath M. 2014. Dynamics of pulmonary endothelial barrier function in acute inflammation: mechanisms and therapeutic perspectives. Cell Tissue Res, 355（3）: 657-673.

Nordon-Craft A, Schenkman M, Ridgeway K, et al. 2011. Physical therapy management and patient outcomes following ICU-acquired weakness: a case series. J Neurol Phys Ther, 35（3）: 133-134.

Ostrowski SR, Windeløv NA, Ibsen M, et al. 2013. Consecutive thrombelastography clot strength profiles in patients with severe sepsis and their association with 28-day mortality: a prospective study. J Crit Care, 28（3）: 1-11.

Özsu S, Kırış A, Bülbül Y, et al. 2012. Relationship between cardiac troponin-T and right ventricular Tei index in patients with hemodynamically stable pulmonary embolism: an observational study. Anadolu Kardiyol Derg, Anadolu Kardiyol Derg, 12（8）: 659-665.

Patel SB, Poston JT, Pohlman A, et al. 2014. Rapidly reversible, sedation-related delirium versus persistent delirium in the intensive care unit. Am J Respir Crit Care Med, 189（6）: 658-665.

Petrucci N, De Feo C. 2013. Lung protective ventilation strategy for the acute respiratory distress syndrome. Cochrane Database Syst Rev, 2: CD003844.

Pisani MA, Kong SY, Kasl SV, et al. 2009. Days of delirium are associated with 1-year mortality in an older intensive care unit population. Am J Respir Crit Care Med, 180（11）: 1092-1097.

ProCESS Investigators, Yealy DM, Kellum JA, et al. 2014. A randomized trial of protocol-based care for early septic shock. N Engl J Med, 370（18）: 1683-1693.

Rewa O, Bagshaw SM. 2014. Acute kidney injury-epidemiology, outcomes and economics. Nat Rev Nephrol, 10（4）: 193-207.

Rewa O, Villeneuve PM, Eurich DT. 2015. Quality indicators in continuous renal replacement therapy（CRRT）care in critically ill patients: protocol for a systematic review. Systematic Review, 4: 102.

Robert R1, Reignier J, Tournoux-Facon C, et al. 2012. Refusal of intensive care unit admission due to a full unit: impact on mortality. Am J Respir Crit Care Med, 185（10）: 1081-1087.

Saeed M, Villarroel M, Reisner AT, et al. 2011. Multiparameter intelligent monitoring in intensive care Ⅱ: a public-access intensive care unit database. Crit Care Med, 39: 952-960.

Santacruz CA, Orbegozo D, Vincent JL, et al. 2015. Modulation of dietary lipid composition during acute respiratory distress syndrome: systematic review and meta-analysis. JPEN J Parenter Enteral Nutr, 39（7）: 837-846.

Shehabi Y, Bellomo R, Reade MC, et al. 2013. Early goal-directed sedation versus standard sedation in mechanically ventilated critically ill patients: a pilot study. Crit Care Med, 41（8）: 1983-1991.

Tacconelli E, Cataldo MA, Dancer SJ, et al. 2014. ESCMID guidelines for the management of the infection control measures to reduce transmission of multidrug-resistant Gram-negative bacteria in hospitalized patients. Clin Microbiol Infect, 20（1）: 1-55.

Timsit JF, Harbarth S, Carlet J. 2014. De-escalation as a potential way of reducing antibiotic use and antimicrobial resistance in ICU. Intensive Cure Med, 40: 1580-1582.

van Zanten AR, Sztark F, Kaisers UX, eL al. 2014. High-protein enteral nutrition enriched with immune-modulating nutrients vs standard high-protein enteral nutrition and nosocomial infections in the ICU: a randomized clinical trial. JAMA, 312（5）: 514-524.

Via G, Hussain A, Wells M, et al. 2014. International evidence-based recommendations for focused cardiac ultrasound. J Am Soc Echocardiogr, 27（7）: 1-33.

Wang C, Sun J, Zheng J, et al. 2014. Low-dose hydrocortisone therapy attenuates septic shock in adult patients but does not reduce 28-day mortality: a meta-analysis of randomized controlled trials. Anesth Analg, 118（2）: 346-57.

Weinert CR, Calvin AD. 2007. Epidemiology of sedation and sedationadequacy for mechanically ventilated patients in a medicaland surgical intensive care unit. Crit Care Med, 35（2）: 393-401.

Wu Y, Zhou S, Zhou Z, et al. 2014. A 10-second fluid challenge guided by transthoracic echocardiography can predict fluid responsiveness. Crit Care, 18（3）: R108.

Yancy CW, Jessup M, Bozkurt B, et al. 2013. 2013 ACCF/AHA guideline for the management of heart failure: executive summary: a report of the American College of Cardiology Foundation/American Heart Association Task Force on practice guidelines. Circulation, 128（16）: 1810-1852.